よくわかって役に立つ

リハビリテーション医療の実際

田中 宏太佳　編著

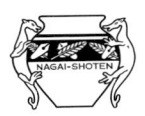

永井書店

■ 執筆者一覧

● 編集

田中宏太佳　（独立行政法人労働者健康福祉機構中部労災病院リハビリテーション科部長）

● 執筆者（執筆順）

田中宏太佳　（独立行政法人労働者健康福祉機構中部労災病院リハビリテーション科部長）

橘　　智弘　（独立行政法人労働者健康福祉機構吉備高原医療リハビリテーションセンターリハビリ科）

鈴木久美子　（独立行政法人労働者健康福祉機構東京労災病院リハビリテーション科副部長）

植村　秀一　（独立行政法人労働者健康福祉機構東京労災病院リハビリテーション科理学療法士）

末武　達雄　（独立行政法人労働者健康福祉機構東京労災病院リハビリテーション科作業療法士）

今関　早苗　（独立行政法人労働者健康福祉機構東京労災病院リハビリテーション科主任作業療法士）

榎本　博之　（独立行政法人労働者健康福祉機構東京労災病院リハビリテーション科主任理学療法士）

萱原　裕子　（独立行政法人労働者健康福祉機構東京労災病院リハビリテーション科言語聴覚士）

鈴木恵美子　（独立行政法人労働者健康福祉機構東京労災病院リハビリテーション科臨床心理技術者）

大城　康照　（独立行政法人労働者健康福祉機構東京労災病院リハビリテーション科主任理学療法士）

佐野　　華　（独立行政法人労働者健康福祉機構東京労災病院リハビリテーション科理学療法士）

片塩　信哉　（独立行政法人労働者健康福祉機構東京労災病院勤労者予防医療センター理学療法士）

深川　明世　（独立行政法人労働者健康福祉機構東京労災病院リハビリテーション科技士長・作業療法士）

上総　広美　（独立行政法人労働者健康福祉機構東京労災病院リハビリテーション科理学療法士）

岩崎真由美　（独立行政法人労働者健康福祉機構東京労災病院リハビリテーション科作業療法士）

安保　直子　（独立行政法人労働者健康福祉機構東京労災病院リハビリテーション科言語聴覚士）

副島　明美　（独立行政法人労働者健康福祉機構東京労災病院5東病棟看護師）

柳田　香織　（独立行政法人労働者健康福祉機構東京労災病院5西病棟看護師）

田中　志保　（独立行政法人労働者健康福祉機構東京労災病院医事課医療ソーシャルワーカー）

■ イラスト担当／岩崎真由美

● 推薦のことば ●

　リハビリテーション医ばかりでなく、リハビリテーション医療に参加するあらゆる専門職種の方々に、気楽に読めて実際の臨床にすぐに役に立つ実践的なリハビリテーション医療の成書が出版されたので推薦する。

　高齢化社会が到来し、平成元年に65歳以上の人口は日本全体の11.6％であったが、平成19年には20.7％に達すると予想され、それに連れてリハビリテーション医療の対象となる患者が急増してきた。一般に高齢者は、脳血管障害や骨関節疾患など何らかの疾患を有していることが多く、またこれらの疾病により複数の障害を併せ持っていることも稀ではない。疾病や障害を併せ持つ高齢者やその他の障害を持つ人々に対して、まず適切な疾病の診断と治療を行い、さらに障害に対してはその評価や機能訓練を実施して障害の軽減と代償をはかり、心理社会的再適応や生活環境・システムの整備により快適な生活が送れるようにすることが大切である。近年、在宅医療、老人保健施設、地域リハビリテーション、介護保険、回復期リハビリテーション病棟など、リハビリテーション医療の考えが一般の人々にも浸透し、リハビリテーション医療に関する制度や施設も新たに作られ、また、専門職種の方々も急増してきた。このような社会状況の変化のもとで、リハビリテーション医療自体も変革の時であり、リハビリテーション医療の実践ばかりではなく、その質が問われる時期でもある。リハビリテーション医療に参加する専門職種の方々は、リハビリテーション医学の概念を十分理解し、疾病とその病態を正しく把握し、適切な時期に適切なリハビリテーションを提供できることが大切である。既にリハビリテーション医療の指針となる多くの成書が出版され座右の書となっている。しかし、これらの成書の多くは大学教員が中心となり編纂されており、臨床実践にすぐに役立つとはいえなかった。本書は市中の第一線病院のリハビリテーション科部長である田中宏太佳先生がこれまでの症例の積み重ねをもとに企画編集して、東京労災病院リハビリテーション科スタッフが中心となり執筆しているのが特徴である。

　田中先生は、昭和59年に産業医科大学を卒業し、直ちに産業医科大学リハビリテーション医学講座に入局し、大学病院や九州労災病院で初期臨床研修を行い、筑豊労災病院、門司労災病院に勤務したのち、長らく東京労災病院リハビリテーション科部長を務めていた。現在は中部労災病院で脳卒中や脊髄損傷者のリハビリテーションの診療に活躍している。田中先生は教育研究領域ではなく実際の臨床領域をバックグランドとしている経歴を最大限に活かして、臨床現場で在宅に向けたアプローチに必要な事項に限定して項目を選択し、図、表、写真、絵を多様してわかりやすい記載となるように配慮している。

　リハビリテーション医療に参加するあらゆる専門職種の方々にとって、気楽に読めてわかりやすく、また、実際にリハビリテーション医療に役立つ成書として推薦する。

　最後に、田中先生および東京労災病院リハビリテーション科スタッフ一同の一層のご活躍を期待する。

産業医科大学　教授　蜂須賀研二

● 序　文 ●

　近年の医学のめざましい発展によって、われわれ人類は疾病予後の改善や平均寿命の延長などの大きな恩恵を受けることができるようになりました。一方、その結果として以前であれば生存できなかった患者さんが、重度の障害を持って地域社会に帰っていかざるを得ないことも経験します。また、特に日本は今までにない高齢化社会に突入し、疾病自体からくる障害のみでなく、加齢に伴って出現する問題、例えば廃用症候群が顕在化しやすいことに注意を払うことが必要になってきました。このような時代においてリハビリテーションはますます重要な医療の分野となり、その考え方の理解はすべての医療者や福祉・介護分野の専門家にとっても必須のものと思われます。

　リハビリテーションの目標は、可能な限り身体障害を除去することですが、不可能な場合はその障害を軽減することに努めます。また、回復の余地のない障害を持った患者さんに対して、障害の範囲内においてその能力を最大限に活用して頂くためのあらゆる手段を利用して治療することにあります。これらの行為は、単にリハビリテーションの専門家がかかわる時期に行われるばかりでなく、むしろそれ以前の疾患の急性期から積極的に考慮されなければならないと思われます。

　2000年からリハビリテーション前置主義を1つの重要な理念とする介護保険がわが国に導入されました。障害を持った高齢者が、要介護度を軽減させるために在宅または施設においてもリハビリテーション的な方法をそのサービスとして選択できるようになっていることが重要です。介護保険の運用においても、ケアカンファレンスをはじめとしたチームアプローチを円滑に進めることが必要で、リハビリテーションにおいて培われてきた手法が大いに参考になると思われます。

　この本では、一般医療および救急診療を主体とする病院におけるリハビリテーション部門に勤務するわれわれが、その日常診療の中で得た知識や技術を具体的な形で紹介し、読者の方々にリハビリテーションについての実用的な理解が得られるように努めました。

　最後に、この本の出版のために多大のご尽力を下さった高山静氏をはじめ永井書店の皆様に深く感謝致します。

2002年6月

田中宏太佳

目　次

第1章　総　論

1　リハビリテーションの理念や障害について ── 2
1．リハビリテーション医学の理念 …2
2．リハビリテーションの領域 …2
3．障害について …3

2　地域連携の実際 ── 5

第2章　疾患の基礎知識

1　脳卒中 ── 8
1．患者数や死亡率の動向 …8
2．一次的合併症としての障害 …9
3．二次的合併症としての障害 …23

2　脊髄損傷 ── 28
1．脊髄損傷とは …28
2．リハビリテーションの意義 …28
3．解剖 …29
4．脊髄損傷患者の最近の傾向 …29
5．脊髄損傷患者の死因 …29
6．診断と評価 …31
7．残存髄節高位とADL …33
8．呼吸機能障害 …33
9．排尿管理 …34
10．排便管理 …35
11．自律神経機能障害 …35
12．痙縮 …37
13．異所性骨化 …37
14．褥瘡 …38

3　慢性関節リウマチ ── 39

4　頸肩腕痛 ── 42

5　腰痛 ── 44

6 パーキンソニズム —————————————————————— 48
   1．パーキンソン病 ··48
   2．症候性パーキンソニズム ···52
   3．パーキンソン病のリハビリテーション ·······································53
   4．症状別リハビリテーション ···54

7 骨折 —————————————————————————— 60
   1．脊椎圧迫骨折 ···60
   2．大腿骨頸部骨折 ··61
   3．上腕骨近位端骨折 ···63
   4．橈骨遠位端骨折 ··64

8 変形性関節症 ——————————————————————— 65
   1．変形性股関節症 ··65
   2．変形性膝関節症 ··67

第3章　リハビリテーション評価

1 理学療法士・作業療法士の行う評価 ————————————— 72
   1．患者さんの日常生活を知るための評価 ·······································73
      ①患者さんを知る　②実際の生活場面でできることと、できないことを知る
      ③なぜ動くことができないのか？　④なぜできないの？　なぜわからないの？

2 言語聴覚士の行う評価 ————————————————————— 120
   1．言語聴覚士の仕事 ···120
   2．言語障害の種類 ··120
   3．失語症 ··120
   4．運動性構音障害 ··127
   5．摂食・嚥下障害 ··130

3 心理技術者の行う評価 ————————————————————— 136
   1．心理技術者の仕事 ···136
   2．心理評価 ···136
   3．評価の留意点 ···140

第4章　リハビリテーションの実際

1 理学療法士のアプローチ ———————————————————— 144
a 急性期リハビリテーション（ベッドサイドを中心に）　144
   1．ポジショニング・体位変換 ···144

2．関節可動域訓練 ･･･146
　3．座位訓練 ･･･151
　4．ベッド上での基本動作 ･･････････････････････････････････154

b　回復期におけるリハビリテーション（基本動作訓練を中心に）　157
　1．寝返り ･･･158
　2．起き上がり ･･･162
　3．座位 ･･･164
　4．床面での動作 ･･･167
　5．立ち上がり ･･･172
　6．立位 ･･･176
　7．歩行 ･･･178
　8．応用動作 ･･･183

c　回復期リハビリテーション（退院準備と通院リハビリテーション）　191
　1．院内歩行〜屋外歩行 ･･･････････････････････････････････191
　2．公共機関・乗り物の利用 ･･･････････････････････････････193
　3．外泊訓練 ･･･196
　4．外来通院 ･･･200

d　装具療法　205
　1．装具に関する地域における状況について（アンケート調査より） ･････205
　2．装具療法の目的 ･･･････････････････････････････････････206
　3．装具の適応 ･･･208
　4．装具療法の実際 ･･･････････････････････････････････････208

2　作業療法士のアプローチ　　215

a　急性期リハビリテーション　215
　1．リハビリテーションとはなんでしょう？ ･･･････････････････216
　2．理学療法（PT）と作業療法（OT）の違いについて ･･････････217
　3．急性期作業療法訓練の実際 ･････････････････････････････217

b　回復期リハビリテーション　231
　1．病棟応用日常生活動作（ADL）訓練 ････････････････････231
　2．日常生活関連動作（APDL）訓練 ･･････････････････････239
　3．外泊・外出訓練 ･･･････････････････････････････････････242
　4．機能維持のための自主トレーニング方法と家族指導 ･････････245
　5．福祉用具の適応評価チェック表と実際の使用訓練 ･･･････････252
　6．地域との連携（社会資源の活用）････････････････････････252
　7．復職 ･･･254
　8．外来の作業療法 ･･･････････････････････････････････････254

3 在宅における生活環境整備 ——————————— 261
a 家庭生活を便利にする道具　①福祉用具 ———— 261
　　　　　　　　　　　　　　　②自助具（介護保険対処外）—— 269

b 家屋　277
1. 家屋改造の基本的な流れ・考え方 ……………………………… 277
2. 家屋改造の実際 ……………………………………………………… 279

c 介助方法と介護者の健康管理　284
1. 基本動作の介助方法 ………………………………………………… 284
2. 在宅での介助運動（家族が手伝うホームエクササイズ）…… 294
3. 介護者の健康管理方法 ……………………………………………… 296

4 言語聴覚士のアプローチ ——————————— 298
a 言語障害のリハビリテーション　298
1. 失語症へのアプローチ ……………………………………………… 298
2. 失語症の症例〜病院でのアプローチ例〜 ……………………… 300
3. 失語症のケア〜病院から地域へ〜 ……………………………… 305
4. 失語症の方とのコミュニケーションの取り方 ………………… 306
5. 運動性構音障害へのアプローチ ………………………………… 310

b 摂食・嚥下障害のリハビリテーション　313
1. 摂食・嚥下障害へのアプローチ ………………………………… 313

5 看護師のアプローチ ——————————————— 320
1. 病棟における日常生活動作へのかかわり ……………………… 320

6 心理技術者のアプローチ ——————————— 331
1. 病気や受傷をめぐる患者の心理 ………………………………… 331
2. リハビリテーション科におけるカウンセリングの留意点 … 337

7 メディカルソーシャルワーカー（MSW）——— 339
1. MSWとは ……………………………………………………………… 339
2. MSWの設置目的 …………………………………………………… 339
3. MSW業務内容・方法 ……………………………………………… 339
4. 転院・施設入所について ………………………………………… 341
5. 身体障害者手帳の申請の仕方 …………………………………… 343
6. 身体障害者福祉法による補装具の交付・修理制度 ………… 347
7. 重度心身障害者（児）日常生活用具給付 ……………………… 347
8. 介護サービス利用のための手続きの仕方 ……………………… 351
9. 介護保険による福祉用具購入費支給 …………………………… 353

10．介護保険による福祉用具の貸与 …………………………………………………353
11．身体障害者手帳の申請の仕方 ……………………………………………………353
12．住宅改造をしたい場合 ……………………………………………………………353

> 座位バランスと歩行との間に関係はあるのか …………………………………90
> 東京労災病院オリジナル ADL 情報シートの有用性 ……………………………112
> 歩行における時間・距離因子の検討～加齢および変形性膝関節症の影響～……115
> リンパ浮腫 ………………………………………………………………………187
> 東京労災病院診療圏での健康老人のQOL（生活の質）への意識調査 …………227
> 職業性腰痛の予防に関する検討～腰枕を用いた作業姿勢改善の試み～ ………255
> 東京労災病院における脳卒中患者の職場復帰状況 ……………………………258

あなたの知りたい問題 早わかりガイド

●(●)の表記は●章●項の意味です。

1. 寝たきり（ベッドから離れられない）

Q1 ボーッとしている人に対してどうしたらよいのですか？（意識レベル）
　A1：意識の状態を判断する方法 …………………………………………84 ページ
　A2：意識の低下している人への対処方法 ………………………………217 ページ
Q2 寝ている姿勢・ポジショニングはどうしたらよいですか？……320 ページ
Q3 寝たきりのままでリハビリができますか？
　A1：だんだん手足が固くなってきた場合 ……………………146・218 ページ
Q4 寝たままでのむせにくい姿勢・注意点は？……318 ページ
Q5 排尿と排便は？
　A1：尿と便の取り方の工夫 ………………………………………………322 ページ
　A2：オムツ交換の工夫 ……………………………………………………323 ページ
　A3：オムツの種類と選び方 ………………………………………………322 ページ
　A4：自立に向けて …………………………………………………………324 ページ
　A5：水分摂取の重要性 ……………………………………………………326 ページ
　A6：リハビリでの対応 ……………………………………………………231 ページ
Q6 昼間は寝て、夜は眠らずに困っています。どうすればよいですか？……330 ページ
Q7 身体を清潔に保つには？……327 ページ

2. 基本動作

Q1 寝返れないのはなぜですか？
　A1：手足が固い ……………………………………………………………146 ページ
　A2：寝返りの介助方法・間隔 ………………………154・158・222・284 ページ
Q2 起き上がれないのはなぜですか？
　A1：手足が固い ……………………………………………………………146 ページ
　A2：起き上がりの介助方法 …………………………154・162・222・285 ページ
Q3 座れないのはなぜですか？
　A1：すぐに横や前に倒れる ………………………………………156・165 ページ
　A2：座位姿勢を安定させる条件 …………………………………………286 ページ
Q4 立ち上がれないのはなぜですか？
　A1：ベッドから立ち上がれない …………………………………………174 ページ
　A2：いすや車いすから立ち上がれない …………………………………174 ページ
　A3：床から立ち上がれない ………………………………………………170 ページ
　A4：立ち上がる時の介助方法 ……………………………………………287 ページ

●あなたの知りたい問題　早わかりガイド

  A5：立ち上がりやすいベッドの高さ　……………………………………263 ページ
Q5 立ったままでいられないのはなぜですか？
  A1：膝や腰が曲がる　………………………………………………………176 ページ
  A2：立位を保つための介助　………………………………………………289 ページ

3．ADL

[1．食事]
Q1 食事をするとむせてしまいます
  A1：むせの原因　……………………………………………………………130 ページ
  A2：むせにくい食物形態　…………………………………………………316 ページ
  A3：むせにくい姿勢　………………………………………………222・319 ページ
Q2 箸やスプーンでうまくすくえなかったり、口までなかなか運べない時には
  どうすればよいですか？
  A1：自助具（便利な道具）　………………………………………269・326 ページ
  A2：食事の時の姿勢　………………………………………………………4(4)b

[2．歩行]
Q3 杖や装具の選択は？
  A1：杖や装具の種類　………………………………………………182・210 ページ
  A2：申請方法　………………………………………………………………347 ページ
Q4 屋外を歩くためにはどのような条件が必要なのですか？
  A1：歩行スピード　…………………………………………………184・192 ページ
  A2：耐久力　…………………………………………………………………192 ページ

[3．更衣]
Q5 1人で身支度できないのですが、どうすればよいですか？
  A1：衣服の着脱方法と便利な道具　………………………………233・271 ページ
  A2：靴の着脱方法　…………………………………………………………234 ページ
  A3：装具の覆き方（着脱のキーポイント）　……………………………233 ページ

[4．整容]
Q6 口の中を清潔にするには、どうすればよいですか？
  A1：便利な道具　……………………………………………………………270 ページ
  A2：口腔ケア　………………………………………………220・316・324 ページ

[5．入浴]
　Q7 入浴の方法は？
　　Ａ１：洗体・洗髪　…………………………………………………………234 ページ
　　Ａ２：浴槽の出入り　……………………………………………200・234 ページ
　　Ａ３：入浴をしやすくする便利道具　…………………………234・273 ページ
　　Ａ４：浴室の移動　………………………………………………200・234 ページ
　　Ａ５：脱衣所での更衣　…………………………………………200・234 ページ
　Q8 浴室の改造ポイントは？……281 ページ

[6．移乗]
　Q9 ベッド周りでの安全な移乗方法は？
　　Ａ１：環境　…………………………………………………………………289 ページ
　　Ａ２：介助方法　……………………………………………………………289 ページ

[7．トイレ]
　Q10 トイレでの安全な移乗を行うには？
　　Ａ１：環境（便座の高さ）　………………………………………………280 ページ
　　Ａ２：安全な移乗を行う訓練　……………………………………………231 ページ

[8．車いす]
　Q11 車いすの種類は？
　　Ａ１：種類　…………………………………………………………………264 ページ
　Q12 車いす介助の仕方は？
　　Ａ１：操作方法（坂道・段差の乗り越え）　……………………………290 ページ
　　Ａ２：車いすのメンテナンス　……………………………………………292 ページ

[9．家事動作]
　Q13 リハビリで家事動作ができるようになるのですか？……239 ページ
　Q14 麻痺や筋力がない方が調理する場合、何か工夫や便利な道具はあるのですか？
　　………………………………………………………………………244・274 ページ

[10．コミュニケーション]
　Q15 言葉がうまく話せません。失語症でしょうか？
　　Ａ１：言語障害の種類　…………………………………………120・122 ページ
　　Ａ２：痴呆との鑑別　………………………………………………………122 ページ
　Q16 どんなふうに接したらよいでしょうか？……306 ページ
　Q17 家庭でできる訓練はありますか？……299・301・303 ページ

Q18 ろれつが回らずよく聞きとれません。
　A１：口の体操 ……………………………………………………311 ページ
　A２：便利な道具 …………………………………………………312 ページ

4．家屋・福祉用具

Q1 住宅を改造したいのですが、どこへ相談したらよいのですか？
　A１：身障者手帳をお持ちの方 …………………………………354 ページ
　A２：介護保険の認定をされている方 …………………………353 ページ
　A３：65 歳以上で、健康な老人の方 …………………………355 ページ

Q2 玄関を改造する工夫には何がありますか？
　A１：車いす利用の方 ……………………………………………282 ページ
　A２：杖利用の方 …………………………………………………282 ページ

Q3 トイレを改造する工夫には何がありますか？
　A１：車いす利用の方 ………………………………………280・283 ページ
　A２：杖利用の方 ……………………………………………280・283 ページ

Q4 お風呂を改造するにはどのような工夫がありますか？
　A１：車いす利用の方 ………………………………………281・283 ページ
　A２：杖利用の方 ……………………………………………281・283 ページ

Q5 改造禁止住宅の対処は？
　A１：玄関の場合 …………………………………………………281 ページ
　A２：トイレの場合 ………………………………………………281 ページ
　A３：お風呂の場合 ………………………………………………281 ページ

Q6 居室の改造には何に留意したらよいですか？
　A１：高齢者のために ……………………………………………280 ページ
　A２：車いす利用者 ………………………………………………280 ページ
　A３：杖利用者など ………………………………………………280 ページ

5．その他

Q1 介助の際、腰に痛みが出てしまいます。
　A１：正しい介助方法 ……………………………………………284 ページ
　A２：福祉サービスを利用してみては？ ………………………352 ページ
　A３：介護者の健康管理（腰痛体操） …………………………296 ページ

Q2 1人暮らしの高齢者で現在通院中です。将来の生活が心配です。
　A１：介護保険を知っていますか？ ……………………………351 ページ

Q3 外来通院が不便でなのですが、どうしたらよいですか？
　　A１：外来通院のためのリハビリ訓練 ………………………………191 ページ
　　A２：介護保険を利用しましょう ……………………………………351 ページ
　　A３：在宅での介助運動（家族と一緒に）…………………………294 ページ
Q4 本人が病気や障害を十分理解できないため、無理をしたり協力を得られず
　　困っています。
　　A１：患者さんの心理 …………………………………………………331 ページ
　　A２：患者さんの話の聞き方 …………………………………………337 ページ
　　A３：うつ状態とは ……………………………………………………332 ページ
　　A４：患者さんの日常生活を知る ……………………………………73 ページ
Q5 私は病院リハビリが生きがいです。ずっと続けられますか？
　　A１：病院リハビリを在宅につなげるためのリハビリについて　…………201・254 ページ
　　A２：リハビリテーションとはなんでしょう？ ……………………216 ページ
Q6 介助の際、精神的なストレスがあります。
　　A１：本人および介護者の QOL を高めるための東京労災病院での試み …………227 ページ
　　A２：利用できる福祉サービス ………………………………………352 ページ
Q7 服薬管理の習慣化は？……328 ページ

第1章

総論

1. リハビリテーションの理念や障害について

1. リハビリテーション医学の理念

　リハビリテーションという言葉には、長い歴史の中で人間が人間としてふさわしくない状態になった時に、ふさわしい状態に戻すこと、つまり「尊厳や権利・資格および身分の回復」という意味で使用されてきました。

　現在では、心身に障害を持った患者さんに対する運動療法などの治療・訓練、社会復帰というような意味でリハビリテーションという言葉が使用されています。

　「治療は終わりましたので、あとはリハビリテーションだけです」という主治医の患者さんへの説明に示されるように、従来からリハビリテーションはあたかも医学の枠外に位置する行為のように捉えられていた傾向がありました。これは医学的リハビリテーションが、予防医学や治療医学に続く医学の第3段階と呼ばれてきたことに関連のあることだろうと思います。しかし、予防の段階での運動療法や生活習慣へのアプローチ、急性期治療における廃用症候群予防のための手技などとともに、チームアプローチの概念と患者さんの身体的・心理的・社会的・職業的潜在能力を絶えず考慮する医学的リハビリテーションには、予防や一般治療医学に対しても密接に関連する要素があることが現在では広く認識されています。

　医療従事者にとって、疾患の治療は急性期状態の治癒や手術の完了で終わるのではなく、患者さんの残存能力を最大限に引き出したことを確認してその責任が終了するのであるとの基本理念がリハビリテーションの出発点です。

2. リハビリテーションの領域

　リハビリテーションとは、障害者を可能な限り最高の身体的・精神的・社会的・職業的・経済的な有用性を持つまでに回復させる行為であり、その分野は通常4つの領域に分類します。①医学的リハビリテーションは、運動障害をはじめとする肢体不自由・視覚障害・聴覚言語障害・呼吸器や循環器および腎臓障害を含む内部障害・精神薄弱や精神疾患およびてんかんを含む精神障害者に対して医学的な立場からのリハビリテーション活動です。②教育的リハビリテーションは、特殊教育や障害児教育を中心とした活動です。③職業的リハビリテーションは、米国では1920年頃から連邦政府が各州と協力してサービスに取り組んできました。日本ではハローワークが窓口になり相談業務を行っていますが、障害者雇用促進協会によって各県ごとに地域センターを設け地域にあったサービスが展開され、また、広域センターや障害者職業総

合センターでのより系統だったサービスや研究が行われています。④社会的リハビリテーションは、行政の政策も含め障害者が社会に生きる限り、より長期に検討される活動です。

一般的にリハビリテーションは、医学的リハビリテーションの中で肢体不自由に対する機能回復のために理学療法や作業療法を主体とするリハビリテーション医学の意味で使用されることが多いです。

第二次世界大戦以前は、ポリオによる末梢神経麻痺や関節障害による筋力低下などに対する評価や運動療法が、リハビリテーション医学の主な対象でした。装具療法や切断者に対する義足療法なども発達しました。第二次世界大戦後は脳血管障害・脳性麻痺・脊髄損傷・外傷性脳損傷など中枢性障害がリハビリテーション医学の重要な対象となってきました。これらは従来の末梢性の障害とは質的に異なっており、その評価や治療に大幅な見直しがなされました。また米国で推進された早期離床のアプローチが、原疾患の治療成績にもよい影響を及ぼすとの観点から、リハビリテーション医学が運動障害に対する医学の専門領域として確立してきました。また、特に中枢性の運動障害に付随して出現しやすい失語症・失行症・失認症などが肢体不自由以上に社会復帰の障害になることの認識がなされるようになり、これらもリハビリテーション医学の重要な治療対象領域になってきています。

リハビリテーション医学は、その米国での発展の歴史から、物療医学と密接な関係があり、疾病に対して、光・熱・水・電気エネルギーなど物理学的な作用を重要な治療手段として使用します。また、診断の手段として筋電図などの電気生理学的な方法を駆使します。

近年、中高年者の生活習慣病がますます問題視されてきていますが、運動不足に対する運動療法も重要な予防医療的な主題です。また、高齢者のいろいろな病的状態において付随する二次的合併症も運動療法により予防的に対処することができます。このように予防医学としてのリハビリテーション医学が今後の重要な課題となるでしょう。

3. 障害について

1980年に、世界保健機関（WHO）は病気から引き起こされるさまざまな問題を扱うための新しい考え方（障害モデル：機能障害－能力障害－社会的不利）と、それに基づく3つのレベルに対応した国際障害分類を提案しました。この考え方は広く世界に普及し、障害者個人だけでなく、個々の施設や地域社会および行政レベルにまで応用されるようになりました。

機能障害とは臓器レベルの障害で、心理的・生理的・解剖的な構造または機能の喪失または異常と定義されます。能力障害は個人活動レベルの障害で、ある活動を人間にとって正常と考えられるやり方、または範囲において行う能力の、機能障害の結果起こった制限または欠如です。社会的不利とは社会的レベルの障害で、機能障害あるいは能力障害の結果としてその個人に生じた不利益であり、その個人にとって年齢や性、社会・文化的諸因子からみて正常な役割を果たすことを制限あるいは妨げるものです（図1-a）。

この3つの次元の障害は単純な直線関係ではなく、どの段階においても中断が起こり得る互いに独立で複雑な関係です。しかし、図式の矢印が因果関係や経時的な変化の表示を意味するという誤解や、3つの障害は右方向への一方的な過程であり、その逆はないという誤った解釈

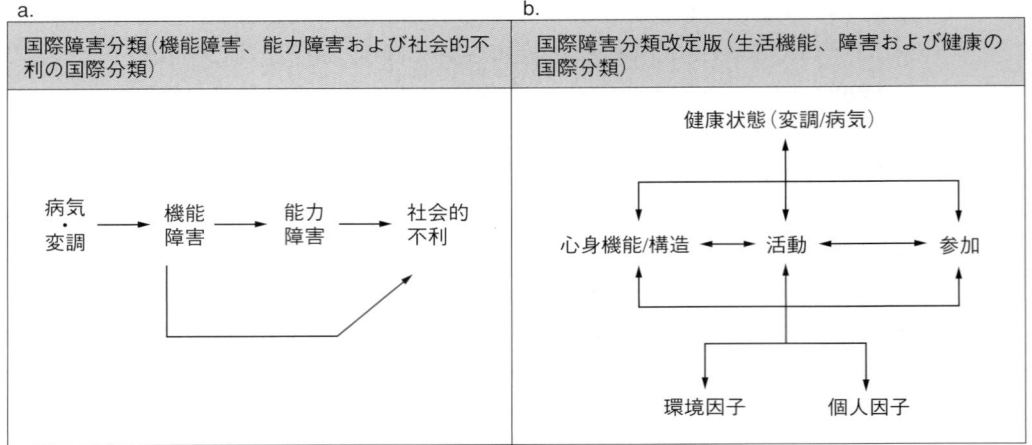

図1．国際障害分類

を持たらすことがありました。また社会的不利の発生過程で、環境因子との相互作用の重要性があまり強調されていないことや、社会的不利に対する検討が不十分で、障害当事者の意見が作成過程であまり取り入れられていませんでした。

　このような問題点への反省から、世界保健機関は1990年から改訂作業を開始し、2001年5月に国際障害分類改訂版（生活機能、障害および健康の国際分類）が最終決定されました。この改訂版の特徴は、まず否定的な名称に代えて肯定的・中立的な名称が採用されたことです。機能形態障害を心身機能構造・能力障害を活動・社会的不利を参加に変更し、疾病に代えて健康状態という中立的な名称を採用し、妊娠やストレス・高齢なども含めて対象とする内容が拡大されました。障害発生の原因としての環境因子や個人因子の重要性も強調されました（図1-b）。

　ここでプラス面としての心身機能は、心理を含む身体器官の生理的機能です。同様に身体構造とは、器官・肢体とその構成部分などの身体の解剖学的部分です。一方、マイナス面は構造障害を含む機能障害で、著しい偏位や喪失などといった心身機能または身体構造上の問題です。プラス面としての活動は、個人による課題や行為の実行で、マイナス面は活動制限で個人が活動を実行する際の困難さのことです。プラス面の参加は、生活状況に対する個人の関与のことであり、マイナス面は参加制約で、個人が生活状況に関与する際の問題のことです。

　この障害分類をリハビリテーション医学の立場からみた場合、問題点の所在が不明確になることや、専門職間での役割分担が提示しにくくなるのではという危惧の声も聞かれ、今後の発展的な再検討も必要なように思われます。

（田中宏太佳）

2. 地域連携の実際

　地域での実地医療を適切に進めるためには、医療機関同士の連携が円滑に行われることが重要です。特に脳卒中の臨床においては、患者さんの日常の主治医である開業医・二次救急や総合的なリハビリテーションサービスを提供できる地域の中核病院・三次救急や臨床および基礎研究の情報を提供できる大学病院などとの学際的で広範囲な連携が行われることが脳卒中患者さんにとって有益です。この項では、東京都大田区で行われている大田区脳血管障害研究会での実践を通して、実際的な医療連携について考えたいと思います。

　大田区には、区内唯一の医科大学として東邦大学医学部があり、附属大森病院が三次救急を担っています。また、脳卒中診療の中核的な公的医療機関として、都立荏原病院と労働福祉事業団が運営する東京労災病院があり、神経内科や脳神経外科およびリハビリテーション科を標榜し、大田区3地区医師会（大森医師会・蒲田医師会・田園調布医師会）とその専門性を生かしながら連携を行っています。

　平成6年に大森病院前院長の上嶋教授を会長に、3医師会の学術担当理事を幹事として大田区脳血管障害研究会が設立されました。この会の設立の趣旨は、単なる患者さんのやり取りだ

表1．リハビリ実技講座の内容

回数	テーマ	副題	実施施設	実施日
1	医院でできる脳卒中患者へのリハ指導	関節可動域訓練	都立荏原病院	平成7年8月
2		起居・移動動作訓練	都立荏原病院	平成7年9月
3		バランス・基本動作訓練	東京労災病院	平成8年3月
4		片麻痺上肢への訓練	東京労災病院	平成8年4月
5	臨床医に必要な脳卒中言語障害のとらえ方	構音障害を中心に	都立荏原病院	平成8年9月
6		失語症を中心に	都立荏原病院	平成8年10月
7	外来で明日から使える運動療法	脳卒中の基礎疾患（高血圧・糖尿病・高脂血症）に対する運動療法	東京労災病院	平成9年3月
8	脳卒中に伴う嚥下・摂食障害	病態および対応法を中心に	都立荏原病院	平成9年11月
9	脳卒中の日常診療で有用な装具やリハビリテーション機器の基礎知識	補装具や日常生活用具などの実践的な話題の提供	東京労災病院	平成10年5月
10	介護保険制度の導入に備えて	介護保険制度の中での脳卒中患者のリハビリテーションの位置づけ	都立荏原病院	平成11年10月
11		介護保険と福祉用具	東京労災病院	平成12年3月
12	脳卒中による後遺障害の予後予測	機能障害・能力低下・社会的不利の予後予測	都立荏原病院	平成12年7月
13	脳卒中患者の体力増強訓練	患者および介助者の腰痛対策も含めて	東京労災病院	平成12年12月

表2．リハビリ実技講座での興味あるテーマ

テーマ	興味の合計得点
1：転倒を防ぐための工夫	70
2：脳卒中片麻痺の回復過程	69
3：脳卒中の言語療法	67
4：脳卒中患者の歩行訓練	64
5：日常生活動作訓練	61
6：筋緊張異常に対する理学療法	55
7：上肢機能訓練の実際	55
8：良肢位保持と可動域訓練	54
9：尿・便失禁の対策	54
10：痴呆患者へのアプローチ	51
11：失語・失行・失認について	50
12：左半側視空間無視の訓練	45
13：脳卒中と介護保険・福祉法	45
14：温熱や寒冷などの物理療法	44
15：脳卒中片麻痺の装具	43
16：上肢痛などの痛みへの対応	43
17：職業リハビリテーションについて	36
18：足の変形に対する手術	35
19：ファシリテーション（促通）手技	30
20：異所性骨化の予防と対策	29

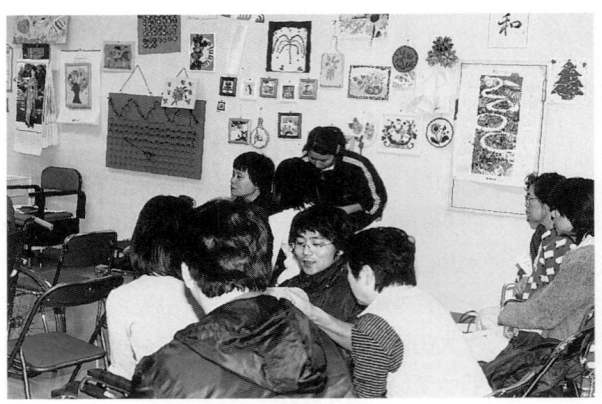

図1．リハビリ実技講座の場面

けの病診連携ではなく、大田区内の脳血管障害診療を行っている専門病院のCT、MRI、SPECTなどの画像診断設備やリハビリ部門の有効利用、専門医の紹介方法、急性期初期治療や慢性期治療の生涯教育、共同臨床研究などでした。年2回、6月と11月に数題の症例検討と講演を行う研究会集会が開催され、現在に至っています。登録会員は大森医師会62名、蒲田医師会70名、田園調布医師会38名です。集会の開催以外に、患者さんやご家族に対しての啓蒙活動に医院で使用しやすいパンフレットやポスター（脳卒中早期発見ポスター・治療経過記入表・診療所向けの病診連携ポスター・病院向け病診連携ポスター・研究会会員施設別名簿・研究会会員施設別医療マップ）が製作されました。また、脳卒中臨床においてリハビリテーションが不可欠であるとの認識から、リハビリ委員会を設置し、都立荏原病院のリハビリ科医長および東京労災病院リハビリ科部長がその委員となり、開業医に対するリハビリ医療の情報提供や正確な技術の普及を目的に、平成7年からリハビリ実技講座と称して両病院持ち回りで集会（表1）を開催し、平成12年12月までに13回行いました。参加者は、医師会や研究会会員の医師および医院に勤務する看護婦・リハビリテーション技術者・訪問看護ステーションや介護保険施設の職員などでした。実技講座は医師だけでなく、担当病院の理学療法士・作業療法士・言語聴覚士も指導を受け持ちました（図1）。平成12年に行った研究会会員へのアンケート（表2）で、以後開催するリハビリ技術講座で取り上げてほしい興味のあるテーマを調査したところ、「転倒を防ぐための工夫」や「脳卒中片麻痺の回復過程」など、より身近で実用的な話題を要望されていることが明らかになりました。

（田中宏太佳）

第2章

疾患の基礎知識

1. 脳卒中

1. 患者数や死亡率の動向

高齢化社会の到来とともに、心臓病・脳卒中などの循環器病患者さんは激増し、脳卒中の死亡率は減少しているものの患者数の増加という新たな局面を迎えています。

2001年「国民衛生の動向」によりますと、脳卒中患者さんは昭和62年の114万4,000人から平成11年には147万4,000人へと著しく増加しています。脳出血の減少は明らかですが、高齢化とともに脳梗塞は増えています。「65歳以上で寝たきりの期間が6ヵ月以上の者」のいわゆる「寝たきり老人」のうち、脳卒中によるものは寝たきり老人の原因疾患の第1位となっています（図1）。

脳卒中の死亡率は昭和40年代前半をピークとして減少していますが、平成11年の死亡数は、約13万9,000人で、全死亡数の14%を占め、死因順位は悪性新生物・心疾患に次いで第3位です。脳出血による死亡は昭和35年以降低下し、一方、脳梗塞による死亡率は昭和55年頃に比べ平成11年には1.4倍です。くも膜下出血の死亡率はゆるやかな上昇傾向にあります（図2）。

名古屋市寝たきり・痴呆基礎票集計　平成9年('97)

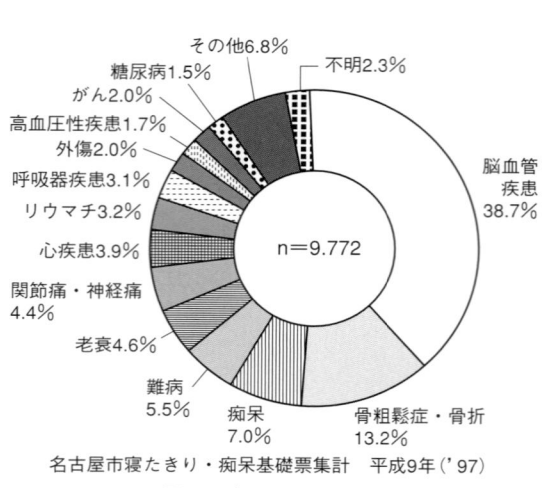

図1．寝たきりの原因

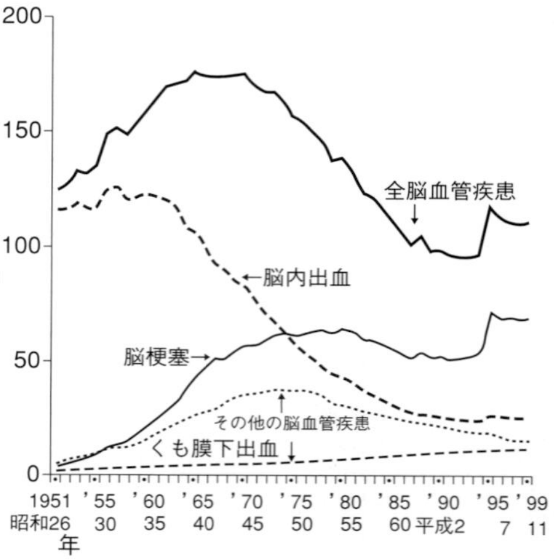

図2．脳卒中の死亡率の年次推移

平成8年の身体障害者実態調査によりますと、わが国の身体障害者数は308万7,000人で5年前と比べて8%増加しています。70歳以上が40%と最も多く、障害程度では1・2級の重い障害を有する身体障害者は127万人で、身体障害者数の43%を占め、時代とともに高齢化重度化の傾向がみられます。障害の原因別では、疾患によるものが約6割で、その中で脳卒中によるものが最も多い傾向にあります。

2. 一次的合併症としての障害

　脳卒中に起因する障害は、一次的合併症としての片麻痺や失調症のような運動障害、感覚障害、失語・失行・失認などの高次脳機能障害、器質的精神障害、視野障害、てんかん、それに二次的合併症に分けることができます。この項では、主に一次的合併症である脳卒中の基本的障害について症例を交えながら説明します。

[1] 被殻出血により左半側視空間無視と感覚障害を伴った左片麻痺患者

▶ 症例1　54歳の男性で、タクシー運転中、急に左片麻痺を発症し、救急車で脳外科に緊急入院しました。頭部CTで右被殻出血がみられ（図3）、シルビウス裂にくも膜下出血がありましたが、血管撮影では動脈瘤はみられませんでした。既往歴として、検診で高血圧を指摘されたことがあります。初診時の問題点として、表1の内容が挙げられました。

　翌日から、理学療法士と作業療法士によるベッドサイド可動域訓練と健側筋力維持訓練を開始しました。意識レベルは徐々に改善しました。第5病日より、ギャッジアップを行い血圧低下のないことを確認し、第7病日より車いす座位許可と同時に、リハビリテーション訓練室に出棟しました。この頃より下肢に共同運動（片麻痺ステージIII）が出現しています。訓練内容は、理学療法において床上動作訓練・可動域維持訓練・健側筋力維持訓練・立ち上がり訓

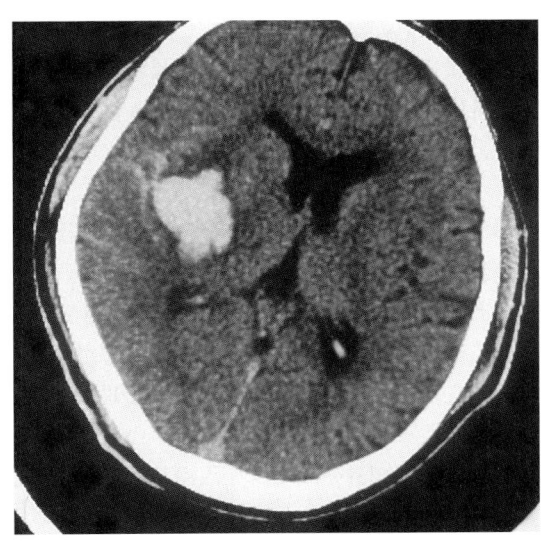

図3．症例1の頭部CT

表1．症例1の初診時の問題点

左片麻痺（上肢・下肢とも片麻痺ステージI）
意識障害（3-3-9度方式で2桁）
左半側視空間無視
左半身感覚脱失
高血圧
体幹バランス障害
床上動作障害
立位歩行障害
日常生活動作障害
職業復帰（タクシーの運転手）
家庭復帰（公営住宅居住・妻と2人暮らし）

練・介助立位訓練を、作業療法において可動域維持訓練・健側筋力維持訓練・左上肢への神経筋再教育・精神機能賦活・座位バランス訓練を行いました。第26病日、血腫吸引を目的とした定位脳手術が施行されました。手術後はベッドサイド訓練を行い、術後4日目より訓練室での訓練を再開しました。発症から1カ月後には、座位バランスが改善し床上動作も良好となり左短下肢装具を採型しました。この頃には小介助歩行が可能となり発症1.5カ月後には左下肢に分離運動が出現し（片麻痺ステージⅣ）、衣服着脱・乗り移り動作も自立しました。但し上肢の自動運動は出現していません（片麻痺ステージⅡ）。血腫吸引術が必要で麻痺の重度な脳出血例であっても、比較的合併症の少ない症例では、早期のリハビリテーションを念頭におけば、約1カ月でADLや歩行がある程度自立します。

　痙性麻痺の表現法についてですが、片麻痺は中枢性麻痺であるために、末梢性麻痺のように量的変化ではなく質的な変化としてとらえる方が適切な場合が多いと思います。それを表現する時にブルンストローム（Brunstrom）のⅥ段階評価が頻繁に使用されます。ステージⅠは、脳卒中の発症直後の状態で、反射運動や随意運動が消失し他動運動では抵抗がなく弛緩状態を呈しています。ステージⅡでは、麻痺の筋に痙性が出現し、連合反応として、あるいは随意的に収縮が起こり始めます。ステージⅢでは、痙性が強まるとともに麻痺は共同運動により随意運動が可能となります。しかし、共同運動パターン以外の運動はできず、起立などの動作で身体に力が入る時、連合反応として共同運動が誘発されます。ステージⅣは、痙性が減少し始め共同運動の各要素の結びつきも徐々に弱まり、そのパターンから少し離脱した運動ができるようになります。ステージⅤは、痙性や共同運動の各要素の結びつきはさらに弱まり、かなり多い種類の分離した運動が可能になります。ステージⅥでは、痙性や共同運動の影響はほとんどなくなり、運動の協調性や速度も正常に近くなります。動きは少しぎこちないけれども、個々の関節運動はスムーズになります。

　症例1にみられた左半側視空間無視は、右脳半球障害に比較的多い頻度で出現する空間認知障害で、日常生活への阻害因子となる可能性があるので、脳卒中のリハビリテーションにおいては最も重要な高次脳機能障害です。責任病巣は右頭頂葉で、特に頭頂一後頭一側頭葉接合部が重要ですが、この症例のように基底核病巣でも出現することがあります。半側空間無視の代表的検査法は、模写（図4）や自発画（図5、図6）、Albertの線分抹消試験（紙の中に描かれている30本の短い線分をみつけ印をつける）、線分二等分（紙に描かれている長い線の中点に印をつける）などです。

　左半側視空間無視の治療は、認知リハビリテーションとして、積極的な視覚認知・無視肢の使用・視覚運動イメージ訓練などの個別訓練、および総合的特異的な認知訓練、左右に偏在しない注意障害に対する訓練などが有益であるといわれています。また物理医学的刺激として、カロリックテスト（外耳道での温冷刺激）や低周波刺激による前庭神経刺激が無視症状を改善することが報告されています。視覚への介在方法として、人工的に視野を遮蔽することや屈折角度をつけた眼鏡を使用し視野を移動することにより、無視の改善が得られます。薬物療法として、パーキンソン病に使用する薬剤などに左半側視空間無視を改善する場合があります。

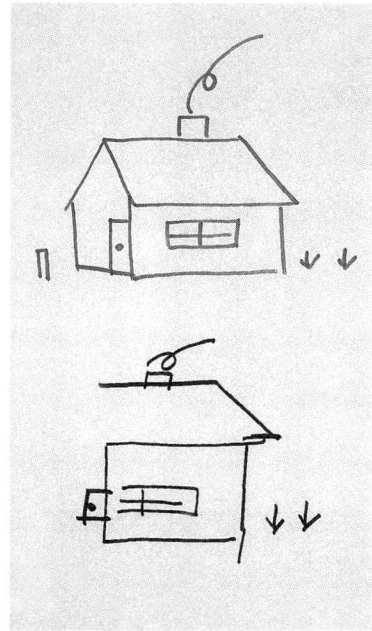
図4. 半側空間無視患者の模写（下）

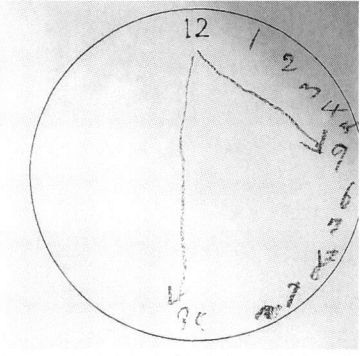
図5. 半側空間無視患者の時計の自発画

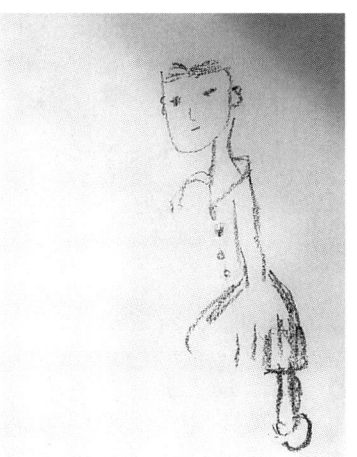
図6. 半側空間無視患者の人物の自発画

［2］左中大脳動脈領域の脳塞栓により重度右片麻痺と失語症を伴った患者

▶ 症例2　66歳の男性で、11年前大動脈弁置換術を受け、ジギタリス剤と抗凝血薬を内服していました。飲酒後、犬の散歩から帰宅後倒れているのを家族に発見され救急入院されました。当日の頭部CTとMRI（図7）では明らかな所見はみられませんでしたが、拡散強調画像（図8）で左中大脳動脈領域に梗塞像がみられたので、脳塞栓の診断で抗凝固療法と抗脳浮腫療法が開始されました。翌日施行されたMR血管撮影（図9）では左中大脳動脈の遠位に動脈硬化性変化がみられ、右側に比べて描出が低下していました。発症後4日目の頭部CT（図10）では左中大脳動脈領域に低吸収域がみられ、脳浮腫のために左側脳室は内側へ軽度圧排されていました。また、脳血流シンチ（図11）では左中大脳動脈領域に欠損域がみられました。右片麻痺ステージはIで右上下肢深部腱反射は低下し、右足部の病的反射は陽性、提舌の模倣や手指の構成行為の模倣が困難な失行と思われる所見がみられました。短文レベルの理解は保たれていましたが、物品呼称レベルの発語が不能な失語症を伴っていました。

　脳梗塞の急性期における積極的な治療を検討するために、早い時期での病巣評価が行える検査法が必要でしたが、従来のCTやMRIでは梗塞巣に不可逆的変化が起こってからでないと描出されませんでした。しかし、近年の画像診断の発達によって、症例2のようにMRI拡散強調画像では、数時間以内に脳虚血を描出することが可能になり、急性期の診断や治療方針の決定に貢献しています。

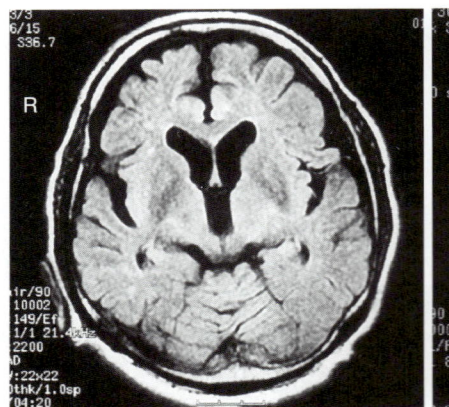 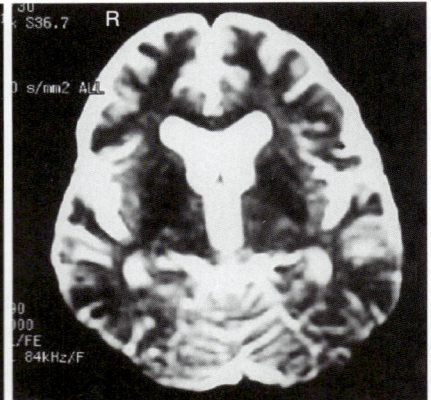

図7. 症例2の頭部 MRI

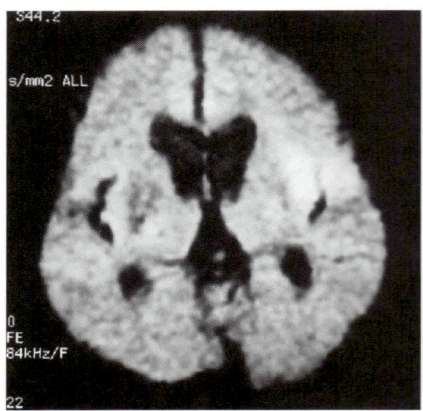 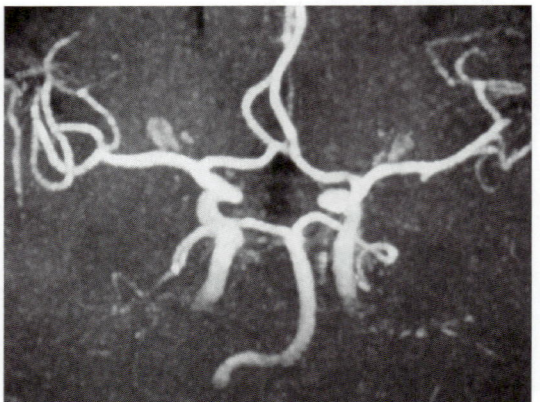

図8. 症例2の拡散強調画像　　図9. 症例2の MR 血管撮影法

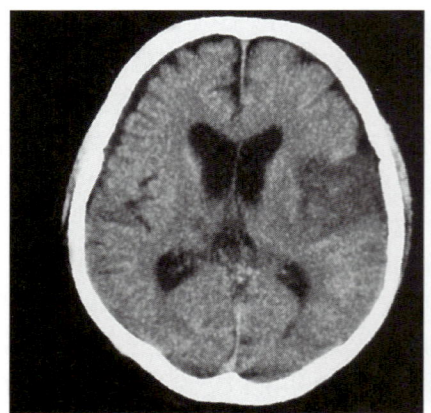 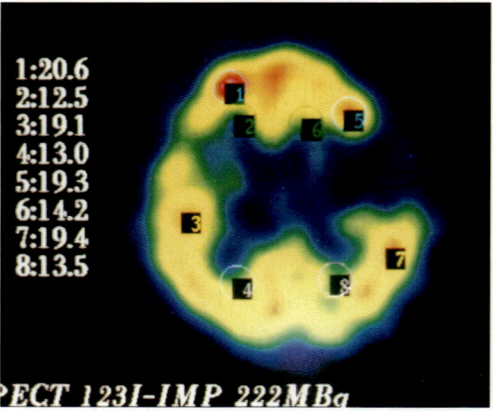

図10. 症例2の頭部 CT　　図11. 症例2の脳血流シンチ

［3］右上下肢失調症と構音障害を伴う小脳梗塞（塞栓）患者

▶ 症例3　56歳の男性で、心房細動・陳旧性下壁梗塞の既往がありました。仕事中意識消失があり救急受診した時、左上肢の知覚障害がみられ一過性脳虚血発作と診断され抗凝血薬療法が開始されました。動脈造影のために抗凝血薬療法を中断したところ、その3日後に右半身脱力・失調、構音障害が出現し、小脳梗塞の診断で抗凝固療法と抗脳浮腫療法が開始されました。MR血管撮影法（図12）で左椎骨動脈の描出は不良で、動脈硬化性の変化や閉塞・狭窄が疑われました。頭部MRI（図13）で左下部小脳梗塞と右上部小脳梗塞がみられました。WAIS-Rでは言語性IQ 121・動作性IQ 107・全IQ 116と高得点でした。理学所見では、日常生活動作で歯ブラシの反復動作が行いにくく書字動作にぎこちなさがみられるなど、右上下肢に軽度の失調症状がみられ、発語スピードが速く舌尖音・奥舌音が連続する語で、時々歪みや子音の置換・省略がみられる軽度の失調性構音障害がみられました。

　運動失調・協調運動不全・平衡障害は、平山が示すように深部知覚障害性運動失調と小脳型運動失調に分けられ、小脳型運動失調には表2のような症状がみられます。

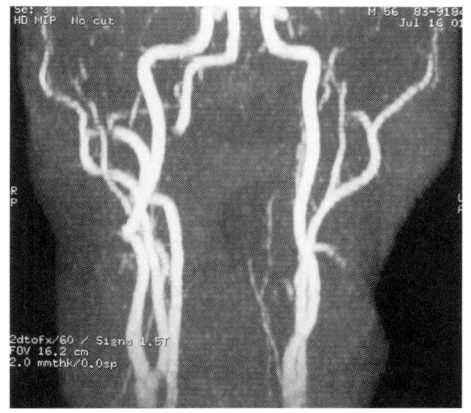

図12．症例3のMR血管撮影法

表2．小脳型運動失調

静止時（起立、座位）における障害
歩行障害
四肢にみられる小脳性運動失調症
a．運動の範囲測定の障害（測定過大、想定異常）
b．運動興奮性の速さの障害（運動開始の遅れ）
c．個々の運動の連合の障害（共同運動障害）
d．交互反復運動の障害
e．運動の持続性の障害（振戦）
書字障害
言語障害

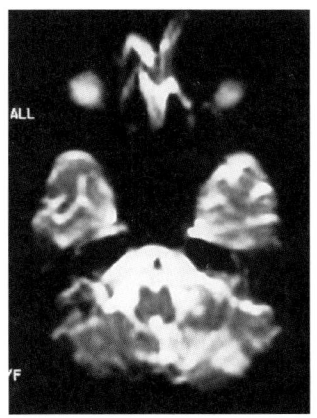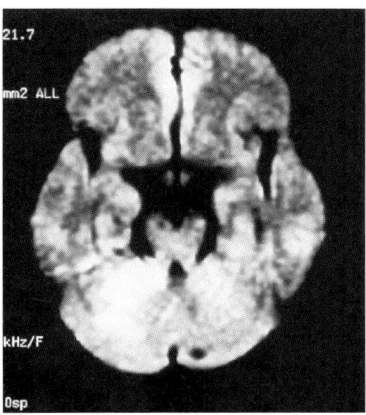

図13．症例3の頭部MRI

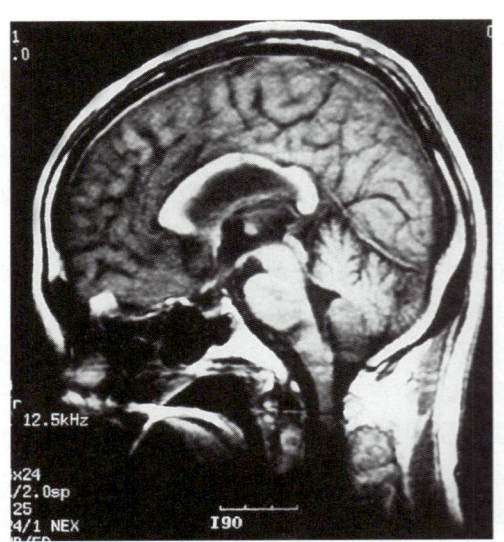
図14. 症例4の頭部MRI

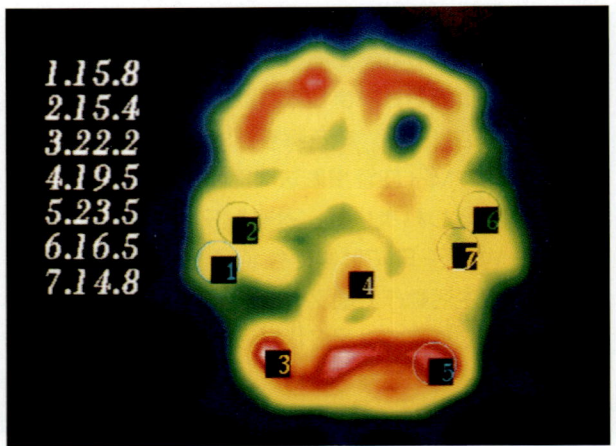
図15. 症例4の脳血流シンチ

［4］脳幹梗塞により四肢体幹および構音・嚥下障害（球麻痺）をきたした患者

▶ 症例4　71歳の男性で、陳旧性心筋梗塞と糖尿病の既往がありました。脳幹梗塞が発症し保存的治療が施行されました。右重度・左軽度の両片麻痺が残存し、時々肺炎が出現したためIVHでの管理が行われました。その後胃瘻で経管栄養が施行されました。6カ月後の片麻痺ステージは右がⅡ・左がⅤで、基本動作において寝返りは不可でしたが端座位は監視レベルで長座位は不可でした。軟口蓋挙上や咽頭反射はありませんが提舌は少し可能でした。発声持続時間2秒と著明に減少し、短音での構音は可能ですが、単語以上になると舌音で子音の省略や置換それに歪みが顕著となり、開鼻声もみられました。ゼリーでのむせはみられませんでしたが、嚥下後湿性嗄声がみられました。頭部MRI（図14）では脳幹部に梗塞巣がみられ、脳血流シンチ（図15）で脳全体の環流の低下、特に脳幹・右基底角・皮質に低灌流域がみられました。嚥下造影検査で少量のゼリーやペースト状物でも喉頭蓋谷や食道入口部に貯留し、誤嚥もみられました。

　脳卒中で嚥下障害と構音障害を同時にきたす病態には、球麻痺と仮性球麻痺があります。前者は、症例4のように延髄梗塞や出血・腫瘍などで嚥下や発生発語に関係する下部脳神経が多発性に傷害されることで引き起こされます。後者の仮性球麻痺は、大脳皮質から脳幹までの錐体路が両側性に障害されることで球麻痺と同様な症状が出現します。例えば多発性の脳梗塞が両側半球に出現する場合や、複数の脳出血が別々の脳半球に発症した場合などです。

［5］両側側頭葉梗塞（塞栓）により広義の聴覚失認を示した患者

▶ 症例5　67歳の右利き女性で、僧帽弁狭窄症の既往がありましたが、治療は受けていませんでした。6年前に脳梗塞を発症し、地元の病院で急性期治療を受けました。軽度感覚失語

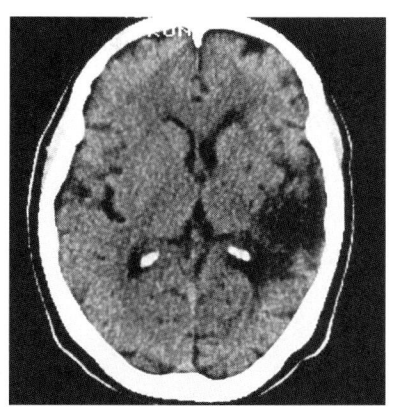
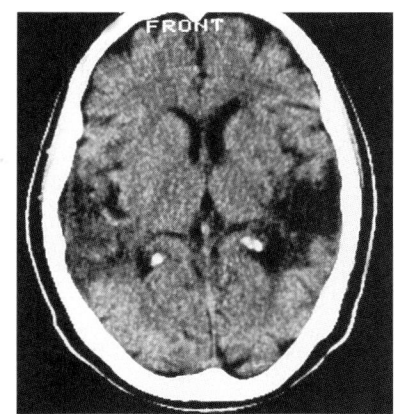

図16. 症例5の初発時の頭部CT　　図17. 症例5の再発後の頭部CT

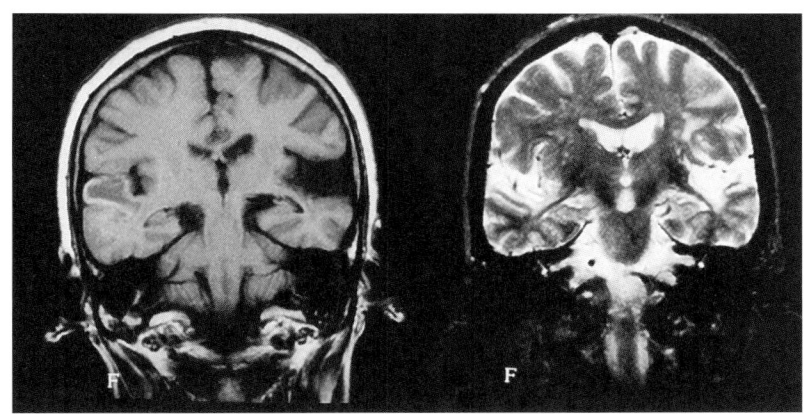

図18. 症例5の再発後の頭部MRI

症がみられたので言語療法目的で通院を開始しましたが、5カ月後には言語障害はほぼ消失しました。頭部CT（図16）では、左側頭・頭頂葉に低吸収域がみられました。6年後の某日、昼過ぎに家族が帰宅すると、患者がボーッとしたまま座り、話しかけても反応なく自発言語がなかったので脳外科に脳梗塞（塞栓）の診断で救急入院しました。保存的治療を行い、4日後に言語治療目的でリハビリテーション科を受診しました。脈拍は不整で心音に拡張期雑音が聴取されました。意識は清明でしたが周りの状況に無関心でした。心電図では心房細動がみられ、心エコーで軽度の僧帽弁狭窄と左房肥大がありましたが、心房内血栓はみられませんでした。頭部CT（図17）で両側側頭・頭頂葉に低吸収域がみられ、頭部MRIで両側聴覚神経線維路の障害が確認されました（図18）。純音聴力検査の結果を図19に示しました。診察場面で聞く態度がみられず、検査絵を呼称しようとしてしまい、文字を用いての条件づけを行いにくく、指示文は読むものの自分に反応を求められているという点が理解されにくい様子がみられました。環境音テープを使用した検査では、著明に低い得点でした（表3）。音韻性錯語やジャーゴンを伴った感覚性失語を示し、特に読解に比べ聴覚的理解が非常に障害されていました。

聴覚中枢は側頭葉にあるといわれていますが、視覚中枢と異なり両側性支配の要素が大きい

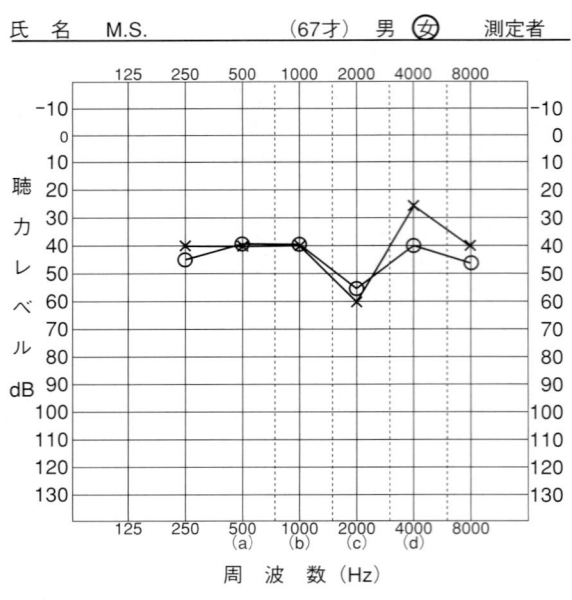

図19. 症例5の純音聴力検査の結果

表3. 環境音テープを使用した検査

刺激	反応	正解の場合○
電車の停車音	無反応	
警報機	無反応	
汽笛	大工さん	
プロペラ機	無反応	
ジェット戦闘機離陸	雨	
パトカーの通過音	無反応	
消防車	船	
救急車	無反応	
バス	無反応	
水の流れ	船	
波	船	
吹雪	無反応	
雷	無反応	
馬のいななき	無反応	
牛	無反応	
山羊	無反応	
豚	無反応	
犬	犬	○
猫	無反応	
ライオン	無反応	
ニホンザル	無反応	
野鳥	無反応	
虫	無反応	
蛙	無反応	

ために、片側の側頭葉や聴放線が障害されても半盲のように明確な感覚障害を患者が訴えることはあまりありません。しかし、両側性に大脳皮質・皮質下の障害が起こると高次の聴覚障害が出現します。症例5のように純音聴力検査の結果はある程度良好でも、環境音や言語音の認知能力が極端に低下した広義の聴覚失認のような病像が出現することがあります（狭義の聴覚失認は環境音が選択的に障害されるもので出現頻度は稀です）。

［6］中大脳動脈領域の梗塞（塞栓）により失行をきたした患者

▶ 症例6　87歳の右利き男性で、早朝トイレに行こうとして立ち上がれないことに気づき救急車で入院しました。左片麻痺がみられ、心房細動と発作性上室性頻脈を伴い脳塞栓と診断され保存的治療が行われました。左不全片麻痺は数日で完全麻痺となりました。発症3日後の頭部MRⅠ（図20）では、右下前頭回・中前頭回・上側頭回・中心前回に出血性梗塞像がみられ左大脳半球には明らかな病巣はありませんでした。発症2ヵ月後の脳血流シンチ（図21）では、右下前頭回・中前頭回・上側頭回・中心前回と左中側頭回・中心後回・縁上回・角回の血流低下がみられました。左小脳血流低下（対側小脳半球の血流低下所見）もみられました。入院当初は肺炎のため安静を余儀なくされましたが、積極的なリハビリテーションの診療を行えるようになった約1ヵ月後には、意識は清明で、Mini-mental State Examinationの項目で場所・月の見当識、記銘力、三段論法の口頭指示、復唱は保たれていました。左半側視空間および左半側聴覚無視および消去現象がみられましたが、1ヵ月後には聴覚無視は改善

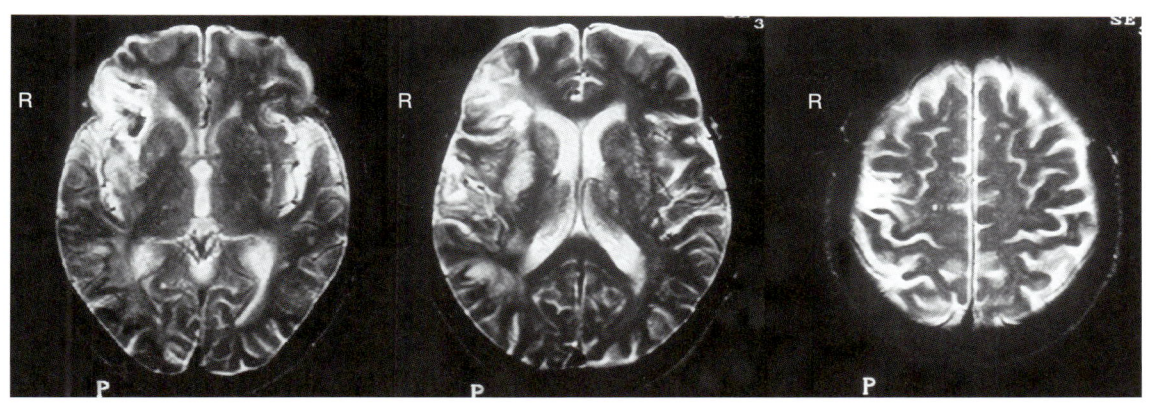

図 20. 症例 6 の頭部 MRI

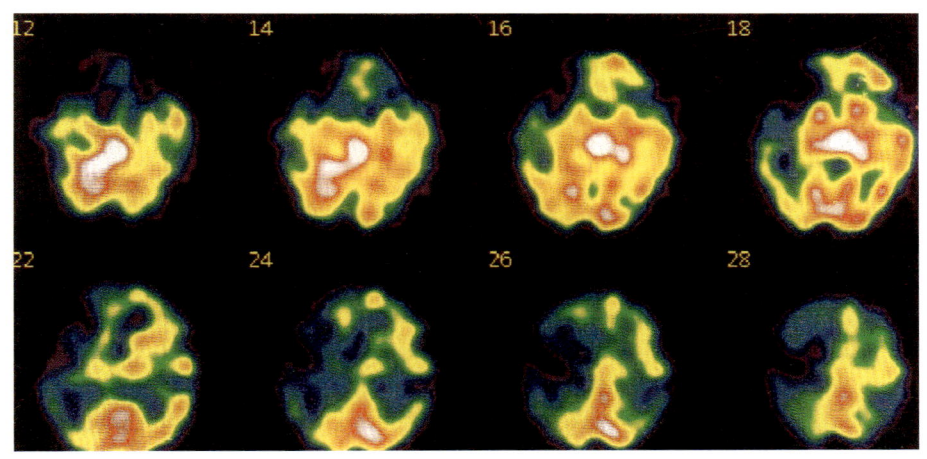

図 21. 症例 6 の脳血流シンチ

されました。発症 42 日目の失語症学会（編）標準高次動作検査の結果（表 4）にも示されるように、基本的な日常生活活動にも障害がみられました。1 カ月後には、顔面動作・上肢慣習的動作・上肢物品を使う動作で一部改善がみられました。

　失行とは、運動を行う器官に異常（麻痺、不随意運動、失調、筋緊張異常）がないのに、目的に沿って運動を行えない、できない状態と定義されています。その場合、認知面でその障害を説明できるほどの異常がないこと、行為命令や対象が理解でき、目的行為についての了解があることが条件となります。

　観念運動失行を Liepmann は物品を使用しない単純な運動や 1 つの物品を対象とする運動が言語命令、模倣、物品使用いずれでも障害されますが、自然的状況下では障害が認められず、自動運動があるか意図的な運動ができない状態と定義しました。一方、山鳥は言語性に喚起が可能で社会的慣習性の高い、客体を使用しない運動を対象とし、言語命令または視覚性模倣命令によって要求された目標運動を達成できない状態で、社会的な信号動作やパントマイム動作、口腔顔面失行を含むと定義しています。一般的に観念運動失行は、言語命令で最も困難で視覚的模倣ではやや改善し自然状況下では異常がありません。

表4．標準高次動作性検査

項目	問題	結果
顔面動作 （模倣）	舌を出す 舌うちをする 咳	×（開口） ×（開口） ×（口を開けたまま咳をする）
物品を使う顔面動作 （口頭命令）	火を吹き消す	○
上肢慣習的動作 （模倣）	軍隊の敬礼 おいでおいで じゃんけんのチョキ	○ ○ ×（2から4指をそろえて出す）
上肢手指構成模倣 （模倣）	ルリアのあご手 Ⅰ Ⅱ Ⅲ 指輪	×（開口して鼻の下に上肢を付ける） ×（1・3指リング）
上肢連続的動作 （模倣）	ルリアの屈曲指輪と伸展こぶし	×（1・2・3指を合わせて動かす）
上肢着衣動作 （模倣）	ボタンはめ	×（1・2・3指でこするようにする）
上肢物品を使う動作 （物品あり） （模倣）	歯ブラシで磨く 櫛で髪をとかす 鋸で板を切る 金槌で釘を打つ	×（鉛筆の持ち方で口の中に入れる） ×（頭を櫛で撫で付ける） ×（鉛筆のように持って動かす） ×（1・2・3指で持ち鉛筆のように動かす）
上肢系列的動作 （物品あり） （口頭命令）	お茶を入れて飲む	×（急須を茶碗のようにして飲むことがある）

　観念失行をLiepmannは個々の肢節運動はできますが、客体を用いる複雑な一連の運動連鎖ができない状態と定義しました。山鳥は、観念失行を拙劣症によるものでない、客体（単数、複数）操作の障害と定義しています。このように、失行の分類とその定義、メカニズムの仮説や関連する病巣にはさまざまな意見があり、リハビリテーションの領域におけるそのかかわりの検討は重要な課題です。

［7］くも膜下出血後の右前大脳動脈領域の梗塞により交叉性失語症と左半側視空間無視および前頭葉症状を示した患者

▶ 症例7　40歳の右利き男性で血縁者にも左利きはいません。くも膜下出血を発症し脳外科に入院したところ、8日目に右前大脳動脈攣縮のために突然発語がなくなり下肢に優位な左片麻痺が出現しました。発症1カ月後には前交通動脈瘤のクリッピング術が行われました。
　85病日の所見は、左片麻痺があり下肢に高度で左上肢には強制把握がみられ、左上下肢の深部腱反射は亢進し病的反射がみられ、左肩・足関節の可動域制限がみられました。また、左半身に表在および深部感覚ともに軽度の低下がみられました。日常生活活動では更衣に軽度の介助が必要で時に尿失禁があり、左靴型短下肢装具とT字杖を使用し短距離の歩行は自立していました。神経心理学的所見では、意識は清明で図形の模写などで左半側視空間無視を示し、自分の病室に戻れない地誌的見当識障害がみられました。言語障害としていわゆる交叉性失語症がみられ、自発言語は非流暢で発話量が少なく文法障害があり、韻律の障害や吃様症状がみられました。低頻度語の呼称は可能で、復唱は良好ですが、文レベルで助詞の違いがみら

れました。言語理解では、聴覚・視覚ともに良好ですが、文レベルで誤りがみられ、特に抽象的な意味理解が困難でした。音読や書字は良好ですが、仮名文字に省略がみられました。言語障害に比べてより重度の計算障害がみられました。

頭部CT（図22）で補足運動野と帯状回を含む右前頭葉内側面に低吸収域がみられ、脳血管造影（図23）で左内頸動脈からの撮影で両側の前大脳動脈が撮影されました。脳血流シンチ（図24）では右前頭葉に著明な血流低下がみられ、右側頭・頭頂葉と左小脳半球にも軽度の血流低下がみられました。

ワンポイント　脳卒中後麻痺性足部変形に対する手術

脳卒中片麻痺に対して、早期にリハビリテーションが実施されるようになり、以前に比べて足部変形は出現しない傾向にあります。しかし、抗痙性剤や装具・神経ブロックの使用によっても対応できない変形が出現した場合、歩行能力の維持改善を目的に積極的な手術的治療も必要です。その場合どのような手術方法を選択するのが有益でしょうか。ここでは脳卒中によく出現する内反・尖足変形について検討しました。

脳卒中片麻痺患者23名（男性15名、女性8名）（脳梗塞11名、脳出血9名、くも膜下出血3名）（右片麻痺15名、左片麻痺8名）を対象としました。全例積極的な理学療法を行い、神経ブロック・装具の製作を行ったにもかかわらず、足部変形（主に内反・尖足）が歩行の阻害因子となっていた症例です。前脛骨筋腱の半分を外側に移行した14名をA群、長趾屈筋と長母趾屈筋腱を前方に移行した9名をB群としました（足部変形の状況により、アキレス腱の延長や後脛骨筋の延長または切離・短趾屈筋の切離も適宜行いました）。膝から足部のギブスを巻き、3週後に除去をしますが、手術後3カ月間は24時間短下肢装具で固定しました。手術翌日より健側筋力強化を中心とした理学療法を行い、手術前後の装具装着必要度（表1）、および一部の症例では重心動揺や時間距離因子の歩行分析を行い評価しました。結果（表2）は、A群とB群において、手術前の下肢麻痺ステージや装具装着必要度に有意差はありませんでしたが、B群において装具装着必要度得点が有意に改善しており、脳卒中後麻痺性足部変形（内反尖足）に対する長趾屈筋腱・長母趾屈筋腱の前方移行術は、装具の必要度の改善効果を示しました。また、歩行分析の行えた症例の検討から歩行スピードの改善は示せなかったものの、手術によって立脚期と遊脚期のアンバランスが是正され、静的バランスへの影響として、重心動揺面積の改善がみられました。

表1．装具装着必要度

必要装具	得点
長下肢装具	1
両側支柱型短下肢装具	2
靴べら式短下肢装具	3
湯の児式短下肢装具	4
Rie strap型足部装具	5
装具なし	6

表2．装具必要度の結果

	A群	B群	
年齢（平均値）	55.4歳	52.0歳	$p=0.313$
下肢ステージ（中央値）	IV	IV	$p=0.429$
手術前得点（平均値）	1.8	1.6	$p=0.879$
手術後得点（平均値）	3.6	5.0	$p=0.044$
手術前後得点差（平均値）	1.8	3.4	$p=0.029$

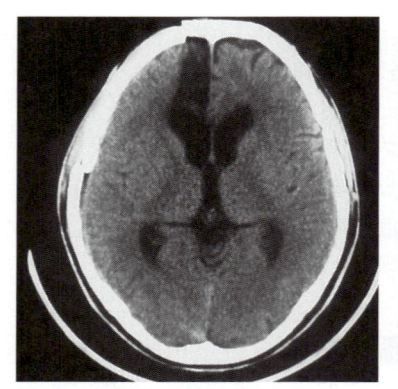

図 22. 症例 7 の頭部 CT 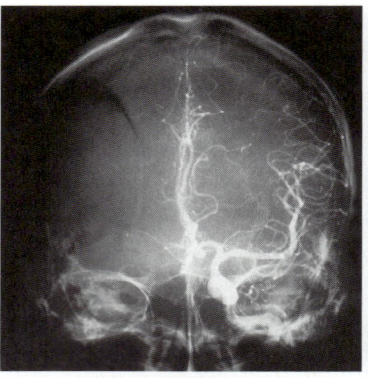　　　　図 23. 症例 7 の脳血管造影 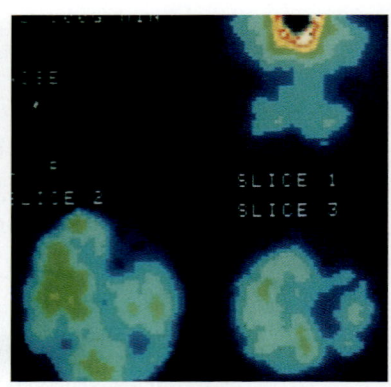　　　　図 24. 症例 7 の脳血流シンチ

　経過は、発症 4 カ月後に地誌的見当識障害が改善し、5 カ月後に歩行と日常生活活動は自立しました。6 カ月後には強制把握が改善し失語症の症状に全般的な改善が得られましたが、計算障害は重度に残存しました。
　右手利き者の右半球損傷の後に起こった失語症を交叉性失語症といいます。この出現頻度は約 1％ 程度であり、従来非定型的な失文法が特徴であるといわれていましたが、ブローカー失語、ウェルニッケ失語、伝導失語などのさまざまな失語症状が報告されています。
　前大脳動脈閉塞症では、特に末梢に強い対側下肢の脱力と感覚障害が引き起こされます。言語障害には、自発語が著明に障害されるが復唱が保たれる・保続や反響言語を伴う・呼称や言語理解が比較的良好に保たれるなどの特徴がみられます。また、尿失禁などの自律神経症状もよくみられます。前頭葉症候としての精神症状や病的把握・歩行失行および脳梁障害との関連で左手の失行・失書・触覚性呼称障害がみられる場合があります。

［8］視床出血のために重度の感覚障害を示した患者

▶ 症例 8　76 歳の女性で、親戚の通夜の日に電話していた時、急に左半身のしびれが出現したため救急車で受診しました。頭部 CT で右視床に出血巣（図 25）がみられたために脳外科に入院しました。意識や血圧などの全身状態は良好で、保存的治療を行い、翌日にリハビリテーションを開始し、2 日後には 60 度のベッドアップが可能となり離床しました。2 カ月後の片麻痺ステージは左上下肢ともに V で、左下肢の深部腱反射は亢進し左下肢に病的反射がみられました。左半身の表在覚は 2 分の 1 程度に保たれていましたが、深部感覚障害は重度で、特に上肢に顕著なために左上肢での茶碗の保持ができず、歩行には小介助が必要で簡易型短下肢装具を使用しても歩行能力は改善しませんでした。頭部 MRI では（図 26）右視床に限局した出血巣がみられ、脳血流シンチでは（図 27）左小脳・脳幹・右基底核・右大脳皮質に血流低下がみられました。

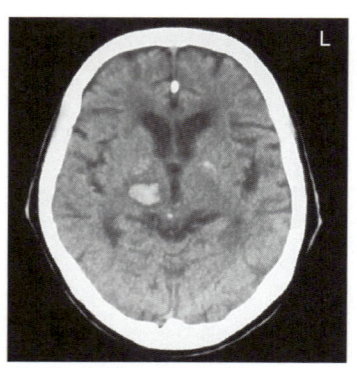

図 25. 症例 8 の頭部 CT

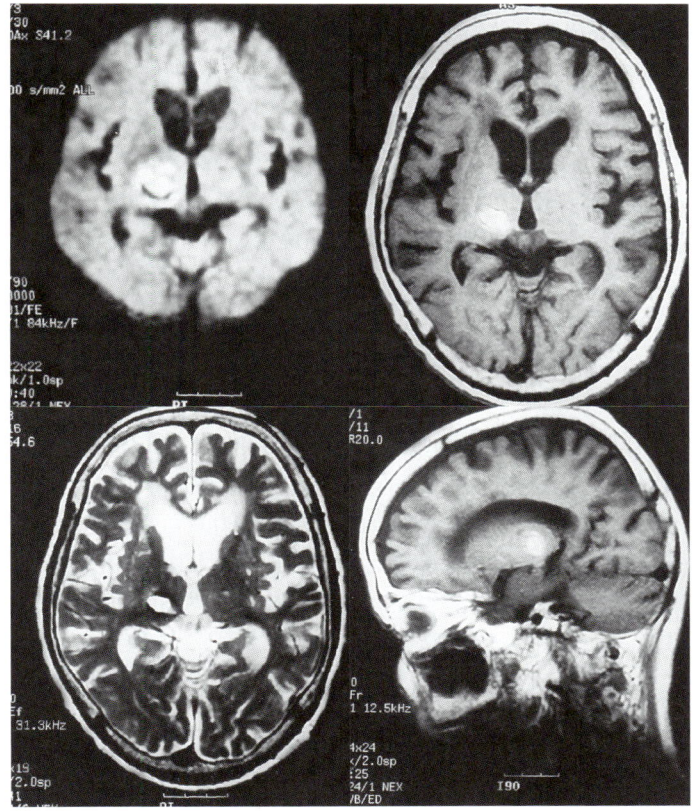

図26. 症例8の頭部MRI

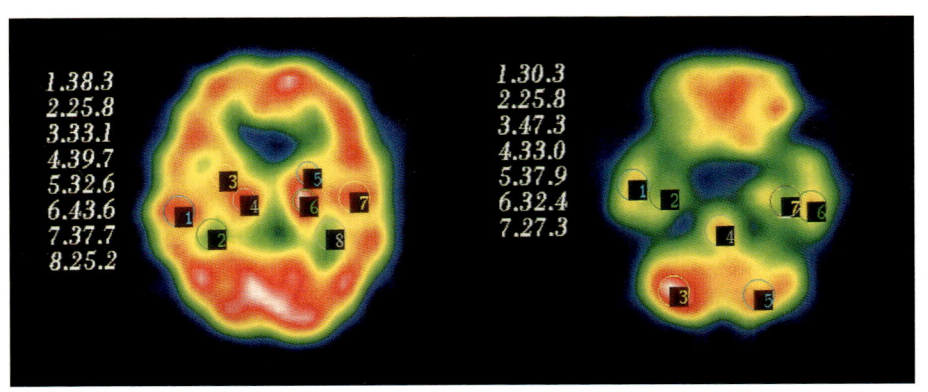

図27. 症例8の脳血流シンチ

　視床は、嗅覚系以外の感覚線維の中枢で神経の中継点です。視覚と関連する外側膝状体・聴覚と関連する内側膝状体のようにある特定の大脳皮質に関係する特殊視床核・さまざまな知覚器官と関係する非特殊視床核に大きく分類されます。視床が傷害されることによりこの症例のように対側感覚、その中でも特に深部覚が障害され、立体失認や片側性失調・対側身体の自発痛・軽い一過性の片麻痺・運動不穏などが出現することがあります。

ワンポイント　片麻痺への関節運動学的アプローチの応用

　関節運動学的アプローチは関節運動学に基づいて、関節の遊び・関節面の滑り・回転・回旋などの滑膜関節の関節包内運動を治療する方法です。関節運動学（AKA）の技術は、1979年に博田らによって開発が着手され、1990年以降日本で徐々にこの治療技術が普及しています。AKAでは痛みの診断・治療という側面が強調されがちですが、運動療法という側面も重要で、特に脳卒中に対するアプローチでは「リハビリテーション医学全書7：運動療法第3版（博田節夫・他編）」に詳述されているように応用範囲が多いと思われます。

　関節面の運動は関節包内運動といわれます。関節包内運動には副運動と構成運動がありますが、筋力増強運動や筋再教育などの運動療法の技術としては構成運動を理解する必要があります。構成運動は骨運動に伴って起こる関節面の運動で、滑り・回転・回旋があります。回転は骨運動と同方向でありますが、滑りは面の凹凸により一定の法則に従って動き、凹凸の法則と名づけられています。すなわち、関節は凹面と凸面により構成され、凹関節面を固定し、凸関節面を動かす時には、凹関節面は骨運動と同方向へ滑ります。AKA技術の他動構成運動および抵抗構成運動は凹凸の法則を利用します。他動構成運動は骨運動と関節面の滑りを他動的に行い、抵抗構成運動は関節面の滑りに抵抗を加え、ともに四肢関節で使用される技術です。この構成運動は、関節可動域の維持や関節拘縮の治療においても重要な手技です。図1は、股関節の屈曲他動構成運動で、術者は左手と左前腕で患者の下腿を持ち、右田指を大転子後上部に置き、股関節を他動的に屈曲しながら大転子を後方に押します。

　また、筋力増強運動や筋再教育および関節可動域の維持などの運動療法を進める時に、多くの場合、痛みの原因治療を同時並行させなければならない場合が多く、副運動の理解が必要です。副運動利用の技術には関節面の滑り法、離開法および軸回旋法があります。前二者は体幹および四肢の関節に使用できますが、軸回旋は長幹骨の関節のみに使用されます。図2は、胸肋関節の滑りの手技を示し、術者の右手で患者さんの左手関節部を軽く持ち、肩関節を肘が治療する胸肋関節の高さになるまで屈曲します。左手の示指を肋骨胸骨端の頭側に置きます。右手で肩関節を他動的に水平屈曲しながら胸肋関節の動きを触知します。胸肋関節が最も大きく動く位置で、肩関節をわずかに水平屈曲しながら示指で肋骨端を尾側に押します。

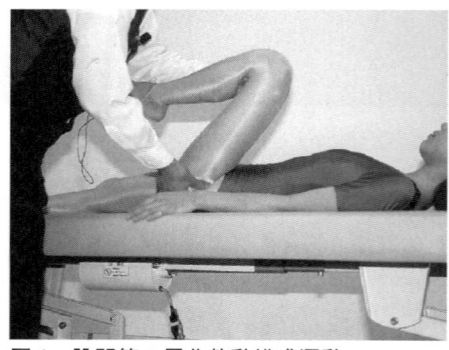

図1．股関節の屈曲他動構成運動　　図2．胸肋関節の滑り

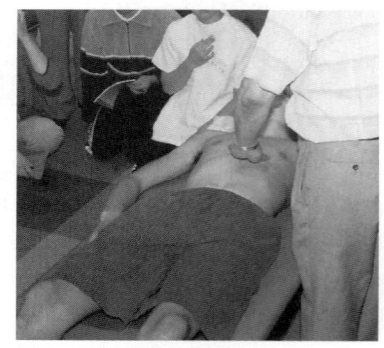

3. 二次的合併症としての障害

　脳卒中早期のリハビリテーションが強調される理由は、臥床に伴う二次的な合併症、いわゆる廃用症候群の予防を念頭に置いているからにほかなりません。
　表5は廃用症候群の概略をまとめたものです。その症候は単一器官にとどまらず、筋力低下や筋萎縮・異所性骨化などの筋骨格系、起立性低血圧などの心血管系、上気道感染症などの呼吸気系、褥創などの皮膚障害、尿路感染症などの泌尿生殖器系、便秘などの消化器系、不安やうつなどの神経系というように多岐にわたります。これらの症候は、4、5日間の安静臥床でも起こり始めるとされており、若年者より高齢者での症候の進行が早く、起こった変化が不可逆的となることさえあることを十分理解しておく必要があります。以下の項目では、その廃用症候群の例を具体的にみていきたいと思います。

[1] 異所性骨化を伴った脳出血後左片麻痺患者

▶ **症例9**　50歳の男性で、42歳時に高血圧を指摘され降圧剤の内服を開始しましたが、3年前より内服を自己中止していました。急に左片麻痺が発症したために脳外科に救急入院しました。頭部CT（図28）では、脳室穿破を伴った右脳出血（混合型）がみられました。初期には保存的治療が行われ、6日後にリハビリテーション科に紹介されました。表6には、初診時の問題点を列挙しました。肺炎などの全身状態の問題から、ベッドサイドで関節可動域と健側筋力維持訓練および座位耐性訓練を開始しました。全身状態の改善したことから、第23病日から訓練室での訓練を開始しました。33病日目に定位的血腫吸引術が行われ、その4日後より訓練室での訓練を再開しました。発症1カ月後より、左股関節の他動運動時痛がみられるようになりました。アルカリフォスファターゼの上昇と骨シンチ（図29）での左股関節での取り込みがみられたために、異所性骨化の診断で、片麻痺発症2カ月目よりエチドロン酸二ナトリウム（EHDP、ダイドロネル®）800 mg/日の内服投与を開始しました。この頃より左下肢に共同運動が出現し始めました。立ち上がり訓練時には消炎沈痛剤では改善しない左股関節痛が続きました。74病日目に左長下肢装具を採型しました。2カ月後にはCTで異所性骨化が捉えられました（図30）が、左股関節痛の改善傾向がみられ、左短下肢装具での立位支持性が獲得されました。

表5．過度の安静による症状（廃用症候群）

筋骨格系	筋力低下、筋萎縮、拘縮、骨粗鬆症、異所性骨化
心血管系	起立性低血圧、肺血栓塞栓症
呼吸器系	上気道感染症
皮膚	褥瘡
泌尿生殖系	尿路感染症、結石
消化器系	便秘、食欲不振、体重減少
神経系	不安、うつ、錯乱、知能障害

表6．症例9の初診時の問題点

左片麻痺（片麻痺機能ステージ；上肢Ⅱ、手指Ⅰ、下肢Ⅱ）
左半側視空間無視、左同名半盲
左半身感覚低下
肺炎
高血圧
体幹バランス障害
床上動作障害
立位歩行障害
日常生活動作障害
職業復帰（学校の用務員）
家庭復帰（48歳の妻と3人の子ども）

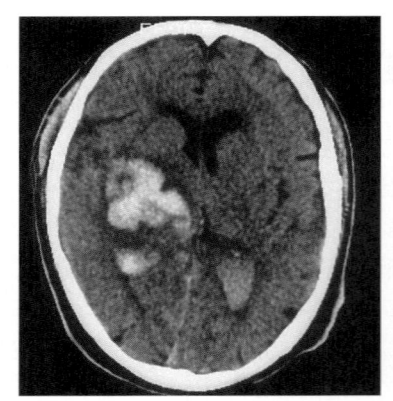

図28. 症例9の頭部CT

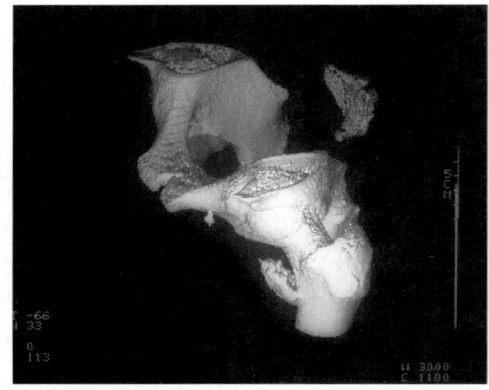

図30. 症例9の3次元CT

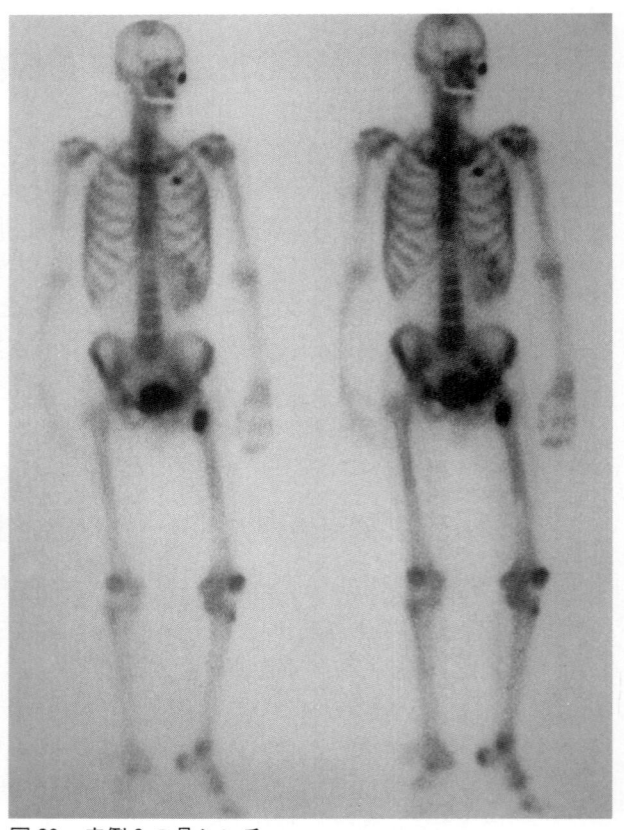

図29. 症例9の骨シンチ

［2］麻痺側の筋萎縮は廃用性か中枢性かという問題についての検討

　自宅復帰し、日常生活動作が自立している片麻痺患者17名をCTにより上腕最大周径部を断層撮影することにより、健側および患側の上腕二頭筋および上腕三頭筋の筋横断面積を算出しました（図31）。図32は脳梗塞後右片麻痺の43歳の男性で、発症より19カ月の時点での上腕CT断層像です。この患者さんの上肢のステージはⅡで、共同パターンの運動も出現していません。ご覧のように、右は左に比べ萎縮が著明です。上腕筋萎縮度と麻痺ステージとの関係は、上腕二頭筋・上腕三頭筋とも麻痺が高度である方が、麻痺が軽度の患者さんより筋萎縮が著明でした。麻痺が強いほど上肢は実用的に使用することが少なく、廃用を生じやすい状況にあると考えられます。麻痺側の筋萎縮は、治療可能な廃用性要素と治療困難と予想される中枢性要素が混在していると考えています。

［3］非麻痺側下肢の廃用の影響の有無について検討（片麻痺の非麻痺側下肢を健側下肢とみなし得るだろうか？）

　歩行が自立している10名の男性脳卒中後片麻痺患者さんと同年代の健常男性7名を、大腿中央部で大腿軸に直角にCTで断層撮影を行い、大腿四頭筋とハムストリングスの断面積お

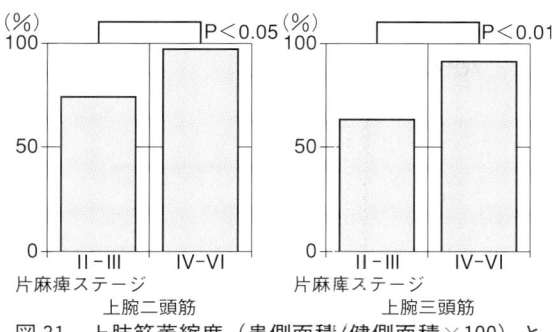

図31. 上肢筋萎縮度（患側面積/健側面積×100）と麻痺ステージ

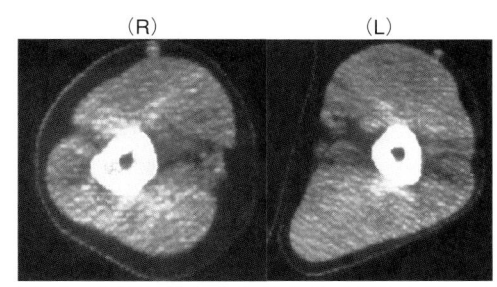

図32. 脳梗塞後右片麻痺患者（上肢麻痺ステージII）の上腕CT断層像

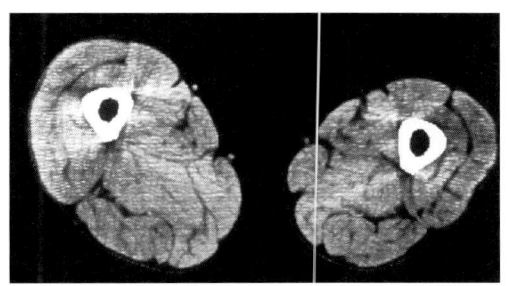

図33. 脳出血後右片麻痺患者（下肢麻痺ステージIV）の大腿中央部CT断層像

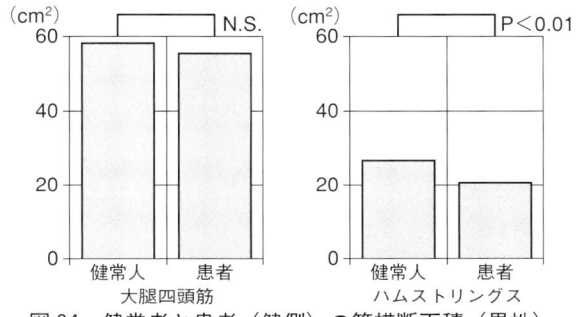

図34. 健常者と患者（健側）の筋横断面積（男性）

およびサイベックスII（これは関節軸を中心に一定の速度の運動を作り出し、その時の筋力や仕事量を求める機械ですが）を用いて座位で膝屈筋・伸筋のピークトルク値（筋力）を求めました。なおこれらの患者さんは、日常生活の活動性も高く、しかも初期より健側を中心とした筋力強化訓練を積極的に行うプログラムを施行していました。図33は、脳出血後左片麻痺の55歳の男性で、発症より19カ月の時点での大腿中央部の横断面のCT像です。左下肢の片麻痺ステージはIVで共同運動に加えて少し分離運動が出現しています。麻痺側である左大腿は右に比べて明らかに萎縮していますが、この項では健側を健常者と比較したいと思います。健常男性と患者男性健側を比較すると、大腿四頭筋・ハムストリングスにおいて、患者男性健側の断面積・筋ピークトルク値の平均値はともに小さく、ハムストリングスの筋断面積は統計的に有意に低下していました（図34）。

このことから片麻痺非麻痺側下肢は廃用の影響を受けている可能性が強く、正常とも健常ともいえないので、健側というより非麻痺側と呼ぶのが適当です。

［4］循環器系における廃用の影響の検討

体力は循環器系と密接な関係にあり、その評価は片麻痺患者さんのリハビリテーションプログラムにおいて重要な役割を果たします。以下は、筑豊労災病院の大隈らの呼気ガス分析を用いた無酸素性閾値を検討した研究をもとに説明いたします。

無酸素性閾値は、運動負荷による有気的過程から無気的過程への移行を示す点とされてい

す。一般的には血中乳酸値を指標としますが、非観血的にも呼気ガス分析によって求めることができます。この無酸素性閾値は個人の適切な体力指標であるばかりでなく、適度な運動負荷の指標にもなります。脈拍は、酸素摂取量の増加につれて直線的に増加しますが、二酸化炭素排泄量や分時換気量は無酸素性閾値で折れ曲がって急増します。

健常人では、自転車エルゴメーターやトレッドミルによって漸増負荷が容易ですが、運動障害を持つ脳卒中患者さんでのこれらの機器の使用は容易でないことがしばしばみられます。しかし、立ち上がり台を徐々に低くした反復起立動作を行うことによって、片麻痺患者においても比較的容易に漸増負荷を行うことができます。

年齢と無酸素性閾値の関係には、有意な逆相関があり加齢による体力の低下が明らかです。

歩行自立群と歩行非自立群の無酸素性閾値の比較では、歩行非自立群に有意な体力の低下がみられました。このことから、廃用による全身持久力の低下が示唆されます。

［5］早期リハビリテーションが終了した慢性期片麻痺患者の廃用予防のための運動プログラムについての検討

対象は、片麻痺患者と年齢構成が近似した男性中高年者18名で、身長体重がほぼ中等度で健康なボランティアです。大腿中央部の大腿軸に直角な面をCTで撮影し、画像解析装置で大腿四頭筋・ハムストリングスの断面積を計測しました。また、サイベックスIIを用い、大腿四頭筋とハムストリングスの筋ピークトルク値を計測しました。また、日常生活の活動性として、上前腸骨棘あたりの腰ベルトに万歩計を起床時から就寝時まで1週間装着し、1日あたりの平均歩行量を求めました。

1日の活動量4,000未満を日常生活の活動性軽度群、4,000以上から8,000未満を日常生活の活動性中等度群、8,000以上を日常生活の活動性高度群の3群に分類しました。

軽度群5名、中等度群7名、高度群6名となり、それぞれの群間で年齢・身長・体重に有意差はありませんでした。大腿四頭筋の筋ピークトルク値と日常生活の活動性の関係を図35に示しました。日常生活の活動性中等度群は軽度群に比べて有意に高値を示しましたが、中等度群と高度群には有意差はありませんでした。ハムストリングスを含め、ピークトルク値と筋断面積ともに活動性中等度群は軽度群に比べて高値を示しました。このことより、脳卒中好発年齢である中高年者において、健常であっても日常生活の活動度が低下すると、廃用症候群またはその準備状態に陥っている可能性が示唆されます。日頃より適度なスポーツやレクリエーション、または散歩などによって、日常生活の活動度を少なくとも4,000以上に維持しておくことが大切であると考えます。

（田中宏太佳）

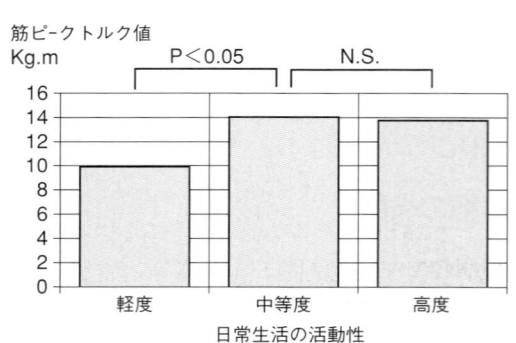

図35．大腿四頭筋の筋ピークトルク値と日常生活の活動性

ワンポイント　勤労者予防医療センターについて

(1) 予防医療と労災保険

　職場での定期健康診断における有所見率が40％近くみられるなど、近年健康状態に問題のある労働者が増加しています。業務中の荷重負荷により労働者の基礎疾患が急激に悪化し、脳卒中や狭心症・急性心筋梗塞（脳・心臓疾患）などを発症して、死亡または重篤な後遺症を残したとして認定された件数は増加傾向にあります。

　予防医療の重要性は、近年広く認識されるようになってきました。脳・心臓疾患においては定期健康診断などにより、その原因となる危険因子の存在を知り、適切な保健指導などにより発症を予防することも可能です。この立場から労災保険制度における労働者の健康確保支援のあり方について検討され「生活上の要因のほか、業務による過重な負荷があった場合に、脳・心臓疾患を発症しあるいは悪化させ得る危険因子を相当程度疑い得る健康診断結果が出た者に対し、循環器系の異常に関する二次的な健康診断と、その結果に基づき、具体的な予防活動を促進するために有効な医師などによる指導（栄養指導、運動指導、生活指導）を実施することが適当である」との観点での改正労災保険法が平成13年4月1日から施行されました。

　具体的には、一次健康診断において、血圧の測定、血中脂質検査、血糖検査および肥満度測定の4種類の検査すべてに異常の所見があると認められた労働者に対して、脳血管および心臓の状態を把握するために必要な検査を一年度内に1回に限って二次健康診断として給付し、また、特定保健指導として二次健康診断の結果に基づき、脳・心臓疾患の発生の予防を図るため医師などにより行われる保健指導が可能になりました。二次健康診断の内容は、①空腹時血中脂質検査、②空腹時血中グルコース量の検査、③ヘモグロビンＡ１ｃ検査、④負荷心電図検査または腹部超音波検査、⑤頸部エコー検査、⑥微量アルブミン尿検査、です。また、特定保健指導としては、医師、保健師により行われる運動、栄養、生活に関する指導を行うことになっています。

(2) 労働福祉事業団の勤労者予防医療センターの役割

　平成13年度から設置の準備が進められている勤労者予防医療センターは、糖尿病・高血圧・高脂血症・肥満のいずれかの所見を持った勤労者が医師や理学療法士・栄養士・保健師から運動指導や栄養指導・生活指導を受けることを目的として利用することができます（但し、4項目すべての有所見者は二次健診結果に基づいた特定保健指導として労災保険より給付されますので、指定医療機関で受けることができます）。

　具体的には、勤労者本人やその家族・企業の健康管理担当者が「生活習慣病の基礎知識」「生活習慣病と運動」「高血圧・糖尿病・高脂血症・肥満を防ぐための運動療法」などのテーマで講習を受けられます。また、産業医や二次健診などの給付を行う医療機関の医師や保健師を対象に「生活習慣病対策総論」「運動の必要性と効果」「運動プログラムの作成」などのテーマのより高度な研修会が行われる予定です。

2. 脊髄損傷

1. 脊髄損傷とは

　脊髄は、大脳と皮膚や筋肉などを結ぶ神経の連絡路です。外傷などにより脊髄が障害を受けると、障害部位や障害のされ方により程度は異なりますが、麻痺が出現します。脊髄損傷は、損傷された部位によって「頸髄損傷」「胸髄損傷」「腰髄損傷」などに分けられます。また、麻痺が出現する部位により、大きく「四肢麻痺」と「対麻痺」に分けられます（図1）。さらに、麻痺の程度により「完全麻痺」と「不全麻痺」に分けられます。

2. リハビリテーションの意義

　脊髄損傷患者さんには急性期からさまざまな治療が行われます。現代の医学では、損傷された脊髄の修復を目的とした治療はまだ不可能であり、慢性期になっても医学的管理やリハビリテーションが必要になります。このことは、患者さんの残存機能を最大限に活用し、また合併症を予防して、適切な日常生活動作（ADL）の獲得や社会参加に導くことになります。

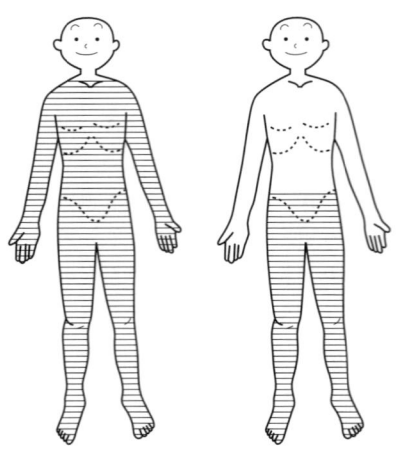

図1．四肢麻痺と対麻痺
斜線は障害されたところを示します。「四肢麻痺」とは両上下肢と体幹の麻痺をいい、「対麻痺」とは両下肢と体幹の麻痺をいいます。一般的には、頸髄損傷では四肢麻痺を、胸髄損傷、腰髄損傷では対麻痺を生じます。

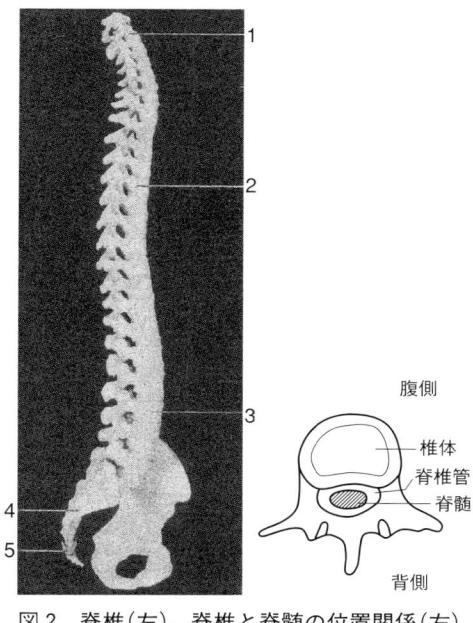

図2. 脊椎（左）、脊椎と脊髄の位置関係（右）
1：頸椎　2：胸椎　3：腰椎　4：仙骨　5：尾骨
脊柱は、頸椎（7個）、胸椎（12個）、腰椎（5個）、仙椎、尾骨が上下に重なっています。

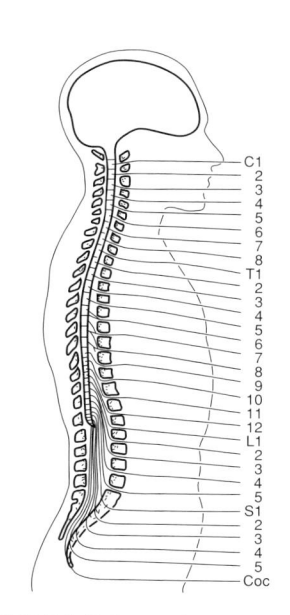

図3. 脊髄損傷が生じるレベル
脊髄は、頸髄から仙髄まで、髄節に分けられます。脊椎と脊髄のレベルには差があることに注意が必要です。
（緒方甫監訳：脊髄損傷：患者と家族の手引きより引用）

3. 解剖（図2、3）

脊柱の中には脊柱管があり、その中に脊髄（第1頸椎から第1腰椎あたりまで）と馬尾（第1腰椎あたり以下）があります。脊髄は、髄節ごとに左右一対の椎間孔から脊椎の外へ出て脊髄神経を形成します。それぞれを頸髄 Cervical cord（C1〜8）、胸髄 Thoracic cord（Th1〜12）、腰髄 Lumbar cord（L1〜5）、仙髄 Sacral code（S1〜5）といいます。

脊髄の横断面は、アルファベットのH字形を示す灰白質とその周りの白質から成ります。白質は神経伝導路であり、知覚性の神経線維と運動性の神経線維に分けられます。

4. 脊髄損傷患者の最近の傾向（表1）

日本では、脊髄損傷患者は若年者と高齢者に多いことが特徴です。また、表1より高齢者では原因に転倒や転落が多いことがわかります。高齢者の場合には、骨傷のない軽微な外傷でも脊髄損傷になります。脊髄損傷のリハビリテーションの主な対象は、完全麻痺から不全麻痺へ、胸腰髄損傷から頸髄損傷へ、若年者から高齢者へと変化してきています。

5. 脊髄損傷患者の死因（表2）

表2の死因から、肺炎などの呼吸器障害や褥瘡などの合併症管理の重要性がわかります。また、死因には自殺もあり、障害者に対する心理的なサポートは非常に重要です。

表1．受傷原因別の割合と受傷時平均年齢
（1990年1月より1992年12月までの3年間の日本における調査）

受傷原因	割合	平均年齢
交通事故	43.7%	44.4歳
高所転落	28.9%	53.2歳
転倒	12.9%	61.7歳
打撲・下敷	5.5%	48.3歳
スポーツ	5.4%	28.5歳
自殺企図	1.7%	31.9歳
その他	1.9%	47.3歳

交通事故が原因として1番多く、また各年齢層に多いものです。高所転落、転倒は平均年齢が高く、スポーツ損傷では水飛び込み、スキー、ラグビー（アメフト、サッカーを含む）が3大主要種目でした。水飛び込みは、全例頸髄損傷でした。
（新宮彦助, ほか：脊髄損傷の疫学と予防．整・災外41：745-752, 1998 より引用）

表2．男性脊髄損傷者の主な死因
（1991年10月より1997年9月までの約6年間の日本における調査）

死因	割合
肺炎	20%
悪性新生物	16%
敗血症	11%
腎不全	10%
心疾患	6%
呼吸不全	6%
自殺	5%
脳血管疾患	4%
消化器系の疾患	4%
不慮の窒息	2%

（内田竜生, ほか：脊髄損傷患者死因統計；第6報　標準化死亡比について．日本災害医学会会誌47(7)：431-435, 1999 より引用）

表3．脊髄損傷の神経学的および機能的国際評価表（ASIA）

空欄部分の運動障害と知覚障害について左右を評価し、空欄を埋めていきます。運動障害は0～5までの6段階で、感覚障害は0～2までの3段階で記載します。表にはありませんが、横隔膜や腹筋（Beevor's sign、ビーヴァー徴候）を評価することも重要です。

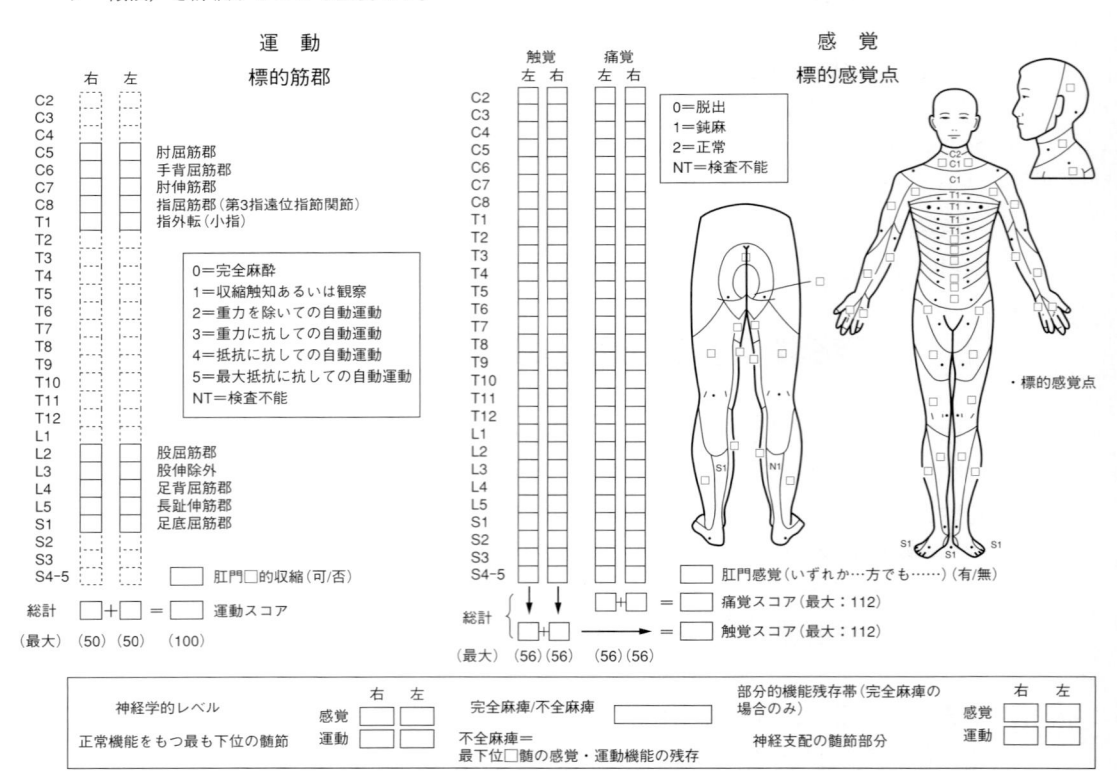

6. 診断と評価

[1] 損傷高位

脊髄損傷の障害を統一した方法で分類表示する試みがあり、現在は世界共通にこの基準に沿って評価が行われています（表3）。運動レベルは損傷部において筋力が3以上である最下位の髄節の番号で表します。感覚レベルは損傷部において触覚と痛覚ともに正常な最下位髄節の番号で表します。そして、肛門周囲と肛門内（S4-5領域）の感覚が脱失し、かつ、肛門括約筋の随意収縮が不可能なものを完全麻痺といい、いずれか1つでも機能が残存すれば不全麻痺とします。

[2] 機能障害（表4）

ASIA機能障害尺度（ASIA Impairment Scale）を用いて評価します。これは、Frankel分類を改変した機能障害の重症度スケールです。

[3] 臨床的症候群

完全麻痺でみられる横断性の損傷に加え、不全麻痺では表5に示す特徴的なものがあります。脊髄の前後左右いずれの部位が損傷を受け、神経伝導路の何が損傷されたかにより、解剖との関係でおおよそ理解できます。

[4] 能力障害（表6）

能力低下の評価は、日常生活動作（ADL）を中心に行います。機能的自立度評価法（FIM；Functional Independence Measure）の使用が勧められています。

表4．ASIA機能障害尺度（ASIA Impairment Scale）

A＝完全麻痺		S4-S5領域の運動・感覚機能の完全喪失
B＝不全麻痺		神経学的レベルより下位の運動は完全麻痺、感覚はS4-S5領域を含み残存
C＝不全麻痺		神経学的レベルより下位に運動機能が残存し、麻痺域のkey muscleの過半数が筋力3/5未満
D＝不全麻痺		神経学的レベルより下位に運動機能が残存し、麻痺域のkey muscleの過半数が筋力3/5以上
E＝正　常		運動・感覚機能ともに正常

表5．臨床的症候群

1. 中心性脊髄症候群：下肢よりも上肢の障害が重度なもの。ほとんどが頸髄損傷で、老人に多い。
2. ブラウン・セカール症候群：損傷部以下の同側の運動障害と位置覚・振動覚の障害と、反対側の温痛覚の障害。脊髄半側の障害により生じる。
3. 前脊髄症候群：運動障害と温痛覚障害を認め、位置覚・振動覚は保たれている。
4. 脊髄円錐症候群：円錐部の損傷で、弛緩性の膀胱直腸障害と下肢麻痺を呈すると、仙髄節の反射機能が保たれているものがある。
5. 馬尾損傷：弛緩性の膀胱直腸障害と下肢麻痺を呈する。弛緩性の4.と区別が明らかでない。

表 6．機能的自立度評価法（FIM）の評価尺度、評価項目および評価内容

18 の評価項目について、1〜7 の評価尺度を用いて評価を行います。

	自　立	介助者なし
レベル	7　完全自立（時間、安全性含めて） 6　修正自立（補装具などを使用）	
	部分介助	介助者あり
	5　監視または準備 4　最小介助（患者自身で 75% 以上） 3　中等度介助（50% 以上）	
	完全介助	
	2　最大介助（25% 以上） 1　全介助（25% 未満）	

評価項目	内　容（要点のみ抜粋）
セルフケア	
食　事	咀嚼、嚥下を含めた食事動作
整　容	口腔ケア、整髪、手洗い、洗顔など
入　浴	風呂、シャワーなどで首から下（背中以外）を洗う
更衣（上半身）	腰より上の更衣および義肢装具の装着
更衣（下半身）	腰より下の更衣および義肢装具の装着
トイレ動作	衣服の着脱、排泄後の清潔、生理用具の使用
排泄管理	
排　尿	排尿コントロール、器具や薬剤の使用を含む
排　便	排便コントロール、器具や薬剤の使用を含む
移　乗	
ベッド、いす、車いす	それぞれの間の移乗、起立動作を含む
トイレ	便器へ（から）の移乗
風呂、シャワー	風呂桶、シャワー室へ（から）の移乗
移　動	
歩行、車いす	屋内での歩行、または車いす移動
階　段	12 から 14 段の階段昇降
コミュニケーション	
理　解	聴覚または視覚によるコミュニケーションの理解
表　出	言語的または非言語的表現
社会的認知	
社会的交流	他患、スタッフなどとの交流、社会状況への順応
問題解決	日常生活上での問題解決、適切な決断能力
記　憶	日常生活に必要な情報の記憶

［5］Zancolli の四肢麻痺上肢機能分類

　　Zancolli の分類法は、上肢に整形外科的機能再建術を行うための指標として作成されました。頸髄の各髄節を細分化してあり、有用な評価法として頸髄損傷にも利用されます。

表7. 残存髄節高位(運動レベル)とADL

運動レベル	日常生活動作	必要な補装具
C3以上	全介助	人工呼吸器 電動車いす（下顎操作） 介助用車いす 環境制御装置
C4	全介助	電動車いす（下顎操作） 介助用車いす 環境制御装置 マウススティック
C5	大部分介助 装具と自助具による食事動作、歯磨きなどは可能	平地は普通型車いす （ハンドリムの工夫） 電動車いす BFO スプリングバランサー ポケットつき手背側副子
C6	中等度～一部介助 更衣、自己導尿、ベッドと車いすの移乗、特殊便座での排便、自動車運転などが可能	普通型車いす （ゴム巻ハンドリム） フレキサーヒンジスプリント RICスプリント 各種ホルダー
C7	一部介助～ほぼ自立 さまざまな場所での車いす移乗、洋式トイレでの排便、入浴などが可能	
C8～ThⅠ	普通型車いすで自立	普通型車いす 上肢装具不要
Th12	長下肢装具とクラッチで歩行可能 （実用性に乏しい）	長下肢装具 クラッチ 普通型車いす
L3～L4	短下肢装具と杖で実用性歩行可能	短下肢装具 杖 普通型車いす

7. 残存髄節高位とADL（表7）

患者の残存髄節高位から、到達可能なADLを考慮し、それを目標にしてリハビリテーション訓練を行います。

8. 呼吸機能障害

頸髄損傷や胸髄損傷の患者では呼吸機能障害をきたし、肺炎や呼吸不全になる危険があります。横隔膜は主にC4に支配されていますので、C4以上の髄節が障害されると横隔膜も麻痺して自発呼吸が不可能となります。また、C4以下の損傷でも受傷後まもなくは損傷の影響で麻痺が上昇し、横隔膜が麻痺することがあります。必要であれば人工呼吸器を使用します。

肺炎や呼吸不全などの呼吸器合併症は、慢性期になっても起こしやすく、特に高齢の頸髄損傷では注意が必要です。肺理学療法には体位変換、胸郭叩打、振動、咳嗽介助、胸郭可動性維持、横隔膜筋力強化などがあります。

9. 排尿管理

急性期は、脊髄ショックにより損傷部以下の脊髄反射が消失し、放置すれば膀胱に1,000～2,000mlの尿が貯留します（尿閉）。膀胱は過剰に伸展し、排尿筋や壁内神経などが損傷されて、その後の膀胱をよい状態に保つことができなくなります。したがって、きちんと排尿管理を行う必要があります。管理方法には、失禁、手圧や叩打による自己排尿、無菌的間欠導尿法、無菌的持続留置カテーテル法、経皮的膀胱瘻などがあります（表8）。これらのどの方法により管理するかは患者さんの膀胱の機能にもよりますが、上肢機能が十分かどうかも重要な要素です。つまり自分自身で排尿管理が行えるか、介護者を必要とするか、ということになります。上肢の機能が十分な場合は、間欠自己導尿を行います（図5）。一般的には、C6レベルが残存するかどうかが自己導尿可能な境界レベルといわれます。

失禁でも手圧や叩打による排尿でも、残尿がないことが必要です。残尿量は50ml以下であることが必要です。残尿が多い場合は、排尿をしやすくする薬物や間欠導尿法と組み合わせて行います。

尿路感染症は頻度の高い合併症です。外界から菌を持ち込むことも原因になりますが、残尿や脱水などが原因になる場合もあります。高熱、尿の濁り、悪臭などの症状があった場合は、尿路感染が強く疑われます。脊髄損傷患者では、麻痺のために発熱が唯一の症状となることがあります。普段より多目の水分を摂取するようにし、上記の症状を認めたら、治療のために医療機関を受診する必要があります。

慢性期になってもカテーテルを留置されている場合に、膀胱が萎縮して膀胱容量が50ml

表8．排尿管理方法

失禁	尿サックと集尿器（図4）を使用します。陰茎を不潔にせず、陰茎に傷を作らないために、尿サックは長時間使用せず、夜間などは尿器や傘袋などのビニール袋を使用します。
手圧や叩打による排尿	尿器などを陰茎にあて集尿の準備をし、下腹部をこぶしで圧迫したり、軽く20～30回叩いたりします。
間欠導尿法	合併症も少なく、自然な膀胱の状態に近く理想的です。急性期に病院で行われる管理方法として理想的ですが、管理側にとっては手間がかかることが欠点です。急性期を過ぎて自分で間欠導尿を行う場合を「間欠自己導尿法」といいます。
無菌的持続留置カテーテル法	細菌感染や尿道・膀胱粘膜損傷などの合併症を引き起こしやすく避けたい処置です。しかし管理側にとっては非常に楽な方法であり、現在でも多くの施設で行われています。早期にカテーテルを抜去して、カテーテルを留置しないようにするべきです（カテーテルフリー）。
経皮的膀胱瘻	前立腺炎や尿道の合併症を高率に防ぐことができることと、いつでも膀胱瘻を閉鎖することができる利点があります。患者は、受傷後しばらくは侵襲のある方法に抵抗を示します。

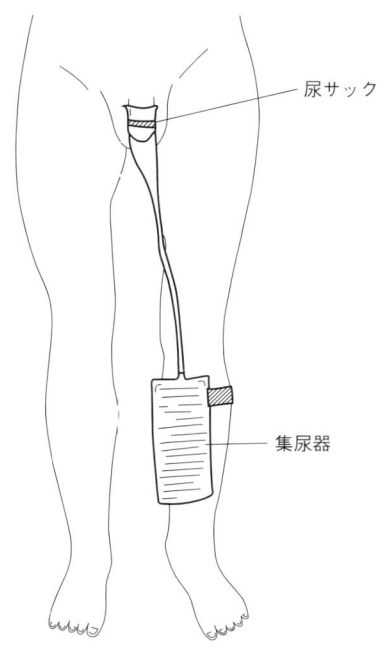

図4. 尿サックと集尿器

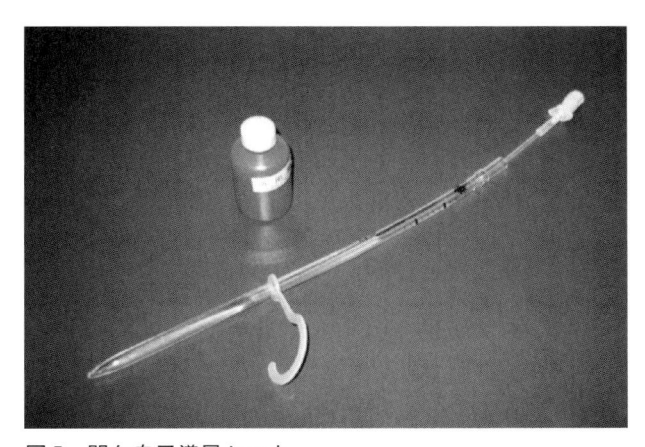

図5. 間欠自己導尿セット
（自己導尿カテーテルと消毒液 0.02％ マスキン水）
尿器（外出時はビニール袋）を用意します。キャップをつけたカテーテルを外筒から取り出し、カテーテル先端付近は指で触らないよう注意し、尿道に挿入します。キャップのついたカテーテルの先端を尿器に入れ、キャップを外します。膀胱に約 300 cc 以上貯めないように、4～6 時間ごとに行います。方法が適切でないと、尿路に機械的損傷を与えたり細菌感染を起こしたりします。

以下となることがあります（痙性萎縮膀胱）。そこからカテーテルを抜去しても、膀胱容量が小さいため排尿訓練が行えず、自律神経過反射を引き起こして、リハビリテーションや日常生活を行ううえでも支障をきたすことがあります。長期にわたる持続カテーテルの留置は避けるべきです。
　もう1つの大切な合併症に尿路結石があります。血尿を認めたり、痙性が強くなったり、後に述べる自律神経過反射を頻回に起こすなどの症状をみます。

10. 排便管理

　定期的に週2回や週3回と排便のリズムをつくることが重要です。排便管理に必要なことは適度な運動と、野菜や果物など食物繊維を含む食事の摂取、また十分な水分摂取です。排便を行う前夜に緩下剤を服用したり、排便前に浣腸を行ったりします。腹部のマッサージをしながら行うことも効果的です。特に頸髄損傷の患者さんでは、腸蠕動が低下しているのと活動量が低下していることから、腸閉塞を起こしやすく注意が必要です。摘便やガス抜きを行うことがあります。

11. 自律神経機能障害

　脊髄損傷者は損傷部位以下の自律神経の反射機構が障害され、さまざまな自律神経機能障害による症状を呈するようになります。特にTh5～6以上の損傷では症状が強いです。

[1] うつ熱

脊髄損傷者は体温調節障害を起こしやすく、体温が外気温に左右されます。暑い季節には体内に熱がこもり、体温は38度くらいにまで上昇します。他の尿路感染や肺炎など感染症との区別が必要ですが、うつ熱の場合は、本人に重症感はあまりなく、食欲も落ちておらず比較的元気です。対処方法は、掛け物を調節したり冷房を試したりします。氷枕を使い、氷嚢、アイスノンを鼠頸部や腋下などに当てます。凍傷を防ぐため、直接皮膚に当てずに氷嚢をタオルでくるみます。アルコールの気化熱を利用して、消毒用アルコールを使っての全身清拭も効果的です。また、入院患者さんでも在宅患者さんでも、陽のあたりやすい場所にベッドを配置しないなどの考慮も必要です。

[2] 起立性低血圧

交感神経の障害により血管収縮反応が欠如し、麻痺域である下肢や腹部臓器などの血管収縮機能も障害されます。急に仰臥位から座位や立位への姿勢変換をすると、血液が麻痺域、特に腹部の血管床に停滞し、そのために心拍出量も減少し低血圧をきたします。気分不良を訴えたり、顔面蒼白となったりして、ひどい場合には失神をきたします。ギャッジアップ訓練や、チルトテーブルでの耐久性訓練を行うことで徐々に慣らします。また、腹帯や下肢に弾性包帯を使用します。コントロールが困難な場合には薬物療法も行われます。低血圧時には、ベッドがあれば移動して臥位をとらせます。車いすであれば、背もたれを倒して頭部を低くすると、症状は改善します（図6）。

[3] 自律神経過反射

Th5〜6以上の高位頸髄損傷患者に起こる危険な合併症です。麻痺域の刺激が誘因となり、発作性に高血圧をきたします。症状には、頭痛、頭重感、発汗、鳥肌立ち現象、顔面紅潮など

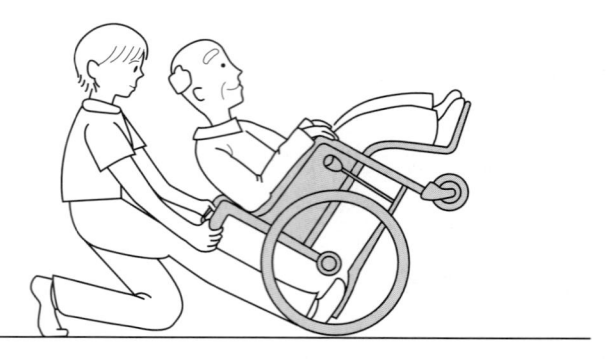

図6．起立性低血圧の場合の対処（車いすの場合）
背もたれを倒して頭部を低くすると症状は改善します。

があり、高血圧が持続すると眼底出血や脳出血を起こすことがあります。発作時には、まず原因を検索し、原因がみつかった場合は至急除去します。原因としては、膀胱の充満をまず考えます。カテーテルが途中で折れ曲がったりしていないかを確認します。また、導尿をしてみることも必要です。ほかに、便の貯留による直腸の拡張や浣腸、褥瘡や陥入爪（巻き爪）なども原因として考えられます。予防が重要であり、便秘や痙性萎縮膀胱になることを避けることが重要です。導尿や摘便、浣腸操作などでも、局所麻酔薬であるキシロカインゼリーを使用して刺激を少なくするなどの対策も必要です。自律神経過反射が日常でも起こる場合、注意して降圧剤を使用することもあります。

12. 痙縮

　脊髄損傷者には、時に四肢の一部がピクンと動いたり、ガクガクと震え出したり、突っ張ったり、勝手に物を蹴飛ばしたりする症状がみられます。これらは痙縮の一部です。脊髄損傷患者では障害髄節以下に痙縮が出現します。痙縮は、脊髄ショックからの離脱の時期から認められます。患者さんや家族は、麻痺が回復したと誤まって感じることがあります。一般的には、痙縮は損傷のレベルが高いほど多く、完全麻痺より不全麻痺に多いとされます。痙縮には、不全麻痺患者さんの立位動作時に支持性を得るなどの利点もありますが、不快感や物を跳ねのけてしまうなど日常生活上で不利になることもあります。ひどくなると腹筋群にも痙縮を生じ、横隔膜の運動が妨げられて息苦しいなどの呼吸困難を訴えることがあります。痙縮は、1回の持続時間はあまり長くなく、その部位を押さえればおさまります。痙縮の治療は誘因の除去が重要です。痙縮の誘因には、単純な皮膚刺激や、褥瘡などの皮膚疾患、関節の拘縮、尿路感染、尿路結石、骨折や異所性骨化などの合併症があります。治療としては、受傷後早期からの運動療法や温熱療法などと薬物療法があります。また、痙縮による緊張の高い筋肉に選択的に緊張を軽減させる方法としてフェノールブロックが有用です。効果は約3ヵ月ですが、患者さんによっては数年持続する場合もあります。また、直接脊髄腔にアルコールやフェノールを注入する方法もあります。痙縮は誘因により増強しますが、痙縮が二次的に関節拘縮などの障害を引き起こし、それがさらに痙縮を増強するといった悪循環を形成します。痙縮の誘因は、急性期の管理が不十分な場合に生じる内容が多いので、急性期の管理が重要です。

13. 異所性骨化

　解剖学的に骨が存在してはならない部分に、新たに骨形成を認める場合をいいます。股関節に多いといわれます。典型的には、受傷後4〜10週後に発赤、腫脹、熱感を生じます。異所性骨化は関節可動域の制限をきたし、股関節などに生じた場合は座位姿勢をとることや移乗動作などで制限をきたします。姿勢変化が自由に行うことができなくなり、褥瘡の発生を誘発します。レントゲン検査でわかりますが、早期に異常をみつけるためには骨シンチグラムが有用です。また、血液検査で血清アルカリフォスファターゼ（ALP）や血沈の値が参考になります。不良肢位により拘縮となった場合は、異所性骨化の進行が止まった段階で手術を行いま

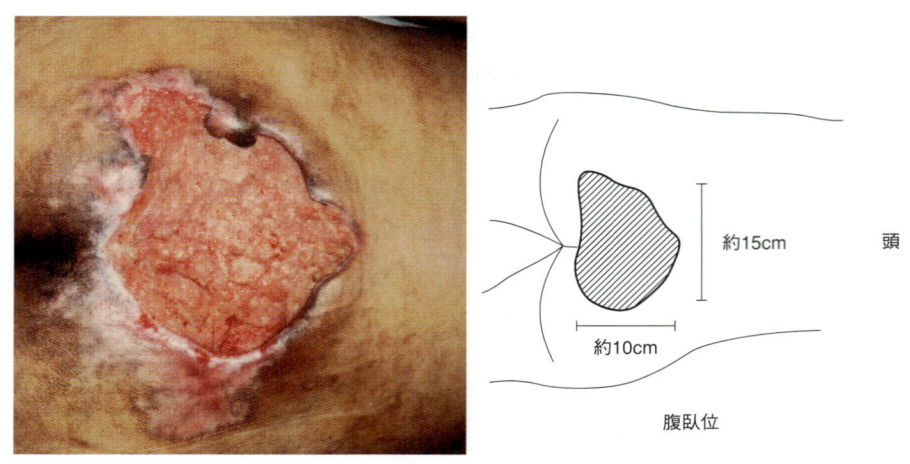

図7. 褥瘡
頸髄損傷、完全四肢麻痺の患者の仙骨部にできた巨大褥瘡で、受傷早期に認められたものです。長時間ベッドに臥床し、体位交換が行われなかったのが原因と考えられます。この治療のために、リハビリ訓練をあまり行うことができませんでした。

す。薬物療法もありますが、既に単純X線で異所性骨化が確認された患者さんではその有用性は低いとされています。発生の原因は明らかでありませんが、過度の関節可動域訓練が誘因であるといわれ、愛護的な関節可動域訓練による不良肢位の予防が基本です。

14. 褥瘡（図7）

　一般的に「床ずれ」といわれるものです。血液の循環が一定期間途絶えることで発生した、皮膚と皮下組織の阻血性壊死です。ベッド上での移動動作や車いすとの移動動作の時に皮膚をこすったりぶつけたりした場合にも起こりやすいです。脊髄損傷者は感覚障害を認めることが多く、痛みの訴えがないので介護者や本人の十分な注意と観察が必要です。一度褥瘡をつくってしまうと、褥瘡そのものを直すのに時間を要します。さらに細菌感染を起こすと、最悪の場合は死に至ることもあります。予防が重要で、ベッド上では2〜3時間ごとの体位交換や、車いす上では30分に1回のプッシュアップ動作が必要です。鏡を使っての自己や介護者による観察や、ベッドマットレス、クッションなどの工夫も必要です。貧血や低栄養は褥瘡の治癒を遅らせるので、褥瘡ができた場合には、栄養に気をつけた高蛋白食を摂取するようにします。

●●● おわりに

　最近では、障害者スポーツに大きな関心が寄せられつつあります。車いすでのマラソンやテニス、バスケット、アーチェリーなど、さまざまな種類の競技が行われています。このようなことは健康管理のみならず、障害者の社会参加という面でも非常に有用です。患者さんやその家族の情報交換の場としても有用です。今後もさらに関心が寄せられてゆくことが期待されます。

（橘　智弘）

3. 慢性関節リウマチ

●●● はじめに

慢性関節リウマチ（Rheumatoid arthritis：RA）は、男性に比べ女性の方が、約4倍多く認められ、年齢も30〜50歳に多い疾患です。RAは比較的頻度の高い疾患（有病率0.3〜1.5%）です。現在でも原因は不明ですが、素因のある人に外的刺激が加わり、免疫的な機序により関節の滑膜に炎症が起こると考えられています。多くはゆっくりと進行し、多数の関節に炎症を引き起こしていく、慢性多発性進行性関節炎です。

[1] 診断

アメリカリウマチ協会（ARA）による診断基準（表1）が広く用いられています。従来のものに比べ、簡便であり、感受性、特異性がともに優れていることが利点です。しかし、この診断基準では、項目の中に、6週以上持続することが条件として含まれているものがあり、早期診断の面からは、不十分であるという指摘もあります。

[2] 症状

RAの局所症状には、手指の朝のこわばりから始まり、関節の運動痛、腫脹、関節変形、関節可動域制限、筋力低下などがあります。RAの全身症状として、微熱、疼痛、疲れ、食欲減退、体重減少とともに、肺では間質性肺炎、心臓では心外膜炎、眼では強膜炎、皮膚では皮下結節（リウマチ結節）や潰瘍、その他には末梢神経炎、血管炎などの関節以外の症状もあります。これらの症状は、よくなったり悪くなったり（再燃寛解）を繰り返しながら、進行していきます。

[3] 治療

ステロイド剤や抗リウマチ薬などの内科的治療、人工関節や滑膜切除や再建術などの整形外

表1．RAの改訂診断基準

1．少なくとも1時間以上持続する朝のこわばり（6週以上持続）
2．3個以上の関節の腫脹（6週以上持続）
3．手、中手指節間関節、近位指節間関節の腫脹（6週以上持続）
4．対称性関節腫脹
5．手・指のX線の変化
6．皮下結節（リウマトイド結節）
7．リウマトイド因子陽性
以上の7項目のうち4項目を満たすものをRAと診断

（ARA，1987年より引用）

科的治療、運動療法や物理療法などを含めたリハビリテーションがあります。

［4］予後

発病後10年では、5％が臥床、80％が何らかの障害を持ち、15％が健常人同様の生活を送っています。

ここからは、RA患者の障害について述べます。

［5］痛み

活動期には、自発痛や圧迫痛が続きます。これらに対しては、局所の安静固定と消炎鎮痛剤、ステロイド剤、抗リウマチ薬などの投与を行います。痛みのある関節以外の過度の安静は、筋力低下や筋肉の萎縮（廃用症候群）、関節可動域の制限（拘縮）をきたすことになるので、適切に動かすべきです。しかし、その時には、関節の運動による痛みや荷重による痛みのないことが原則となります。

この安静と運動のバランスが重要ですが、必要以上に安静固定を継続し、筋力低下や拘縮が起こると、それにより日常生活動作が制限されていきます。

［6］骨、軟骨の破壊

関節炎の持続と周囲の組織破壊が起こり、次第に関節の変形が始まり、最終的には関節機能は喪失します。その起こり方は、関節によって特徴があります。さまざまなものがありますが、その代表的なものには頸椎に起こる「頸椎環軸亜脱臼」や、手に起こる「尺側変形」や「ボタンホール変形」、「スワンネック変形」（図1）、さらに足に起こる「外反母趾」などがあります。これらの変形は痛みや神経麻痺を起こしたり、手の機能障害や移動、歩行障害をきたしたり、日常生活動作を障害する原因となります。

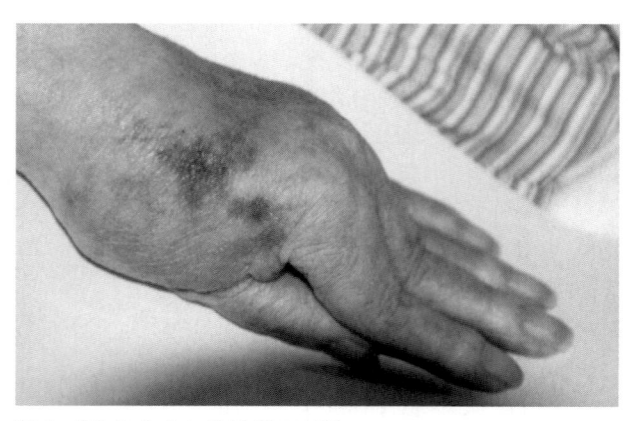

図1．RAにみられる手指の変形

表2. 機能障害度のACRの改訂基準

クラスI	通常の日常生活動作（身の回り、職業的活動および非職業的活動）は完全に可能である。
クラスII	通常の身の回りと職業的活動は可能であるが、非職業的活動は制限がある。
クラスIII	通常の身の回りは可能であるが、職業的および非職業的活動には制限がある。
クラスIV	身の回り、職業的活動および非職業的活動には制限がある。

＊通常の身の回りとは着衣、食事、入浴、身体の手入れや排泄を含みます。非職業的活動（娯楽あるいは余技）と職業的活動（仕事、就学、家事）は、患者の願望や年齢と性に左右されるものです。

[7] RAの評価

RAの評価には、その評価する内容によって、さまざまな評価法があります。日常生活動作の評価には、1992年にアメリカリウマチ学会が発表したクラス分類（表2）のほかに、一般的に用いられるバーテルインデックス（Barthel Index）や機能的自立度評価法（FIM）などが用いられます。

[8] RAのリハビリテーション

物理療法や理学療法、作業療法以外にも、装具や自助具の作製、家屋改造や生活環境の整備、福祉制度の活用のアドバイスなどを行っていきます。

❶ 物理療法

痛みの軽減、関節可動域の維持が目的となります。ホットパックやパラフィン浴、マイクロウエーブなどの温熱療法、寒冷療法、過流浴、プールなどの水治療法があります。熱感のある時期や痛みの激しい時期には行わず、それらがおさまった慢性期に行います。

❷ 理学療法

関節可動域訓練や筋力増強訓練を行います。熱感のある時期や痛みの激しい時期は、安静固定が必要ですが、1日1回は固定を外して、痛みの強くない範囲で関節を自分で動かすことが必要です。痛みのない関節は、軽い抵抗運動訓練や可動域訓練を行います。急性期を過ぎるにつれて、徐々に全身調整訓練や歩行訓練など、訓練内容を増やしていきます。筋力増強訓練で関節に痛みがある場合は、関節の動きを伴わない等尺性運動を行います。

❸ 作業療法

急性期は安静が必要ですが、徐々にベッド上の寝返り、起き上がり、食事、更衣、排泄など、介助量を減らしながら自立度を増すように日常生活動作訓練を行います。また、スプリントなどの装具や自助具の作製なども重要なアプローチです。

❹ 装具や自助具

RAに対しては、安静を保つための装具や、変形を予防するための装具、変形が生じた場合にその機能を補うための装具があります。それが必要な部位に応じて、頸椎装具や手関節装具、膝関節装具、足関節装具、足底板、靴型装具などがあります。詳しくは、第4章1-d.「装具療法」、第4章3-a.「家庭生活を便利にする道具」の項目を参照して下さい。

（橘　智弘）

4. 頸肩腕痛

●●● はじめに

　頸椎やその周囲の軟部組織は、脊柱の中でも最も可動性が大きく、重たい頭部を支えています。そのため、外傷や作業姿勢の影響を受けます。頸椎に加齢による変化が加わると、頭部だけでなく、肩、腕、手指の痛み、しびれ、脱力感、冷感などの症状を認めやすくなります。いわゆる頸肩腕痛を認める代表的なものには、表1のようなものがあります。

［1］評価

　痛みのある部位や関節可動域、握力を含めた筋力、筋肉の萎縮、手指の巧緻動作、深部腱反射、膀胱直腸障害の有無などを評価します。神経根症状の誘発テストとして、スパーリングテストやジャクソンテスト（図1）などがあります。そして、レントゲン検査を行い、必要に応じてCT検査やMRI検査も行います。電気生理学的検査も有用な場合があります。

表1．頸肩腕痛をきたす疾患

1．外傷：捻挫、打撲、骨折、脱臼、椎間板損傷、脊髄損傷
2．変形性頸椎症
3．椎間板ヘルニア
4．靱帯骨化：後縦靱帯骨化症
5．炎症：化膿性脊椎炎、結核
6．腫瘍
7．肩関節周囲炎
8．胸郭出口症候群
9．心因性
10．関連痛など：心筋梗塞、感冒、顎関節症など

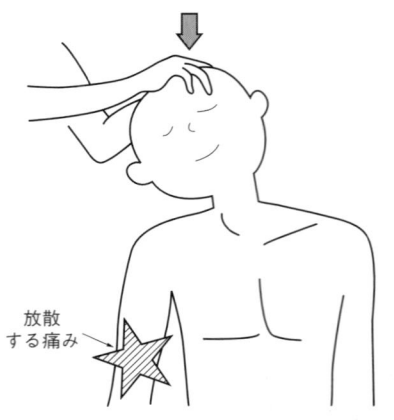

座位をとらせ、頭を一側に傾け、頭の上に手を乗せ押さえます。障害側では、腕や手に放散する痛みが起こります。

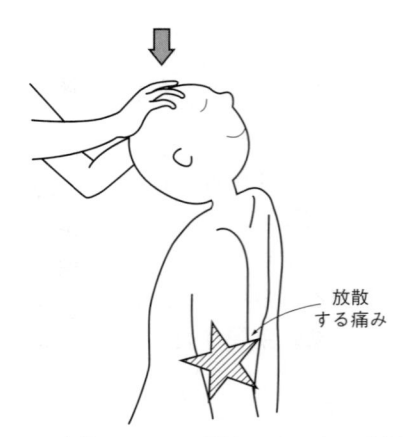

座位をとらせ、頭をできるだけ後屈させます。頭の上に手を乗せ下へ押さえると、障害側の肩、腕、手に放散痛が起こります。

図1．スパークリングテスト（左）とジャクソンテスト（右）

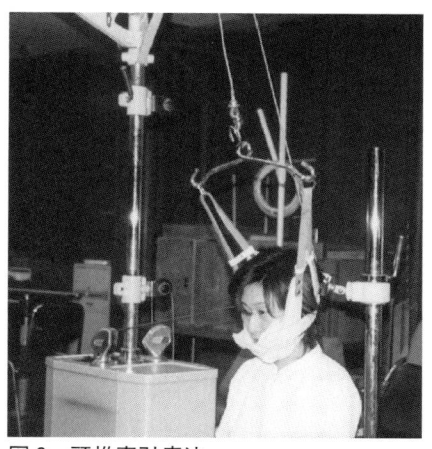

図2. 頸椎牽引療法
頸椎は軽度屈曲位（10〜20度）。頸椎伸展位での牽引は症状を悪化させることが多く行いません。8〜15kgで牽引します。

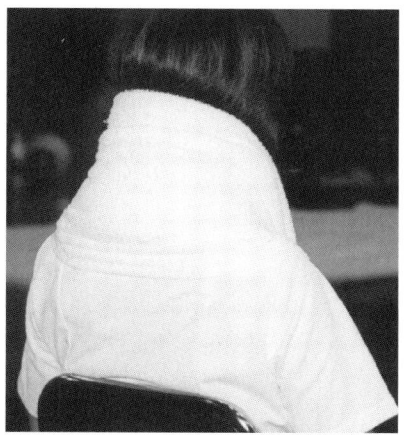

図3. ホットパック（温熱療法）
約80℃のホットパックをバスタオルで巻いて、患部に当てます。

［2］治療

　消炎鎮痛剤やビタミンB製剤、筋弛緩剤などを用いる薬物療法と、物理療法を含めたリハビリテーション、手術があります。薬物療法やリハビリテーションでも、症状が改善しない場合、もしくは悪化する場合には、手術による治療を検討することもあります。
　急性期には、安静が基本的治療です。痛みが強い場合には、頸椎カラーなどを装着し、固定します。症状が落ち着いたところで、物理療法や理学療法を行います。

［3］リハビリテーション

　頸部の軽度前屈位での頸椎牽引療法（図2）や局所の温熱療法（図3）や電気療法が行われます。牽引療法には、間欠牽引と持続牽引があります。牽引により症状が悪化する場合があり、その場合はすぐに中止します。座位で間欠牽引を行う場合は、体格に応じ8〜15kgで牽引し、20秒を1サイクルとして、15分ほど行います。温熱療法には、筋肉の緊張を低下させるとともに、鎮痛の効果もあります。温熱療法を、運動療法前に行うと効果的です。
　運動療法では、筋弛緩訓練（リラクゼーションエクササイズ）や頸部筋の等尺性運動（アイソメトリックエクササイズ）、全身調整訓練などを行います。これらのリハビリテーションは、漫然と行うものではありません。1ヵ月ほど経過しても効果がない場合は、治療法を再検討していきます。

（橘　智弘）

5. 腰痛

●●● はじめに

　腰痛は、頻度が高い疾患であるとともに、長期にわたって症状が持続することの多い疾患です。高齢者だけでなく、若年者にも多くみられます。腰痛は、腰椎の加齢による変化、外傷、炎症、腫瘍、椎間板によるもの、脊柱構築上の異常、周囲軟部組織によるもの、解離性大動脈瘤や胃腸疾患、尿路結石など内臓疾患によるものなど、さまざまな要因で生じます（表1）。脊椎由来以外の内臓疾患が原因となっていることがあり、高齢者の腰痛は仕方がないと、安易に判断することには注意を必要とします。症状には、腰痛だけの場合もありますが、下肢の痛みやしびれ、筋力低下、膀胱直腸障害を認めることもあります。高齢者の腰痛の場合、それにより活動性が著しく低下し、臥床している時間が多くなりがちです。四肢の筋力が低下したり、意欲が低下したりします。長期臥床により肺炎や褥瘡（床ずれ）を生じたりすることにつながることもあります。

　ここでは、脊椎疾患に由来する腰痛を中心に述べていきます。

［1］評価

　頸肩腕痛と同様に、痛みのある部位や関節可動域、下肢の筋力、筋肉の萎縮、深部腱反射、膀胱直腸障害の有無などを評価します。そして、レントゲン検査を行い、必要に応じてCT検査やMRI検査を行います。また、脊髄造影検査や電気生理学的検査も有用です。

［2］治療

　消炎鎮痛剤などを用いる薬物療法と、物理療法を含めたリハビリテーション、また、神経ブロックや手術があります。急性期には安静が基本的治療です。痛みが強い場合には、腰椎コル

表1. 腰痛をきたす疾患

1. 腰椎椎間板症：腰椎椎間板ヘルニア、腰椎分離症、腰椎すべり症、変形性脊椎症など
2. 脊柱管狭窄症
3. 筋筋膜性腰痛症
4. 椎間関節症
5. 仙腸関節症
6. 炎症：化膿性脊椎炎など
7. 腫瘍
8. 脊椎変形：側弯症など
9. 内臓疾患由来のもの：大動脈瘤、胃腸疾患、胆嚢疾患、尿路結石など
10. 心因性のもの

2-5. 腰痛

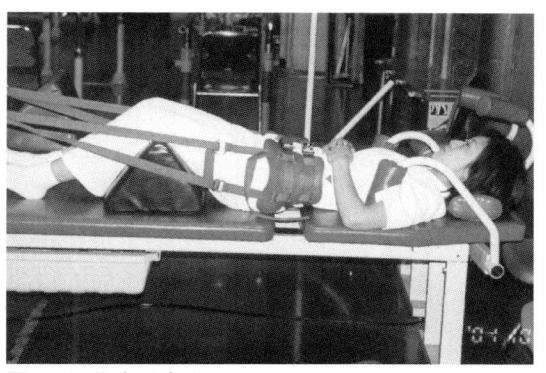

図1. 腰椎牽引療法
持続牽引は、急性期から安静を保つ目的でも使われます。間欠牽引は、急性期を過ぎた時期から使われます。体重の1/2〜1/3の牽引力で行います。

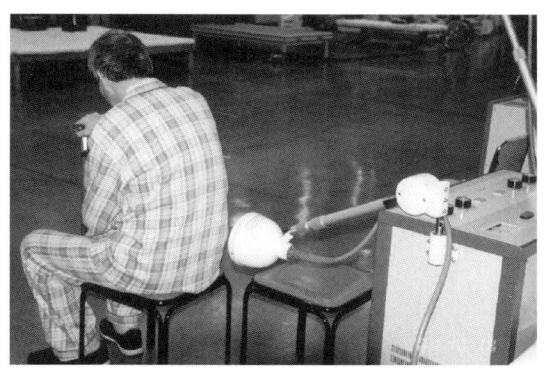

図2. マイクロウエーブ（極超短波療法）
医療用は、周波数2450 MHz、波長は12.5 cmです。照射アンテナと照射部位の皮膚との距離は約5〜10 cm（握りこぶし1つくらい）開けます。照射面にできるだけ直角にセットします。

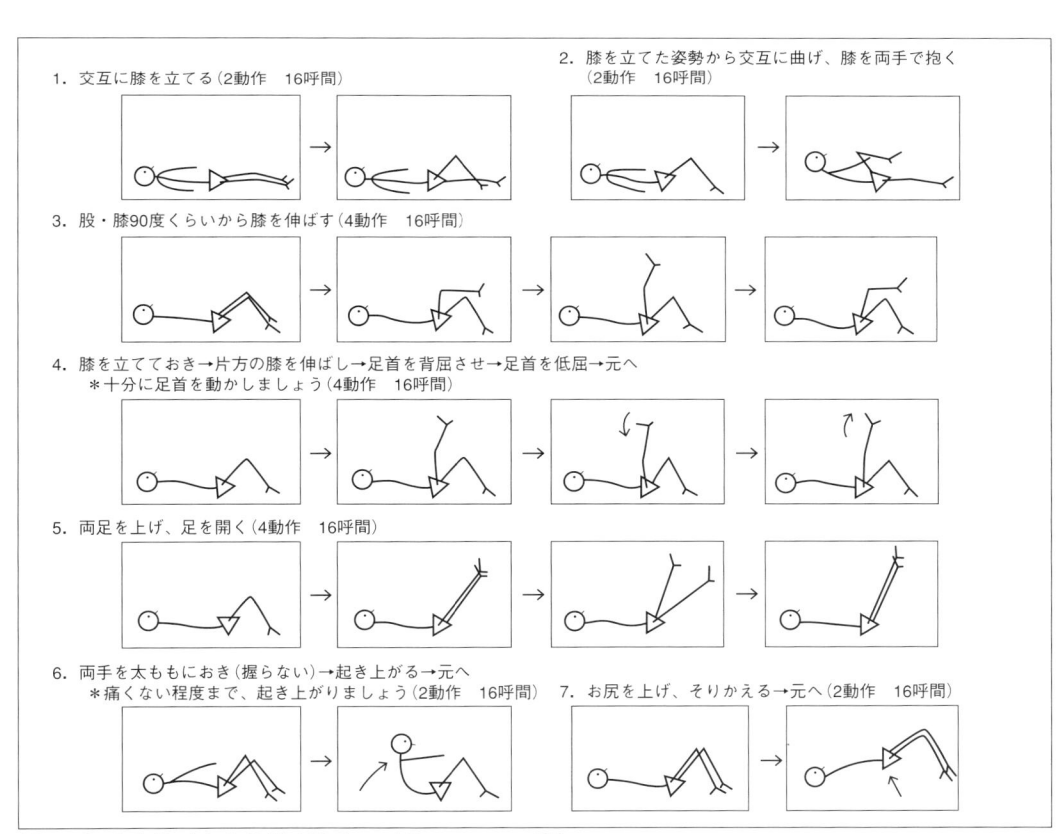

1. 交互に膝を立てる（2動作　16呼間）
2. 膝を立てた姿勢から交互に曲げ、膝を両手で抱く（2動作　16呼間）
3. 股・膝90度くらいから膝を伸ばす（4動作　16呼間）
4. 膝を立てておき→片方の膝を伸ばし→足首を背屈させ→足首を低屈→元へ
   ＊十分に足首を動かしましょう（4動作　16呼間）
5. 両足を上げ、足を開く（4動作　16呼間）
6. 両手を太ももにおき（握らない）→起き上がる→元へ
   ＊痛くない程度まで、起き上がりましょう（2動作　16呼間）
7. お尻を上げ、そりかえる→元へ（2動作　16呼間）

図3. 腰痛体操（東京労災病院リハビリテーション科）
　この運動は、腰痛が一応軽減したあとに行って下さい。腰痛の再発を防ぐための体操です。自分にできる範囲で行って下さい。無理をしてはいけません。楽な姿勢で、毎日行って下さい。この体操は、呼吸に合わせてリズムよく行うことがコツです。腰痛症に負けないよう、頑張りましょう！
● 痛みの出ないように（コルセット処方されている方は、着用して）
● 股関節疾患（人工関節など）のある方は、関節運動に無理なく股関節屈曲90度まで

8. 両手を腰の下におき、背中を床に押しつける（骨盤後傾訓練）
   ＊しっかり、押し付けましょう（2動作　16呼間）

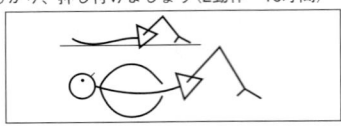

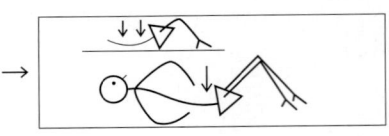

9. 横向きになり、下の足を曲げ、上の足を上げる
   ＊足は、まっすぐ伸ばして、真横から上げましょう（2動作　16呼間）

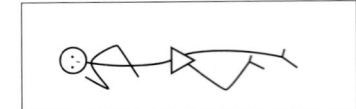

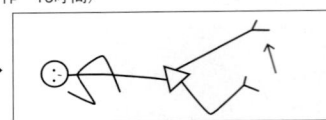

10. 9. を反対の足も行う（2動作　16呼間）
11. ベッドから肘の先をたらして、肩を寄せるように肘を上げる（2動作　16呼間）

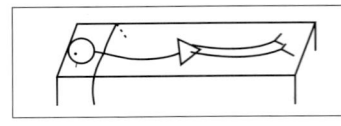

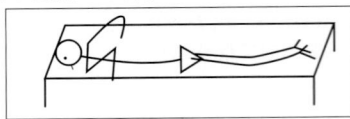

12. 両手を腰にまわし、そり返る
    ＊痛くない程度まで、そらしましょう（2動作　16呼間）

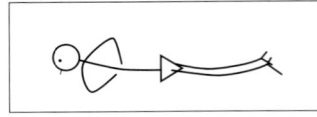

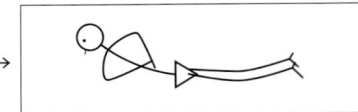

13. 膝を伸ばしたまま、交互に足を上げる
    ＊膝は、まっすぐ伸ばして！（2動作　16呼間）

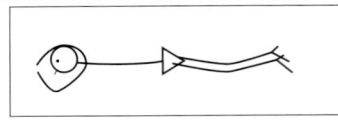

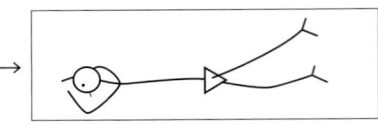

14. 腕立て伏せ
    ＊もし、腰が痛くてできない場合は、四つばいで行いましょう（2動作　16呼間）

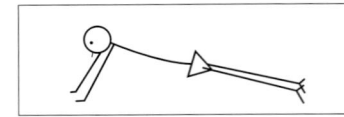

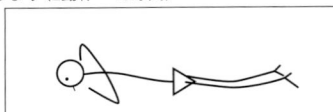

15. 腕立て伏せの姿勢から、交互に足を曲げる（2動作　16呼間）

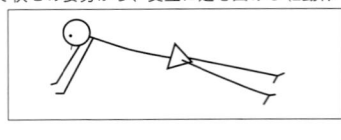

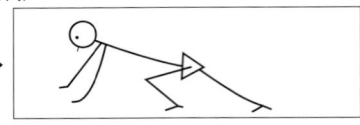

16. 立位で、腰を曲げる（2動作　16呼間）
    ＊最初は軽く、少しずつ曲げます。慣れてきたら、少しずつ深く曲げましょう

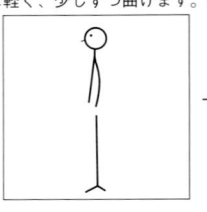

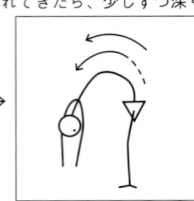

図3．続き

セットなどを装着し固定します。高齢者の腰痛の場合、痛みのため臥床している時間が長くなりがちなので、痛みが軽減し、病態としても特に安静が必要でなければ、早期より離床を進めていくことが重要です。

［3］リハビリテーション

骨盤牽引（図1）や温熱療法、電気療法（図2）、腰椎コルセット、また運動療法（腰痛体操）を組み合わせて行います。牽引療法は、持続牽引と間欠牽引があり、安静を保つことや、関節内圧を減少させることによる除痛効果があります。腰椎コルセットは、腰部の動きを制限し、腹圧を高めることで腰椎へのストレスを軽減するとされています。長期間の使用は、体幹筋の萎縮につながるとされますが、高齢者の場合、それよりも活動性をあげることの方が重要であり、積極的に使用します。運動療法では、関節周囲の筋力増強訓練、不良姿勢の矯正などを行います。腰痛体操にもさまざまなものがありますが、代表的なものにWilliams体操があります。当院でも腰痛体操に対する資料（図3）を作成し、必要な患者さんには配布しています。

（橘　智弘）

6. パーキンソニズム

●●● はじめに

大脳皮質下に存在する基底核の障害により、振戦、筋固縮、寡動、姿勢反射障害など、錐体外路症状を示す一群の疾患をパーキンソニズム、またはパーキンソン症候群といいます。この代表的疾患がパーキンソン病です。パーキンソン病は1817年、英国のジェームズ・パーキンソン（James Parkinson）により初めて記載されました（表1）。

1. パーキンソン病

［1］疫学・特徴

パーキンソン病は50歳前後に発症し徐々に進行する疾患で、約100人/10万人の有病率を示す、頻度の高い疾患です。50歳以上では人口の1％に認められ、男女比は1：0.7で男性の方が多く認められます。臨床上の特徴は、振戦、筋固縮（または筋硬直、筋強剛 rigidity）、無動（または寡動）、姿勢反射障害などの錐体外路症状と自律神経症状が中心です。

［2］病因

原因は不明ですが（フリーラジカル説、内因性、外因性のMPTP様物質の影響が考えられています）、黒質線状体のドパミンの代謝異常が示されています。正常では中脳の黒質にあるメラニン細胞で作られるドパミンは黒質線状体線維を介して、淡蒼球、被核へ送られていますが、パーキンソン病では、黒質のメラニン細胞の変性によってドパミン産生が低下し、淡蒼球、被核の機能障害などを生じます（症候性パーキンソニズムでは、何らかの原因により同

表1．パーキンソニズムをきたす疾患

突発性		パーキンソン病 若年性振戦麻痺
続発性	感染性	クロイツフェルト・ヤコブ病 脳炎後パーキンソニズム 梅毒性パーキンソニズム
	中毒性	CO中毒 マンガン中毒
	薬剤性	クロルプロマジン、スルピリド レセルピン、α-メチルドーパ
	血管性	動脈硬化性パーキンソニズム 脳卒中後遺症
	その他	外傷 脳腫瘍 正常圧水頭症
関連疾患		線状体黒質変性症 脊髄小脳変性症（特にオリーブ橋小脳萎縮症） シャイ・ドレガー症候群 進行性核上性麻痺 パーキンソニズム痴呆症候群 ウィルソン病 アルツハイマー病 多系統萎縮症

様の変化を生じます）。この結果、相対的にアセチルコリン作働性ニューロンが優位になります。

［3］病理

黒質、青斑核のメラニン含有細胞の変性脱落や細胞封入体「Lewy 小体」を特徴とします。

［4］臨床症状

❶ 初発症状

まず動作がゆっくりとなり、転びやすくなります（動作緩慢、易転倒）。身体の一側性に生じ、次第に両側性になります。

> **注** 最初は一側性に生じることから、脳卒中や脊椎疾患との判別が困難です。神経内科医など専門医のいる病院の受診を勧めます。

❷ 主要症状

振戦、筋固縮、無動、姿勢反射障害および自律神経障害が中心です。

［5］主要症状（表2）

❶ 振戦

安静時に上肢（特に手指）に4～8回/秒の規則的な不随意運動があります。母指と他の指をこすり合わせるような動きから、丸薬丸め様といわれています。このため、箸やボタンかけ、紐結びなど手先の細かい動きがしにくく、日常生活に困難を感じます。

> **注** 不随意運動とは意志と関係なく勝手に身体が動くことをいいます。一方、随意運動は自らが意志を持って動かすことをいいます。

表2．パーキンソ病の臨床

発病年齢	40歳以上（40歳以前は極めて稀）
頻度	50歳以上の人口の1% 100人/10万人
男女比	男性：女性　1：0.7
四大徴候	振戦	
	筋固縮	鉛管現象 歯車現象 書字障害
	無動	仮面様顔貌 言語障害、嚥下障害 巧緻障害
	姿勢反射障害	前傾、前屈、四肢屈曲肢位 すくみ足、小刻み歩行 立ち直り反射異常、突進現象、加速歩行
その他	自律神経症状	起立性低血圧、ホルネル症候群 便秘、脂顔、四肢循環障害
	精神症状	抑鬱傾向 痴呆

❷ 筋固縮

患者さんの筋肉を他動的に動かした際感じる抵抗で、持続的な抵抗である鉛管様固縮と、断続的な抵抗である歯車様固縮を認めます。四肢のみでなく、体幹、項部などにもみられます。手指の筋固縮・振戦のため字が次第に小さく下手になります（書字障害）。

> **注** 他動的とは自らが動くのではなく、他人が強制的に動かすことをいいます。他動的に対する言葉を自動的といいます。

❸ 無動

随意運動の減少や動作の緩慢を生じます。その結果まばたきが減り（瞬目運動の減少）、顔が堅くこわばったようになり喜怒哀楽がない乏しい表情になります（仮面様顔貌）。声が小声で単調化し、身ぶりを交えない会話になります（言語障害）。また、飲み込みの悪さによるよだれ「流涎」などを認めます（嚥下障害）。

❹ 姿勢反射障害

前屈みとなり（前傾姿勢）、小刻みに歩くようになります。歩行に際し両腕を交互に振らなくなります（共同運動の消失）。立位で後方に押されるとすぐに倒れ、座位でも転倒しやすくなります。倒れる際すぐに対応できず、手で支えられなくなります。歩行開始時の第一歩が出にくく、足が床にのりでくっついたかのようになり（すくみ足）、一旦歩き出すと上体が前のめりになり止まらなくなります（突進現象）。何かのきっかけで急に動き出せることもあります（矛盾運動）。

❺ 自律神経障害

便秘、排尿障害、起立性低血圧、脂顔などを認めます。

❻ 精神症状

抑うつ傾向や自発性低下が認められます。以前は知能は正常といわれていましたが、多くは20〜40％台の痴呆の合併が報告されています。

❼ その他

Myerson徴候（眉間をハンマーで叩くと両側の眼輪筋の収縮を認めますが、これが何度繰り返しても減弱しないもの）を認めます。

［6］診断

主要徴候を認め、薬剤の既往、頭部CT、MRIなどで症候性パーキンソニズムが否定することで診断できます。概してレボドパ「L-dopa」が著効を呈します。

［7］治療

対症療法のみです。薬物療法を主として、運動療法なども加えます。

❶ 薬物療法（表3）

レボドパ、抗コリン剤、アマンタジンなどが中心です。パーキンソン病においては、脳内のドパミンの減少と、それによるアセチルコリンの相対的増加が原因と考えられているため、ドパミン（血流脳関門を通過しない）の前駆物質で血流脳関門を通過し得るレボドパ（L-dopa＝ドパール）を投与するか、もしくは中枢性抗コリン剤（trihexyphenidyl＝アー

表3. パーキンソン病の薬物療法

一般名	商品名	効果
レボドパ	ドパール	筋固縮、無動に有効
レボドパと脱炭酸酵素阻害薬との配合剤	メネシット	ドパミンの副作用防止
抗コリン剤	アーテン	コリン作用の抑制
	アキネトン	相対的にドパミン効果の増強
塩酸アマンタジン	シンメトレル	神経末端よりドパミンの放出を促進する
ブロモクリプチン	パーロデル	ドパミン受容体の刺激
抗ヒスタミン剤		筋固縮に有効
プロプラノロール	インデラル	振戦に有効

テン、他アキネトンなど）を投与するのが原則です。その他インフルエンザウイルスなどに対する抗ウイルス薬のアマンタジン（シンメトレル®）も有効で、レボドパとの併用により有効性を増します。但しレボドパの副作用が出やすくなります。抗ヒスタミン剤（diphenhdramine）やciticholin（ニコリン®）は筋固縮に有効です。振戦に対してはβ-ブロッカーのプロプラノロール（インデラル®）などを用います。レボドパは無動症や筋固縮に極めて有効ですが、振戦に対しての効力は劣ります。経口投与ではL-dopaは大部分（95％）が体内の脱炭酸酵素（decarboxylase）により、脳に入る前にドパミンとなって副作用の原因となるので、これを末梢で阻害する目的でドーパ脱炭酸酵素阻害剤（carbidopa＝メネシット®、benserazide）を併用することがあります。これらの併用によりレボドパは約1/5量で済み、短期に効果が現れ、安定した血中濃度が得られます。ブロモクリプチン（パーロデル®）もドパミン受容体を安定化するというので用いられることがあります。中枢性抗コリン剤は自律神経系副作用（口渇、鼻閉、発汗、便秘）などが出やすいですが、軽症では第一選択となり得ます。1日2mgから開始して漸増します。具体的には、次のようにします。症状が軽い時は抗コリン剤を用い、副作用に注意しながら薬を漸増し最大有効量の約20％減を維持量とします。リバウンドがあるため突然中止してはいけません。

　レボドパの副作用としては次のものが挙げられます。初期の副作用は消化器症状（悪心、嘔吐、食欲不振）、起立性低血圧、動悸などです。長期投与時の副作用として不随意運動（舌、口周囲のジスキネジー）、精神症状（幻覚、妄想）、緩徐な症状の日内変動（up and down）、薬物持続時間の短縮（wearing off）、薬物効果不安定による急激な症状の悪化（on and off）（L-dopa血中濃度の変動と対応し、服薬時間に関係なく症状が急によくなったり悪くなったりします）がみられます。随意運動障害、すくみ足、精神症状も認められます。そのため心疾患、肝・腎疾患などでは慎重に投与する必要があります。またビタミンB6はレボドパに拮抗するため併用をしないようにします。

❷ 運動療法
リハビリテーションとして後述します。

❸ 電気刺激療法
　脳深部電気刺激療法、電気痙攣療法（ECT）、また経頭蓋的磁気刺激法（TES）があります。例えば、脳深部電気刺激療法は、振戦に対する治療として、視床VIM核に120Hz以上の刺激頻度で刺激を行います。

表4．Hoen-Yahr の重症度分類

ステージⅠ	身体の一側性の障害である。安静時の振戦、筋固縮を示す。 日常生活はやや不自由で、姿勢、歩行、書字、言語の異常に気づく。
ステージⅡ	両側性または身体の中心部の障害となる。 姿勢、歩行が不自由となり職業、日常生活に制限はあるが行える。
ステージⅢ	明らかに歩行障害がみられ、方向転換の不安定性など姿勢反射異常を認める。 さらなる職業の制限はあるが、日常生活上介助は必要としない。
ステージⅣ	重症の動作緩慢、筋固縮、加速歩調、前方突進などがみられる。 労働能力はなく、日常生活能力は不能に近い。
ステージⅤ	完全な廃疾状態で、起立・歩行不能・寝たきりである。 完全看護が必要である。

表5．パーキンソン病と血管性パーキソニズムの比較

	パーキンソン病	脳血管性パーキンソニズム
年齢	50〜60歳	50歳以上（高齢）
進行	慢性	階段状
表情	仮面様	感情失禁
振戦	安静時	稀
筋固縮	歯車現象、鉛管様	鉛管様
無動	早期よりあり	進行後出現
錐体路症状	（−）	（＋）

❹ 外科療法

低位脳手術により視床腹外側核後部を破壊します。若年で振戦を主症状とするものなどに適応があります。無動の強い症例に対しては後腹側淡蒼球破壊術を行います。そのほか神経移植術などがあります。

［8］経過・予後

パーキンソン病は徐々に進行しますが、薬剤の投与や個人個人の差が大きいです。若年発症ほど進行がゆるやかで、高齢発症ほど進行しやすい傾向にあります。症状が進行すると、歩行が不能となり、臥床がちとなり、全身衰弱、関節拘縮、感染症などをきたします。Hoen-Yahr の重症度分類が有名です（表4）。

2. 症候性パーキンソニズム

原疾患が明らかで、パーキンソン病様症状を呈するものです。大きく、感染性（脳炎後、梅毒性）、中毒性（一酸化炭素、マンガン、薬物）、血管性（脳梗塞など）に分けられます。

［1］血管障害型（動脈硬化性）パーキンソニズム

基底核の多発性小梗塞により筋固縮、無動症などを呈します。振戦はあまりみられません。脳血管障害の発作とともに段階的に進行がみられ錐体路症状（Babinski 徴候など）、高血圧、仮性球麻痺、痴呆などの合併が多く認められます。症状の順序だった進行はなく、歩行は小刻みが特徴で前進しません。また、小脳障害の合併などにより開脚歩行を呈します。CT

上、多発性小梗塞巣（ラクナ梗塞）、脳萎縮を認めます。レボドパなどの抗パーキンソン薬の効果は少ないです（表5）。

［2］薬剤性パーキンソニズム

　フェノチアジン系（クロルプロマジン）やブチロフェノン系（ハロペリドール）の向精神病薬のほか、抗潰瘍薬（スルペリド）、制吐剤（メトクロプラミド、パーフェナジン）、抗圧剤（レゼルピン、α-メチルドーパ）などが原因となって生じ得ます。これらの薬剤の投与で、（亜）急性に両側性に無動、筋固縮、振戦などを生じます。薬剤の中止により多くは症状の改善が認められます。抗パーキンソン薬の効果は認められます。

3.　パーキンソン病のリハビリテーション

　リハビリテーションを行う場合、重症度を評価することは大切です。重症度の評価には、Hoen-Yahrの重症度分類を用います（表4）。パーキンソン病は疾患自体による障害と、無動、筋固縮により動かないことによる廃用症候群など二次的な障害が問題です。実際には薬剤の調整などの医学的管理、運動機能維持、日常生活の活動性の維持、精神症状に対する心理的サポート、社会資源の活用など総合的に行う必要があります。そのため医師、理学療法士、作業療法士、言語聴覚士、臨床心理士、看護師、医療ソーシャルワーカーを含めたチーム医療を行います。

［1］ステージ別リハビリテーション

❶ ステージⅠ

　日常生活にはほとんど支障はありませんが、手先に力が入りにくく字の書きづらさ、話しにくさを自覚します。一般的に職業や趣味は機能維持に役立つため、職業を有するものは可能な範囲で継続するようにします。

❷ ステージⅡ

　ファスナーを閉じにくい、タオルを絞りにくいなど日常生活に支障をきたします。仕事の内容や活動性を保ち、くつろいだ生活環境を整えます。

❸ ステージⅢ

　介助を必要としないまでも、日常生活障害、歩行障害が明らかになります。廃用による関節の拘縮や姿勢異常に対し、関節可動域訓練、パーキンソン体操、ストレッチなど行います。小声に対しては、発声訓練、呼吸訓練を行います。

❹ ステージⅣ

　日常生活障害は著明になり介助量がさらに必要になります。姿勢反射障害により方向転換がスムーズに行えず、転倒し大腿骨頸部骨折を併発したり、嚥下障害により誤嚥性肺炎を起こし臥床状態になることがあります。こうなるとステージⅤに移行するため、介助する際にも注意が必要です。うつ傾向になり家に閉じこもりがちになるため、社会とのつながりを保つようにします。また、車いす、手すりの設置など生活環境の整備も大切です。

❺ ステージⅤ

ほぼ寝たきりの状態です。褥瘡の予防のための体位変換、関節可動域維持のための他動的関節運動などを行います。QOL の向上に努め、在宅生活を継続するのには社会的資源を活用します。

4. 症状別リハビリテーション

❶ 関節拘縮

無動・筋固縮による関節の固さに対し、関節を自動的また他動的に動かします（図1）。自動運動としてパーキンソン体操（図2）、他動運動としてストレッチを行います。進行すると呼吸機能の低下をきたすため、胸郭の他動的関節運動を行います。

❷ 筋力低下

活動性の低下により筋力・耐久力の低下を認めます。抗重力筋を中心に四肢・体幹の筋力強化訓練、エルゴメータやトレッドミルを利用した耐久力増強訓練を行います。呼吸筋の筋力強化訓練も行います（図3）。

> **注** 抗重力筋とは体重を支持する筋肉の総称で、主に軀幹筋である腹筋・背筋、下肢の大腿四頭筋・下腿三頭筋などです。

❸ 歩行障害

すくみ足、小刻み歩行、加速歩行、上肢の共同運動の消失など認めます。すくみ足に対しては床に適当な間隔に目印をつけて目印を跨いで歩く練習をします。小刻み歩行に対してはリズムを取って歩かせます。歩容の改善のため、歩行中両腕を大きく振り足を高く挙げるよう指導します（図4-a、b）。

❹ 姿勢反射障害

立位時の前屈・前傾姿勢、方向転換時のバランス障害に対し、姿勢矯正訓練、体重移動によるバランス訓練を行います（図5）。

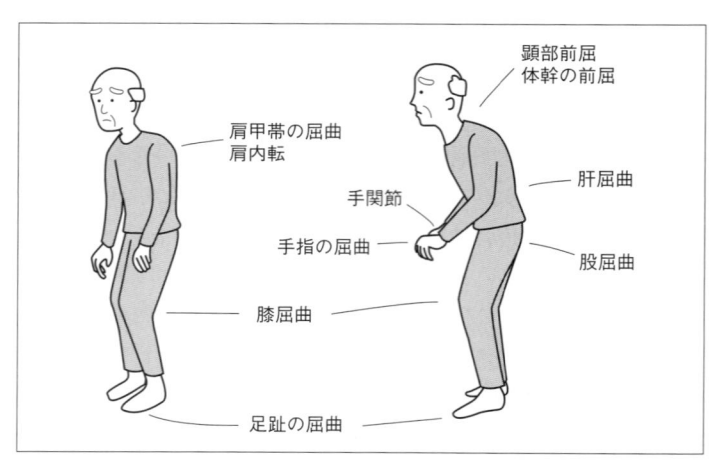

図1．変形・拘縮を起こしやすい関節

2-6. パーキンソニズム

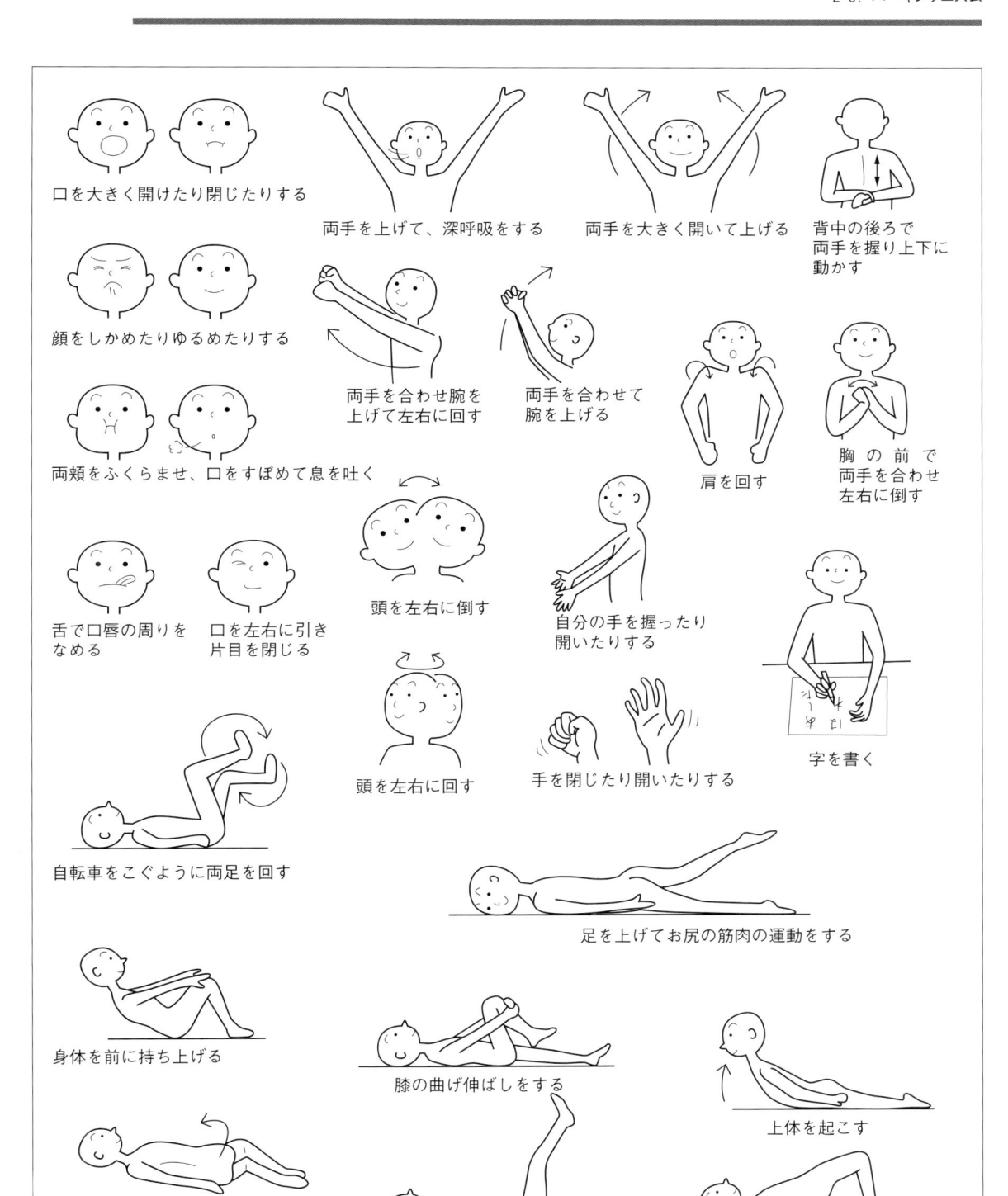

図2. パーキンソン体操

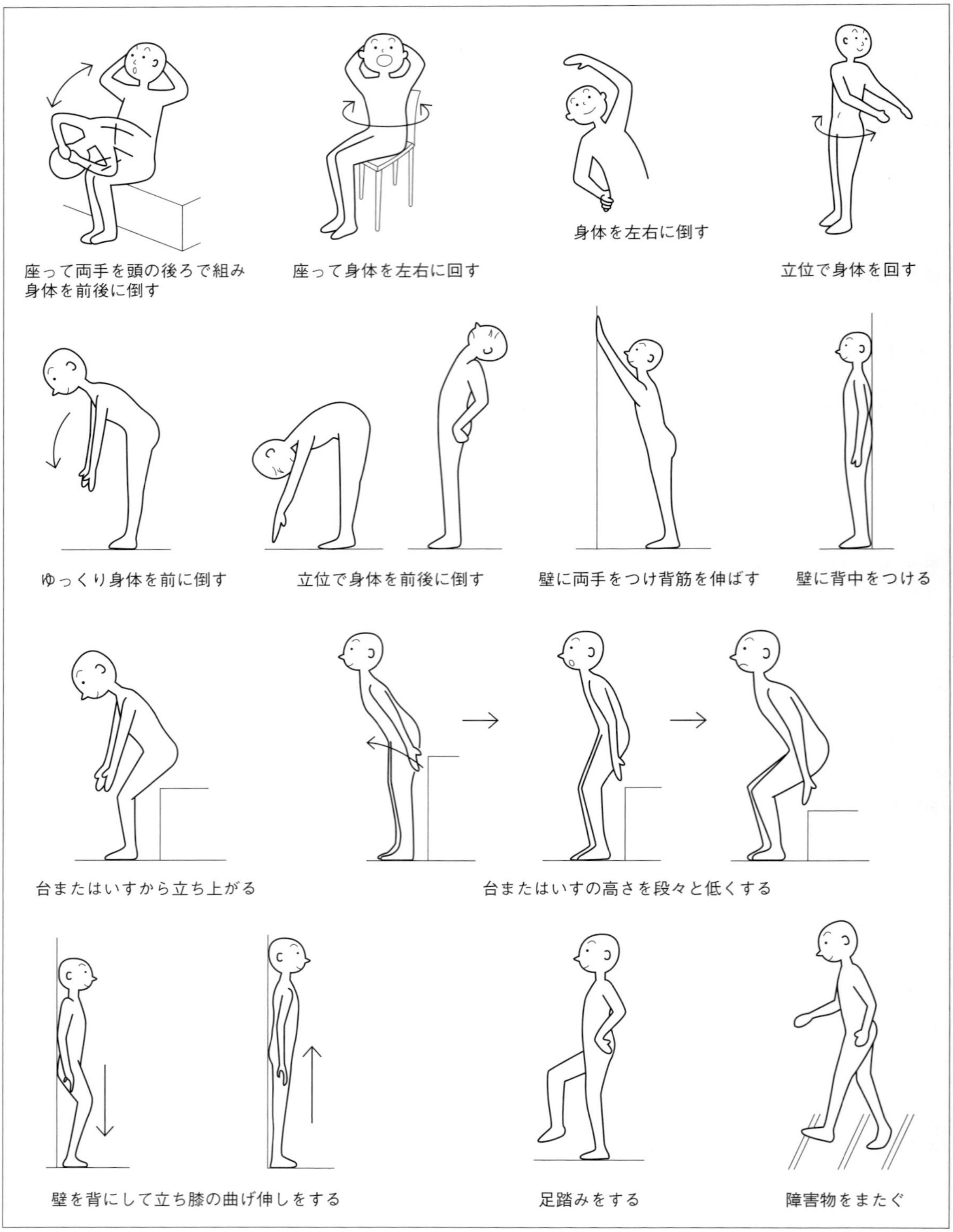

座って両手を頭の後ろで組み身体を前後に倒す　　座って身体を左右に回す　　身体を左右に倒す　　立位で身体を回す

ゆっくり身体を前に倒す　　立位で身体を前後に倒す　　壁に両手をつけ背筋を伸ばす　　壁に背中をつける

台またはいすから立ち上がる　　台またはいすの高さを段々と低くする

壁を背にして立ち膝の曲げ伸しをする　　足踏みをする　　障害物をまたぐ

図2．続き

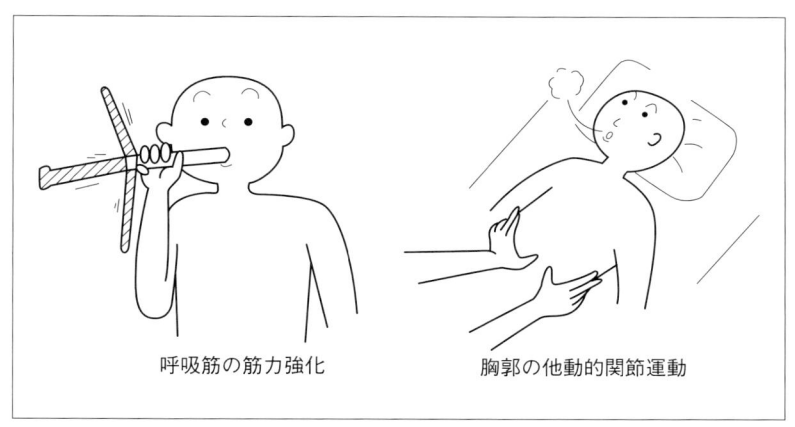

図3. 呼吸訓練

呼吸筋の筋力強化　　　胸郭の他動的関節運動

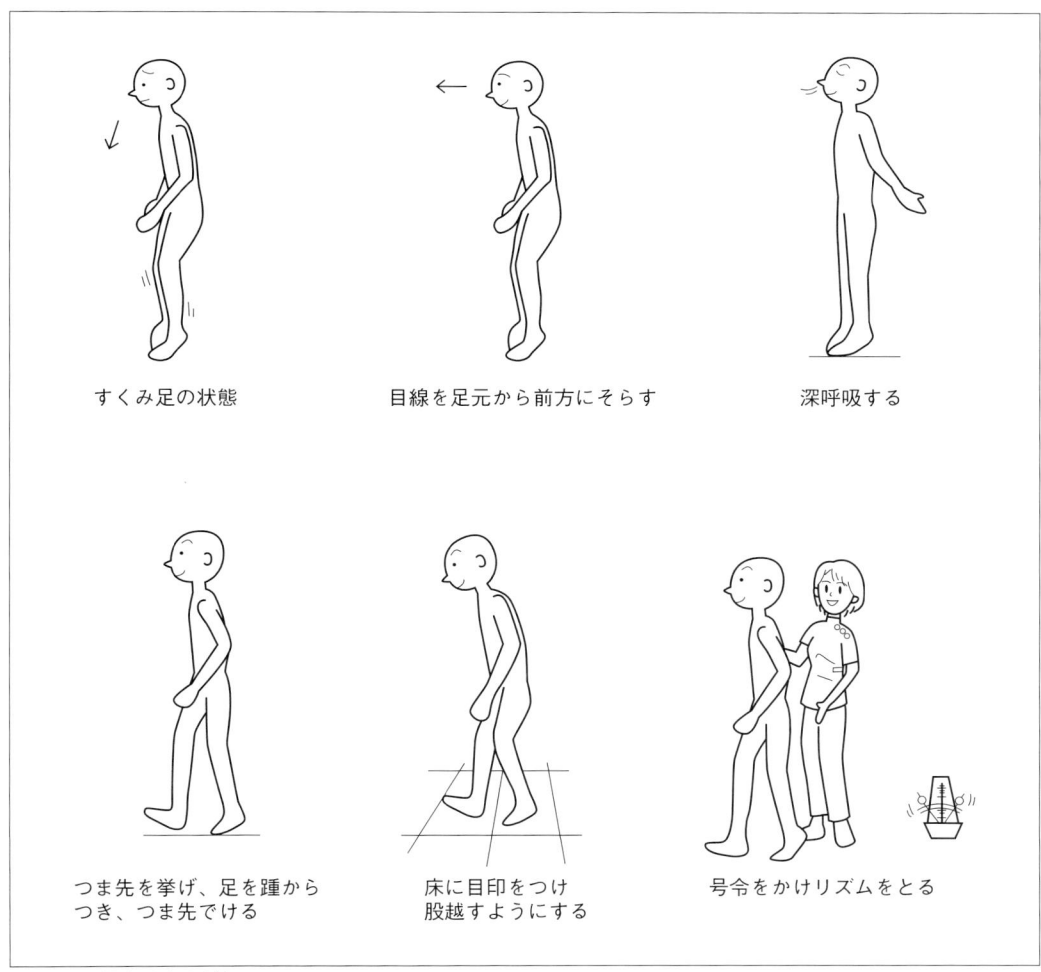

すくみ足の状態　　　目線を足元から前方にそらす　　　深呼吸する

つま先を挙げ、足を踵から　　床に目印をつけ　　　号令をかけリズムをとる
つき、つま先でける　　　　股越すようにする

図4-a. 基本歩行訓練

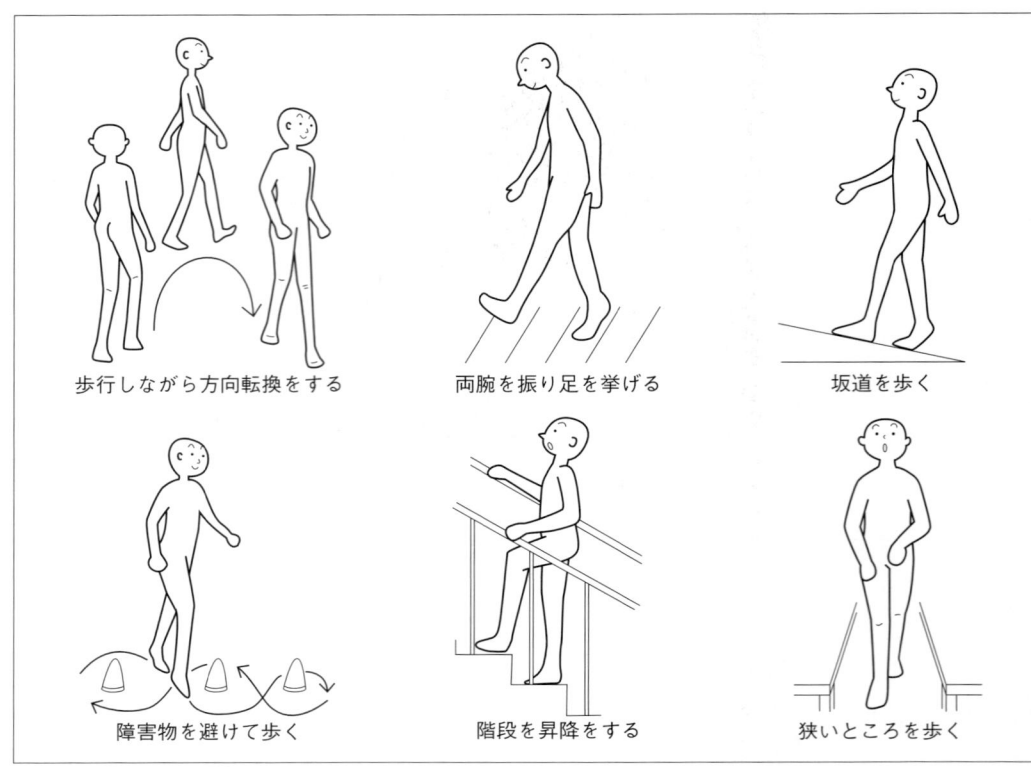

図 4-b．応用歩行訓練

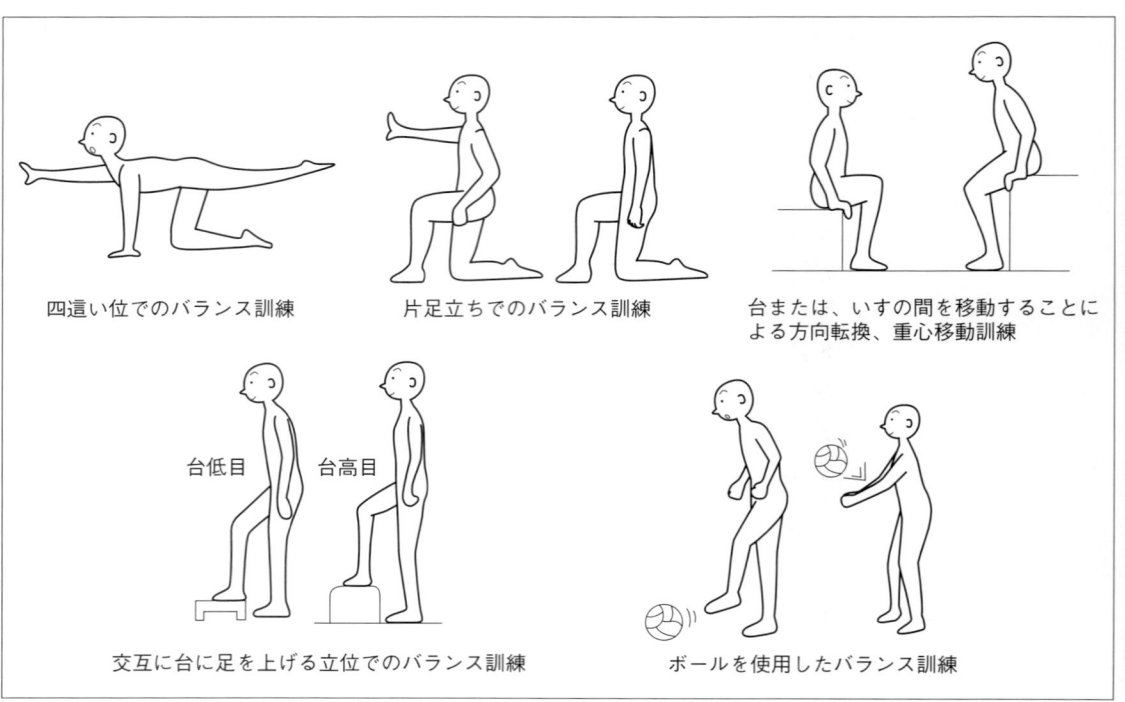

- 歩行しながら方向転換をする
- 両腕を振り足を挙げる
- 坂道を歩く
- 障害物を避けて歩く
- 階段を昇降をする
- 狭いところを歩く

図 5．バランス訓練

- 四這い位でのバランス訓練
- 片足立ちでのバランス訓練
- 台または、いすの間を移動することによる方向転換、重心移動訓練
- 台低目　台高目
- 交互に台に足を上げる立位でのバランス訓練
- ボールを使用したバランス訓練

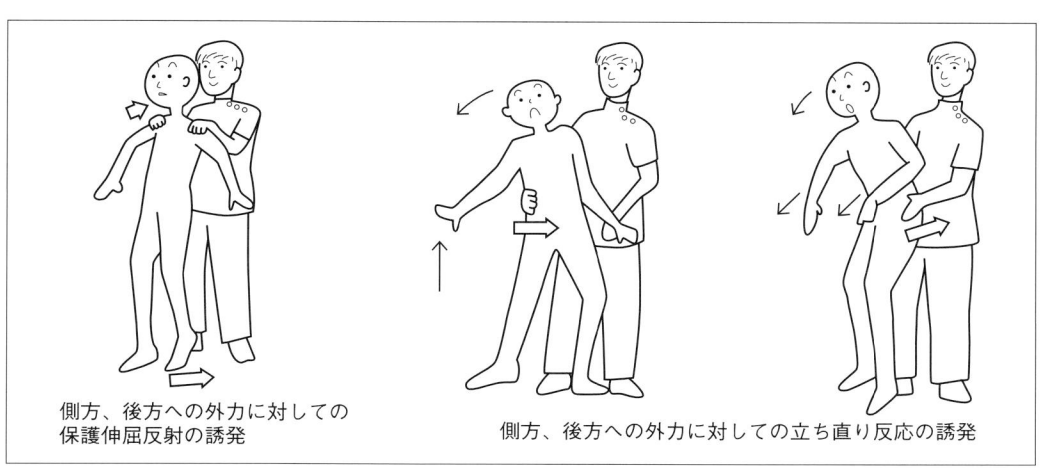

側方、後方への外力に対しての
保護伸屈反射の誘発

側方、後方への外力に対しての立ち直り反応の誘発

図5. 続き

❺ 日常生活動作障害

日常生活の障害に応じて行います。書字訓練などの手指の巧緻性訓練、寝返り・四つ這い・起き上がりなどのマット運動を行います。詳細は第4章1-b「回復期におけるリハビリテーション」、2-b「回復期リハビリテーション」を参照して下さい。

❻ 言語障害

小声で単調な話し方に対し、口を大きく開け、一言一言区切ってゆっくり話すように指導します。活動度の低下により社会生活は制限されるため、可能な限り会話をする機会を増やすようにします。詳細は第4章4-a「言語障害のリハビリテーション」を参照して下さい。

❼ 嚥下障害

固いものや水分の多い食事を避け、刻み食、とろみ食など食べ物の工夫をするとともに、誤嚥しにくい姿勢をとらせるようにします。詳細は第4章4-b「摂食・嚥下障害のリハビリテーション」を参照して下さい。

（鈴木久美子）

7. 骨折

●●●● はじめに

　この章では高齢者に比較的多い骨折、脳卒中・パーキンソン症候群に合併しやすい骨折を中心に述べます。高齢者に多くみられる骨折は、脊椎圧迫骨折、橈骨遠位端骨折（手関節骨折）、上腕骨近位端骨折、大腿骨頸部骨折です。活動性が高く屋外での生活も可能な高齢者では、大腿骨骨折のほか、脊椎・上肢の骨折が多くみられます。屋内生活が中心の場合は、上肢の骨折は比較的少なく、大腿骨骨折、骨粗鬆症からくる脊椎・肋骨の骨折が多くみられます。脳卒中による片麻痺・失調のある者、パーキンソン病の Yahr のステージⅢ、Ⅳ の状態の者は転倒しやすく、転倒した場合骨折の危険性が大です。痴呆は転倒危険性の増強因子となります。

　注 脳卒中による片麻痺の場合、多くは麻痺側の方を骨折します。また、左より右片麻痺の方が大腿骨頸部骨折を合併しやすいです。

1. 脊椎圧迫骨折

［1］原因・症状

　高齢者、特に女性に多く胸腰椎移行部（第 11 胸椎、第 12 胸椎、第 1 腰椎など）を好発部位とします。骨粗鬆症が進むと胸椎・腰椎全般にわたってみられることもあります。レントゲン上、急性期には脊椎の扁平化・陥凹、前縁の圧平による楔状変形を認めます。陳旧性には骨折変形周囲の骨硬化、骨棘を認めます。実際には、レントゲンだけで急性期と判断するのは困難で、MRI や骨シンチグラムとともに臨床所見より判断します。骨粗鬆症が著しいと、しりもちをついたりいすから滑り落ちたりする程度で骨折をします。また、明らかに外傷の既往がなくても骨折していることもあります。症状は腰背部痛で、痛さのため体動困難を訴えます。胸痛、呼吸困難を訴えることもあります。従来下肢の麻痺はあっても稀であると報告されてきましたが、寝たきり状態の患者さんの中には麻痺を合併している可能性があり注意が必要です。

　注 高齢になるに伴い、前傾姿勢をとるようになりますが、これは微少脊椎骨折によるものです。

［2］治療・リハビリテーション

　急性期はまず安静が第一選択で、鎮痛剤（内服薬、座薬、塗布剤）、筋弛緩剤を投与します。ある程度炎症がおさまったら、ホットパックなど温熱療法を追加します。適宜レントゲンをとり、骨折が進行していないか確認する必要があります。長期臥床はかえって廃用性筋力低下を

きたすため、可能な限り早期から離床をはかることが大切です。ベッド臥床中は、両膝を軽度屈曲位にさせます。軽度の骨折で疼痛も軽度の場合は、簡易コルセットを装着し積極的にベッドアップを行います。疼痛の増強がなければ、翌日からでも起座位をとらせ、ポータブルトイレの使用を許可し、ベッドサイドから起立・歩行訓練を開始します。中等度の骨折の場合も臥床時は両膝を軽度屈曲位にさせます。軟性コルセットの作製を行い、装着後積極的な訓練を開始します。徐々にベッドアップを行い、ベッドアップ座位75～80度が可能になれば、端座位から起立・歩行訓練へ進めていきます。ベッド臥床中足関節が底屈位になるため、拘縮予防のため足関節足趾の底背屈運動の自動運動を指導します。重度の骨折になると臥床期間は3週間以上、場合によっては2カ月に及ぶこともあるため、廃用症候群に対しさらなる配慮をする必要があります。足関節の運動のほか、筋肉の萎縮防止のための等尺性筋力強化訓練を行います。特に大腿四頭筋の筋力強化訓練は重要で、具体的には膝の裏をシーツに押し付けるように力を入れさせます。自力での起き上がりはかえって疼痛が増強するため、他動的立位である起立台での立位訓練を行うこともあります。車いすまたは歩行での離床が可能になれば、さらに積極的に四肢・体幹の筋力強化訓練を行います。歩行は歩容が安定していれば、歩行器歩行、杖歩行、独歩へと進め、階段昇降訓練など応用歩行訓練を行います。また、これらの訓練と並行して日常生活動作訓練を行います。退院後は在宅での転倒防止のため手すりの設置、ベッド、シャワーチェアなどの環境整備の指導を行います。詳細については第4章1-b「回復期におけるリハビリテーション」、2-b「回復期リハビリテーション」、3「在宅における生活環境整備」を参照して下さい。

　骨粗鬆症の予防には高カルシウム食を多く含む食事療法と、適度な運動療法が必要です。カルシウム量として800mg/日の摂取を指導します。

2. 大腿骨頸部骨折

　寝たきりになる原因として第一位は脳卒中、第二位は骨折で、そのうち大腿骨頸部骨折は歩行能力に悪影響を与えます。高齢になるほど受傷の原因は転倒が多く、加齢によるバランス障害など運動能力の低下、視力障害などが転倒の危険性を増加させています。心疾患など合併症を有している者が多く、治療の選択には受傷前の歩行能力や痴呆などの精神状態も考慮する必要があります。一般に重度な合併症により全身状態が不良の場合や元来寝たきりで歩行不能である一部の場合には、保存療法を選択します。大腿骨頸部骨折は大きく内側骨折（関節内骨折）と外側骨折（関節外骨折）に分類されます。

　注 下肢の手術後には、体重がかからないようプール内で立位・歩行訓練をします（図1）。

［1］大腿骨頸部内側骨折

　レントゲンでの骨頭転位によりGardenの分類を使用し（図2）、治療法を選択します。一般的にステージⅠ、Ⅱの場合は骨接合術、ステージⅢ、Ⅳの場合は人工骨頭置換術を行います。

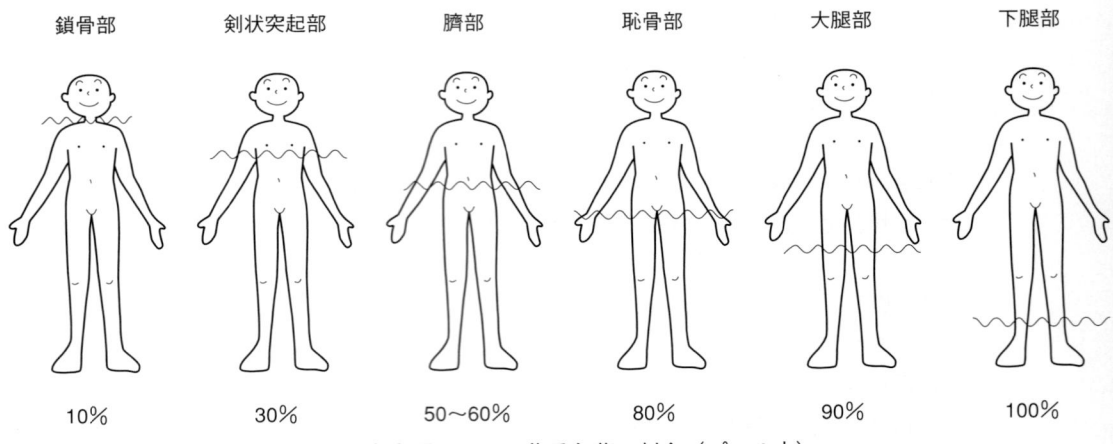

鎖骨部	剣状突起部	臍部	恥骨部	大腿部	下腿部
10%	30%	50〜60%	80%	90%	100%

図1. 各水深における荷重負荷の割合（プール内）

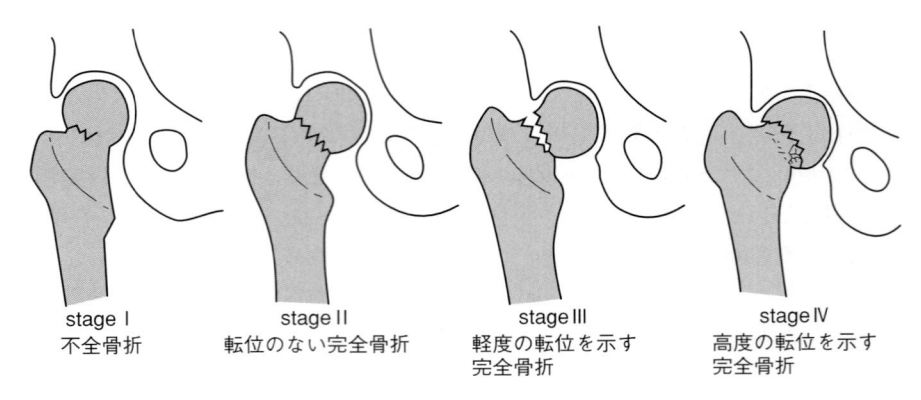

stage I　不全骨折
stage II　転位のない完全骨折
stage III　軽度の転位を示す完全骨折
stage IV　高度の転位を示す完全骨折

図2. Garden の分類

［2］大腿骨頸部外側骨折

　関節包の外の骨折で、内側骨折に比較して骨頭部の血行障害が少ないので骨癒合しやすく、CHS、DHS など骨接合術を行います。

［3］リハビリテーション

　整復方法により離床、荷重の時期が異なるため詳細は成書を参照して下さい。最近は、クリニカルパスに従って病棟・訓練室でのリハビリテーションを進めている病院が増加しています。いずれにしろ可及的に早期に手術を行い、早期離床をはかり、受傷前の歩行能力の獲得に努める必要があります。健常側の下肢については、術前から筋力維持のため積極的に筋力強化訓練を行います。

> **注** 脳卒中による片麻痺の患者さんでは、麻痺側、健側にかかわらず、大腿骨頸部骨折を合併すると受傷前より歩行能力が低下する場合が多いです。パーキンソン病の場合、さらに活動量が低下し寝たきりになる可能性が大です。

3. 上腕骨近位端骨折

　肩を下にして転倒した場合受傷し、高齢者、特に女性に多くみられます。骨折の位置と骨片の転位の状態によって分類されます（A-O分類など）。大腿骨頭部骨折と同様に、手術の選択には骨折型だけでなく全身状態を考慮する必要があります。一般的に骨片が小さく転位のないもの、徒手整復され安定しているもの、また転位している状態あっても全身状態が不良の場合は保存療法とします。保存療法・手術療法にかかわらず、ある程度（通常2〜3週間）の三角巾固定を行います（図3）。必要以上に長期に固定すると、骨折の状態以上に肩関節の関節可動域制限をきたすため、レントゲンで骨折部の安定性をみながら、できるだけ早期からリハビリテーションを開始します。三角巾での固定中も、よい機能予後を確保するため、手指・手関節の自動・他動運動を行います。体幹固定が必要でなくなれば、肘関節の自動運動も開始します。肩関節の運動は、振り子運動から開始します。肩を緊張させないようにするため、最初は三角巾をつけた状態から開始し、上肢の重みに耐えられるようであれば三角巾を外して行います（図4）。機能予後は骨折型、手術法、年齢などさまざまな因子がからみ一言では説明できませんが、最低限肩関節屈曲・外転90度、外旋0度を確保するようにします。肘・手関節、手指の関節可動域には制限を生じないようにします。受傷した上肢が利き手と反対側の場合

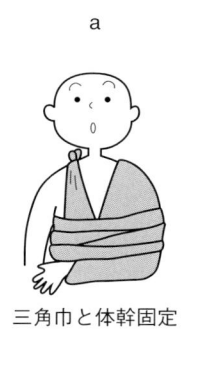

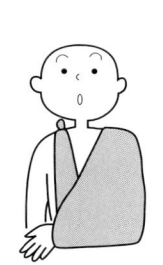

図3．上腕の固定法

a　三角巾と体幹固定
b　三角巾のみ固定（※bの方が望ましい）
c

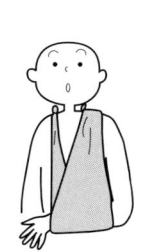

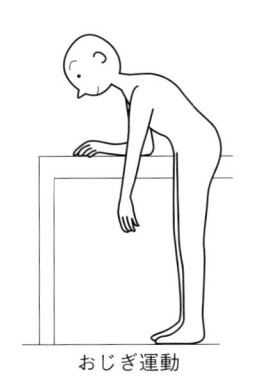

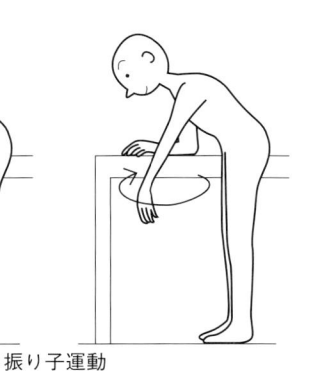

図4．肩関節の自動運動

おじぎ運動　　振り子運動

は、あまり身の回りの日常生活動作に制限はありませんが、例えば更衣動作の一部や入浴動作に工夫が必要です。利き手側の場合、食事・排泄など基本的な日常生活動作に不自由を感じます。一時的に利き手交換を行います。したがってリハビリテーションは基本的な運動能力を重視するのみでなく、日常生活動作など作業療法も必要です。手術の選択方法、手術法については整形外科の専門書を参照して下さい。

> **注** 脳卒中後片麻痺の患者さんでは、麻痺側を下に転倒することが多く、そのため麻痺している上肢を骨折します。一方、健側を骨折した場合、さらに日常生活が制限され、今まで可能であった杖歩行が不可能になります。そのため歩行能力の維持のため、上肢に対するリハビリテーションだけでなく歩行訓練を行います。この時三角巾で上肢を固定しているため、立位・歩行時のバランスに変化を生じ、転倒の危険性が大になるため注意が必要です。

4. 橈骨遠位端骨折

手関節の骨折の中で高齢者に多くみられます。転倒した際、身体を支えようと手のひらを下にして手をついた時に受傷します。手関節の変形や腫脹により手根管症候群（手先のしびれ、母指の脱力など認めます）、阻血性拘縮を合併することがあるため注意します。レントゲンで骨折を確認したあと、骨折の程度に応じて徒手整復、外固定、内固定、ギプス固定を行います。詳細は整形外科の専門書を参照して下さい。リハビリテーションを行う場合、まず手関節以外の拘縮を予防する必要があります。肩関節の全可動域、肘関節の屈曲・伸展、手指については、早期より積極的に自動・他動運動を開始します。特に手指は拘縮を起こしやすいため入念に訓練を行います。創が完治すれば渦流浴後に関節可動域維持・拡大訓練を行います。レントゲンで矯正した骨片の転位がないことを確認しつつ、徐々に運動負荷を加えます。上腕骨骨折と同様に必要に応じて利き手交換訓練を行い、可能な限り日常生活が制限されないようにします。

> **注** 変形治癒した場合、尺骨の骨切り術が必要になることがあります。

（鈴木久美子）

8. 変形性関節症

●●●● はじめに

　関節軟骨の変性により関節の骨増殖性変化を認めたものを、変形性関節症といいます。加齢のほか明確な原因がなく生じたものを一次性関節症、先天性疾患や炎症などによって生じたものを二次性関節症といいます。ここでは高齢者に多くみられる変形性股関節症、変形性膝関節症ついて述べます。

1. 変形性股関節症

[1] 病態・症状

　先天性股関節脱臼、臼蓋形成不全に基づく二次性変形性関節症がほとんどで、女性に多くみられます。症状は疼痛、運動制限、歩行障害などです。初期の症状として運動開始時に疼痛を生じるものの、一旦動き出すと消失します。関節変形が進行するにつれて、立位・歩行時に常に疼痛を感じるようになります。疼痛の生じる主な部位は鼠径部（足の付け根）、臀部、大腿外側部です。寒冷、多湿などの気候条件により増悪します。股関節の関節可動域は、屈曲、伸展、外転、内旋が制限されます。疼痛を回避しようとした結果、屈曲、内転、外旋拘縮をきたします。股関節周囲筋の筋力低下、筋萎縮も認められます。関節の変形が高度になると、患側の下肢が短縮し、脚長差が認められるようになります。歩行時には、中臀筋の筋力低下、下肢の短縮、疼痛のため、跛行を生じます。診断にはレントゲン、MRI が有用です（表1、図1）。治療法選択および治療の効果判定の指標として日本整形外科学会の股関節機能判定基準を使用します（表2）。

[2] 治療・リハビリテーション

　症状・病期や年齢などにより保存療法、手術療法が選択されます。保存療法の主なものは薬物療法と理学療法です。手術療法としては臼蓋形成術、大腿骨骨切り術、人工関節置換術などがあります。薬物療法・手術療法の詳細については整形外科の専門書を参照して下さい。ここでは理学療法について述べます。理学療法は開始するのに早過ぎるということはありません。術後のリハビリテーションが大切なのはいうまでもありませんが、術前から積極的に運動療法を行う必要があります。手術をしない場合であっても、常日頃から日常生活をより快適に過ごすため、運動療法を行います。まずは除痛のためホットパック、低周波などの温熱療法を行います。股関節の関節可動域が制限されている場合は、関節可動域維持・拡大訓練を自動・他動

表1. 変形性股関節症の症状

疼痛	鼠径部、臀部、大腿外側
股関節可動域制限	屈曲、伸展、外転、内旋
股関節拘縮	屈曲、内転、外旋
股関節周囲筋筋力低下・筋萎縮	中臀筋、大腿四頭筋など
脚短縮、骨盤傾斜、腰椎前弯	
跛行	疼痛による逃避、筋力低下、脚短縮

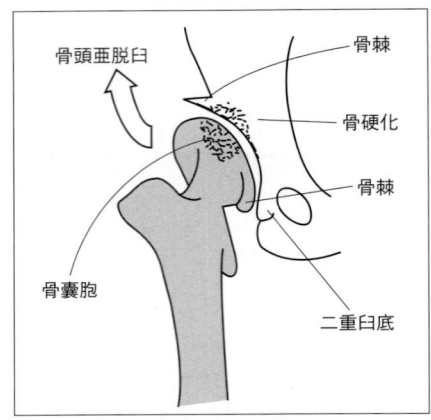

図1. 進行した変形性股関節症

表2. 日本整形外科学会股関節機能判定基準

疼痛	右	左	可動域	右	左	歩行能力		日常生活動作	容易	困難	不能
股関節に関する愁訴がまったくない。	40	40	屈曲／屈曲			長距離歩行、速歩が可能、歩容は正常。	20	腰かけ	4	2	0
不定愁訴（違和感、疲労感）があるが、痛みはない。	35	35	外転／内転			長距離歩行、速歩は可能であるが、軽度の跛行を伴うことがある。	18	立ち仕事（家事を含む）注1)	4	2	0
歩行時痛みはない、但し歩行開始時あるいは長距離歩行後疼痛を伴うことがある。	30	30	点 屈曲			杖なしで、約30分または2km歩行可能である。跛行がある。日常の屋外活動にはほとんど支障がない。	15	しゃがみこみ・立ち上がり 注2)	4	2	0
自発痛はない、歩行時疼痛はあるが短時間の休息で消退する。	20	20	数 外転 注)			杖なして、10〜15分程度、あるいは約500m歩行可能であるが、それ以上の場合1本杖が必要である。跛行がある。	10	階段の昇り降り 注3)	4	2	0
自然痛は時々ある。歩行時疼痛はあるが短時間の休息で消退する。	10	10	注）関節角度を10°刻みとし、屈曲には1点、外転には2点与える。ただし屈曲120°以上はすべて8点とする。屈曲拘縮のある場合にはこれを引き、可動域で評価する。			屋内活動はできるが、屋外活動は困難である。屋外では2本杖を必要とする。	5	車、バスなどの乗り降り	4	2	0
持続的に自発痛または夜間痛がある。	0	0				ほとんど歩行不能。	0	注1) 持続時間約30分。休息を要する場合、困難とする。5分くらいしかできない場合、不能とする。 注2) 支持が必要な場合、困難とする。 注3) 手すりを要する場合は困難とする。			
具体的表現						具体的表現					

病名：　　治療法：　　手術日：　年　月　日　　表記方法
カテゴリー：　A：片側　B：両側　C：多関節罹患　　右　左……疼痛＋可動域
両側の機能　歩行能力＋日常生活動作

総合評価　右　左

的に行います。疼痛が強ければ、無理に関節に負担をかけないよう維持程度に留めます。筋緊張による疼痛に対してはストレッチが有用です。筋力低下に対しては、特に股関節周囲筋に筋力低下を認めるため、中臀筋、大臀筋、腸腰筋の筋力強化訓練を行います。その他、疼痛により歩行距離が短縮し、運動量が減少して全身の筋力低下を認めるため、腹筋・背筋の筋力強化訓練も行います。実際はゴムチューブや砂嚢を使用した筋力強化訓練を行ったり、スクワットや階段昇降を行ったりします。長時間歩行の際は杖を持つように指導し、階段の昇降には手すりを使用するよう勧めます。重量物を運搬するのは、変形性関節症の増悪につながるためできるだけ行わないよう指導します。肥満がある場合には体重を減らすよう食事指導を行います。手術を行った場合は、手術法によりリハビリテーションの方法は異なりますが、少なくとも術前の歩行能力以上の歩行獲得に努めます。手術を行ってもなお脚長差が残る場合は、靴の補高を行います。詳細は第4章1-b「回復期におけるリハビリテーション」を参照して下さい。

> 注　杖を持つのは、患肢の負担を減らすためで、健側で持つようにします。右利きの人は右で持つ傾向があるので注意しましょう。

2. 変形性膝関節症

[1] 病態・症状

　二次性変形性関節症がほとんどで、中高齢の女性に多くみられます。症状は疼痛、運動制限、変形、歩行障害などです。変形性股関節症と同様に、初期は運動開始時の疼痛で、歩行開始時にはみられた疼痛は、歩行するとともに消失します。関節変形が進むと動作時に常に疼痛を伴うようになります。疼痛は膝関節を中心に周辺の大腿に及びます。姿勢が変化し腰痛を生じることもあります。膝関節の可動域は完全伸展と屈曲が制限されます。このため初期には膝が伸びなくなった、正座ができないという自覚症状を訴えます。運動時に雑音を伴うこともありますが、必ずしも疼痛はありません。膝関節の伸展制限による屈曲拘縮、内反変形を生じ、外観状〇脚となります（外反変形がみられる場合もありますが、一般的には変形性膝関節症は内反変形、慢性関節リウマチは外反変形が多いです）。大腿四頭筋の筋力低下のため膝の支持性が低下し、歩行時動揺がみられます。診断にはレントゲンが有用です。関節裂隙の狭小化、骨棘形成、骨嚢胞、骨硬化など認めます。治療の効果判定の指標として日本整形外科学会の膝関節機能判定基準を使用します（表3）。

[2] 治療・リハビリテーション

　大きく保存療法と手術療法に分かれます。変形性股関節症と同様に、治療法の選択については症状や病期、年齢などによります。詳細については整形外科の専門書を参照して下さい。ここでは理学療法を中心に述べます。保存療法ではホットパックや低周波で除痛した後、疼痛を増悪させない範囲で膝関節の可動域維持・拡大のための自動・他動運動を行います。下肢筋力低下に対しては、特に大腿四頭筋の筋力強化訓練を行います。膝の動きを伴う筋力強化訓練を行うと疼痛を増強させるため、等尺性筋力強化訓練を主体に行います。筋力強化のため歩行訓

表3. 日本整形外科学会変性膝関節症治療成績判定基準

術前・術後　病院名：＿＿＿＿＿　　記入者氏名：＿＿＿＿＿　　記入：平成＿年＿月＿日
カルテ番号：＿＿＿＿　　患者氏名：＿＿＿＿　　手術名＿＿＿＿　　手術年月：＿年＿月＿日
性別：男・女　年齢：＿＿歳　体重：＿＿kg　住所：＿＿＿＿＿＿　　TEL：＿＿＿＿＿

		右	左
疼痛・歩行能	1 km以上歩行可、通常疼痛ないが、動作時たまに疼痛あってもよい	30	30
	1 km以上歩行可、疼痛あっても	25	25
	500 m以上、1 km未満の歩行可、疼痛あっても	20	20
	100 m以上、500 m未満の歩行可、疼痛あっても	15	15
	室内歩行または100 m未満の歩行可、疼痛あっても	15	15
	歩行不能	5	5
	起立不能	0	0
疼痛・階段昇降能	昇降自由・疼痛なし	25	25
	昇降自由・疼痛あり、手すりを使い・疼痛なし	20	20
	手すりを使い・疼痛あり、一歩一歩・疼痛なし	15	15
	一歩一歩・疼痛あり、手すりを使い一歩一歩・疼痛なし	10	10
	手すりを使い一歩一歩・疼痛あり	5	5
	できない	0	0
屈曲角度および強直・高度拘縮	正座可能な可動域	35	35
	横座り・胡座可能な可動域	30	30
	110°以上屈曲可能	25	25
	75°　〃	20	20
	35°　〃	10	10
	35°未満の屈曲、または強直、高度拘縮	0	0
腫脹	水腫・腫脹なし	10	10
	時に穿刺必要	5	5
	頻回に穿刺必要	0	0
	総　計		

患者の満足度：とてもよかった　右／左　｜　よかった　人にすすめる　右／左　｜　よかった　人にすすめるほどではない　右／左　｜　わからない　右／左　｜　やらない方がよかった　右／左

特記事項

		右	左
	疼痛	無、軽、中、激	無、軽、中、激
実測角度	可動域	°〜°	°〜°
	強直	°	°
	自動伸展不全	°	°
	内外反		
動揺	側方		
	前後		
大腿周径	5 cm	cm	cm
	10 cm	cm	cm
装具	時々		
	常用	一本杖　二本杖　車椅子	
	時々		
	常用		
	10 m歩行速度	秒	

		右	左
X線所見	立位FTA		
	臥位FTA		
	関節裂隙	狭小、消失	狭小、消失
	骨棘		
	骨硬化		
	亜脱臼		
	骨欠損		
患者の印象			

疼痛・歩行能

- 歩行はすべて連続歩行（休まずに一気に歩ける距離）を意味する。
- 疼痛は歩行時痛とする（疼痛は鈍痛、軽度痛、中等度痛を含む）。
- ある距離までしか歩けないが、その範囲では疼痛がない時は、その1段上のクラスの疼痛・歩行能とする。
- ある距離で激痛が現れる時、その1段下のクラスの疼痛・歩行能とする。
- 「通常疼痛ないが、動作時たまに疼痛あってもよい」は買物後、スポーツ後、仕事後、長距離歩行後、歩き始めなどに疼痛がある状態をいう。
- 「1 km以上の歩行」はバスの2〜3停留所間隔以上歩ける。あるいは15分以上の連続歩行可能をいう。
- 「500 m以上、1 km未満の歩行」は買物が可能な程度の連続歩行をいう。
- 「100 m以上、500 m未満の歩行」は近所づきあい程度の連続歩行をいう。
- 「室内歩行または100 m未満の歩行」は室内または家の周囲、庭内程度の連続歩行をいう。
- 「歩行不能」は起立できるが歩けない、歩行できても激痛のある場合をいう。

表3．続き

疼痛・階段昇降能
・疼痛は階段昇降時痛をいう。
・疼痛は、鈍痛、軽度痛、中等度痛をいう。
・激痛がある時はその1段下のランクとする。
・筋力低下などで「出来ない」状態であるが疼痛のない時は「手すりを使い一歩一歩（1段2脚昇降）で疼痛あり」とする。

屈曲角度および強直・高度拘縮
・「110°以上屈曲可能」は110°以上屈曲可能であるが、正座、横座り、胡座は出来ない状態をいう。
・「75°以上屈曲可能」は75°以上110°未満の屈曲可能をいう。
・「35°以上屈曲可能」は35°以上75°未満の屈曲可能をいう。
・「高度拘縮」は肢位の如何にかかわらず arc of motion で35°以下をいう。

腫　脹
・「時に穿刺必要」：最近時に穿刺を受けている、またはステロイドの注入を受けている、など。
・「頻回に穿刺必要」：常に水腫がある。

練を長時間行うことも、かえって疼痛を増強させるため勧めません。歩行時には杖を使用するよう指導します。手術後後療法では、選択した手術法によりリハビリテーションは異なります。例えば、人工膝関節全置換術を行った場合、術後翌日より他動的可動域訓練器であるCPMを用いて、ベッド上から膝関節の可動域訓練を開始します。臥床期間が長期化すれば廃用性筋力低下をきたすため、可及的に離床をはかり、術前以上の歩行能力の獲得を目標にリハビリテーションを行います。装具療法も併用します。膝関節の内反変形に対しては、外側楔状足底板を使用します。膝の動揺性に対しては膝装具を使用します。詳細は第4章1-d「装具療法」を参照して下さい。

（鈴木久美子）

第3章 リハビリテーション評価

1. 理学療法士・作業療法士の行う評価

●●● はじめに

　この項は、患者さんのできない原因を適切に知り、対処方法を探るための項です。単にリハビリテーションを行うといってもいろいろな手段があります。例えば、運動療法・日常生活動作訓練・装具療法・物理療法・福祉用具指導・家屋改造指導など多くの手段（図1）を個々の患者さんに合わせて用いています。どんなに素晴らしいリハビリを行っても個々の患者さん自身に適切でなければ無意味で苦痛を与えるだけになります。例えば、いすからの立ち上がりが難しい患者さんに、足の力を強化するリハビリを行っても立ち上がれないということもあるのです。そこで再評価したら足の関節が固いことがわかり、いすの高さを少し高くすることですぐに立ち上がることができるようになることもあります。このように、いすから立ち上がれないということに対してもさまざまな原因があります（図2）。評価は患者さんの主要な問題点をみつけるために、また適切なリハビリを行うために必要となるのです。また、評価により問題点がわかるため介助が必要なところと、手を出さずに見守るところがわかります。

　この項の内容すべてを読んですべての評価を患者さんに試みることはありません。患者さんの身体のことで気になったり、後半で述べるリハビリによる効果・変化をみる時など、必要な場合に行って下さい。また、この項での評価は、簡単に記載しています。実際の評価は複雑

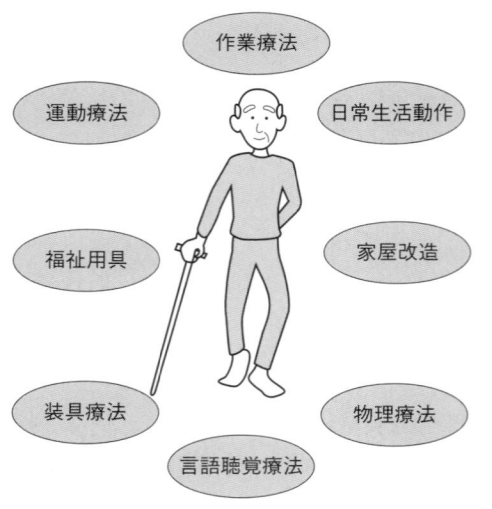

図1．患者さんに対する手段
個々の患者さんに合わせていろいろな手段を組み合わせていきます。

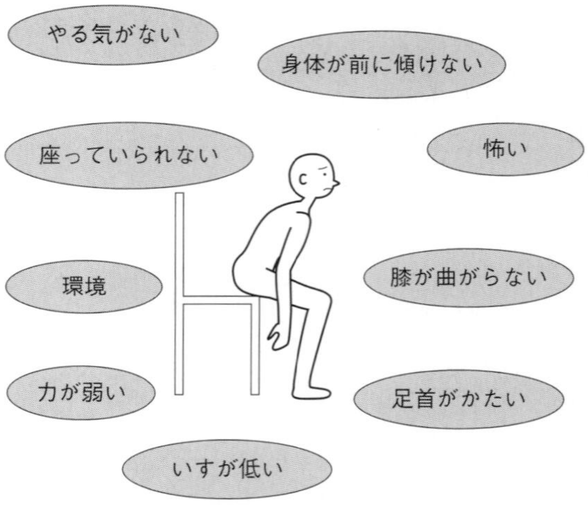

図2．いすから立ち上がれない原因
立ち上がれない原因は、たくさんあります。この原因の中で主要な問題点を評価で探ります。

で、患者さんの問題点の原因も複数が絡み合っているためとても難しいものです。そのため、できれば患者さんの担当の医療機関・リハビリスタッフに情報を得ることが望ましいと思います。

1. 患者さんの日常生活を知るための評価

［1］患者さんを知る

患者さんにお会いして実際にリハビリを行う前に、まず知るべき情報があります。介護は、病気・障害に対して行うのではなく、患者さんに対して行うことが重要です。病気に対する介助はもちろん必要ですが、まずその人の生活背景、家庭環境、病気前の生活など、その人自身を知る必要があります。また、これらの情報は患者さんの身体を考えていくうえで参考になることも多々あります。

まずは、患者さんか家族に問診（聞き取り）にて情報収集（表1）し評価していきます。この評価は、患者さんのプライバシーに触れることから、初対面の最初にすべて問診する必要はなく、患者さんとの人間関係・相互理解を確立してから状況に応じて行います。

❶ 何を求めているのかを知る

患者さんが、「何をしたいのか？　何に困っているのか？」を知ることが必要です。人の生活は、ただ単に食事・トイレに行って・寝るという生活を送っているだけではありません。生活の中で生きがい・やりがいなど、人間らしい生活があります。起き上がる・歩くという動作も、起きられないから・歩けないからリハビリを行うのではなく、何か目的があるための手段として行う動作なのです。極論かもしれませんが、寝てすべての生活ができ、患者さんが満足していれば歩く必要はないと思います。そのため、動作を行うための目的を明確にすることが必要です。

患者さんは、時には機能と大きくかけ離れた目的を主張してきます。その時は「目的が無理・難しい」といわないで、その運動をするためにどのような動作が必要か運動を細分化していきます。例えば座るのが難しい人が歩きたいと訴えた場合、歩くために何が必要なのかを考えます。例えばまず座ることを、その次に立ち上がり、立位を保つ必要があると説明していきます。目的を覆されると、積極性がなくなり、さらには患者さんとの関係も難しいものになるからです。

❷ 年齢から考える

年齢は、患者さんの身体の能力・生活を推測する情報となります。人は、加齢によりさまざまな身体の変化が生じます。例えば、身体の関節が固くなったり、力が弱くなったり、また、バランスも低下し歩く時にフラフラしたり、体力も衰えます。加齢による変化も加味してその人の身体を考える情報となります。

表1. 情報収集する項目

- 年齢
- 現病歴
- 合併症（禁忌・注意点）
- 既往歴
- 主訴
  （患者さんの訴えと要求していること）
- 生活スタイル・リズム
- 趣味
- 家族構成
- 家屋環境
- 経済面

❸ 合併症・今までの病気の有無

　加齢にも関係していますが、年をとるにつれ多くの病気が絡み合います。脳卒中の患者さんの合併症に多い高血圧・糖尿病・心疾患などは、特に本人の自覚症状が現れにくいため、自分で薬を止めていたり、楽観的に放置していたりする場合が多いのです。そのため、単に力が弱いため「どんどん動きましょう」とリハビリを進めたら、さらに病状を悪化させることや、生命の危険、またリハビリが単にストレスとなったりします。例えば、高血圧・心疾患の患者さんへの過激な運動によりさらに血圧が上昇し病気が再発することや、糖尿病の患者さんへの過剰な運動は、血糖を急激に下げる（低血糖）ことによって意識障害が生じることもあります（第3章1.「バイタルサイン」86頁参照）。

　合併症・既往歴の有無の問診は、リハビリを行うためや今後の生活を快適に送るための必要な情報となります。そのため通院先のお医者さんから、患者さんの全身状態や、運動での危険性、身体の変化時の特徴や患者さん自身に自覚症状があるかどうかの情報を確認しておく必要があります。

❹ 入院前の生活スタイル

　患者さんの活動性がどの程度あったのかを知る目安となります。それによりどの程度の運動量、リハビリ目標にするかの判断材料となります。例えば、同じ年齢の患者さんでも、1人で買い物によく外出していた人と家の中だけの生活で外にあまり出なかったという人では、体力的にも身体の機能・能力自体にも差がすでに生じています。

❺ その人の趣味

　趣味は、「何を求めているのかを知る」項目と同様に、リハビリ、動作を行うための明確な目的となります。趣味が、患者さんのやる気や積極性を目芽えさせるからです。特に男性の場合は、仕事中心の生活を送ってこられたため、生活の中に役割・趣味がないことが多いのです。そのため何か目的をみつけてあげることが重要となります。しかし、趣味をみつけることは、他人が与えてもなかなか定着しないため、最初はテレビをみる、日光にあたる、窓の外をみるなど、少しのことから始めてはいかがでしょうか。以前に行っていた方法・手段を再現させるのではなく、別の方法・手段・道具を使用してできないかも考えていきます。

❻ 病院でのリハビリは？

　病院でリハビリを受けていたのかどうか？　問診することによりどのようなリハビリを行っていたのかということで、患者さんの状態、能力の目安となります。病院でリハビリを行う際は、何の目的でリハビリを行っているか、この訓練治療がどんな機能・生活に結びつくかを説明していることもあります。しかし、患者さんとリハビリスタッフとの誤解もあるため、直接リハビリスタッフに情報収集できることが望ましいと思います。

［2］実際の生活場面でできることと、できないことを知る

❶ 寝返りから歩行（車いす）までの評価

　次に患者さんに実際に動いてもらい、何ができて何ができない動作なのかをはっきりさせます。そのことにより患者さんが動くためにどのような動作ができるようにならなければいけないかがはっきりしてきます。できない動作に対してなぜできないかを後述の各評価で探ること

3-1. 理学療法士・作業療法士の行う評価

寝返り	起き上がり	座位	立ち上がり	立位	歩行	車いす移動
→両方向できる	→できる	→手の長さ以上に手を伸ばせる	→床から立てる	→片足立ちができる	→屋外を自由に歩ける	→屋外移動が可能
→片方向できる	→柵・ひもを利用してできる	→手の長さの範囲で手を動かせる	→低い台・いすから立てる	→足踏みができる	→信号が渡れる	→屋内移動が可能
→柵・ひもを利用してできる	→電動ベッドを利用してできる	→手離して可能	→普通のいすから立てる	→手を自由に伸ばすことができる	→階段が昇れる	→車いすに乗り移れる
		→片手だけ上げることができる	→柵・手すりを使用して立てる	→手の長さの範囲で手を動かせる	→家の中が歩ける	→車いすに座っていられる
		→両手でベッド・柵につかまって可能	→いすを高くして立てる	→手離して可能	→杖・壁の伝わり歩きができる	
		→わずかな時間なら座れる	→お尻は持ち上がる	→片手だけ上げることができる	→歩行器を使用して歩ける	
				→わずかな時間なら立てる		

→難しい → 各評価を行い、できない問題点を探る。

図3. 患者さんのできることできないことの見方
これを参考にして患者さんの動作能力を判断します。介助を行わないで実際に患者さんに動いてもらいます（転倒には気をつけて下さい）。

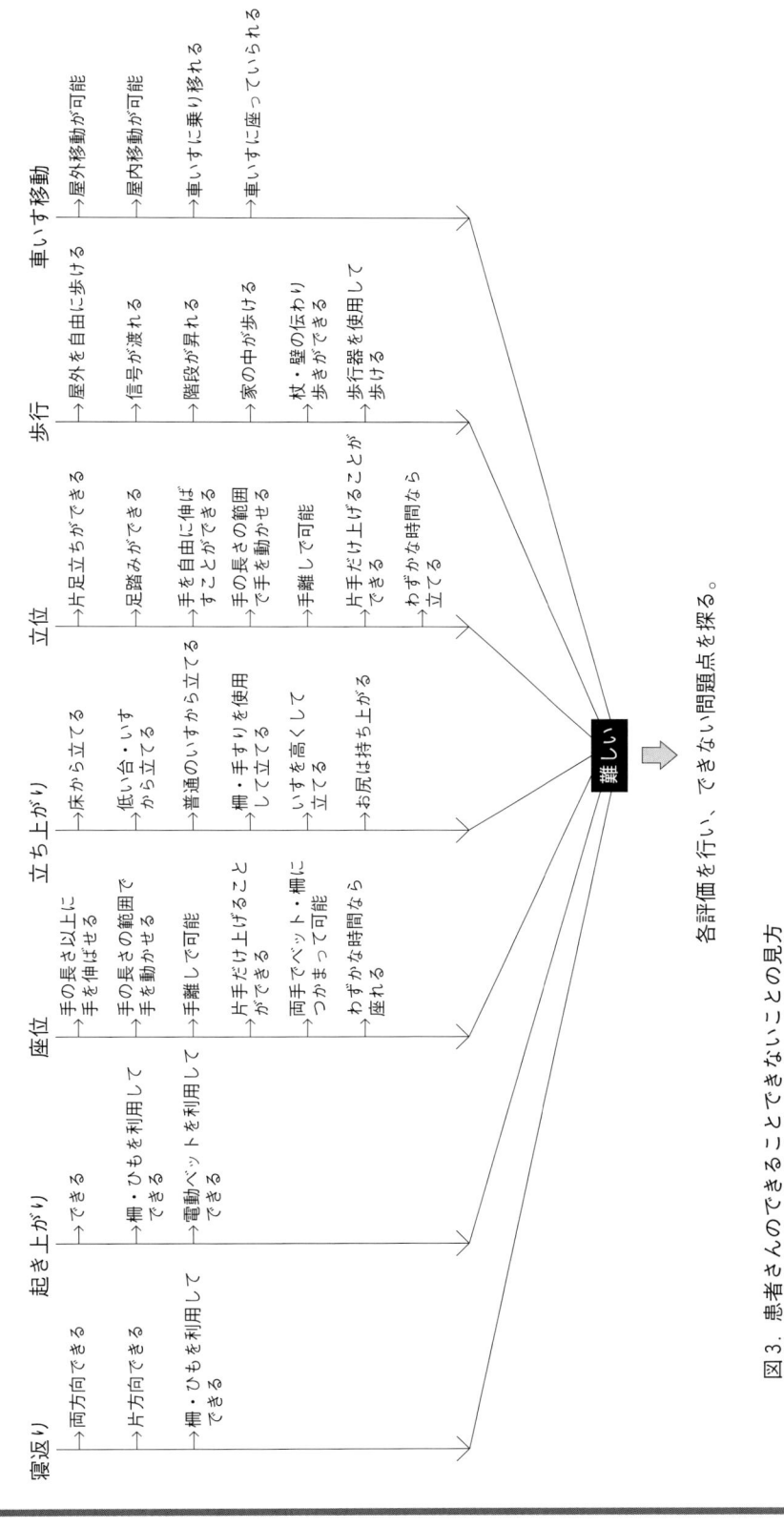

で、どのようなリハビリが必要か、どのような家屋環境・福祉機器などの使用が必要かを検討していきます。はじめにでも述べましたが、問題点を明確にすることで対処の方法を選んでいくのです。評価する動作はたくさんありますが、基本的と呼ばれる動作について簡単に図にしてみました（図3）。

使い方は、介助を行わないで患者さんがどこまでできるかをみます。また、図3には左から寝返り～歩行まで書いていますが、寝返りからみてもいいし、患者さんの訴える動作からみてもいいし、どこからみてもかまいません。「座ることができる」といっても縦に箇条書きしている以外にもいろいろな座り方があります。図3は上から下にいくほど、より動作が簡単になるよう書いています。患者さんがどのような動作を行っているかみていきます。例えば柵を両手でつかんでいる場合、柵から手を離す指示を与えると転びそうになりました。この場合、患者さんは座っていられますが、座位で手を用いて動作するのは難しいことがわかります。そのため、リハビリでは片手を柵から離せるように訓練していくことや、座る時は、手を使いやすいように背もたれのいすを使用するようにしていきます。

また図3は、左端から寝返り～歩行までを記載していますが、寝返りができれば起き上がりができるものでもありません。寝返り・起き上がりは難しいが、立ち上がり・歩行はできることも多いにあります。決して左側の動作が、右側の動作の基本とはなっていません。

このようにして患者さんの何が「できて」何が「できない」のかを評価することは、患者さんの身体を理解することや解決策を適切に選択できる手段になります。

❷ 生活場面での評価

a）日常生活動作（activities of daily living：ADL）とは

リハビリテーションの中での日常生活活動の概念は「1人の人間が独立して生活するために行う基本的な、しかも各人ともに共通に繰り返される一連の身体的動作群」です。日常生活活動は食事動作・更衣動作・整容動作・トイレ動作・入浴動作など、身の回りの動作を指します。

b）東京労災病院での日常生活動作の評価

日常生活動作の評価は、その動作が実際に行われている場所と時間で行うことが重要です。東京労災病院では訓練室での日常生活動作のシミュレーションは行うものの、手すりの高さや便座の位置、トイレへの出入りのアプローチなど、細かい部分までの再現は難しいと考えています。そこで実際に理学療法士・作業療法士が病棟で日常生活動作について観察し評価を行っています。それが、その後に行われる日常生活動作訓練において、患者さんへのモチベーションを高める手段としても用いることができます。実際に初回評価し、日常生活動作訓練（第4章2-a.「急性期リハビリテーション」、第4章2-b.「回復期リハビリテーション」を参照）を行いながら、その獲得していく動作を病棟生活に定着することが重要です。そのために、実際場面での評価が退院までに何度か必要になってきます。当院では、主にBarthel Indexという評価表を用いて評価を行っています（表2）。

c）評価の方法

評価は実際の動作だけでなく、ベッドからトイレ・洗面所・浴室などへ移動するといった移動動作も含みます。まず、その動作を行うべき場所へ移動し、準備を行い、実際の動作を遂行

3-1. 理学療法士・作業療法士の行う評価

表2. Barthel Index
当院で使用している日常生活動作の評価表　　　　　　　　　氏名

1. 食事動作	全介助 0 要介助 5 自 立 10	全介助 0 要介助 5 自 立 10	全介助 0 要介助 5 自 立 10
2. 車いすからベッド、また、その逆の動作	全介助 0 要介助 5・10 自 立 15	全介助 0 要介助 5・10 自 立 15	全介助 0 要介助 5・10 自 立 15
3. 整容動作	全介助 0 要介助 0 自 立 5	全介助 0 要介助 0 自 立 5	全介助 0 要介助 0 自 立 5
4. トイレ動作	全介助 0 要介助 5 自 立 10	全介助 0 要介助 5 自 立 10	全介助 0 要介助 5 自 立 10
5. 入浴動作	全介助 0 要介助 0 自 立 5	全介助 0 要介助 0 自 立 5	全介助 0 要介助 0 自 立 5
6. 平地での歩行*（歩行不能時車いす駆動）	全介助　0* 0 要介助 10* 0 自 立 15* 5	全介助　0* 0 要介助 10* 0 自 立 15* 5	全介助　0* 0 要介助 10* 0 自 立 15* 5
7. 階段昇降	全介助 0 要介助 5 自 立 10	全介助 0 要介助 5 自 立 10	全介助 0 要介助 5 自 立 10
8. 更衣動作	全介助 0 要介助 5 自 立 10	全介助 0 要介助 5 自 立 10	全介助 0 要介助 5 自 立 10
9. 排便の管理	全介助 0 要介助 5 自 立 10	全介助 0 要介助 5 自 立 10	全介助 0 要介助 5 自 立 10
10. 排尿の管理	全介助 0 要介助 5 自 立 10	全介助 0 要介助 5 自 立 10	全介助 0 要介助 5 自 立 10
	合計 　　点　　／　　／ 　　　　　検者	合計 　　点　　／　　／ 　　　　　検者	合計 　　点　　／　　／ 　　　　　検者

するという過程を想定し、もしくは実際に行い、その中で何ができないのか、なぜその動作ができないのかを考える必要があります。問題点を列挙するのはもちろん、その原因を考えることがより重要であり、その後の日常生活動作への訓練や退院前の家屋指導などの参考になります。また、その他の情報として、家屋の状況や普段の生活スタイルについても把握しておく必要があります。東京労災病院では「老人ADL評価」を用いて、患者さんの詳しい状況を把握しています（囲み記事「東京労災病院オリジナルADL情報シートの有用性」112頁を参照）。

　日常生活動作の評価を以下の5項目に分けて観察し、問題になりやすい点を簡単に述べます。

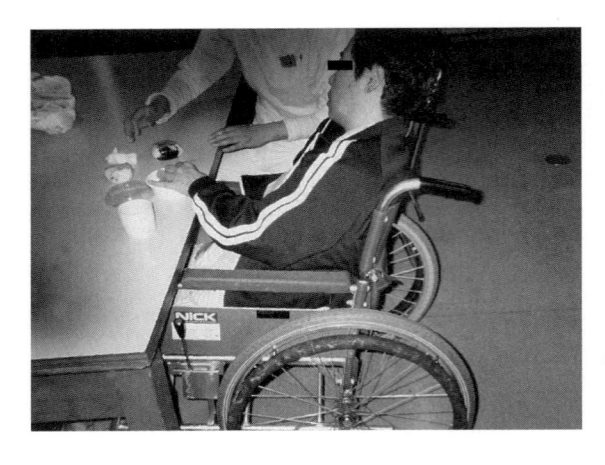

図4．食事場面での不良な姿勢
お尻が前方へずれているため、脊柱が円背姿勢になり、頭部の位置が下がっています。この姿勢では食事を口に運ぶのが難しくなり、また、飲み込みも難しくなります。

◆ⅰ 食事動作

　食事動作とは箸またはスプーンなどを用いて食物をはさみ、またはすくい、口にまでこぼさず食物を運び、口の中に入れて食べるまでの過程をいいます。その一連の流れの中で評価を行います。食べる際の姿勢（頭部の位置、座る姿勢など）も評価に含まれます。

　①精神機能・意識状態：まず意識が覚醒しているかを確認する必要があります。次に食べる意思があるかどうかを確認する必要があります。食事を介助したら食べる意志を示すのか、スプーンを持たせて誘導したら食べようとするのか、など。

　②座る姿勢：食事時、身体はずっこけ姿勢になっていないか（図4）。頭部がまっすぐに保たれているかをみて下さい。頭部が後ろに曲がっていたり、前に倒れていると、食物が飲み込みにくくなり、むせやすくなります。

　③上肢の運動機能：スプーンや箸がどの程度把持できて、口へ運ぶことができるか。特に肘と肩の関節の可動域や筋力がポイントになります。そのほか、もう一方の手で茶碗は持てるのか？　それとも茶碗がずれないように添えるだけなのかなど、麻痺した手がどの程度食事に関与しているかを観察する必要があります。重度な麻痺がある場合には、まったく関与していない場合もあります。

　④環境：指や手首に麻痺がある場合、通常の皿やスプーンではすくいにくい場合もあります。スプーンを把握できなかったりもします。また、テーブルが高過ぎると箸やスプーンの操作が悪くなり、食べこぼしの原因になります。

　⑤半側空間無視：左半側空間無視（105頁を参照）がある患者さんは、テーブルに載せてある食事の左半分を食べ残すことがみられます。注意を促しても、気づかない場合が多いです。

　⑥食べ物を嚙み砕いて、飲み込む（咀嚼・嚥下）：第3章2.「言語聴覚士が行う評価」を参照して下さい。

◆ⅱ 整容動作

　整容動作とは洗顔・歯磨き・髭剃り・整容・化粧などが含まれます。これらの動作自体の評価はもちろん、洗面台への移動や立っている姿勢も含みます。

　①上肢の運動機能：麻痺している手で櫛やヘアブラシを持って操作できるのか。また、歯磨き粉を歯ブラシへつけて口へ運ぶことができるのか、両手もしくは片手でタオルを絞れるか、

などをできるかどうかを観察します。
　②立っている姿勢：洗面台で立っている姿勢を保持できるかどうかを観察する必要があります。姿勢を保持するために手すりが必要になると、健側手が使えなくなったりするので整容動作が制限されます。
　③環境：車いすを使用している患者さんの場合、洗面台に近づくことができても蛇口まで手が届かない場合もあります。
　④失行：失行については108頁を参照して下さい。
◆ iii 更衣動作
　更衣動作とは上着・ズボン・下着・靴・靴下などの着脱についての一連の動作をいいます。手でボタンをはずす操作やバランス能力、手順の理解など、いろいろな要素が複雑に絡み合っています。そのため、評価は実際の生活場面で細かく観察し、できない原因を探る必要があります。また、更衣動作は他の入浴動作やトイレ動作の中にも含まれているため、日常生活の全体の自立度を上げる重要な動作だといえます。
　①精神機能：精神機能低下（痴呆など）がある患者さんは1日の生活の中で服を着替えるという概念がなくなったりすることがあります。また、季節に合わせた服の選択なども乱れてきます。そのほか、ボタンなどが外れても気づかないなど、服が乱れていることに気づかない場合もあります。
　②座る姿勢・立っている姿勢：一般にズボンは立って着脱を行いますが、患者さんにとっては立ってズボンや靴下を履くのが難しくなります。そこで更衣動作の姿勢が座ってできるのか、仰向けでできるのか、もしくは立ってできるのかを評価しなければなりません。そのためには、立っている姿勢や座っている姿勢が安定しているかを観察しなければなりません。そして、実際に動作を行って、バランスを崩さずにできるかどうかを判断する必要があります。
　③上肢の運動機能：麻痺した手がどの程度関与しているかをみます。例えば、ボタンを通す時につまむことができるか、袖を通す時に腕が動いているか、などがあります。
　④下肢の運動機能：座ってズボンの裾を通す時や靴や靴下を履く時、股関節や膝関節に十分な関節可動域が必要です。これらの関節可動域が低下すると、前かがみになって裾を通す動作や、靴の着脱が困難になります。
　⑤半側空間無視：半側空間無視については105頁を参照して下さい。左半側空間無視を有する患者さんの場合、上着を着る際に左側の裾を通し忘れることや完全に通してないことを気づいていない状態があります。また、左の裾をなかなかみつけることもできなかったりします。その状態に対して、介助者が声をかけて修正できるか否かをみる必要もあります。
　⑥失行：失行については108頁を参照して下さい。失行の症状があると、上着を上下逆さまに着ようとしたり、裏返しに着ようとしてもそれに気づかないことが観察されます。
◆ iv トイレ動作
　トイレの自立は患者さんのニーズが最も高いといわれており、一刻も早く対応しなければいけない日常生活動作だといえます。また、在宅生活においてもご家族に精神的にも肉体的にも負担が大きい故に、退院時の情報としては欠かせないものです。
　その動作は、

・ベッドからトイレへの移動
・車いすの場合、車いすと便座間のトランスファー
・ズボン・下着の着脱
・便座に座る
・あと始末（洗浄便座・トイレットペーパーなどで）
・ベッドに戻る
の行程があります。
　これらの行程を細かく観察していく必要があります。
　①排泄機能に問題があるか：尿意や便意がない場合、既往歴に泌尿器科疾患の存在を確認する必要があります。
　②精神機能・コミュニケーション：尿意や便意が存在しても、意識障害やコミュニケーションがとれない場合、失敗することがあります。そのため、意識状態や痴呆の有無、失語症の存在などを確認する必要があります。
　③尿意・便意：尿意・便意の訴えが曖昧な時でも、何らかのサインを患者さんは出す場合があります。排泄の時間帯についても把握する必要があります。
　④ベッドからトイレへの移動：屋内移動自立の最大の目的は「トイレへの移動の自立」といっても過言でないといえるほどトイレへの移動は、日常生活動作において重要だといえます。毎日頻繁に行う動作ですからベッドからトイレまでの移動は、なるべく短い距離で、障害物がない方がよいです。患者さんの屋内移動能力と自立可能な移動距離を把握しながら、段差の有無、廊下の幅、ベッドからトイレまでの距離などの家屋状況やベッドの位置などを確認する必要があります。
　⑤トランスファー（車いす-便座）：車いすを使用する場合、便座に移乗することから始まります。車いすがどこまで便座に近づけることができるか、実際の移乗動作で介助がどこまで必要か、手すりがあれば介助が軽減するか、もしくは自立ができるか、などを観察して下さい。
　⑥ズボンや下着の着脱：
　　・立っている姿勢でズボンの着脱ができるか
　　・座ってズボンを左右にずらしながら着脱できるか
　　・便座に座っている姿勢が安定しているか
　　・手すりの必要があるか
　⑦あと始末：麻痺した手を使用してトイレットペーパーを押さえて破ることができるか、洗浄便座の操作は可能か、などを観察して下さい。
　⑧環境（手すり・ポータブルなど）：移乗動作が可能ならポータブルトイレへ移乗できるかどうか、もしくはベッドで座る姿勢が安定しているならば、尿器で排泄可能かをみる必要があります。
　◆ⅴ 入浴動作
　　入浴動作は移動動作・移乗動作・更衣動作などを含めた複合的な動作であり、重症な麻痺の患者さんでは自立が難しいです。実用レベルまで獲得するには、環境の問題も含め時間を有するため、評価も実際の入浴場面で観察しながら問題点を挙げていく必要があります。また、疲

労度が大きい動作なので患者さんの疲労感の観察も必要です。行程として以下に挙げられるものがあります。
・脱衣場までの移動
・脱衣場での衣服の着脱
・浴室の出入り
・浴室内の移動
・洗体動作
・浴槽への出入り（移乗動作）
・浴槽内の立ち上がり
・身体を拭く
この行程に合わせて説明していきます。

①**脱衣場までの移動**：居室から脱衣場もしくは浴室までの移動能力はどの程度なのかを把握する必要があります。また、移動する中で段差や移動距離はどれぐらいなのか確認して下さい。

②**脱衣場での衣服の着脱**：立っている姿勢で衣服が着脱できるか、いすなどを用意して着脱ができるかをみる必要があります。更衣動作そのものに対しては、更衣動作の項目を参照して下さい。立って着脱する場合、動作が大きくなるため姿勢を保つためのバランスが必要となってきます。

③**浴室の出入り・浴室内の移動**：普段の生活で下肢装具を装着している患者さんは、浴室では装具をはずして移動する場合が多くなります。また、滑りやすい浴室を裸足で移動するわけですから、浴室の入り口・浴室内の移動は屋内移動レベルより能力が下がると考えてもよいでしょう。浴室内を裸足で移動できるか、入り口などにある段差は越えることができるかをみて下さい。

④**洗体動作**：麻痺している手で身体のどの部分まで洗うことができるか、また洗えない身体部位の確認をして下さい。洗体動作の際の、座っている姿勢の安定性はどうかをみる必要もあります。また、タオルを絞る動作やシャワーの操作などを麻痺手、もしくは健側手でどこまで行えるかを観察する必要もあるでしょう。

⑤**浴槽への出入り（浴槽の立ち上がりを含め）**：脳卒中片麻痺の患者さんで問題となりやすい動作が浴槽の出入りの動作です。立ち上がり動作も含め評価するポイントとして、
　ⓐ 立って浴槽がまたげるか、それとも浴槽のふちに座ってまたぎ動作ができるか
　ⓑ 浴槽のふちに座ってまたぎ動作する場合、麻痺足から入れることが可能か
　ⓒ 浴槽のふちに座ってまたぎ動作する場合、健側足から入れることが可能か
　ⓓ 浴槽に移動したあと、立っている姿勢が安定しているか
　ⓔ 浴槽内の立ち上がりは可能か
　ⓕ 浴槽内で座る姿勢は安定しているか
これらの動作の中で手すりが必要かどうかを観察して下さい。

⑥**身体を拭く**：脱衣場で身体を拭く際、立っている姿勢で可能か、いすなどを用意して座って可能かをみる必要があります。また、身体を拭く部位ができないところがあるかどうかを確認して下さい。

⑦環境：
　　　ⓐ 手すりはどのような場面で使用したか
　　　ⓑ 浴室内でのシャワーいすの使用で立ち上がりができるか
　　　ⓒ シャワーや蛇口は手の届く範囲にあるか
　　　ⓓ 浴槽の出入りの時、バスボードは必要か
　　　ⓔ 浴槽台を用いて浴槽から立ち上がれるか
　　　ⓕ 片手で身体を洗う場合、タオルに工夫が必要か
　　d）外泊状況
　退院に向けての準備の1つとして、退院の前に患者さんには外泊を行って頂くことが多いです。外泊は退院後病棟生活から在宅生活へ移行するために重要で、実際の在宅生活でどのような日常生活を行えるかという指標になります。その状況を細かく聴取することで、退院に向けて具体的なリハビリテーションが提供できます（表3）。

［3］なぜ動くことができないのか？

　単に動くことができないといっても患者さんはたくさんの問題が複雑に絡み合った結果、動くことができなくなっています。問題点と原因は、1対1の関係ではなく1つの問題に対し多くの原因があります（図5）。また、それぞれの患者さんによって原因が異なっています。ここが評価の難しさなのです。ここでは、患者さんが動けなくなるために考えられるいくつかの原因を明確にするための各評価を述べていきます。身体のこと・患者さんと周囲の環境との関係などたくさんあります。また評価は、問題点を探ることや、退院後の身体の変化をつかむ手段にもなりますので、実際に行ってみましょう。

❶ バイタルサイン

　バイタルサインとは生命の維持に必要な兆候であり血圧・脈拍・呼吸数などを示します。脳卒中を発症された患者さんは高血圧や心疾患を合併している場合が多く、発症早期からリハビリテーションを行う中でそれらが阻害因子になる場合があります。これらの阻害因子を把握するためにもバイタルサインは必要不可欠な評価であるといえます。在宅でリハビリテーションを行う場合でも、顔色や疲労感などの観察に加え、以下に挙げるようなバイタルサインをチェックする必要があります。

　a）血圧
　血圧の測定については専門のテキストや血圧計の説明書を参照して下さい。簡単な高血圧の分類を表4に示します。
　b）脈拍
　心疾患を合併している脳卒中患者さんをしばしばみかけることがあります。リスク管理を行ううえでも循環の状態を知ることは大事で、脈拍はそれを知るうえで簡便な方法です。
◆i 触診方法：触診方法は人差し指・中指・薬指の3本を用いて皮膚面に接して測ります。接触面は橈骨動脈がわかりやすいです（図6）。
◆ii 脈拍数：正常成人脈拍数は1分間に60〜85拍、平均72拍です。一般的には15秒測定してそれを1分間に換算します。

表3. 外泊時ADLチェックリスト

外泊時に患者さん、またはご家族に外泊状況を把握するためにチェックしてもらいます。

外泊で身の回りの動作が、どの程度1人でできたかについて、今後のリハビリテーションの参考に致しますので、空欄および＊に○を記入して下さい。

患者様氏名 _____　　外泊期間　年　月　日～年　月　日まで

動作項目	できた（自立）	介助でできた	できなかった	試みなかった
1. 布団での動作				
布団またはベッドに寝る				
寝返りをする				
布団またはベッドから起き上がる				
2. トイレ動作（自宅のトイレは：和式・洋式）＊				
腰をかける				
あと始末をする				
ズボン・下着の上げ下げ				
3. 入浴動作（入浴した・入浴しない）＊				
衣服着脱				
浴槽の出入り				
身体を洗う				
4. 和室動作				
畳の上から立ち上がる				
畳の上に腰を下ろす				
5. 室内の移動（移動方法は歩行・車いす）＊				
廊下を移動する				
畳の上を移動する				
トイレまで移動する				
浴室内を移動する				
玄関の出入り				
6. 外泊時の身支度				
衣服を身につける				
靴下または靴を履く				
装具を身につける				
7. 屋外歩行（杖を使用して・杖なしで、装具を履いて・装具なしで）＊				
アスファルトの道を歩く				
横断歩道をわたる				
バス・車（タクシー）の乗り降り				
電車の利用				
道路から玄関までの移動				
階段昇降				
8. その他の動作				
調理（食事の準備）				
薬の内服				

（長尾らより改編）

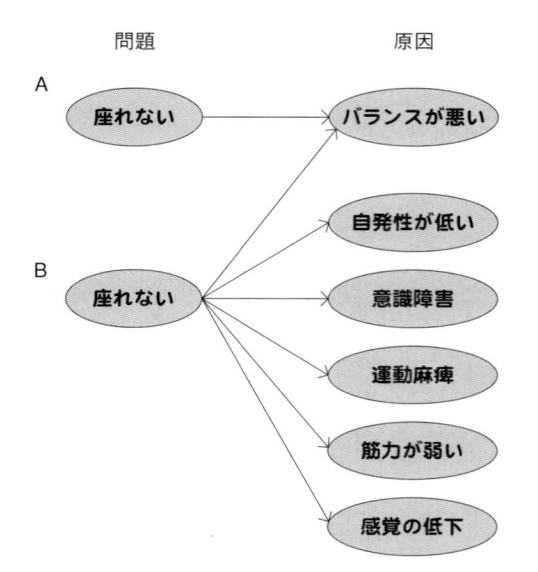

図5. 問題点と原因の関係
Aのように問題点と原因は1対1の関係ではなく、Bのように問題点に対して原因はたくさんあります。

図6. 脈拍の触診部位
橈骨動脈（手関節の親指側の動脈）に指3本で触れて脈拍を測定して下さい。

表4. 成人における血圧の分類

分類	収縮期血圧 (mmHg)		拡張期血圧 (mmHg)
至適血圧	<120	かつ	<80
正常血圧	<130	かつ	<85
正常高値血圧	130-139	または	85-89
軽症高血圧	140-159	または	90-99
中等症高血圧	160-179	または	100-109
重症高血圧	≧180	または	≧110
収縮期高血圧	≧140	かつ	<90

（高血圧治療ガイドライン2000年版より）

・頻脈：1分間100拍以上
・徐脈：1分間60拍以下

◆iii リズムの異常
・整脈：一定の間隔で律動的に拍動する
・不整脈：脈拍拍動が一定しない

c）呼吸数

安静時の呼吸数は1分間に15〜17回です。運動を行ったりすると呼吸数は増し、また、意識的に変化させることもできます。

d）血糖値

糖尿病を合併している脳卒中の患者さんのリハビリテーションで問題になるのが、低血糖症状です。低血糖症状とは血糖値が正常下限以下に低下した場合や、血糖値の急激な低下がみられた時に起こる種々の症状の総称です。成人の場合は血糖値が50 mg/dl以下に低下した場合に出現しやすく、激しい運動をしたあとや食事の前などに起こりやすいです。症状は強い空腹感から始まり、冷汗、手の震え、動悸などの症状を起こし、昏睡をきたします。

❷ 意識低下

a）観察

・話はするがボーッとした感じ
・話しかけても反応がない
・いつも目を閉じている
・刺激がなくなるとすぐ目を閉じる

b）意識障害とは

　意識障害とは、意識が清明（はっきりとしている）でない状態のことをいいます。つまり、自分の周囲の状況を正しく認識して、自分自身の外的環境（侵害刺激・室温の変化）・内的環境（血圧の変化・体温の変化）などに対する適切な反応を示すことが困難になった状態です。意識障害者は、環境の変化に対して自分自身を適切に反応できないため、生命維持に危険な状態となります。例えば、姿勢の変化に対して脳や身体の血液循環を保持することが困難となったり、侵害刺激に対して逃避・防御的反射が認められず身体が傷ついたりします。意識障害の出現の原因は、脳卒中の再発、糖尿病の低血糖症状、誤飲による窒息などさまざまな原因があります（表5）。脳卒中発症直後は、障害の部位・広がりにより生命的危険な状態となり意識障害が出現することがあります。また、脳卒中発症後の経過が長い患者さんでも脳の障害部位によっては後遺症として意識障害が長く続く場合もあります。意識評価の重要な点は、意識障害の出現・増悪により身体・生命に危機的状態が出現しているかどうかの簡易的判断となることです。在宅でかかわる場合は、この評価が重要になります。

c）評価の方法

　評価はいろいろな方法・分類がありますが、Japan coma scale（JCS、3-3-9度方式）が日本では簡易で一般的です（表6）。まずは、覚醒しているか、開眼しているか閉眼しているかを判断します。閉眼している場合、さらに刺激を加えて開眼するかどうかを判断し、表6のように刺激の量を変化させて評価していきます。

d）対処

　意識障害の急速な出現・増悪が生じた場合は、冷静に速やかに救急に連絡し医療機関にかかる必要があります。また、食事中など誤嚥による窒息が疑われる時は、速やかに口を開け内容物を手で取り除きます。救急隊の到着までは、気道を確保する目的で顎を上げたり、意識障害時に嘔吐が出現した場合は横向きにさせたりします（図7）。また、意識障害の出現した時間あるいは発見した時間・血圧・脈拍、患者さんの既往歴（心疾患、高血圧、糖尿病）を記録し、どのような状態で出現しどのように変化したかの経過も記録しておきましょう。原因が転倒による意識障害の場合は、救急隊が到着するまでは姿勢を変えないようにします（第4章1-a.「急性期リハビリテーション」参照）。

❸ 運動麻痺の出現

a）主訴

・力が入らない
・手足が重い
・手足がうまく動かせない

b）観察

・座っていられない
・立っても麻痺側の足が地面につかなかったり膝がガクンと曲がる
・患者さんが麻痺側の手足を動かすと手足が全体的に動く
・手足の動きがぎこちない。まったく動かさない

表5．意識障害が出現する原因（表記以外にもたくさんあります）

意識障害
・外傷、中毒（薬剤、ガス、アルコール）によるもの
・突発したもの（脳卒中、心筋梗塞）
・発熱が先行したもの（髄膜炎、脳炎、脳膿瘍）
・痙攣を伴ったもの（てんかん、脳血管障害、脳腫瘍、脳血管腫、脳膿瘍）
・激しい頭痛が前駆したもの（くも膜下出血、脳出血、高血圧性脳症、髄膜脳炎）
・過去に意識障害発作があったもの（てんかん、脳梗塞、脳腫瘍、低血糖、肝脳疾患、アダムス・ストークス症候群）
・基礎疾患がある時
・原因がはっきりしない時（脳腫瘍ことに前頭葉腫瘍、慢性硬膜下血腫、精神病、脱髄疾患）

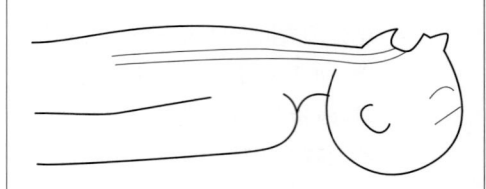

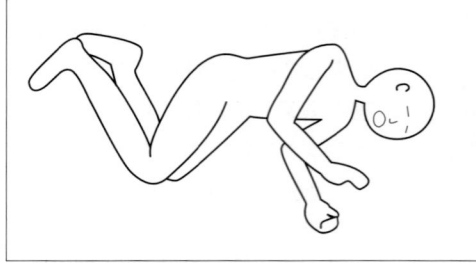

図7．意識障害出現時の姿勢
A：意識障害が出現した場合
B：意識障害出現時に嘔吐した場合

A．気道の確保

B．嘔吐がある場合

表6．Japan coma scale による意識障害の分類

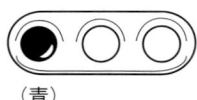

Ⅰ．刺激しないでも覚醒している状態（1桁で表現）
　1．だいたい意識清明だが、今ひとつはっきりしない。
　2．見当識障害がある。
　3．自分の名前、生年月日が言えない。
Ⅱ．刺激すると覚醒する状態―刺激を止めると眠り込む―
　（2桁で表現）
　10．普通の呼びかけで容易に開眼する。
　　〔合目的な運動（例えば、右手を握れ、離せ）をするし言葉も出るが間違いが多い〕*
　20．大きな声または身体を揺さぶることにより開眼する。
　　〔簡単な命令に応ずる。例えば離握手〕*
　30．痛み刺激を加えつつ呼びかけを繰り返すとかろうじて開眼する。
Ⅲ．刺激をしても覚醒しない状態（3桁で表現）
　100．痛み刺激に対し、払いのけるような動作をする。
　200．痛み刺激で少し手足を動かしたり、顔をしかめる。
　300．痛み刺激に反応しない。
　注）R：不穏状態　I：失禁
　　　A：無動性無言、失外套症候群があれば付記する。
　例：100―I、20―RI

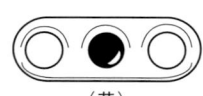

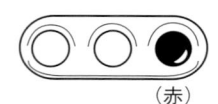

（青）
（黄）
（赤）

*何らかの理由で開眼できない場合

（太田らより引用）

c）運動麻痺とは

　運動麻痺とは、脳卒中を発症し脳神経が死んで、脳からの運動の指令が筋肉までたどりつけず、神経の経路が断線したような状態となっているために手足や身体が動かせなくなった状態のことです（図8）。同じ病気でも、患者さんによってできることや手足の動きが異なります。例えば、手足がまったく動かない場合や、手足や指の動きができる場合など、これらの差は脳の障害の場所・大きさ・広がり方によってそれぞれ変わります（図9）。また、発病してからの運動麻痺の経過は発症後病状が一番重く、その後3ヵ月ぐらいまで一般的に回復するといわれています。発症後3～6ヵ月では緩やかに回復し、その後は後遺症として障害が残るといわれています。但しこの経過に従わない場合も多々あります。

　脳卒中後の運動麻痺にはいくつかのタイプがあります。患者さんの多くは、右側か左側の半身のみに麻痺が生じる片麻痺が出現します。脳の損傷部位によっては、一側の手や足のみが麻痺する単麻痺、両半身に麻痺が出現する四肢麻痺となります。また、脳卒中を再発した場合には、両半身に麻痺が生じる両麻痺となることもあります。運動麻痺は、手足の麻痺が目立ちますが、実際は体幹にも麻痺が生じています。体幹の麻痺は、手足と違い、複雑で評価が難しいのです。例えば、体幹の麻痺により座位姿勢を保つ動作が難しくなったり、手足の動きを悪くしたり、歩行にまで影響を与えます（**囲み記事「座位バランスと歩行との間に関係はあるのか？」90頁参照**）。患者さんには、体幹の障害も出現することを覚えておいて下さい。

d）評価の方法

　評価は、患者さんが運動麻痺によりどの程度動くことができるのかをみていきます。方法は、表7のBrunstromの片麻痺機能テストが病院では一般的に用いられています。患者さんに手・手指・足を随意的に動かしてもらい、その動きの程度により6段階に分類します。数字が大きいほど麻痺が軽く、簡単にステージⅠはまったく動かせない状態、ステージⅢは随意的に動かすことができるが全体的にまとまった動きとなる状態、ステージⅣ・Ⅴは各関節を別々に動かせるようになる、ステージⅥはほとんど健側のように速く動かせる麻痺の影響が少ない状態のことを表しています（図10）。実際に患者さんに動いてもらい判断します。体

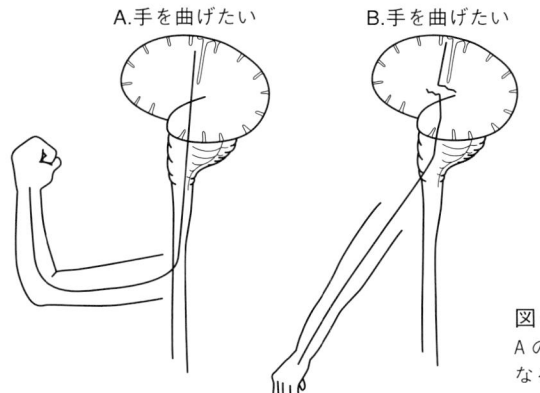

図8．運動麻痺の出現
Aの正常では脳で出した指令「手を曲げたい」が運動となるが、Bの脳卒中後の場合は、指令は出るが途中で途切れているため、運動が出現しなくなる。

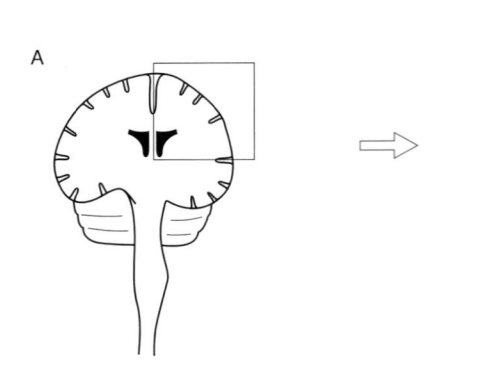

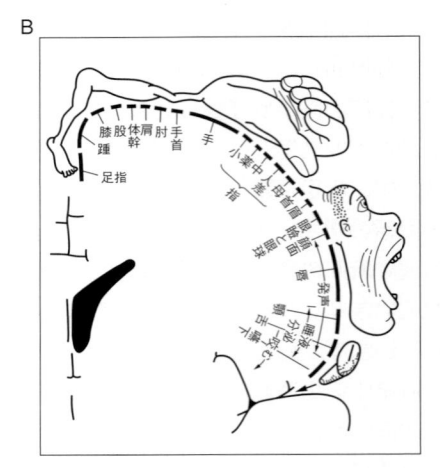

図9．運動の指令を出す場所は決まっている
A図は脳の断面図です。その枠で囲んだ場所がB図です。B図でわかるように場所によって働きが違います。そのため同じ脳卒中でも症状が変わります。
（penfieldetal. 1957）

表7．片麻痺機能テスト（Brunstrom）

ステージ	
Ⅰ	随意運動なし
Ⅱ	痙性の出現、わずかな基本的な屈曲伸展共同運動の出現
Ⅲ	痙性が著明、四肢に随意運動が出現するが、すべて共同運動のパターン
Ⅳ	共同運動からの逸脱で、分離運動が可能となり始める
Ⅴ	痙性が減少、共同運動から随意運動が選択的また独立的にできるようになる
Ⅵ	ほぼ正常な運動が可能で、運動の速度も正常に近づく

※Ⅰ：まったく動かせない状態
　Ⅲ：随意的に動かせるが、まとまった動きになる
　Ⅳ・Ⅴ：関節が別々に動かせ細かな運動ができる

幹機能は、座位バランスで評価します。

e）対処

　最近の研究で脳の神経が再生し組織が再構築され回復することがわかってきていますが、運動障害に対して適切なリハビリを行っても入院前の機能に完全には回復することはありません。そのため、評価により患者さんの運動麻痺・身体の状態を知り、障害（後遺症）を理解し、その人にあった動作方法、介助方法、生活環境を整えていく必要があります（第4・5章参照）。

ワンポイント　協同運動

　運動麻痺では、ステージⅢの状態のことをいいます。随意的に動かすことができるがおおざっぱな動きが可能で、手足を全体的に曲げ伸ばしするため、それぞれの関節を別々に動かすことは難しい状態となります。

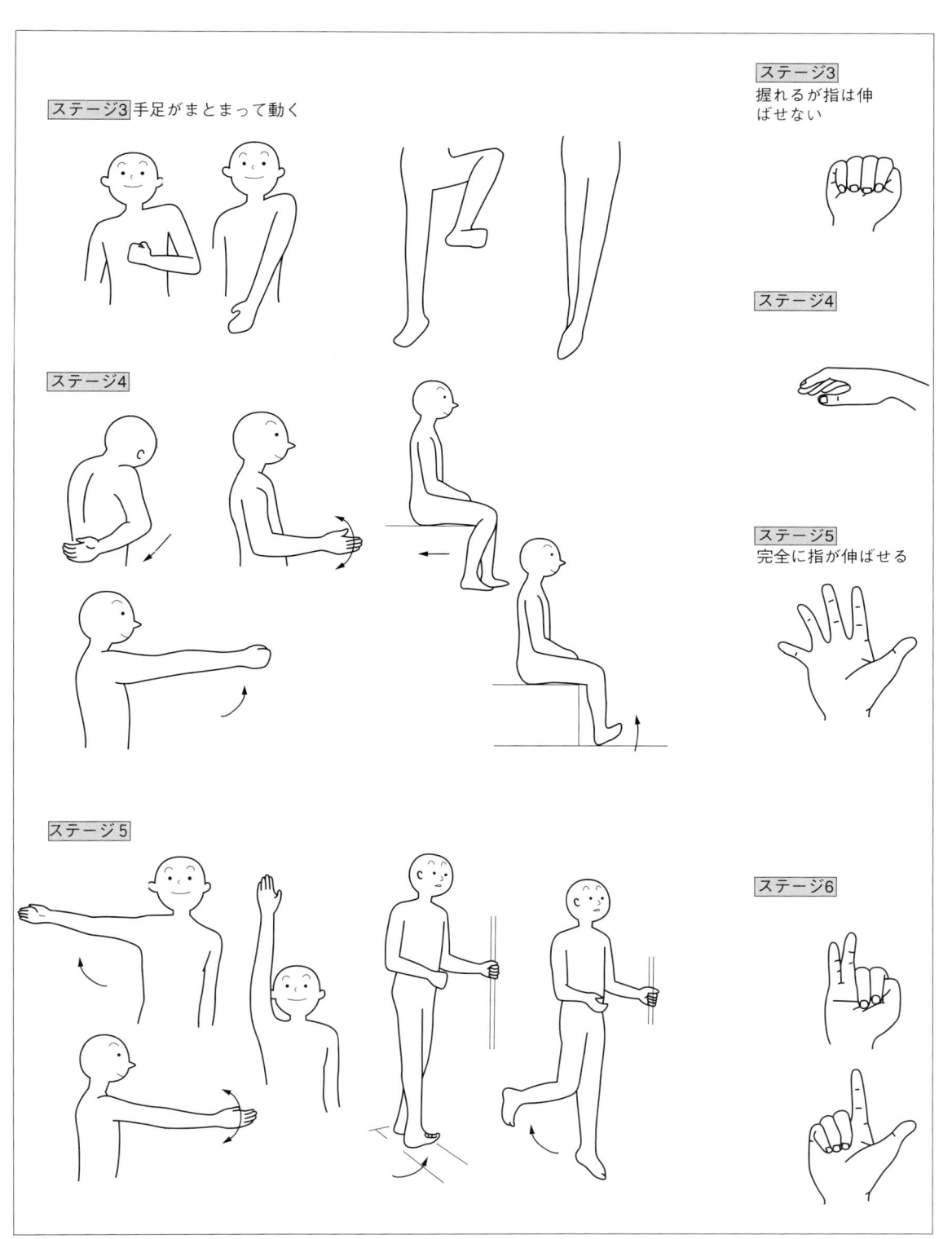

3-1. 理学療法士・作業療法士の行う評価

ステージ3 手足がまとまって動く

ステージ3 握れるが指は伸ばせない

ステージ4

ステージ4

ステージ5 完全に指が伸ばせる

ステージ5

ステージ6

図10. 片麻痺機能テストの実際

ワンポイント　麻痺の回復は

一般的に麻痺の回復は、体幹に近い肩・股関節から回復し手首・足首・指の回復は遅いといわれています。しかし、遠位型といって手首・足首・指の回復の方が速く改善する人もいます。このタイプは、指がよく動きますが、体幹に近い肩・股関節の動きが不十分なため実用性は低くなる傾向となるようです。

座位バランスと歩行との間に関係はあるのか？

座位バランスがよければよいほど、速く歩けるという関係があります。

一般的に脳卒中片麻痺患者さんの歩行は、麻痺側の足の筋力が強く、運動麻痺が軽度で麻痺側の足により多くの体重が荷重できるほど安定して速く歩けるといわれています。しかし、前述のような条件が似ていても歩行の能力に差が生じることを多く経験します。その原因が身体の中心である体幹の能力による差ではないかと考えました。そこで両足の機能の影響を受けにくい、足が地面から浮いた状態での座位でのバランス（体幹能力を反映しやすい）と最も速く歩いた時の歩行速度との関係を比較してみました。

その結果、両者の間には有意な関係があることがわかりました。つまり、歩いている時の体幹は、単に足の上に乗っているだけでなく、歩くことに影響を与えているのです（図1）。

以上より患者さんと接する時は、運動麻痺が出やすい手足に注意がいきやすくなりますが、実は体幹の機能も重要で、その他の動作に影響を及ぼすことを知っておいて下さい。

（植村秀一）

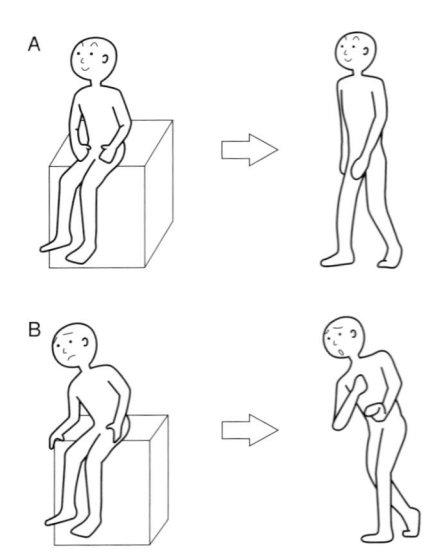

図1．体幹と歩行との関係
Aのように体幹の働きの良好な人は歩行時でも体幹が安定しています。Bのように体幹の働きが少ない人は歩行時も体幹が不安定となり、歩行も不安定になります。

❹ 筋緊張の変化（筋肉の張りの変化）
a）主訴
・手足が動かしにくい
・動作をしようとすると手が曲がる
・手足が重く感じる

b）観察
・あくび・くしゃみで麻痺側の手が動く
・いつも手足が曲がった状態のままで、動く時にさらに強くなる

c）筋緊張とは
　筋緊張とは、とても聞き慣れない言葉ですが、その時々に合わせて無意識に準備する筋肉の状態・張りのことをいいます。例えば、横になって寝ている時と、今にも立って歩こうとしている時では筋肉の張りが変わります。また、2人で話をする時と人前で話をする時、サッカーの練習をする時と大観衆の前で試合をする時、平地で立っている時と断崖絶壁の上で立っている時とでは全身の力の入り方が違うのを経験すると思います。このように、姿勢や気持ち・心理的変化、環境によっても筋緊張は変わります。動こうとした時に筋肉がダラリと休んでいたらすぐに動けないし、また、身体の力を抜いて休もうとしているのに筋肉が動く準備をしていてはリラックスできません。このように筋緊張は、身体の状態や目的に合わせて調節された筋肉の準備状態・張り具合のことをいいます。

　脳卒中の患者さんは、このように無意識的な筋緊張の調節が困難となり「手足が動きにくい」と感じたり、ある変化に伴い「勝手に手足が動いたり」するのです。患者さんの筋緊張の状態としては、筋緊張が異常に高い場合や低い場合、また両方が混在している場合があります。例えば、筋肉をゴムに例えると図11のようになります。筋緊張が高い場合の1つの要素に痙性という状態があり、脳の障害の影響として出現し常に緊張の高い状態となります（図12）。

d）評価の方法
　患者さんに力を抜いてもらって、評価者が麻痺側の手足を動かした時に感じる抵抗感で判断します。抵抗感の基準は、健側との比較で行います。
・抵抗が強く力が入っている感じがする：筋緊張が異常に高い状態
・抵抗感がなくグラグラしている感じ：筋緊張が異常に低い状態
　また、患者さんが動いている時の観察で手足の力の入り具合（姿勢筋緊張）から推測します。
・動作時に手足が強く曲がってきたり伸びたりする：筋緊張が異常に高い状態
・動作時に手足がブラブラして動かせない：筋緊張が異常に低い状態

e）対処
　筋緊張の問題は、身体の動かしにくさに影響を与えるだけでなく、筋肉の緊張が常に一定となることでその関節の動きが少なくなり二次的に関節の動きが制限されることも問題となるために関節可動域訓練を行います（第4章1-a.「急性期リハビリテーション」参照）。また、理学療法士から、筋緊張を自分でゆるめるような体操を指導されていることもあるため、患者さんや理学療法士に聞いてみて下さい。

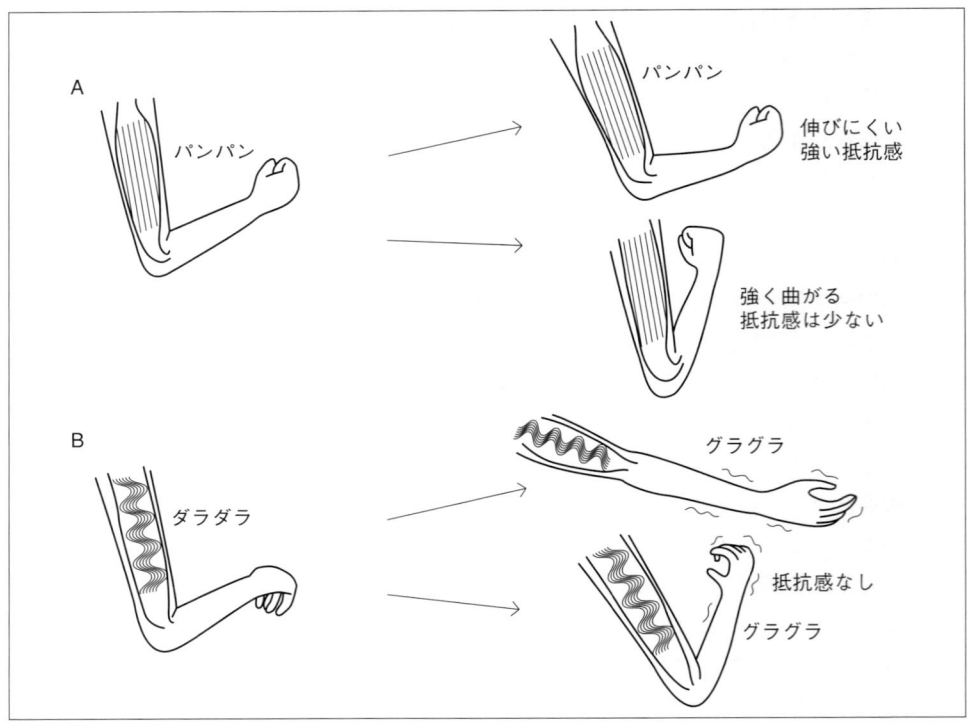

図11．筋緊張（例えば手の肘部分）
筋肉をゴムに例えると、筋緊張はゴムの張り具合に相当します。Aはゴムの張りが強い筋緊張が異常に高い場合です。この場合は、肘を伸ばそうとしてもゴムの伸びがないため動かせません。Bはゴムの張りが弱い筋緊張が異常に低い場合です。この場合、肘を曲げ伸ばしするためのゴムの張りが伝わらず自分では動かせません。さらに肘は、グラグラしているため関節が不安定となる（例えば麻痺側肩や股関節など）。

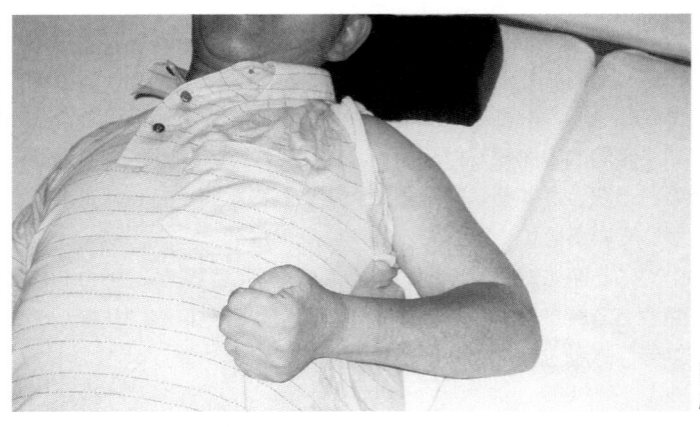

図12．痙性の出現
麻痺側上肢には常に力が入ります。

ワンポイント　連合反応

健側の活動に伴い、麻痺側の上下肢も勝手に同じような動きをすることをいいます。この反応も筋緊張が高まった状態ですが、いくつかの筋の緊張が同時に作用して協同で働く運動となっている状態です（図13）。

❺ 感覚障害の評価
a）主訴
・触っても感じない
・半身がビリビリとしびれる
・手足に力が入っているのかわからない
・どこに手足があるのかわからない

b）観察
・寝ている時に手が身体の下敷きになっている
・足底が地面についていないのに立とうとする

c）感覚障害とは
　脳卒中では皮膚から伝えられる感覚と関節の動きから伝えられる感覚が障害を受けることも多いです。脳卒中を発症され脳内にダメージを受け、そのダメージを受けた場所が手や足からの感覚情報を伝える経路であったならば、麻痺している手や足にしびれや感覚の低下がみられます。その場合、ほとんどのケースで運動麻痺と同じ側に感覚低下がみられます。
　そこで、感覚を大きく2種類に分けます。

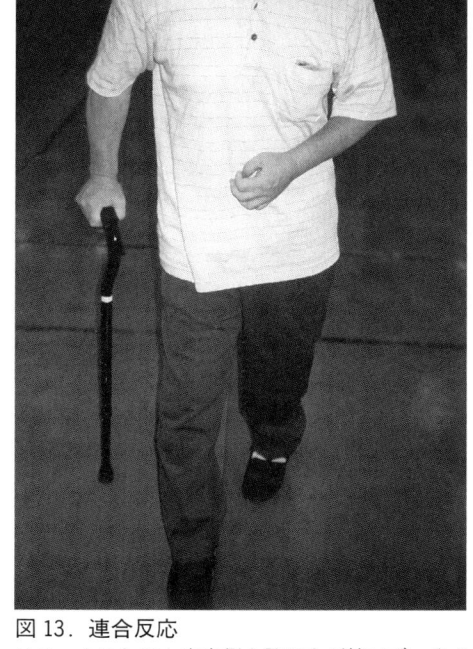

図 13．連合反応
リラックスしても麻痺側上肢は力が抜けず、歩くとさらに力が入ります。

◆i 表在感覚：皮膚からの情報で伝えられる感覚です。その中には触覚（物に触れる）、痛覚（痛みを感じる）、温度覚（熱い・冷たいを感じる）があります。これらの感覚が低下すると、物に触れてもわからない、熱い湯のみを持っても熱く感じなくなります。

◆ii 深部感覚：関節や筋肉から情報が伝えられる感覚です。関節がどの位置にあるか、どういう方向に動いたか、などを伝えます。これを関節覚ともいいます。これらの感覚が低下すると、手や足がどこにあるかわからず、寝返りの時、手が後ろにおきざりになったり、車いすを駆動している時に手が車輪に巻き込まれたりします。
　どちらの感覚が低下しても、大きなけがや介助者にとって大きな負担になる場合があります。

d）評価の方法
◆i 本人の訴え：最初にしびれの有無を聴取します。もししびれなどが存在するならば、それは自発的なものか、それとも他覚的（何らかの刺激を加える）なのかを調べます。また、患者さんが感覚低下を理解していない、もしくは気づいていないこともあるので、詳しい評価が必要となってきます。それぞれの感覚の評価について簡単に以下に述べていきますが、患者さんの協力が得られなければ正確な結果が出ません。また、精神的な動揺や疲労感がみられる場合には、日を改めて行った方がよいかと思います。疲労度や精神的に不安定な状況などで結果が異なる可能性があるからです。

◆ii 表在感覚
　①触覚：筆や綿棒を用いて、皮膚に軽く触れるように刺激を入れます。もしくは軽くなでる

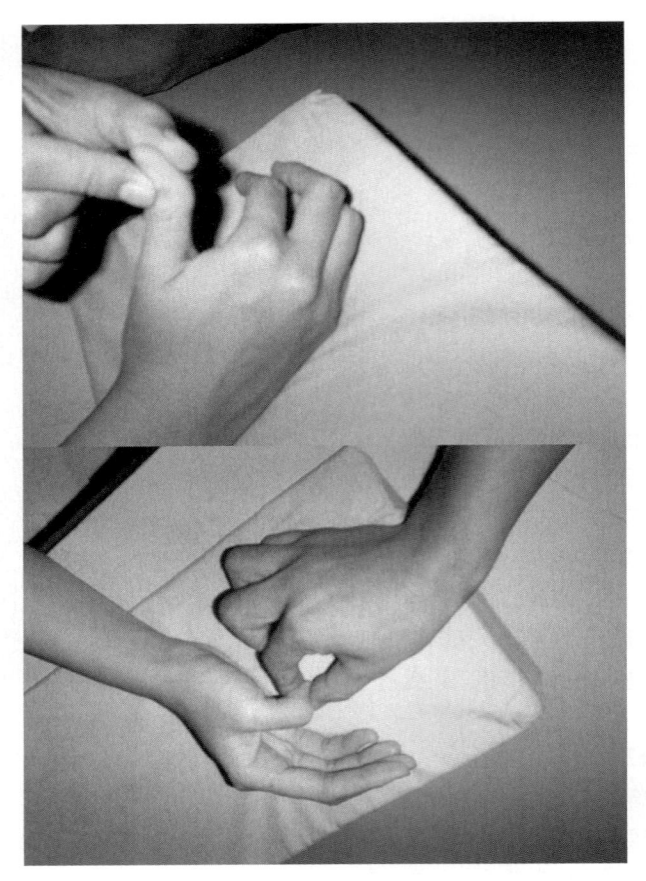

図14. 深部感覚の測定方法
患者さんには目を閉じてもらい、親指を曲げたら「下」、伸ばしたら「上」と答えさせて下さい。

ようにします。皮膚を強く圧迫しないように注意して下さい。評価では患者さんには目を閉じてもらい、触ったら「はい」と答えてもらうようにします。また、健側と比較してどれくらい違いがあるか答えてもらうようにします。

　②痛覚：患者さんには目を閉じてもらい、安全ピンを用いて皮膚を軽く突つくことで確認します。痛覚では刺激を入れたあと、痛みとして感じているか否かを確認して下さい。

　③温度覚：冷たい水（10℃くらい）とお湯（40〜45℃くらい）を用意します。患者さんには目を閉じてもらい、それぞれをランダムに皮膚に接触させて「熱い」もしくは「冷たい」と答えてもらいます。日常生活ではお絞りで手を拭くことやお茶を持つことや入浴場面などで確認してもよいかと思います。

◆iii 深部感覚：深部感覚の中で関節覚についての評価方法を述べます。患者さんには目を閉じてもらい、手や足の親指を評価する人が動かしてどちらの方向へ動いたかを答えてもらいます。例えば親指を曲げたら「下」、伸ばしたら「上」というように答えてもらいます（図14）。その際、必ず健側の指で練習してみて下さい。

　　e）対処

　感覚の問題は麻痺側に二次的障害（痛み）を出現させたり、転倒・火傷などの危険性を伴います。感覚の重度な患者さんには視界に麻痺側手を常に入れることや、麻痺側の管理に注意を

払うように習慣化を促していきます。

❻ 筋力低下
a）主訴
・力が入らない
・動くと疲れる

b）観察
・健側の足がしっかりしていない。震える
・立つと膝がガクンと曲がる

c）筋力低下とは
　筋力（筋肉の活動）は、人が動くための力源です。また動くためには、1つの筋肉だけの働きだけでなく多くの筋肉が協調し合って働きます。筋力は、年齢・性別・その人の生活レベル（活動量）によって個々の強さに差があります。

　脳卒中患者さんの筋力低下は、病気により絶対安静の期間があることや、自分で動けるようになるまでにベッド上・車いす生活が余儀なくされて入院前の活動量が維持できなくなるため生じます。また、筋力低下を生じると、さらに臥床・活動量が低下し、さらなる筋力低下となる悪循環となります。筋力は、使用する機会・必要性がなければどんどん衰えていくのです。また、筋力低下は、腰痛や関節痛が出現する原因にもなります。

d）評価の方法
　脳卒中後の患者さんの場合、筋力は運動麻痺・筋緊張の影響により健側の筋力を診ていきます。筋力の評価は、6段階に分けます（表8）。数字は大きいほど強い力を意味します。筋力が4・5あれば日常生活はほとんど可能ですが、3以下の場合は筋力強化訓練が必要と判断します（第4章1-b.「回復期リハビリテーション」参照）。

　ここでは、主に動作に影響する2つの筋について図15に示しました。

e）対処
　評価により低下していた筋肉の強化が必要です。片麻痺患者の場合は、重りを付けてのリハビリよりも立ち上がりなど動作の中での筋力強化が望ましいです（第4章1-b.「回復期リハビリテーション」参照）。

❼ 関節可動域テスト（range of motion test：ROM-T）の評価
a）主訴
　長い間病気などでベッドに横になっていると、いざベッドから起き上がり、立ってみると、

表8．筋力評価の分類（Daniels）

筋力表示	判　　　定
5（正常）	4の筋より、さらに大きな抵抗に打ち勝てるもの。反対側の筋が侵されていない時は、これと比較する。
4（優）	重力および外的抵抗に打ち勝てるもの。
3（良）	重力に抗して、その関節可動域全体にわたって動かすことのできるもの。
2（可）	重力除去位において、その関節可動域全体にわたって動かすことのできるもの。
1（不可）	筋の収縮は辛うじて生じるが、運動は不十分なもの。
0（ゼロ）	筋の収縮がまったく起こらないもの。

*Daniels L, Worthingham C(1986)による判定規準

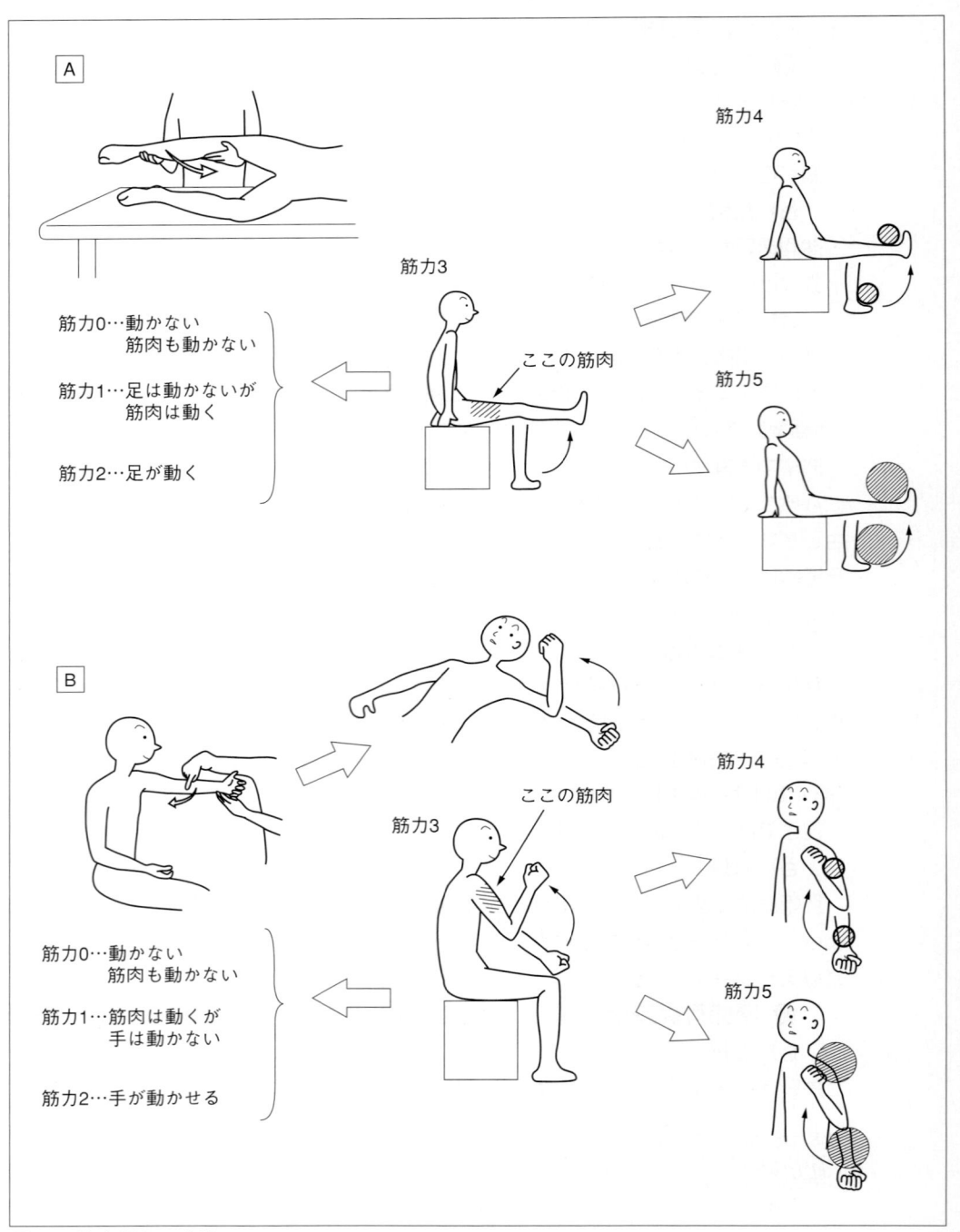

図15．筋力評価の実際
3以上の筋力を測定する時座れなければ寝たままで（2の姿勢）、手足の重みをさらに加えて行う。4、5のイラストの重りは手で重さを調節して加えます。
Aは太もも前面の筋肉（大腿四頭筋）の筋力評価
Bは手の力こぶの筋肉（上腕二頭筋）の筋力評価

ワンポイント　筋持久力と体力

　筋肉の働きは、筋力だけでなく筋持久力もあります。筋持久力とは、筋肉の活動が必要とする間、保持し続けることのできる機能です。また、動作には筋持久力だけでなく、全身・筋肉に酸素を運搬する心肺機能面・末梢循環・栄養面なども含めた体力も重要な要素となります。

　筋持久力の重要性は、例えばポータブルトイレを使用している人が、立ち上がりを1日に6回で疲れて動けなくなる場合、1日に3回しかトイレ動作ができないことになります。1日1回のトイレ動作で済む人は問題になりませんが、1日10回のトイレ動作が必要な人は問題となります。患者さんの生活状況により必要な筋持久力も違いますが、重要な問題となるのです。

　評価方法は、必要な動作を反復してもらい疲労感により判断します。その時運動前後の血圧・脈拍を比較して、疲労感があるがそれらに変化がなければ筋持久力、疲労感が出現して、それらが大きく変化していれば心肺機能の低下など体力の低下が推察できます。

　対処は、血圧・脈拍に注意してその必要な動作を反復して体力を向上させます。運動量は患者さんにより変わりますが、収縮期血圧が40 mmHg以上上昇させない程度・疲労感や筋肉痛を訴えない程度に行います。訓練は、実際の動作（寝返り・立ち上がりなど）を反復させ負担は低負荷（最大筋力の30％程度）で行います。訓練頻度は、週に4～5日行えるようにします。また反復運動は、患者さんにとってストレスとなりやすい動作のため、患者さんの心理状態にも合わせて行います。リハビリが行える状態かどうかを判断する基準として、一般的に用いられている運動の中止基準（**表1**）を載せておきます。あくまでも参考にして下さい。患者さんにより中止基準が違います。

表1．運動実施のための中止基準
下記のような場合はリハビリを中止し安静にする。この表は一般的な基準で患者さんにより異なります。

Ⅰ．訓練を行わない方がよい場合
1. 安静時脈拍数　120/分以上
2. 拡張期血圧　120 mmHg以上
3. 収縮期血圧　200 mmHg以上
4. 労作狭心症を現在有するもの
5. 新鮮心筋梗塞1ヵ月以内のもの
6. うっ血性心不全の所見の明らかなもの
7. 心房細動以外の著しい不整脈
8. 訓練前すでに動悸、息切れのあるもの

Ⅱ．途中で訓練を中止する場合
1. 訓練中、中等度の呼吸困難、めまい、嘔気、狭心痛などが出現した場合
2. 訓練中、脈拍数140/分を越えた場合
3. 訓練中、1分間10個以上の期外収縮が出現するか、または頻脈性不整脈（心房細動、上室性または心室性頻脈など）あるいは徐脈が出現した場合
4. 訓練中、収縮期血圧40 mmHg以上または拡張期血圧20 mmHg以上上昇した場合

Ⅲ．次の場合は訓練を一時中止し、回復を待って再開する
1. 脈拍数が運動前の30％を越えた場合。但し、2分間の安静で10％以下に戻らない場合は、以後の訓練は中止するか、または極めて軽労作のものに切りかえる
2. 脈拍数が120/分を越えた場合
3. 1分間10回以下の期外収縮が出現した場合
4. 軽い動悸、息切れを訴えた場合

（土肥　豊：脳卒中のリハビリテーション―リスクとその対策．medicina 13：1069, 1976）

フラフラしたり、手すりがないと立てなかったりします。

b）観察

立っている姿勢を観察すると膝が曲がっていることが多いです。その時、膝の関節の柔軟性は正常であるだろうかという疑問が浮かびます。実際に膝を屈伸すると、膝が硬くなって伸びなくなってしまうことがあります。また、足首を動かしてみると同じように関節が硬くなっていることがあります。

c）関節可動域の重要性

このように関節の硬さが立ち上がり動作を難しくしている原因の1つだと考えられます。立ち上がる筋力を十分に発揮するためには、関節の動く範囲が確保される必要があります。関節が動くためには動く動力である筋力と関節の動く範囲（関節の柔らかさ）が必要となってきます。特に長期に寝たきりの状態が続いている高齢の患者さんでは、関節が硬くなる進行が早くなるといわれています。このように関節の柔軟性が失われ、動きが制限されるとさまざまな影響が出てきます。股関節の運動制限が出現するとオムツの交換が行いにくくなり、肩の動きに制限が出てくると上着の着脱に支障が出てきます。このように関節の制限は日常生活に多大な影響を及ぼします。

◆i 拘縮とは：関節の動きを制限している原因で一番に挙げられるものに"拘縮"といわれるものがあります。拘縮とは皮膚や筋力、靱帯などの伸張性がなくなり、短縮したことをいいます。長期にわたりギブス固定した関節や、長期にわたり寝たきりが続き、全身の活動量が低下した患者さんなどの関節に起こりやすいです。脳卒中の患者さんの場合では、麻痺によって筋肉自体の弾力性が失われ、関節の動く範囲が低下してきます。特に"尖足"といわれる症状が起こりやすいです（図16）。足首を曲げる（アキレス腱を伸ばすような運動）と抵抗があり、

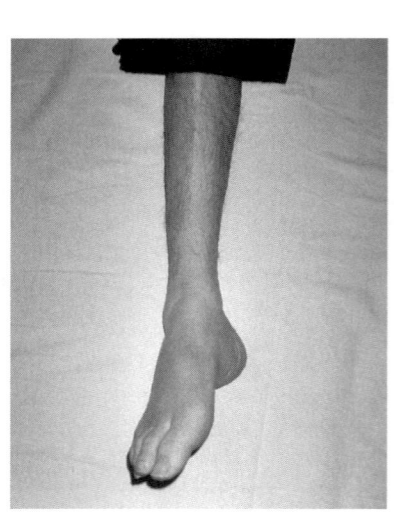

図16．尖足
アキレス腱の柔軟性を失い、足首が曲がらなくなっている状態です。

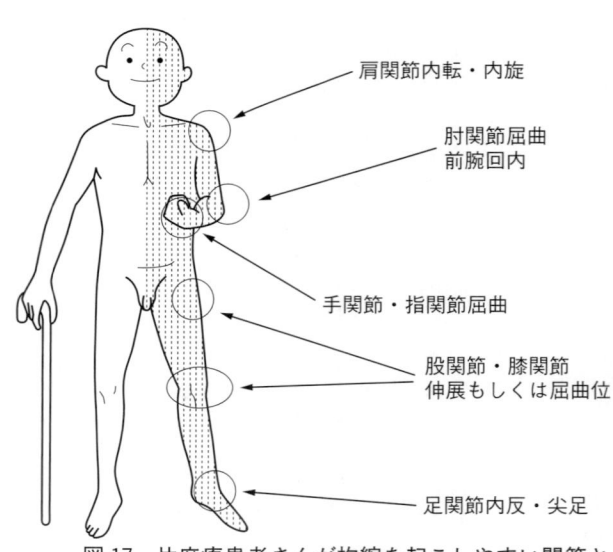

図17．片麻痺患者さんが拘縮を起こしやすい関節とその姿勢
腕の関節は曲がる方へ優位になり、足の方は全体的に関節が伸びる方へ優位になってきます。図に示している関節が拘縮を起こしやすいです。

それ以上は曲がりません。この尖足は、歩行や立ち上がり動作などの身の回りの生活に大きく支障をきたします。その他に脳卒中の患者さんで拘縮をきたしやすい関節とその姿勢として図17のような姿勢を取ります。

◆ii 関節可動域テスト：拘縮の状態やその進行具合をみるためにも、関節の動く範囲を観察していかなければなりません。そのためには関節の動く範囲を測定して、どの程度の制限があるのかを判断しなければなりません。そこでリハビリテーションの評価の中で「関節可動域テスト」というものがあります。関節可動域テストとは身体の各関節を他動的に動かした時の関節の運動範囲を測定することです。その目的は関節の動きを制限している原因を発見すること、障害の程度を判断すること、日常生活活動への影響、リハビリテーションの効果判定などが挙げられます。

d）評価の方法

正確に測定する時には、関節角度計を用いますが、もし角度計がなければおよその角度で目測しなければなりません。また、関節角度の正常値は個人によって多少の違いがありますから、麻痺している関節と健側の関節を比べて比較した方がよいでしょう（例えば右片麻痺の肩関節を測定するならば、左の肩関節と比較します）。測定姿勢は仰向け・座った姿勢が主になります。患者さんには力を抜いてもらい、ゆっくりと測定する人が関節を動かします。動かしていくうちに抵抗感があればそこで止めて下さい。また、動かしている途中で痛みが出てきたらそこで止めて下さい。抵抗が出てきたら、そこまでの角度を測って下さい。また、痛みが出た場合も、痛みが出てきた少し手前で角度を測って下さい。以下、それぞれ関節について述べますが、すべてこのような方法で測定します。

今回はすべての関節を述べるには紙面に限りがありますので、拘縮が頻繁に起こりやすく、日常生活にも影響が大きい関節をいくつか挙げてみました。

◆i 肩関節（図18）
◆ii 肘関節（図19）
◆iii 手関節（手首）・指関節（図20）
◆iv 股関節（図21）
◆v 膝関節（図22）

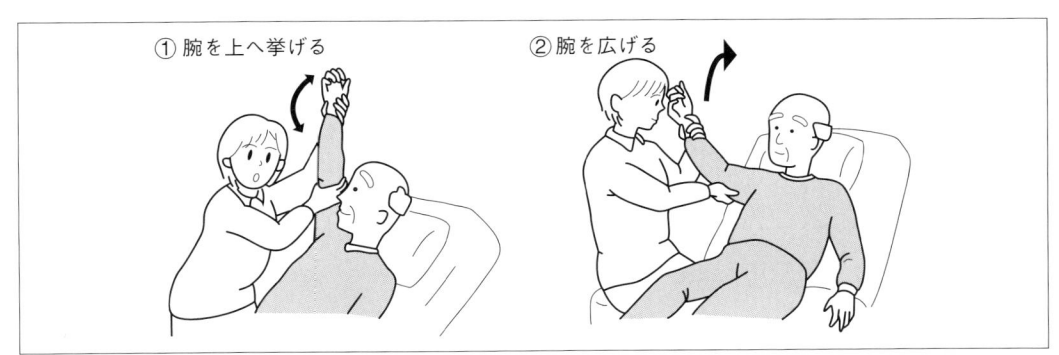

図18．肩関節の関節可動域テスト
肩関節に亜脱臼がある場合には強い痛みを伴いますので、痛みがない範囲で測定をしましょう。

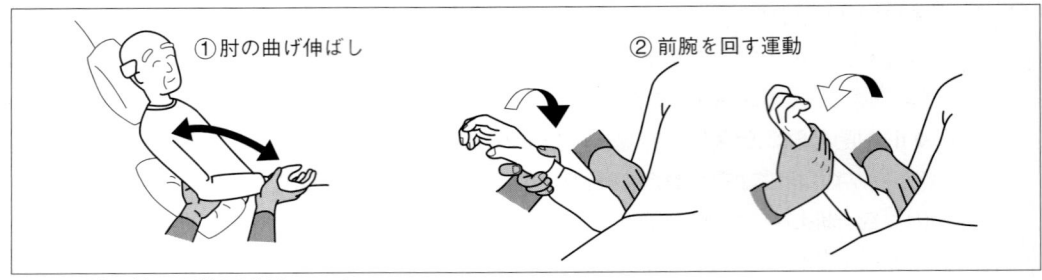

図19．肘関節の関節可動域テスト
①肘の曲げ伸ばし　②前腕を回す運動

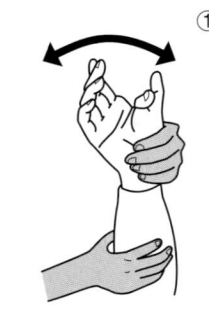

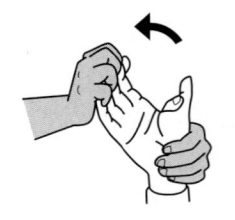

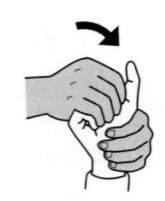

図20．手関節・指関節の関節可動域テスト
① 手首の曲げ伸ばし。一方の手で前腕を固定し、もう一方の手のひらを握り手首を動かす。
② 人指し指から小指までを握り、指の曲げ伸ばしを行い、どの程度指が伸びるか、もしくは曲がるかをみる。

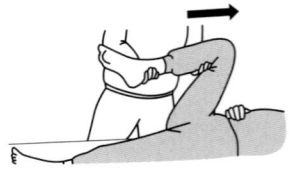

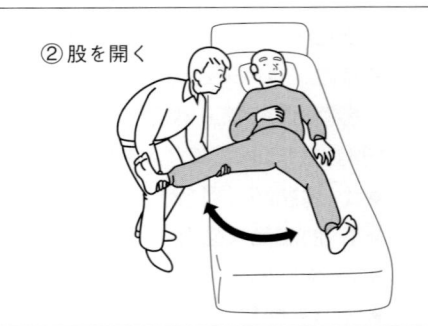

図21．股関節の関節可動域テスト
① 膝と股関節を同時に曲げながら、股関節の曲がる角度をみる。
② 股を開く

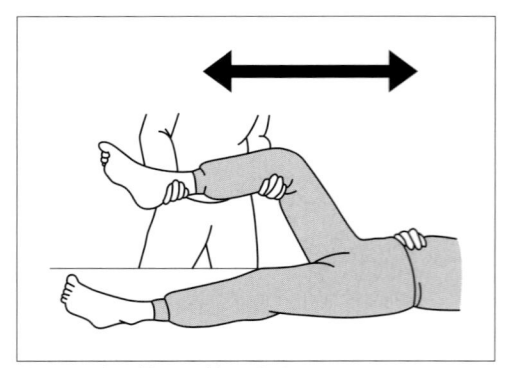

図22．膝関節の関節可動域テスト
図21の①とやり方は同じで膝の曲げ伸ばしをみる

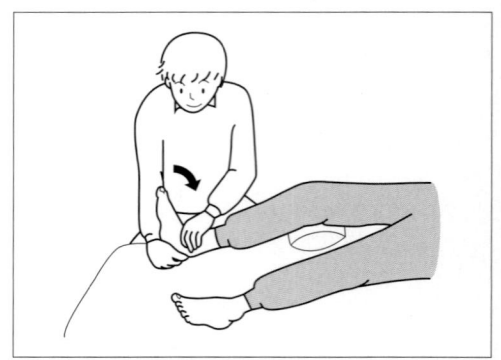

図23．足関節の関節可動域テスト
膝の下に枕などを入れて軽く膝を曲げた位置で測定する。

◆ vi 足関節（足首）（図 23）
　　e）対処
　関節可動域の制限は日常生活に影響するため、患者さん自身や家族の介助により関節可動域運動を行います（第4章 1-a.「急性期リハビリテーション」参照）。また、関節拘縮の強い場合はいすやベッドの高さなどを調整することが必要です。

❽ 痛みの出現
　　a）主訴
・痛い
・動く時に痛い
・麻痺側の半身が痛い

　　b）痛みとは
　脳卒中による直接的な原因と発症後の経過により二次的に出現する痛みがあります。前者は視床痛・肩手症候群と呼ばれるもので医学的適応となります。後者は、関節の不動による循環不全、筋緊張の低下により関節が不安定となるストレスの痛み（麻痺側の肩関節）、身体の使い方が偏り、姿勢が非対称性となることによる持続的ストレスによる痛み（腰痛など）、発症前より出現していた加齢性の痛み（変形性関節症、腰痛）など、さまざまな原因で出現します。

　　c）評価の方法
　評価は、痛みに対してまず問診を行います。
　①「どこが痛いのか？」特定の場所なのか、広範囲なのか聞きます。
　②「いつ頃から痛いのか？　痛くなった原因が思い当たるか？」外傷による急激なものなのか、徐々に痛みが出てきたものなのかを聞きます。

表9．痛みの出現時期と原因の推論

状況	徴候・症候	推論の結果
安静/活動	活動で痛みが生じ、安静で減少する。	通常構造的な問題が運動を妨げている（例：癒着）。
	安静時痛みがあり、活動し始めの方が活動後より痛みが悪化する。	急性期の炎症と考えられる。
	痛みは安静や活動の影響を受けない。	通常、骨の痛み、あるいは器官や系統的疾患に関連している（例：癌、内臓疾患）。
活動/姿勢	疲労したり、特定の姿勢や活動に関連して痛みが生じる。	慢性疼痛（さまざまな要因と関連する）。
	座位や前屈で悪化する。	椎間板性疼痛。
	座位や前屈でしばし改善する。	椎間板性疼痛。
	長く歩くと痛みや痙攣が起こる。	次の可能性がある： ① 脊柱管狭窄症（神経原性間欠性歩行）。 ② 血管性の障害（循環器系間欠性歩行）。
日内変動	朝、こわばりとともに痛みが生じ、動かしていると改善する。	通常、慢性炎症や浮腫を意味する。
	痛みや疼きが1日の終わりになるほど悪化する。	通常、関節内の滞留が増強したことを意味する。
	夜、痛みが悪化する。	末梢神経の絞扼症状（手根管症候群など）や胸郭出口症候群は、夜悪化する傾向がある。
	夜間の耐えられない痛み。	重篤な病理学的問題が考えられる（例：癌）。

（奈良　勲(編)：系統別・治療手技の展開．p 35 より引用）

表10．痛みの訴え方と関係する組織

痛みの種類	関係する組織
締めつける、鈍い、疼く	筋
鋭い、ズキズキして弾かれるように走る	神経根
鋭い、光が走るような、火がつくような	神経
焼ける、圧迫されるような、ズキズキする、疼く	交感神経
深い、しつこく苦しい、鈍い	骨
鋭い、激しい、耐えられない	骨折
脈打つ、広がる	血管

（奈良　勲（編）：系統別・治療手技の展開．p 23 より引用）

表11．医師に直ちに報告しなければならない「危険信号」を示す検査所見

- 激しい絶え間のない痛み
- 治療や姿勢を変えても変化しない痛み
- 激しい夜間痛
- 外傷の既往がない激しい痛み
- 重度なスパズム
- 心理的問題

（奈良　勲（編）：系統別・治療手技の展開．p 40 より引用）

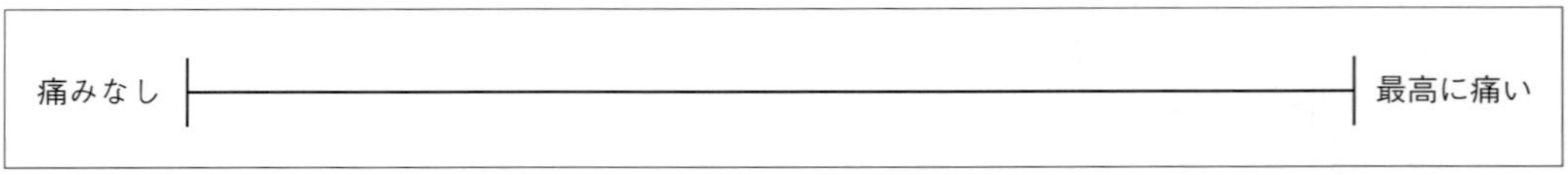

図24．視覚的アナログスケール（VAS）
10 cm の線分の左端を「痛みなし」、右端を今まで経験した中での「最高の痛み」とした場合、評価時や受診した時の障害による痛みで一番痛い時の程度をチェック（✓）してもらい、左端からの長さ（mm）で痛みの程度を定量的に評価する。（系統別・治療手技の展開 p 36 より引用）

③「どのような時に痛いのか？」休息時に痛むのか・運動時に痛むのか、または常に痛いのかを聞きます。痛みが出現する状況で原因が探りやすくなります（表9）。

④「どのような痛みで、どのくらい続きますか？」人により痛みの訴え方に差がありますが、痛み部位による特徴もあります（表10）。

⑤「痛みは、弱くなっていますか？　強くなっていますか？　変わりませんか？」痛みの変化により症状の変化を知ります。弱くなれば回復、強くなれば悪化していると判断できます。

また、痛みは患者さんの主観的なものであるため、視覚的アナログスケール（VAS）を用い定量的に評価します（図24）。これにより、経過を簡易的に比較することができます。

d）対処

痛みは、原因を正確に把握することに努めますが、とても難しい場合もあります。また、痛

ワンポイント　痛みのある場合、温めるのか冷やすのか？

疼痛に対して冷やす場合は、急性期や患部を触って熱感・腫れがある時に行います。その後は、温めるのが基本的です。冷やす場合は冷湿布・アイスパックを、温める時は温湿布・保温性のサポーターを使用します。患者さんが脳卒中の場合は、感覚障害があるため火傷、凍傷に気をつけ時々見たり、触って確認します。また、温めたり冷やしている時に痛みが強くなるようであればすぐに中止します。

ワンポイント　視床痛

視床痛とは、脳の視床と呼ばれる部位の障害により出現します。視床は、身体の感覚神経が通る通路です。そのため、ここが障害されることにより半身の全感覚の低下に加えて、外部より侵害刺激がないにもかかわらず半身・顔面に激しい疼痛・しびれを感じます。対処は難しいため医療での薬物・注射などによるコントロールを行います。

みの出現は単に痛いだけでなく、意欲・自発性・活動性または食欲・睡眠などにも影響するため早期に適切な対処をする必要があります。慢性痛となると、心理的ストレスに加えて不動による身体変化（関節が動かない、筋力低下、体力低下）が生じます。

　上記の問診で、痛みが広範囲、疼痛の出現が急激または外傷がはっきりしている、常時痛む、激しい痛み、痛みが増悪または変化がないなどの場合には、医療機関にかかる方がよいと思います（表11）。その時、対処の方法（安静なのか、動いてよいのか？　温めるのか、冷やした方がよいのか？）の情報を得ます。対処も原因により変わりますが、筋肉の緊張・不動による関節の痛みに対しては、関節可動域訓練を行う必要があります（第4章1-a.「急性期リハビリテーション」参照）。

❾ バランスの低下

a）主訴
・座ったり・立ったりできない
・フラフラする
・座ったり・立ったりすると怖い

b）観察
・常に何かにしがみついている
・動くと転びそうになる

c）バランスとは

　私たちは、地球上で生きている限り重力の影響を受けます。そのため、寝ている時、同じ姿勢を保持している時、動く時には、常にバランスをとる必要があります。

　バランスは、中枢神経・感覚・視覚・前庭・意識・空間の認知・筋機能・関節可動域など、さまざまな身体機能が相互的に絡んで調節しています。またバランスは、年齢の変化により低下してきます。一般的に60歳以降で明らかなバランス低下を示します。

　脳卒中を発症した場合、これらの機能の低下や関係が崩れバランスをとることが難しくなります。脳卒中の患者さんの姿勢保持をイメージすると図25のような感じだと思います。つまり、身体が接している面を感じようとしても感じられないし、その面を押そうとしても押せない状況となります。患者さんにとっては、私たちの綱渡りや、崖を歩いているような感覚ではないかと考えます。そのため患者さんは、転倒の恐怖感から一生懸命に足を突っ張ったり、全身的に力が入り固くなります。それらのことがさらに手足を動かしにくくさせる悪循環となる

ワンポイント　肩手症候群

　肩手症候群とは、麻痺側の肩の痛みと運動制限、それに加えて手の痛み・むくみ・運動制限が出現した状態のことをいいます。肩手症候群は脳卒中以外の外傷、心血管障害でも出現しますが、病因はまだ完全にはわかっていません。対処は、医療での薬物・注射などによるコントロールと麻痺側上肢に過度のストレス（ぶつけたり・挟んだり・ねじったり）を加えないように気をつけることです。また、臨床経過的に肩や手指の運動制限が残存するため痛みのない範囲で関節可動域訓練が必要となります（第4章1-a.「回復期リハビリテーション」参照）。

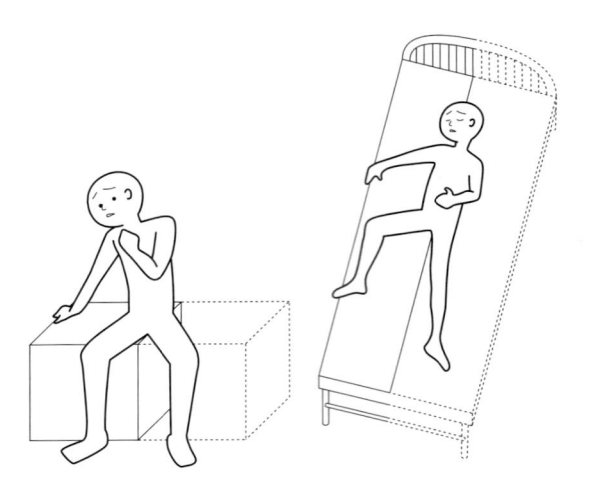

図25. 脳卒中患者さんの姿勢保持のイメージ
いす・ベットが半分しかないと感じ、とても不安定な様子です。そのため健側や身体・頭で一生懸命にバランスを獲ろうとしています。

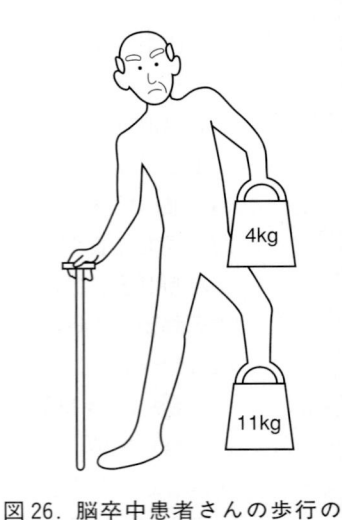

図26. 脳卒中患者さんの歩行のイメージ
麻痺側上下肢が歩行に参加せず重りとなってしまい邪魔をします（図は体重60kgの人の場合）。

表12. 座位、立位のバランスの見方
（簡単な指示でどれくらい動けるのか目安にして下さい）

座位	立位
・座っていられる（両手支持してよい） ・片手を上げられる（片手支持のみ） ・両手を上げられる ・手の長さの範囲で手が伸ばせる ・手の長さの範囲以上に手が伸ばせる（床に手が届く）	・立っていられる（両手支持してよい） ・片手を上げられる（片手支持のみ） ・両手を上げられる ・手の長さの範囲で手が伸ばせる ・手の長さの範囲以上に手が伸ばせる（床に手が届く） ・足踏みができる ・片足立ちができる

のです。このことにより患者さんは、ベッドの上で横になっていても健側の手で柵をつかんだり足を柵に引っかけたりしてバランスを補おうとしています。そのため、動くために介助者が柵から手を離そうとしても、患者さんの手は放れないのです。また、運動麻痺の重い患者さんの場合は、麻痺側の手足がバランスを保つことに参加できないばかりか、重いという負荷になってしまい、さらにバランスがとれなくなるのです（図26）。

バランスを評価する目的は、患者さんがどのような状態で転倒しやすいか、どのような動き・運動はできるのかを評価し適切な転倒防止・介助方法を知るためです。

d）評価の方法

評価は、患者さんの転びやすく難しい姿勢・動作を行ってもらい、その時の安定感・健側の手足の反応を観ます。姿勢を保っているだけなのにフラフラ身体が揺れたり、健側の手で柵やベッドに手をつき、手を離せなかったりすればその姿勢を保持することが困難でバランスが低下していると判断します。

その姿勢が保てれば、表12のように患者さんに行ってもらいます。表12の各項目の上の方

がバランスをとるのにやさしい動作、下の方ほど難しい動作となります。そのため、下の動作ができるほどバランスは良好と判断します。

評価時は、患者さんにとって難しい動作を求めることや、患者さん自身も評価に対して頑張り過ぎるため転倒には十分に気をつけて行って下さい。

e）対処

退院したばかりで動作の経験不足のため恐怖感が強い場合は、その動作を繰り返すことで成功体験を重ね不安感を取り除きます（第4章1-b.「回復期リハビリテーション」参照）。バランスが不安定で座位・立位・歩行など動くことが難しいならば、安心感・介助者の負担を減らすための環境づくりが必要です（第4章3.「在宅における生活環境整備」参照）。

❿ 精神機能の評価

精神機能は知能や人格、さきほど述べた高次脳機能も含めた幅広い機能といえます。

a）痴呆について

当院では痴呆の検査は2種類使用しています。

① 改訂長谷川式簡易知能評価スケール（表13）：満点は30点で20点以下が痴呆の疑い。
② mini mental state examination（表14）：満点は30点で23点以下が痴呆の疑い。

b）自発性

自発性とは自分から進んで行うことを意味しています。脳卒中を発症された患者さんで訓練意欲がなかったり、日常生活を自分で行おうとしなかったりすることがあり、これらの患者さんに対して「自発性が乏しい」などといった表現をします。

以下のような観察をして、患者さんに対して自発性を促すような方法をみつけていく必要があると思います。

① 口頭の指示だけで行動できるか
② 模倣を用いて行動ができるか
③ 誘導するだけで行動できるか
④ 全部の動作を介助する必要があるか

［4］なぜできないの？　なぜわからないの？

ここでは運動麻痺や感覚障害だけで説明できない高次脳機能障害について述べ、日常生活への影響などについても説明していきます。

高次脳機能障害とは言語・動作・認知などにかかわる脳・神経機能の障害のことであり、脳卒中患者さんでは「失語」「失認」「失行」と呼ばれる症状などが出現します。また、「記憶」や「注意」といったことも高次脳機能に含まれます。ここでは日常生活に影響を及ぼし、頻繁に臨床上みられる「半側空間無視」と「失行」について観察のポイントと、日常生活の問題点などについてふれてみます。

❶ 半側空間無視

半側空間無視とは患者さんを取り巻く環境と患者さん自身の半側からの刺激に対して反応しない、もしくは気づこうとしない現象です。また、この症状に対して、患者さんの自覚が乏しいのも特徴的な症状です。主に左片麻痺の患者さんでよくみられ、左側の半側空間無視を有す

表13．改訂版長谷川式簡易知能評価スケール（HDS-R）

(検査日：　年　月　日)　　　　　　　　　　　　　　　　　　　　　　(検査者：　　　　　)

氏名：		生年月日：　年　月　日	年齢：　　歳
性別：　男／女	教育年数(年数で記入)：　　年	検査場所	
診断名：	(備考)		

	質問内容		配点
1	お年はいくつですか？（2年までの誤差は正解）		0　1
2	今日は何年の何月何日ですか？何曜日ですか？ （年、月、日、曜日が正解でそれぞれ1点ずつ	年 月 日 曜日	0　1 0　1 0　1 0　1
3	私達が今いるところはどこですか？（自発的に出れば2点、5秒おいて、家ですか？ 病院ですか？　施設ですか？　の中から正しい選択をすれば1点)		0　1　2
4	これからいう3つの言葉を言ってみて下さい。 後でまた聞きますのでよく覚えておいて下さい。 (以下の系列のいずれか一つを選択し、採用した系列に○印をつけておく) 1：a) 桜　b) 猫　c) 電車　　2：a) 梅　b) 犬　c) 自動車		0　1 0　1 0　1
5	100から7を順番に引いて下さい。(100-7は？、それからまた7を 引くと？　と質問する。最初の答が不正解の場合、打ち切る)	(93) (86)	0　1 0　1
6	私がこれからいう数字を逆から言って下さい。(6-8-2、3-5-2-9) (3桁逆唱に失敗したら打ち切り)	2-8-6 9-2-5-3	0　1 0　1
7	先ほど覚えてもらった言葉をもう一度言ってみて下さい。 （自発的に回答があれば各2点、もし回答がない場合、以下のヒントを与え 正解であれば1点）　　a) 植物　　b) 動物　　c) 乗り物		a：0　1　2 b：0　1　2 c：0　1　2
8	これから5つの品物を見せます。それを隠しますので何があったか言って下さい。 (時計、鍵、タバコ、ペン、硬貨など必ず相互に無関係なもの)		0　1　2 3　4　5
9	知っている野菜の名前をできるだけ多く言って下さい。 （答えた野菜の名前を右欄に記入する） （途中で詰まり、約10秒間待ってもでない場合にはそこで 打ち切る）　　＊0～5までは0点 　　6=1点、7=2点、8=3点、9=4点、10=5点		0　1　2 3　4　5
		合計得点：	

る患者さんが主にみられます。

　　a) 観察

◆i ベッドサイド：健側に頭部が向いており、麻痺側への視覚刺激に対しても反応を示しません。また、麻痺している手が身体の下敷きになっていても気づかないし、そのことを患者さんに伝えても直そうとしません。

◆ii 座っている姿勢：健側に頭部が向いて、眼球と頭部の向く方向が一致しません。顔が正面を向いていても眼球は健側ばかり向いています。麻痺側から声をかけると、正面までは顔を向けますがすぐに健側を向いてしまいます。

　　b) 机上でのテスト

　半側空間無視の疑いがある場合は、机上でのテストを用いてその症状の有無を見極めます。当院では主に4つの課題を行います。

3-1. 理学療法士・作業療法士の行う評価

表14. Mini-Mental State Examination

	質問内容	年 月 日 検者： 得点	年 月 日 検者： 得点
1.	今日は平成何年ですか。 今の季節はなにですか。 今月は何月ですか。 今日は何日ですか。 今日は何曜日ですか。	0　1 0　1 0　1 0　1 0　1	0　1 0　1 0　1 0　1 0　1
2.	ここは、なに県ですか。 ここは、なに市ですか。 ここは、なに病院ですか。 ここは、なん階ですか。 ここは、なに地方ですか。（例：九州地方）	0　1 0　1 0　1 0　1 0　1	0　1 0　1 0　1 0　1 0　1
3.	物品名3個(机、タバコ、鍵) 検者は物の名前を1秒間に1個ずついう。 その後、被験者にくり返させ、正答1個につき1点を与える。	0　1　2　3	0　1　2　3
4.	100から順に7を引き(5回まで)、正答の数を得点とする。	0　1　2　3　4　5 100　93　86　79　72　65	0　1　2　3　4　5 100　93　86　79　72　65
5.	3で提示した物品名を再度復唱させる。	0　1　2　3	0　1　2　3
6.	(時計を見せながら)これはなんですか。 (鉛筆を見せながら)これはなんですか。	0　1 0　1	0　1 0　1
7.	次の文章をゆっくり1度読んで聞かせ、復唱させる。全部正解のときに1点を与える。 「みんなで　力を合わせて　綱を　引きます」	0　1	0　1
8.	(口頭指示) 「右手にこの紙(またはハンカチ)を持って下さい」 「それを半分に折りたたんで下さい」 「机の上に置いて下さい」	0　1 0　1 0　1	0　1 0　1 0　1
9.	下記の文章を、読んで聞かせ、その通りに従うように指示する。 「目を閉じて下さい」	0　1	0　1
10.	なにか文章を書いて下さい。 自発的な文章でなければならず、検査者が例文などを与えてはならない。主語と述語があり、意味のあるものでなければならないが、文法や句読点は不正確でもよい。	0　1	0　1
11.	図形を模写して下さい。	0　1	0　1
	得点合計	／30点	／30点

① 線分抹消

② 線分二等分線

③ 模写課題

　これらの課題を施行し図27、図28、図29のように左側に見落としがみられる場合には半側

空間無視があると判断してよいでしょう。

c）日常生活での観察と問題点

　さきほどの机上のテストで半側空間無視が認められなくても、日常生活でその症状が観察される場合があります。また、半側空間無視は日常生活からの観察の方が問題点を捉えやすいと思います。以下に日常生活における半側空間無視の症状を述べます。半側空間無視の存在によって、日常生活が安全に行えないなどの問題点が挙げられます。以下のいずれかに当てはまる行動がみられるならば、半側空間無視の存在を示しているといってよいと思います。

◆ⅰ　車いす操作・移乗
・車いすの麻痺側のブレーキをかけ忘れる
・麻痺側のフットレストを上げ忘れる
・フットレストやブレーキのかけ忘れを指摘しても気づかない
・車いす操作時にハンドリムを麻痺側の壁や障害物にぶつける

◆ⅱ　歩行
・麻痺側へ曲がる時に身体を壁にぶつけてしまう
・麻痺側へ曲がれず、自分の部屋を通り過ぎる（部屋が麻痺側にある場合）
・人や車いすと麻痺側ですれ違う時、ぶつかってしまう

◆ⅲ　食事動作
・麻痺側半分を食べ残す（急性期でよくみられる）
・テーブルで並んで食べる時、隣の人のものに手を出す

◆ⅳ　更衣動作
・袖や襟をみつけることができない
・袖を通していないことに気づかない
・麻痺側の腕を袖に十分に通さずに肩にかけてしまう
・麻痺側のズボンが上がっていない
・ズボンが捻れて履いている
・麻痺側の靴下を捻れて履いている
・麻痺側の靴のファスナーを閉め忘れている

◆ⅴ　整容動作
・麻痺側のひげを剃り忘れる
・洗面台に置いてあるコップや蛇口をみつけられない

❷ 失行

　失行とは「学習された動作・運動の遂行の障害であり、運動麻痺、感覚障害、言葉の理解が不十分や不注意によるものではないもの」と定義されています。実際に観察してみると不思議な現象のように思われ、わざとやっているようにみえます。例えば、失行がある右片麻痺の患者さんで右手は麻痺によってほとんど動きません。左手の運動機能は問題ないです。病棟でナースコールを左手で押そうとすると、逆さまに持って押そうとします。看護師さんが正しい持ち方を教えても同じ間違いを繰り返します。患者さんは間違ってナースコールを使用していることが理解できていないようにもみえます。しかし、普段の生活において言葉の理解や物の理

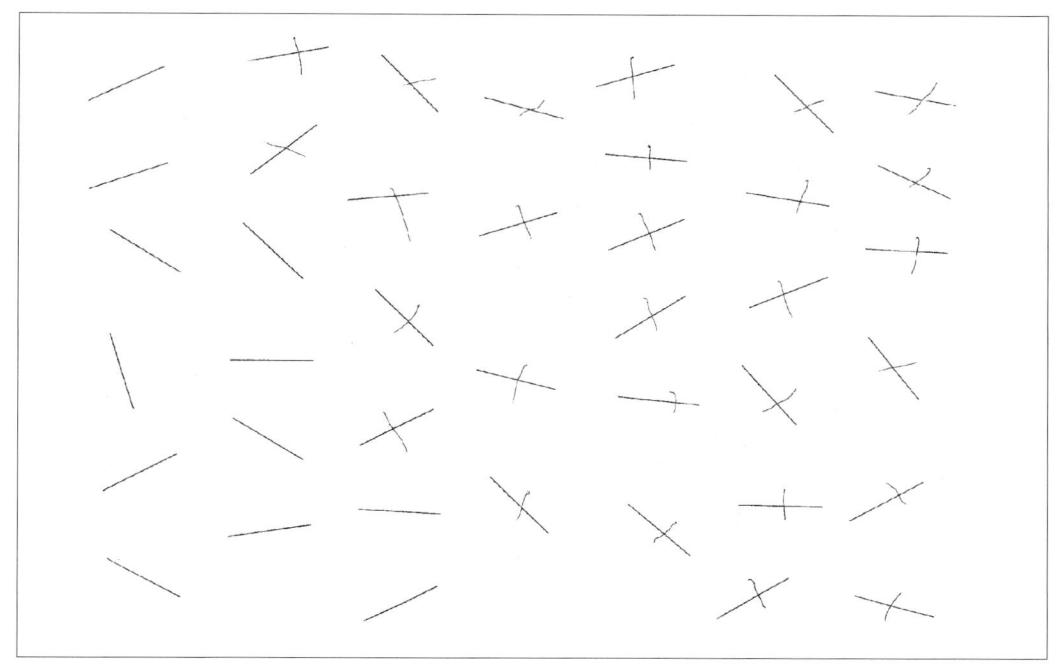

図27. 半側空間無視患者さんの線分抹消テスト
「線の1つずつに印をつけていって下さい」と指示します。左側に見落としがみられます。

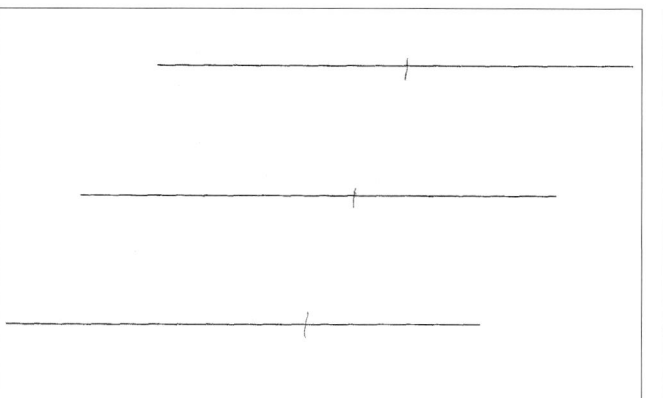

図28. 半側空間無視患者さんの線分2等分テスト
「線のまん中に印をつけて下さい」と指示します。印が右側に偏っており、左側を無視していることがわかります。

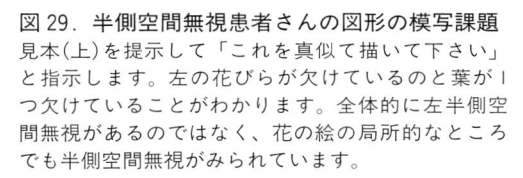

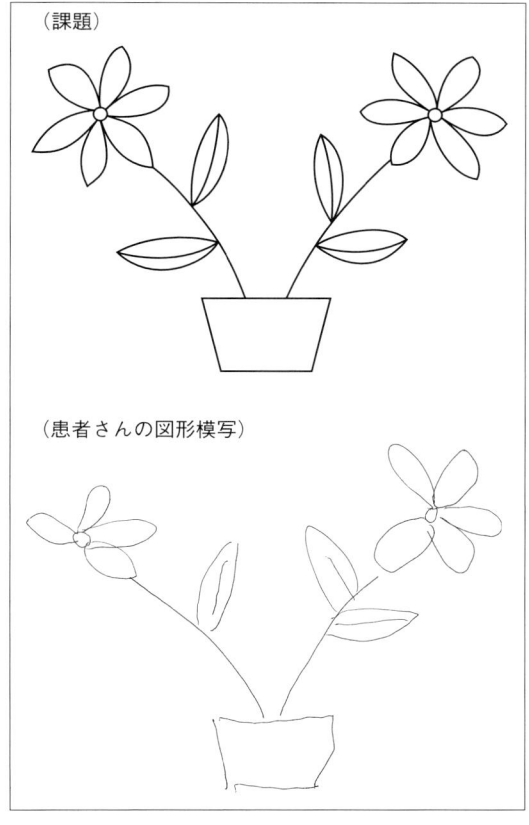

図29. 半側空間無視患者さんの図形の模写課題
見本(上)を提示して「これを真似て描いて下さい」と指示します。左の花びらが欠けているのと葉が1つ欠けていることがわかります。全体的に左半側空間無視があるのではなく、花の絵の局所的なところでも半側空間無視がみられています。

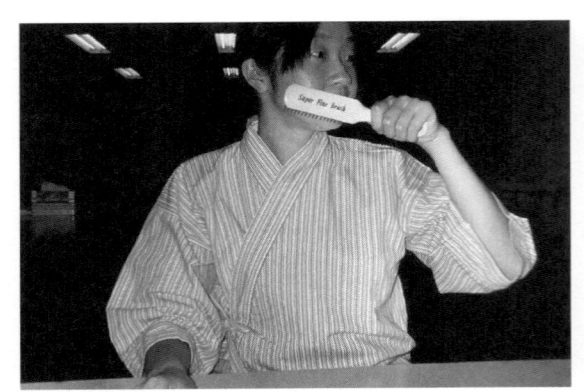

図30．観念失行（単一物品）
櫛を歯ブラシのように使っています。

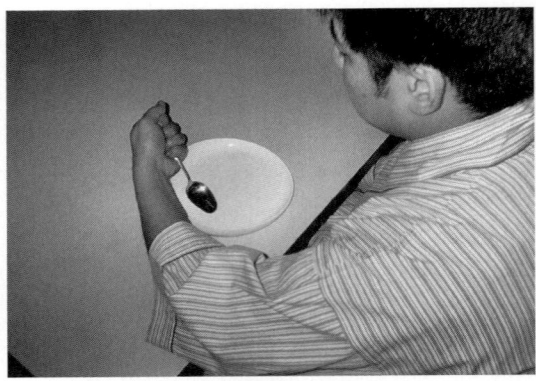

図31．観念失行（単一物品）
食事場面でスプーンを適切に把持することができません。

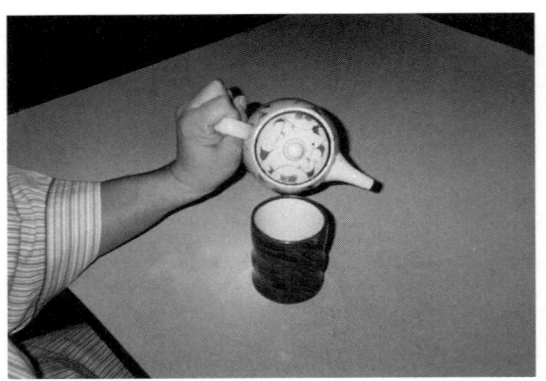

図32．観念失行（複数物品）
お茶を入れる動作で急須と湯飲みの位置がずれているために、うまくお茶を注ぎ入れることができません。

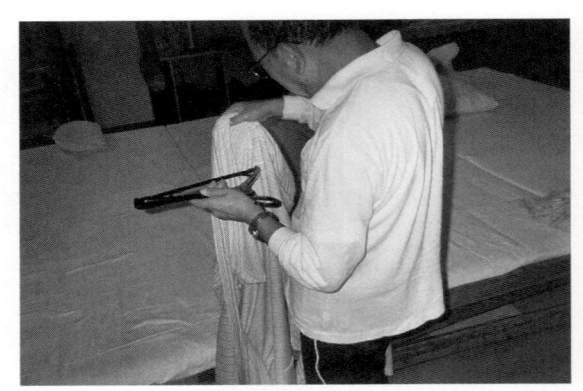

図33．観念失行（複数物品）
ハンガー動作で服の中にハンガーを適切に入れることができません。ハンガーの持ち方が不自然です。

解は保たれているようなので、痴呆ともいいがたいといえます。また、麻痺の有無は関係ありません。このように日常生活にたまにしかお目見えできない「失行」ですが、特に右片麻痺の患者さんに時折みられる症状です。代表的な失行に3種類ありますので、それぞれの症状と日常生活の観察のみかたについて簡単に述べます。

a）観念失行

観念失行とは使用すべき道具の認識は保たれており、運動機能にも問題ないのに、道具の操作に失敗したり、使い方が下手になったりすることです。健側の手で起こりうることです。実際の物品を使用してみるとその症状が明らかになります。この症状は日常生活に強く影響してきます。

◆i 単一物品：櫛を歯ブラシのように使用します（図30）。適切にスプーンを握ることができません（図31）。

◆ii 複数物品：さまざまな物品を系列的に使用することができないことです。例えば「お茶を入れて飲む動作」という課題を行う場合、急須の位置がずれてお茶を入れようとすることが観察されます（図32）。また、「服をハンガーにかける」動作ではハンガーをうまく服に入れら

れないことが観察されます（図33）。

観念失行では日常生活で使用する物品で出現することが多いわけですから、日常生活で、どのような場面で、どのような物品で、どのように使用していたか（手の握り方、物品と物品との位置関係など）、どのような順序で動作を遂行したかを観察する必要があります。

b）着衣の障害

左片麻痺で半側空間無視がある患者さんでも着衣の障害がありますが、右片麻痺で失行がある患者さんでも着衣の障害が出現する場合があります。できない原因ははっきりしていません。服の上下や左右といった概念や袖の大きさや長さが混乱してしまうことが原因でないかと考えられます。右片麻痺の着衣障害の場合は、両側の手や足で出現（半側空間無視は主に左側の腕や足で出現）し、裏表や左右逆さまに上着を着る、ズボンに腕を通そうとする、着衣の動作を行う意思にあるが手順がわからず、混乱し困惑してしまう、といったことが観察されます。

c）観念運動失行

物品を使用しない意図的表現（さようならをする、敬礼をする）の障害です。代表的な検査を以下に挙げます。以下の動作をしてもらうように指示して下さい。

① 軍隊の敬礼をして下さい
② おいでおいでをして下さい
③ ジャンケンのチョキを出して下さい

観念運動失行は日常生活にあまり影響を及ぼしません。

●●● おわりに

評価とはリハビリテーションにおいての第一歩であり、その内容は患者さんの身体的状況はもちろん、精神的状態も把握する必要があります。少しずつ患者さんとコミュニケーションを図っていくうちに、その患者さんの性格や求めているニーズがはっきりしてきます。リハビリテーションは、スタッフと患者さん、もしくはその家族の皆さんとの共通した目標を共有しながら進んでいきます。はっきりとした共通の目標を持つためにはまず患者さんの身体的・精神的状況、またその患者さんの生活をしっかりと把握することが重要です。そしてその状況を患者さんや家族の皆さんと同じ目線で話し合えればと思います。このリハビリテーションの評価の項を通して共通理解で患者さんをみつめる手助けにして下さい。

（植村秀一、末武達雄）

【参考文献】
1）和才嘉昭，島田智明：評価と測定．第2版，医歯薬出版，東京，1998．
2）田崎義昭，斎藤佳雄：ベッドサイドの神経の診かた．南山堂，東京，1994．
3）土屋弘吉，今田　拓，大川嗣雄：日常生活活動（動作）；評価と訓練．第3版，医歯薬出版，東京，1992．
4）日本失語症学会（編）：標準高次動作性検査．医学書院，東京，1986．

東京労災病院オリジナル ADL 情報シートの有用性

　医療の進歩により、救命や延命が可能となり、患者さんの持つ障害の重症化や多様化、急速な高齢社会化も加わり、高齢者のリハビリテーションへのニーズが高まってきました。リハビリテーションゴールや、プログラムを立案するための評価の中で、東京労災病院の作業療法士は、ADL 評価とその関連情報が重要と考えています。

　この ADL 情報シートを製作した時、既にバーテルインデックス（**以下第 3 章-1.「理学療法士・作業療法士の行う評価」**参照）やほかの ADL テストを使用していましたが、特に加齢による身体的、精神的変化のある高齢者や患者さん・家族のニーズの多様化に対応するために、健常老人 100 人、介護経験者 25 人にアンケート調査を行い、ADL 評価を新たに作成しました。また日頃、臨床で必要と思われる関連情報の項目を付け加えました。

　また、介護保険導入などの社会的変化に対応させつつ初期評価として使用してきました。**表 1** に ADL 情報収集シートを示します。

　項目 1 は個人情報です。合併症は、リハビリテーションの阻害因子であり、既往歴とともに重要な情報です。

　項目 2 の特徴は、キーパーソンとなる中心介助者の特性とその健康状態の把握です。患者さんが 1 人暮らしか、中心介助者が誰なのかでリハゴールやプログラムが異なります（例えば介助者の特性―年齢、性別、家族内の立場、介助能力、患者さんとの関係など）。また、この時点で、中心介助者が決定しないと確実な情報が得られにくいとともに、病院からの情報が統一されてほかの家族などに正確に伝わらず、介護指導など十分な協力体制が築けません。中心介助者が決まっていても、その健康状態に問題があれば、上記の役割を果たしにくくなります。過去の当院の研究で、患者さんのストレスと家族のストレスが相関するという結果を得ており、ストレスは健康状態とも関係が強く、退院や退院後の在宅生活を継続する阻害因子になる可能性を持っているといえます。

　項目 3 の経済情報は、入院や在宅生活継続のための基礎的な情報で、職歴は高齢者の場合、生きがいや QOL につながる情報になるとともに、就労者にはリハビリテーションの最終目標のための資料となります。

　項目 4 の家屋、福祉用具情報は、退院前の訪問、外泊訓練時に療法士が同行して詳しく調査しますが、初回評価として早期に情報を得ることで具体的な ADL 訓練が想定しやすく、家族に必要な住宅改造や福祉用具の情報を早期に提供し、準備をしやすくします。

　項目 5 の周辺環境情報は、単身者や高齢者世帯の増加に伴い、退院後の生活を継続していくために地域の資源をどのように活用するかを知る手がかりにします。当院のアンケート調査でも病前行っていない APDL はなかなか訓練導入が困難という結果があります。例えば、料理は一切せず、外食で済ませていた患者さんは、食事コントロールが必要だからといって料理訓練ができるものではありません。そこで、当院では栄養士と相談し患者さんの能力に合わせ、外食やでき合いの食品の利用を考え、指導しています。また高齢者や介助する家族にとって、福祉・保健施設は介護保険施行後は在宅生活を続ける要であり、QOL 向上に不可欠な社会資源です。

　項目 6 は、はじめに紹介した ADL 表です。高齢者で何らかの既往・合併症を持つ患者さんは、病前から ADL 能力に個人差があり、訓練前に知るべき重要な情報です。また、本人と家族で情報が食い違うこともあるので、できることと、していること、頻度、介助量など双方からの情報が必要です。

表1. ADL情報収集シート

検者＿＿＿＿＿　初回（　　月　　日）　最終（　　月　　日）

1. 患者氏名＿＿＿＿＿　生年月日（M.T.S.　・　・　　歳）男・女
   診断名 1.＿＿＿＿　2.＿＿＿＿　発症年月日（S.H.　・　・　）
   合併症・既往歴
   　　CVA・腰痛・膝痛・OA・RA・骨折・心疾患・呼吸器疾患・高血圧・視力低下・聴力低下・
   　　痴呆・糖尿病・その他（　　　　　　　　　）
   身障手帳　有・無（　級）　介護保険　有・無（要支援・介護度1・2・3・4・5）

2. 家族構成（家族と同居・独居）　本人◎　中心介護予定者☆
   　　　　　　　　　　　　　中心介護者の健康状態
   　　　　　　　　　　　　　☐ 良好
   　　　　　　　　　　　　　☐ 通院中
   　　　　　　　　　　　　　☐ その他（　　　　　）

3. 職業・経済状況
   収入源＿＿＿＿＿　職歴＿＿＿＿＿

4. 家屋状況　　　（家）一戸建て・アパート・マンション（　階）持ち家・借家
   　　　　　　　（エレベーター）有・無
   　　　　　　　（階段）手摺り　有・無
   　　　　　　　（玄関）段差　有・無　　　センチ　広さ　　　畳
   　　　　　　　（自室）　　　有・無　　　階　広さ　　　畳
   　　　　　　　（ベッド）　　有・無　設置　可・不可
   　　　　　　　（トイレ）和・洋　手摺り　有・無
   　　　　　　　（浴室）　　　有・無　手摺り　有・無
   　　　　　　　　　　　埋め込み・半埋め込み・据え置き
   　　　　　　　　　　　湯舟　深さ＿＿＿＿
   　　　　　　　　　　　段差　有・無　広さ＿＿＿畳
   　　　　　　　（車いす使用）可・不可
   　　　　　　　（現在使用の福祉用具）＿＿＿＿＿
   　　　　　　　（その他）

5. 周辺環境
   ☐ 病院　☐ 福祉施設　☐ 老人保健施設　☐ 親戚　☐ 友人　☐ スーパー　☐ コンビニ
   ☐ 商店街　☐ 飲食店　☐ その他

6. ADL

評価項目	病前能力		初回評価		最終評価	備考
	本人	家族	情報	実施		
布団から起き上がる						
長時間座る						
＊歩行						
食事動作						
トイレ動作						
入浴動作						
上着の着脱						
下着の着脱						
洗面・歯磨き						
テレビ・ラジオ操作						
電話をかける						
ボタン・ファスナー、ホック						
短文を書く						
新聞・雑誌を読む						
身の回りの整理						
公共の乗り物の利用						
布団の上げ下ろし						
階段昇降						
その他						

```
7. 本人のニーズ・家族のニーズ      自立      ○
                                 一部介助    △
                                 全介助     ×
                              * 1. 健常成人と同じ
                                2. 屋外散歩程度
                                3. 家屋内のみ
                                4. 室内（ベッド等の周囲）
                                       杖  有・無
8. ライフスタイルチェック
   □ 家事（食事の仕度・掃除・洗濯・買い物）
   □ 旅行
   □ 趣味（                      ）
   □ 家・車の手入れ
   □ ボランティア活動・町会活動
   □ その他
```

　初回評価項目が、情報と実施に分かれているのは、本人からの聞き取り情報と実際のしている能力の乖離を確認するためです。

　項目7は、本人と家族のニーズを知るとともに食い違いについても検討することが重要です。本人の現在の身体、精神状態で望むADL範囲が病前と異なることも多く、双方のニーズについての情報と正確な予後予測が訓練のゴール設定やQOLの向上に不可欠と思います。

　項目8のライフスタイルチェックは、病前のQOLを知る情報です。家事はAPDLの中に入る項目でもありますが、最近はライフスタイルの一項目としても挙げられるようになりました。主婦には詳しいAPDL評価を別に行います。

　当院の作業療法では、このシートを初回面接時に患者さんと家族（中心介助者）と三者で行います。この際のADL情報を収集しつつ、介助者の特徴や、患者さんとの関係を観察します。特に高齢者世帯の場合、介助者がキーパーソンになり得るかの判断も行います。

　当院の理学療法士と作業療法士に65歳以上の脳卒中の患者さんと、整形疾患患者70人に対して早期自宅退院に際しどの項目の評価が有用であったかアンケート調査を行ったところ、初回評価時の身体機能が低いほど、項目2の家族状況や、項目4の家屋状況の情報が有効であることがわかりました。また、両疾患ともリハビリプログラムでは、ADL訓練の次に家族面接（情報収集）、介助指導が多いことがわかりました。

　このシートは、退院後の具体的な生活を考えプログラムするために、本人のADL能力とADLに影響するいろいろな要素を長い時間をかけて当院流にアレンジし、他のADL評価表を補ってきたと考えています。当院では、バーテルインデックスとFIM、そしてこのADL情報収集シートを初回評価の中心に使用しています。

（今関早苗）

歩行における時間・距離因子の検討～加齢および変形性膝関節症の影響～

はじめに

　高齢者の活動性を表す指標の1つに歩行が挙げられます。高齢者では、加齢に伴い運動機能のさまざまな因子に影響を受けるため、歩行に対する加齢の影響を検討することは重要です。現在、歩行に対するさまざまな研究が行われていますが、高齢者の歩行は、若年者や壮年者とは異なった歩行パターンを呈することは明らかです。この高齢者の歩行パターンの特徴を把握したうえで、今後増加していくと思われる高齢者への治療や訓練プログラムを遂行していく必要があります。

　最近では、歩行を分析する場合の機器として、床反力計や、多標点位置・角度計計測装置などを使用しての研究がほとんどです。しかし、これらの機器の中には高価であったり操作や計測値の分析が煩雑であり、日常臨床で手軽に使用しにくいものもあります。臨床応用の機器に求められる条件として[1]、

①目的に適した精度があること
②歩行障害の重症度の指標が得られること
③歩行のステップごとのバラツキを測定できること
④被検者の歩行をなるべく拘束しないこと
⑤測定操作、保守が容易であること
⑥特殊な場所を必要としないこと
⑦あまり高価でないこと

などが挙げられます。これらのことを踏まえ、今回、実際の臨床の場で容易に計測できる機器を使用し、健常成人の時間・距離因子の標準化を行いました。また、変形性膝関節症（以下膝OAと略す）の患者さんの歩行分析を行い、加齢に伴う変化と病的変化の鑑別を行うために、健常人の計測値と比較検討をしました。

対象および方法

　対象は、あらかじめ問診や視覚的歩行観察によって、骨関節障害や神経・筋障害による歩行障害のない健常人146名（男性57名、女性89名）、年齢は30歳から79歳で詳細は表1、2に示します。また、医師により膝OAの診断を受けた既往のある歩行可能な成人27名（右膝OA 11名、左膝OA 6名、両膝OA 10名）は、男性3名、女性24名、年齢は53～79歳（68.5±7.1）です。

　方法は、歩行分析装置としてアニマ社製ゲイトコーダー MG 1000（光電スイッチ）が取り付けてあるフットセンサーとしての靴の中敷きと連動しているものを使用し、ある程度の力が負荷されることによりONの状態になり遊脚期が、また力が除かれるとOFFの状態になり遊脚期が示されます。被検者はフットセンサーを装着して、自由歩行（通常行っている歩行速度および歩行状態を指示）を10m行い、そのうちの6mが光電スイッチにより自動的に計測されます。これを、3回繰り返し行い、最大歩行速度を示したものを計測値としました。計測データーとして、ケーデンス、歩行速度、左右別の立脚期時間・単脚支持時間・左両脚支持時間（左脚が踵接地してから両脚支持時間）・ストライド時間・ストライド長の平均と標準偏差、左右立脚時間比、立脚遊脚時間比、計測時間が表示されます。今回、歩行速度とケーデンス以外の項目は、一歩行周期における割合に補正しました。ストライド長/身長に補正して検討しました。これらを年代別に分け、各項目

表1. 健常者の時間・距離因子（男性）

年代	被検者数	ケーデンス 歩/分	歩行速度 m/s	左ストライド 長/身長	右ストライド 長/身長	左立脚時間率(%)	左遊脚時間率(%)	左両脚支持時間率(%)	右立脚時間率(%)	右遊脚時間率(%)	右両脚支持時間率(%)
30〜39	9	117.5(10.1)	81.1(12.0)	.78(.08)	.80(.08)	59.3(3.4)	40.6(3.4)	10.0(2.2)	61.0(2.6)	38.9(2.6)	10.1(1.5)
40〜49	14	116.0 (9.3)	83.4(10.4)	.79(.16)	.81(.14)	56.8(5.4)	43.1(5.4)	8.9(1.7)	57.0(5.3)	42.9(5.3)	8.8(1.7)
50〜59	11	116.0 (8.6)	81.6(10.7)	.76(.15)	.78(.13)	56.3(6.0)	43.6(6.0)	9.3(1.7)	56.6(6.0)	43.3(6.0)	8.8(1.9)
60〜69	13	112.0(12.7)	72.7 (9.3)	.79(.04)	.79(.05)	59.6(1.7)	40.3(1.7)	9.4(1.9)	60.0(1.8)	39.9(1.8)	9.1(1.7)
70〜79	10	120.4 (8.2)	66.2(13.8)	.69(.17)	.69(.16)	58.5(3.4)	41.4(3.4)	10.3(2.8)	59.0(3.6)	40.9(3.6)	8.6(2.2)

( )は標準偏差

表2. 健常者の時間・距離因子（女性）

年代	被検者数	ケーデンス 歩/分	歩行速度 m/s	左ストライド 長/身長	右ストライド 長/身長	左立脚時間率(%)	左遊脚時間率(%)	左両脚支持時間率(%)	右立脚時間率(%)	右遊脚時間率(%)	右両脚支持時間率(%)
30〜39	12	132.1(12.1)	84.9 (8.3)	.79(.10)	.81(.09)	58.0(3.0)	41.9(3.0)	8.8(2.6)	58.8(3.3)	41.1(3.3)	9.3(3.0)
40〜49	17	131.2(10.9)	82.4(10.7)	.80(.11)	.78(.10)	59.7(3.9)	40.2(3.9)	10.3(1.7)	60.1(1.6)	39.8(1.6)	10.1(2.7)
50〜59	18	125.7(12.4)	75.2(12.3)	.74(.10)	.74(.10)	58.8(3.4)	41.1(3.4)	10.2(1.2)	58.9(3.4)	41.0(3.4)	9.8(1.6)
60〜69	21	119.8(11.2)	66.4(11.3)	.69(.12)	.71(.11)	57.5(5.1)	42.5(5.1)	9.9(1.5)	59.0(4.2)	40.9(4.2)	9.3(1.8)
70〜79	17	118.4(11.1)	62.1 (7.0)	.64(.11)	.71(.06)	56.3(5.6)	43.6(5.6)	10.8(2.4)	60.6(2.6)	39.3(2.6)	8.5(2.3)

( )は標準偏差

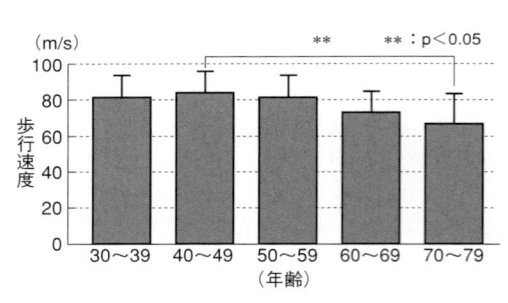

図1. 年代別の歩行スピード（男性） 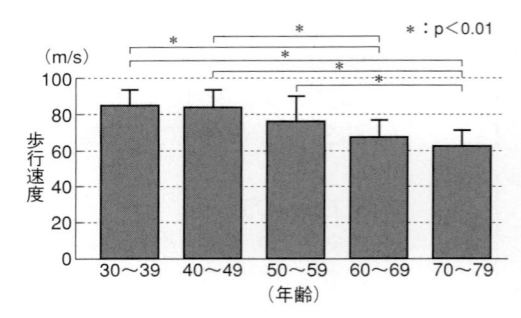　　図2. 年代別の歩行スピード（女性）

ごとに一元配置分散分析で検定を行い多重比較はシェフェ法を使用しました。

結果
(1) 健常人
計測値を年代別、性別に分類したものを**表1、2**に示します。

①歩行速度

男性では40代で83.4 m/minを示し、それ以降は年代が高くなるにつれて徐々に低下していき、70代では66.2 m/minで40代と70代で有位差が認められました。女性では30代で最高値84.9 m/minで、70代で62.2 m/minを示しました。男性と同様に年代が高くなるにつれて低下し、30代と60代・70代、40代と60代・70代、50代と70代の間に有位差が認められました（図1、2）。

②ケーデンス（表1、2）
　男性は各年代の平均値が112歩/分～120.4歩/分で加齢による変化はみられませんでした。女性では、加齢に伴い減少していく傾向がみられ、40代と70代の間に有意差がみられました。

③立脚時間率（表1、2）
　男性では、左立脚時間率の平均値56.3～59.6％、右立脚時間率の平均値56.6～61.0％、女性では、左立脚時間率の平均値56.3～59.7％、右立脚時間率の平均値58.8～60.6％でした。それぞれの項目において、加齢による変化はみられませんでした。

④遊脚時間率（表1、2）
　男性では、左遊脚時間率の平均値40.3～43.6％、右遊脚時間率の平均値38.9～43.3％、女性では、左遊脚時間率の平均値40.2～43.6％、右遊脚時間率の平均値39.3～41.1％で、加齢による変化はみられませんでした。

⑤両脚支持時間率（表1、2）
　男性では、左両脚支持時間率の平均値8.9～10.3％、右両脚支持時間率の平均値8.6～10.1％、女性では、左両脚支持時間率の平均値8.8～10.8％、右両脚支持時間率の平均値8.5～10.1％で、加齢による変化はみられませんでした。

⑥ストライド長/身長（表1、2）
　男性での平均値は、左0.69～0.79、右0.69～0.81で、有意差は認められませんでした。女性では、左0.64～0.8、右0.71～0.81で、女性のストライド長/身長の30代と70代（P＜10.05）、40代と70代（P＜0.01）に有意差がみられ、加齢に伴い減少していく傾向が認められました。

(2) 膝OA
　今回、膝OA患者の障害度判定は、各膝OAに対応する健常者の年代の平均値±標準偏差×2の範囲を逸脱する計測値を異常値としました。各項目における異常値の出現した件数とその割合を表3に示しました。表4は、健常者の測定値と膝OAの測定値との割合をみるために、各項目の割合（各膝OAの測定者/対応する年代の平均値×100）の平

表3．膝OAの異常値の出現件数

	被検者数	ケーデンス	歩行速度	左ストライド長/身長	右ストライド長/身長	左立脚時間率	左遊脚時間率	左両脚支持時間率	右立脚時間率	右遊脚時間率	右両脚支持時間率
片側OA	17	2名(12%)	2名(12%)	3名(18%)	4名(24%)	2名(12%)	2名(12%)	4名(24%)	1名(6%)	1名(6%)	2名(12%)
両側OA	10	2名(20%)	4名(40%)	2名(20%)	2名(20%)	0名(0%)	0名(0%)	2名(20%)	1名(10%)	1名(10%)	1名(10%)

（　）は出現件数の割合

表4．膝OAの健常者の測定値に対する割合の平均（単位：％）

	被検者数	ケーデンス	歩行速度	左ストライド長/身長	右ストライド長/身長	左立脚時間率	左遊脚時間率	左両脚支持時間率	右立脚時間率	右遊脚時間率	右両脚支持時間率
左OA	11	98.7(15.5)	91.8(20.8)	86.6(21.3)	94.9(13.1)	97.0(8.4)	104.2(11.5)	124.4(43.6)	104.7(5.3)	93.2(7.7)	104.7(20.5)
右OA	6	95.3(15.2)	92.8(25.6)	100.9(19.0)	94.7(15.3)	106.5(7.8)	91.6(10.1)	119.0(22.6)	101.6(5.9)	97.4(9.1)	113.4(49.3)
両OA	10	98.4(12.5)	92.6(38.4)	83.5(27.1)	90.2(31.1)	99.8(13.8)	100.1(17.8)	113.7(24.9)	100.0(10.0)	100.1(15.2)	105.0(24.4)
全体	27	97.8(13.9)	92.3(28.3)	88.7(23.5)	93.1(21.2)	100.2(10.8)	99.9(14.3)	119.2(32.7)	102.2(7.5)	96.7(11.3)	106.7(29.1)

（　）は標準偏差

均値を表したものです。

　歩行速度・ケーデンスともに片側膝 OA よりも両側膝 OA に異常値の出現する割合が高くなる傾向がみられ、その測定値は健常者より減少していました。その他の項目では、右膝 OA は右立脚時間率の増加や、片・両膝 OA ともに左右の両脚支持時間率の増加がみられました。

考察
(1) 健常者
　歩行における加齢変化については多くの研究が報告されています。Murray[2)3)] らによると、歩行速度の加齢による影響は 65 歳以上からみられるとし、Himann[4)] らによると、歩行速度は 62 歳ごとに 16.1% の低下、女性では 12.4% の低下を示すと述べています。また、伊東[5)] らは、老人の最大歩行速度および歩幅は 60 歳以後低下が著しいと報告しています。今回の結果、歩行速度は、男性では 60 代で低下する傾向がみられ 70 代で有意に低下しました。女性でも 60 代以降で有意に低下し、諸家の報告とほぼ一致しました。また、歩行速度の決定因子であるストライド長およびケーデンスについては、男性はストライド長、女性はストライド長とケーデンスに低下の傾向がみられ、これが歩行速度の低下に影響したと思われます。

　歩行周期の成分については、加齢変化はみられませんでしたが、Murray[2)] らの報告によると、各相の 1 周期あたりの比率は立脚相が 60%、遊脚相が 40%、両脚支持相が 10% で、両脚支持相は 1 周期の中 2 回あり、合計 20% に時間を占めていると述べており、今回の結果とほぼ一致するといえます。

　以上のことから、今回使用した測定機器は比較的安価ではありますが、信頼性のある測定値が得られたと思われます。さらにこの機器は、操作やデーター処理も容易であり、特定の場所を必要としないなどの利点もあることから、今後実際の臨床上で有利に活用できると考えられます。

(2) 膝 OA
　健常者群と膝 OA の比較では、歩行速度・ケーデンスの低下がみられ、ストライド長や遊脚相の減少、両脚支持期の増加などもみられます。これは膝 OA 群の歩行パターン

が病的に変化したものと思われます。歩行周期の左右の対応する成分の比率について、岩井[6]らは歩行サイクルの各相の所要時間と比率に関して、特に左右差のある個体において重要な意義を持つとし、病的歩行や義足歩行の場合患側立脚期は健側立脚期に比し短縮すると述べています。木村[7]は歩行分析の中で左右の立脚期の比率は患側に対する健側の補償作用の程度を示す1つの指標になると述べています。今回の結果でも左膝OAは右立脚期が、右膝OA群は左立脚期が増加しており、健側の補償作用の1つの側面を現していると考えられます。このように病的な歩行パターンを引き起こした要因としては、筋力低下や関節可動域低下、疼痛の出現などが考えられますが、個人の持つ固有の歩行パターンを崩したことに対する高齢者の適応性の狭さの一端を示唆した結果とも考えられます。

まとめ

以上述べてきた考察により歩行の加齢変化は、60代で歩行能力が低下すると考えられ、男性ではストライド長、女性ではストライド長とケーデンスの低下を伴う歩行速度の低下が認められました。また、膝OA群では病的な歩行能力の低下がみられ、これを参考にして障害の重症度の把握や経時的な治療効果の判定に役立てます。

(榎本　博之)

共同研究者：田中秀志（頴田町立頴田病院リハビリテーション科）

【文献】
1) 窪田俊夫：リハビリテーション医学における歩行分析の臨床応用；その現状と課題．リハ医学 31：276-286, 1994.
2) Murram MP, et al：Walking patterns in healthy old man. J Gerontol 24：169-178, 1969.
3) Murray MP, et al：Walking patterns of normal men. J Bone Joint Surg 46-A(2)：335-360, 1964.
4) Himann JE, et al：Age-erlated changes in speed of walking. Med Sci Sports Exerc 20(2)：161-166, 1988.
5) 伊東　元，ほか：健常男性の最大歩行時における歩行周期の加齢変化．日老医会誌 26(4)：347-352, 1989.
6) 岩井　昂，小住　兼：床反力による歩行の力学的研究；測定装置と解析方法．宮城教育大学紀要 7：45-67, 1972.
7) 木村　望：先天性股関節脱臼陳旧例の歩行に関する力学的研究．日整会誌 45：307-324, 1971.

2. 言語聴覚士の行う評価

1. 言語聴覚士の仕事

　言語聴覚士（Speech Therapist；ST）は、音声機能・言語機能または聴覚に障害を持つ方々に対し、医療・福祉・教育の各分野でさまざまなサービスを提供しています。STの仕事というと「あいうえお」の発音練習と思われがちですが、実際には
・言語症状に応じたコミュニケーションの方法をみつけて、その能力を最大限伸ばす
・家族やリハビリスタッフ、地域の関係者などに必要な情報を提供する
・言語障害によって狭められた生活圏を拡大してQOLを高める
など幅広いものです。また最近は、言葉と同じ口腔器官を使う摂食・嚥下に関しても関与するようになりました。
　本項ではまず、言語障害のとらえ方を述べ、次いで摂食・嚥下について説明します。

2. 言語障害の種類

　言葉に障害を持つ方と接する時に最も大切なのは、その方の言語障害の種類を正しく把握し、適切なアプローチをすることです。そのためには私たちが普段なにげなく交わしている会話がどのような仕組みで成り立っているのかを知っておく必要があります。言葉は話し手と聞き手の間でさまざまに形を変えながら、鎖のようにつながって伝達されます（図1）。この「言葉の鎖」のどこに問題があっても会話に障害が起きてきます。
　ここでは言葉の鎖の言語学的段階の障害である失語症と、話し手の生理学的段階の障害であるろれつ障害（正確には運動性構音障害と呼びます）を中心に取り上げていきます。両者とも脳卒中の後遺症としてよくみられる障害ですので、各々の症状を正しくとらえることが重要です。

3. 失語症

[1] 失語症の定義

　失語症とは、大脳の左半球にある言語野（図2）の損傷により、一旦獲得した言葉という符号体系を操ることができなくなった状態です。頭の中の言語の障害ですので、その症状は「話

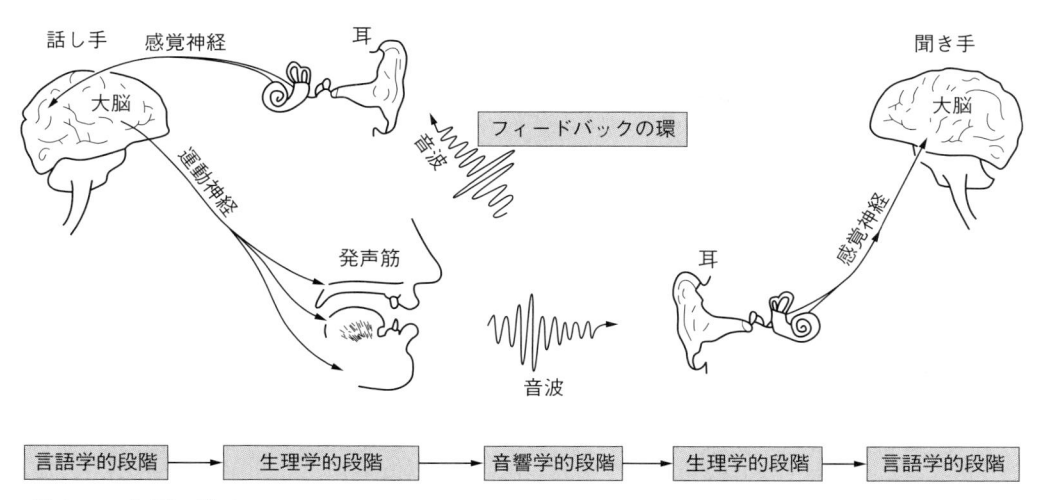

図1. ことばの鎖 (話しことばの科学．東京大学出版会, 1966)

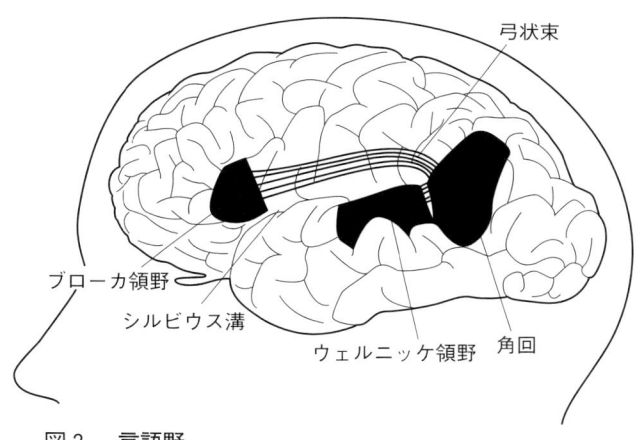

図2. 言語野
（塚田裕三(編)：別冊サイエンス．サイエンスイラストレイテッド 4, 脳,
日本経済新聞社，東京, 1977 より一部改変）

ワンポイント　利き手と言語野

　右利きの成人の 95％ は左半球に言語野があります。一方、左利きの場合 1/3 の人が左半球ではなく右半球、または両半球に言語野があります。両半球に言語機能がある場合、どちらの半球の損傷でも失語症になる可能性がある反面、回復が早い場合が多いのです。また、右利きで右半球損傷による失語症も 1％ 前後みられ、交差性失語と呼ばれています。

す・聴く・読む・書く」すべての面に現れます。この点が、発声・発語のみに障害が限られている運動性構音障害と根本的に異なる点です。また失語症は、精神障害や痴呆などでみられる思考そのものの異常によるコミュニケーション障害とも性質を異にするものです。

［2］失語症の原因

失語症の原因疾患は脳血管障害が最も多く、次いで頭部外傷・脳腫瘍が挙げられます。これらの疾患により言語野に損傷が加わると失語症が生じます。

［3］失語症の評価

失語症の評価は言語機能の検査をするだけではありません。適切な訓練や援助の方針を決めるためには、さまざまな側面から情報を収集して、患者さんの全体像を総合的にとらえることが重要です。

❶ 面接

初回の面接では、患者さんを緊張させないように会話を交えながら表1のような質問を行い、症状の概要を把握します。これは在宅での簡便な評価としても利用できます。

❷ 言語機能の検査

標準失語症検査(standard language test for aphasia：SLTA)(図3)、WAB失語症検査、実用コミュニケーション検査（CADL）などがあります。

精査が必要な側面に関しては、以下のような掘り下げ検査を用いて調べます。

ワンポイント　周辺症状との鑑別のヒント

理解はよいが発音が不明瞭 ⇒ **運動性構音障害**

発語器官の動きの悪さが目立ちますが、明瞭度は低くても、それらしい口の動きはみられ、頭の中の言語は整っていることがわかります。音の誤り方には一貫性があり、ためらったような口の動きや自己修正がない点も特徴です。よだれや食事の問題もよく伴います。

反応そのものが乏しく無関心 ⇒ **全般的精神活動低下に伴うコミュニケーション障害**

発症まもない時期や、刺激の少ない在宅生活の場合などに多くみられます。言語に限らず生活全体に意欲がなく不活発な状態です。このような時には、ADLの自立度を上げるなど、生活全般を活性化することが当面の目標となります。反応が活発になってくると、言語障害が前面に出てきたり、逆に言語そのものの問題ではなかったことがはっきりする場合があります。

返答の内容や態度が不適切 ⇒ **痴呆**

痴呆の場合にも検査上、障害が出ることが多いので、反応の可不可のみでなく、返答の内容や検査中の態度などに注意を払います。すなわち、記憶や見当識、判断力の障害を反映する、場にそぐわない不適切な発話がないか、質問を聞いたり応答する時の態度はどうかなどもポイントです。

表1. 言語症状把握のための簡単な質問

> 1 挨拶
>
> コミュニケーションの基本です。言葉にはならなくても黙礼したり、表情の変化がみられれば、コミュニケーションに対する意欲が伺えます。
>
> 2 名前が言えるか
>
> 言えない場合、「××さん？」と違う名前を言ってみて反応をみます。斉唱も行ってみます。
>
> 3 身近な物の名を聞いてわかるか
>
> 「テレビはどこにありますか？」などと質問し、指差してもらいます。やさしい単語の理解力がわかります。
>
> 4 質問に対して「はい/いいえ」の応答ができるか
>
> 「お住まいは××でしたね」などと会話の中に答えが「いいえ」になる質問も含めてみます。失語症の患者さんは、わからないとうなずいてしまいがちです。正しく「いいえ」の返答ができているかで、会話の理解力もある程度推測できます。
>
> 5 身近な物の名前が言えるか
>
> コップなどを見せ、名前を言ってもらいます。思い出せない場合には、最初の音をヒントにします（眼鏡→「め」がつきます）。誤り方も記録しておきます。
>
> 6 復唱ができるか
>
> 「ねこ・さかな・にわとり・かたつむり・鳥が飛ぶ」などとだんだん長くします。失語症では復唱も困難になる場合が多く、特に語や文が長くなるほど誤りがちです。

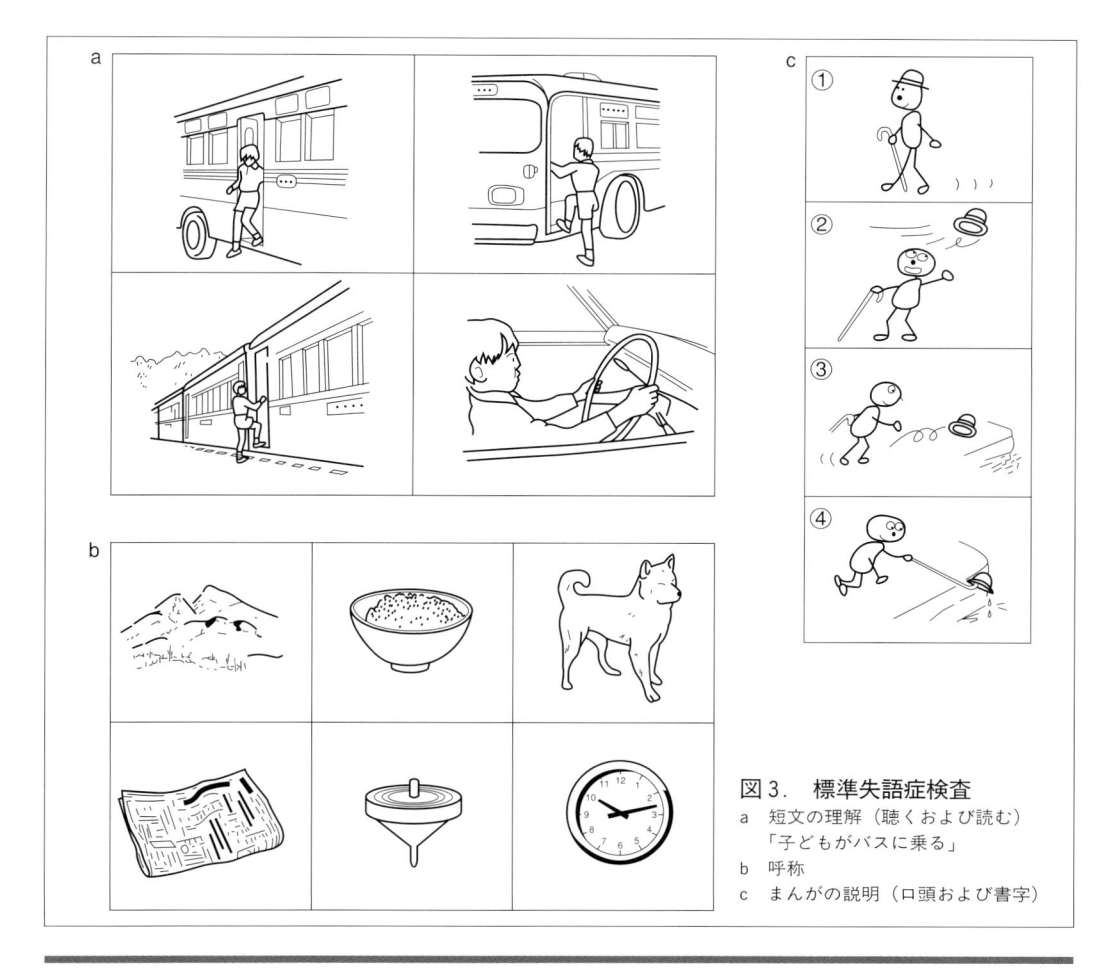

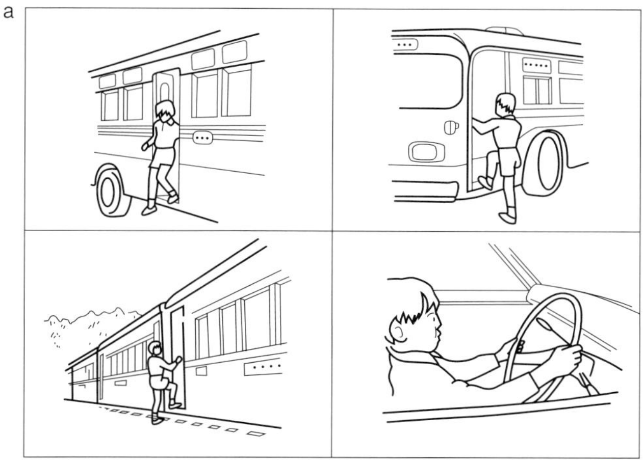

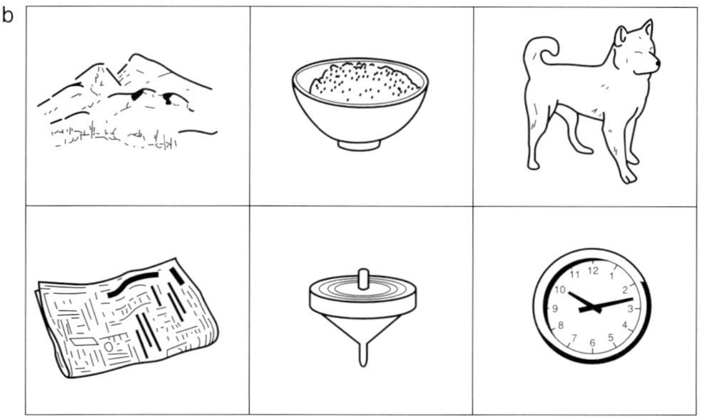

図3. 標準失語症検査
a 短文の理解（聴くおよび読む）
　「子どもがバスに乗る」
b 呼称
c まんがの説明（口頭および書字）

SLTA-ST（標準失語症検査補助テスト）、トークンテスト（複雑な指示理解）、構文検査（理解・発話力を構文の難易度に沿って調べる）、聴覚的把持力検査、読書力検査（速読・読解・語彙・漢字力）、語音弁別検査（音声の聞き取り）などがあります。

❸ 知能・高次脳機能などの検査

学習能力を予測したり、周辺症状の合併を調べる目的で必要に応じて行います。

◆i WAIS-R 成人知能検査法（Wechsler adult intelligence scale-revised）：代表的な知能検査。言語性・動作性検査で構成されますが、失語症がある場合、後者のみ行います。

◆ii Kohs 立方体組み合わせ検査：積木の組み合わせによって動作性 IQ を調べます。WAIS-R と大まかな相関がありますが、構成失行がある場合、成績に影響が出ます。

◆iii 標準高次動作性検査：発語・書字に関する失行の有無を調べます。

❹ その他の情報

原因疾患・合併症・既往歴などは基本的な医学情報です。画像所見も症状の解釈や改善の予測などの参考になります。看護部門や理学療法（PT）・作業療法（OT）部門からは身体状況や日常での意思疎通などの情報を得ておきます。また、家族には利き手や方言、教育年数、病前の言語習慣、職歴、家族関係、性格、趣味などを尋ねておきます。

［4］失語症に特徴的な症状

面接や言語検査においては、以下のような側面における失語症状の有無や程度を観察し、それらを総合して、後述する失語症のタイプや全体の重症度の判定を行います。

❶ 単語の発話・聴理解

「言えない」「わからない」という失語症の基本的症状も、脳内での言語処理の過程に合わせて考えてみると、さまざまなレベルでの障害であることがわかります。図4は単語の呼称と聴覚的理解の過程を模式的に表したものです。特に①の意味から単語を思い出す過程と、⑤の単語から意味を思い出す過程の障害は、失語症状の中核を成すもので、程度の差こそあれ、すべての失語症に生じます。

❷ 文の発話

・単語を正しく組み合わせて文にすることが困難です。
　…「会社、電話、かけた。」「バスが乗った。」
・錯語、代名詞の多用などにより、意味の通らない文になります（ジャーゴン）。
　…（お仕事は？）「あれをおっぱしましてね、そしたらばんすいがドーンときてね」

❸ 文の理解

・個々の単語はわかっても文になると理解が追いつきません。文法関係が正しく理解できません。
　…「太郎が次郎を叩いた/太郎が次郎に叩かれた」の意味の違いがわからない。

❹ 復唱

発語失行による誤りのほか、音韻性錯語が出やすいタイプもあります。また、復唱ができても意味を理解しているとは限りませんので注意が必要です。

3-2．言語聴覚士の行う評価

①脳内辞書から単語を探す

喚語困難「・・思い出せない」
単語がみつからない

迂言「ワンワン吠える・・」
単語がみつからないので
意味記憶の内容を説明してしまう

語性錯語「ネコです」
誤った単語を選んでしまう

②脳内辞書に従って音を配列する

音韻性錯語「イノです」
音の間違えや配列ミス

新造語「フシロですね」
目標語が推測できないほどの誤り

③構音動作のプログラム

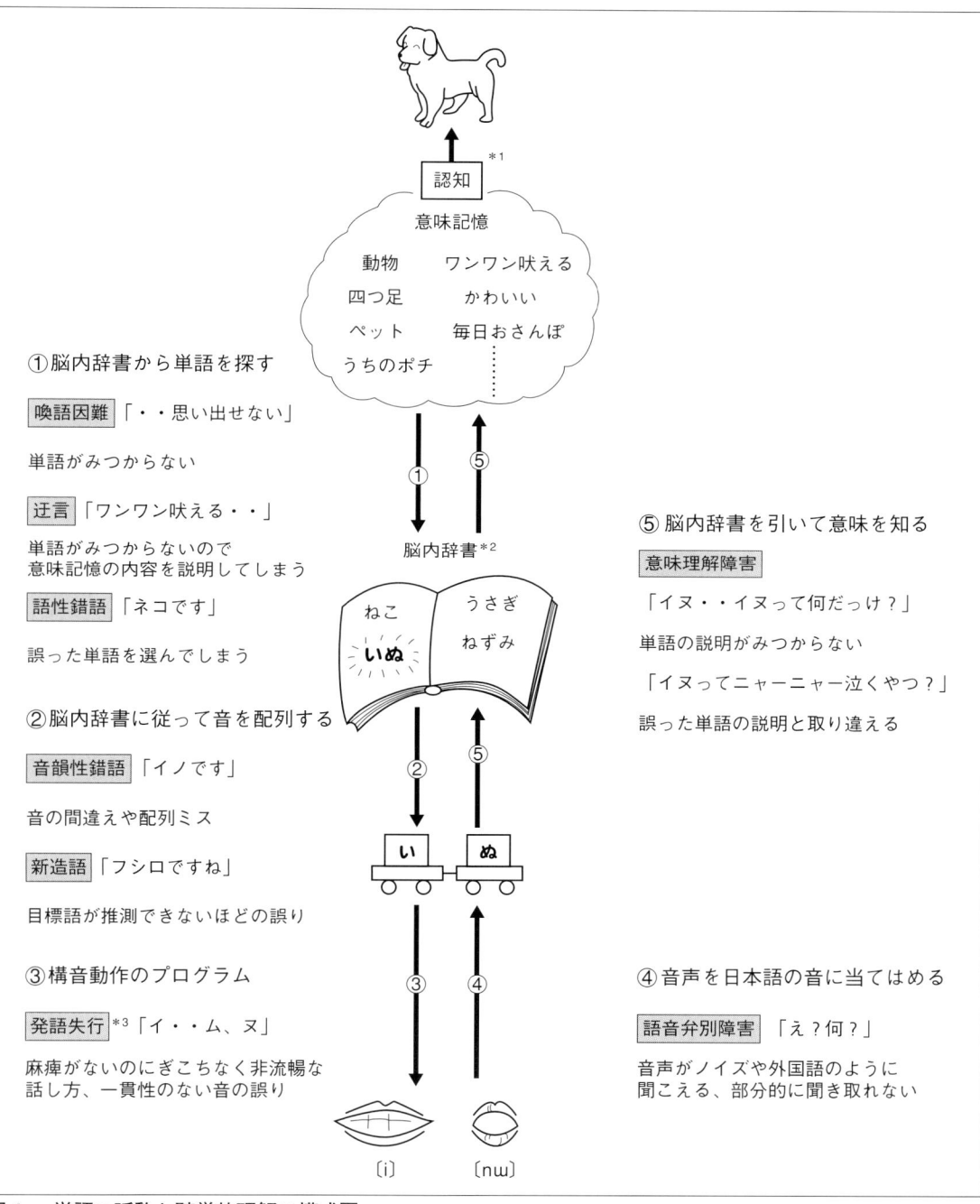

発語失行[*3]「イ・・ム、ヌ」
麻痺がないのにぎこちなく非流暢な
話し方、一貫性のない音の誤り

⑤脳内辞書を引いて意味を知る

意味理解障害
「イヌ・・イヌって何だっけ？」
単語の説明がみつからない

「イヌってニャーニャー泣くやつ？」
誤った単語の説明と取り違える

④音声を日本語の音に当てはめる

語音弁別障害「え？何？」
音声がノイズや外国語のように
聞こえる、部分的に聞き取れない

図4．単語の呼称と聴覚的理解の模式図

*1 認知　犬を見れば「ワンワン吠える動物」であるなど、それが何であるかわかること。失語症ではこのレベルは障害されません。

*2 脳内辞書　単語同士がネットワークして辞書のような働きをしているものを仮定しています。すなわち、認知した物の名を思い出したり、逆に聞いた単語の意味を思い出したりする働きをします。失語症ではこの辞書の働きが著しく障害されます。

*3 発語失行　発話運動のプログラム障害で、麻痺はないのにぎこちなく誤りの多い、非流暢(non-fluent)な話し方になります。ブローカ領野およびその周辺の損傷で生じます。一方、話す内容に誤りはあっても普通のイントネーションで文章を話すタイプを流暢(fluent)型と呼びます。失語症の発話は流暢型・非流暢型に大別されます。

❺ 読み・書き

読解・書字は一般に仮名より漢字の方がイメージ性が強いので、障害されにくい傾向です。逆に音読では、音の手がかりがある仮名の方が有利な場合もあります。

❻ その他

◆ i 聴覚的把持力の低下：聞いた内容を頭の中に留めておく能力の障害です。軽度失語症でもみられ、聴理解や復唱に影響を与えています。

◆ ii 保続：前の行為を不適切な場面で繰り返してしまいます。

　　　　　（りんごを見て）⇒「りんご」　（次にみかんを見て）⇒「りんご」

◆ iii 数的機能の障害：四則計算・お金の計算・時計の読みなどもしばしば障害されます。

［5］失語症のタイプ

失語症は症状の特徴によりいくつかのタイプに分類されます。表2では、タイプごとの特徴を図4の言語処理過程のどこの障害が顕著かという観点で説明してあります。また、図3-cのSLTA「まんがの説明」における各タイプの発話例を示してあります。

表2．失語症のタイプ

運動性（ブローカ）失語　①⑤に加え、③の発語失行を伴い、非流暢。発話量は少ないが実質語が混じるので、ある程度情報伝達可。①⑤の重症度により、発音がぎこちない程度で意思疎通にほとんど問題がないレベルから、身近な単語の理解・発話にも支障のあるレベルまである。損傷はブローカ領野に加え、中心前回・後回などを含む。右片麻痺を伴うことが多い。
　ばんぽ（散歩）…ぼーち（帽子）…あ――って、あ――って…みじゅ（水）…つてっき（ステッキ）で…ぱ――って…おっぽってる。

感覚性（ウェルニッケ）失語　①⑤に加え、②の音の配列、④の語音弁別の障害を伴うため、発話は流暢だが音韻性錯語が顕著。重症例はジャーゴンとなり、病識に乏しい。音をとらえにくいため読解に比べ聴理解が悪く、日常でも話題の転換についていけないことが多い。ウェルニッケ領野を中心とする側頭葉および頭頂葉に損傷がある。麻痺はないことが多い。重度高齢者は予後不良。
　ずぎごさんがいます。つまいます。それから今度は頭はとり、とり、とりができました。その次またこれがいっちゃう、みとの方へ、落っこちそうになりました。これがおっこちたのを拾ってます。

伝導失語　①⑤に加え、②の音の配列の障害があり、発話は流暢だが、復唱を始めとする表出面での音韻性錯語が目立つ。理解力はあるので、自己修正をしながらも会話は成り立つことが多い。予後は比較的良好。損傷は頭頂葉縁上回。
　歩いています。風でぼう、ぼうしが、とばれ、とばせ…それで川のそばに落ちて、か、川の中におこと・落っことしたのをひろげあげました。

失名詞失語（健忘失語）　主な障害は①⑤レベルにとどまっており、軽度の理解障害や迂言が見られるが、通常の会話は可能。損傷部位は不定。予後は良好で、社会復帰例も多い。
　男の人が散歩している。風に帽子を飛ばされて、海の、何てったっけこういう場所は…うーん、そこに落としそうになって、海に落としてしまったのを、これは何だっけな、これで拾った。

全失語　①から⑤までのすべてのレベルに重度の障害があり、実用的なコミュニケーションが図れない。「これころこれ…」「もう少し」などいくつかの単語が常同的に発せられる（残語）ことがある。予後は不良。損傷部位はブローカ、ウェルニッケ領野を含む広範囲。

上記以外にもいくつかのタイプがありますが、実際にはタイプ分けが困難な例も多くみられます。タイプにこだわるよりも症状を正しく把握し、訓練計画に反映させることの方が重要です。

[6] 失語症の重症度

　個々の症状に対する重症度は言語機能検査の結果として示されますが、日常でのコミュニケーションの取りやすさは表3のように段階づけるとわかりやすく、在宅で患者さんにかかわる職種間の連絡にも有用です。

4. 運動性構音障害

[1] 運動性構音障害の定義

　運動性構音障害とは、発声・発語（構音ともいいます）にかかわる諸器官（図5）の運動障害により話し言葉に障害が生じた状態です。具体的には肺・声帯・軟口蓋・舌・下顎・口唇の運動麻痺・協調運動障害および筋固有の疾患により話し言葉が不明瞭になったり、プロソディー（抑揚やアクセント）が不自然になったりした状態です。

表3．失語症重症度分類

重症度		重症度の内容
重症	0	コミュニケーションがまったく不可
	1	検者が簡単な質問をいろいろ行い、患者のあいまいな反応は推測で補うことによってわずかにコミュニケーションが成立する
中等度	2	患者も会話に加われるが、やり取りできる情報には限界がある
	3	発語は、形式・内容ともに欠陥があるが、考えたことをほとんどすべて伝達することができる
軽度	4	明らかなハンディキャップがみられるが、発語はほぼ正しく、表現できないことはない
	5	主観的にのみ困難が感じられる程度の痕跡的失語

(Goodglass, Kaplan：失語症の評価．笹沼澄子，物井寿子（訳），医学書院，東京，1975)

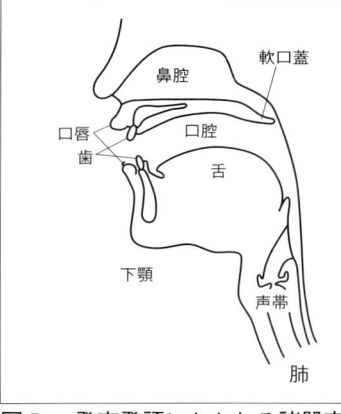

肺：発声のエネルギーである呼気を声帯に送る
声帯：呼気により振動し、声の元（喉頭原音）を作る
軟口蓋・舌・下顎・口唇：複合的な動きによって喉頭原音を変化させ、母音・子音を作る（軟口蓋は拳上することにより、鼻腔への呼気の流れを遮断する）

図5．発声発語にかかわる諸器官

［2］運動性構音障害の原因とタイプ

運動性構音障害の原因は脳卒中をはじめとして、外傷、腫瘍、変性疾患などさまざまです。構音障害の症状は、病変部位ごとの運動障害の性質を反映していますので、ここでは臨床的によくみられる病変部位ごとのタイプを示しました（表4）。

［3］運動性構音障害の評価

失語症の場合と同じく、発声・発語器官に対する直接的な検査に加え、諸側面からの情報を加えて周辺症状との鑑別や合併の有無を調べ、総合的に診断および訓練方針の決定を行います。

❶ 面接

失語症の初回面接と同様に会話を行いながら、会話明瞭度・聴覚的異常度・声質など、発話の全体的な印象を把握します（表5）。

❷ 発声発語器官の検査

発声および発語器官の検査を標準失語症検査補助テスト（図6）から抜粋して説明します。なお、運動性構音障害は、次項で述べる摂食・嚥下障害との合併が多いので、常に両方を視野に入れて観察することが重要です。

a）発声

十分な深呼吸が可能か、呼気・吸気の保持ができるかを観察します。［a］の発声持続が10秒以上可能か、また、声の大きさや声域・声質[*1]も分析します。

b）発語器官

安静時の形態と運動時の範囲・力・速度・巧緻性を観察します。

◆i 顔面・口唇：麻痺側は全体に下垂しており、鼻唇溝は浅くなっています。口唇をしっかり閉じていられるか、口角からよだれが出ることがないかも確認します。頬が膨らむか、麻痺側口角から空気の漏れがないかもみます。また、唇を横に引かせたり、丸くして突き出させたりして左右差をみます。

◆ii 下顎：安静時に口が開きっぱなしではないか、開閉が十分できるか、その時に頭部の共同運動が出ていないかを確認します。左右への運動[*2]の可否も確認します。

◆iii 舌：下位運動ニューロンの障害では、萎縮や不随意運動がみられます。挺舌の範囲と偏位をみます。次に左右への運動[*2]、舌尖の挙上・反転の可否をみます。これらの反復運動も行い、スピードや正確さをみます。

＜摂食・嚥下障害の評価における留意点＞

[*1] 声質・咳：嚥下障害では、声がかすれる（気息性嗄声）・咳が弱いなどの所見は喉頭の防御機能の弱さを示します。また、ゼロゼロした声（湿性嗄声）は誤嚥した食物の残渣が声帯付近にあることを示す重要な所見です。

[*2] 下顎や舌の左右運動：構音には関与しませんが、咀嚼においてはそれらの協調的な前後・左右運動が重要になってきます。

表 4．運動性構音障害の種類

病変部位	運動障害	特徴的な症状
両側性上位運動ニューロン（仮性球麻痺）	痙性麻痺（動きが硬い）	不正確な子音・絞り出すような低い声・重々しく単調な抑揚（感情失禁が多く随伴する）
下位運動ニューロン（球麻痺）	弛緩性麻痺（動きが弱い）	過鼻声・不正確な子音・気息性・短く区切れた発話（舌の萎縮や不随意運動あり）
小脳あるいは小脳路	失調性（動きが乱れる）	不正確な子音・声の高さや大きさの爆発的変化・音がばらばらに聞こえる・単調な抑揚
錐体外路（パーキンソン症候群）	運動低下性（動きが小さくなる）	小声で早くなる・声のふるえ・音の繰り返し・単調な抑揚

表 5．発話の全体的聴覚印象

会話明瞭度	聴覚的異常度	声質
1 よくわかる 2 時にわからないことがある 3 予め内容が予測されればわかる 4 時々わかる 5 まったくわからない	1 まったく気にかからない 2 あまり気にかからない 3 気にかかる 4 たいへん気にかかる	粗糙性（ガラガラ声） 気息性（かすれた声） 努力性（気張った声） 無力性（弱々しい声）

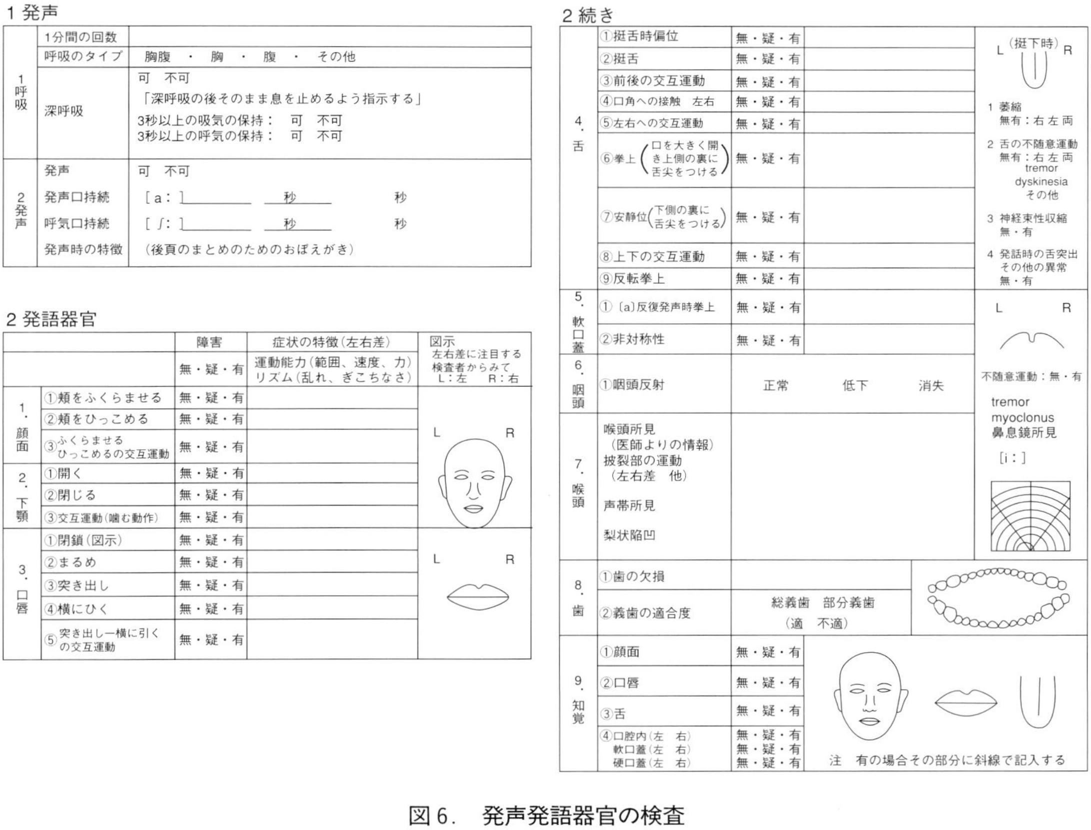

1 発声

1 呼吸	1分間の回数	
	呼吸のタイプ	胸腹 ・ 胸 ・ 腹 ・ その他
	深呼吸	可　不可 「深呼吸の後そのまま息を止めるよう指示する」 3秒以上の吸気の保持：　可　不可 3秒以上の呼気の保持：　可　不可
2 発声	発声	可　不可
	発声口持続	［a：］＿＿＿　＿秒＿　　秒
	呼気口持続	［ʃ：］＿＿＿　＿秒＿　　秒
	発声時の特徴	（後頁のまとめのためのおぼえがき）

2 発語器官

		障害 無・疑・有	症状の特徴（左右差） 運動能力（範囲、速度、力） リズム（乱れ、ぎこちなさ）	図示 左右差に注目する 検査者からみて L：左　R：右
1．顔面	①頬をふくらませる	無・疑・有		L　R
	②頬をひっこめる	無・疑・有		
	③ふくらませるひっこめるの交互運動	無・疑・有		
2．下顎	①開く	無・疑・有		
	②閉じる	無・疑・有		
	③交互運動（噛む動作）	無・疑・有		
3．口唇	①閉鎖（図示）	無・疑・有		L　R
	②まるめ	無・疑・有		
	③突き出し	無・疑・有		
	④横にひく	無・疑・有		
	⑤突き出し一横に引くの交互運動	無・疑・有		

2 続き

4．舌	①挺舌時偏位	無・疑・有		L（挺下時）R 1 萎縮 無有：右 左 両 2 舌の不随意運動 無有：右 左 両 tremor dyskinesia その他 3 神経束性収縮 無・有 4 発話時の舌突出 その他の異常 無・有
	②挺舌	無・疑・有		
	③前後の交互運動	無・疑・有		
	④口角への接触　左右	無・疑・有		
	⑤左右への交互運動	無・疑・有		
	⑥挙上（口を大きく開き上側の裏に舌尖をつける）	無・疑・有		
	⑦安静位（下側の裏に舌尖をつける）	無・疑・有		
	⑧上下の交互運動	無・疑・有		
	⑨反転挙上	無・疑・有		
5．軟口蓋	①〔a〕反復発声時挙上	無・疑・有		L　R 不随意運動：無・有 tremor myoclonus 鼻息鏡所見 ［i：］
	②非対称性	無・疑・有		
6．咽頭	①咽頭反射	正常　低下　消失		
7．喉頭	喉頭所見（医師よりの情報） 披裂部の運動（左右差　他） 声帯所見 梨状陥凹			
8．歯	①歯の欠損			
	②義歯の適合度	総義歯　部分義歯 （適　不適）		
9．知覚	①顔面	無・疑・有		注　有の場合その部分に斜線で記入する
	②口唇	無・疑・有		
	③舌	無・疑・有		
	④口腔内（左　右） 軟口蓋（左　右） 硬口蓋（左　右）	無・疑・有 無・疑・有 無・疑・有		

図 6．発声発語器官の検査
（標準失語症検査補助テストから抜粋）

- ◆ iv 軟口蓋：[a] 発声時の挙上の程度、左右差の有無を観察します。開鼻声がある場合には、鼻息鏡を鼻孔下部にあて、鏡面の曇り具合から鼻漏れの程度を調べます。
- ◆ v 咽頭：舌圧子で咽頭後壁や舌根部に触れ、「ゲッ」と咽頭反射[*3]が出るか調べます。
- ◆ vi 喉頭：声質や起声の異常がある場合、耳鼻科から声帯の所見を得ておきます。
- ◆ vii 歯：欠損や義歯の適合度をみます。
- ◆ viii 知覚：知覚の鈍麻やしびれなどの有無・範囲を確認します。

❸ 協調運動

息を吹く・口笛・咳[*1]などの口腔顔面の随意動作および音節反復など、複数の器官を協調させながら行う運動について調べます（表6）（食事動作については、5. 摂食・嚥下障害で取りあげます）。

❹ 構音検査[*4]

単音節・単語・短文・長文（表7）の各レベルで行います。音の誤り（置換・脱落・歪みなど）や、誤りの一貫性、被刺激性（手本を聞いて自己の構音を正せる）などについて着目します。また、抑揚やリズム、アクセント、話す速度など、話し言葉全体の流れについても調べます。

上記のような検査結果やその他の情報を合わせて、訓練や援助の方針を立てていきます。

5. 摂食・嚥下障害

［1］摂食・嚥下障害の定義とその過程

嚥下障害とは飲食物を飲み込むことの障害です。実際の食事場面ではこれに食物の取り込みや咀嚼の段階が加わるので、それらの障害を含めて広く摂食・嚥下障害と表現します。表8は嚥下の3期を含む摂食の5期を示したものです。これらの過程に障害が起きると表のようなさまざまな症状が起き、その結果、
- ・低栄養・脱水をはじめ、誤嚥性肺炎や窒息など生命にかかわる危険性が生じる
- ・口から食べるという根源的な楽しみが失われる
- ・家庭復帰や復職などが困難になる

などの問題が生じます。

摂食・嚥下障害に対するリハビリテーションは身体や言語のリハビリに比べ歴史が浅いのですが、現在、病院でもSTのみならず、多職種によるチームアプローチが盛んになってきています。

[*3] 咽頭反射：構音には関与しませんが、嚥下障害では咽頭の知覚を知るうえで重要です。
[*4] 構音障害の程度：摂食・嚥下障害の程度とは必ずしも一致しませんが、両者には共通する動きが多いので、把握しておく必要があります。

表6．協調運動

口腔顔面の随意運動
息を吹く／口笛を吹く／咳払いをする／歯をかみ合わせて鳴らす／舌打ちをする／囁き声で話すなどについて、口頭指示と模倣で行う。

音節反復
[pa] [ta] [ka] [pataka] を5秒間反復させ、構音の正確さ、リズムの乱れや速度を調べる。

表7．構音検査

構音検査 （音読または復唱で行う）

短文
・靴をはく
・子どもが学校に行く
・赤い自動車が走ってきます
・長いトンネルを抜けると海が見えました
・庭のすみに古い柿の木が1本あります

長文「北風と太陽」
　ある日、北風と太陽が力比べをしました。旅人の外套を脱がせた方が勝ちということに決めて、まず風から始めました。
　風は「ようし、ひとめくりにしてやろう」と激しく吹きたてました。風が吹けば吹くほど、旅人は外套をぴったり体に巻きつけました。
　次は太陽の番になりました。
　太陽は雲の間から優しい顔を出して、暖かな陽射しを送りました。
　旅人はだんだんいい気持ちになり、とうとう外套を脱ぎました。
　そこで風の負けになりました。

（例文は標準失語症検査補助テストから引用）

［2］摂食・嚥下障害の原因とタイプ

　摂食・嚥下障害は、腫瘍や奇形などによって飲み込む通路が塞がれたり狭くなったりしたために飲み込めない静的障害と、中枢・末梢の神経障害によって飲み込む運動ができない動的障害に大別され、各々対処法も異なります。本項では代表的な動的障害であり、臨床で最もよくみられる脳卒中による摂食・嚥下障害を中心に取り上げます。
　脳卒中による摂食・嚥下障害は仮性球麻痺型と球麻痺型の2つがあります。
　①**仮性球麻痺型**：臨床場面で最も多くみられるタイプです。嚥下反射自体は保たれていますが、口腔器官の麻痺により、嚥下反射のタイミングが合わず、誤嚥を生じます。意識障害や痴呆がなければ訓練効果が期待されます。通常は脳卒中の再発時にみられます。
　②**球麻痺型**：嚥下の中枢である延髄の障害により、反射自体が減弱、重度では消失します。口腔器官の重度麻痺により、食塊も重力で咽頭へ落とし込むことになります。また、食道入口部がうまく開かず、わずかな液体しか通らないこともあります。訓練の効果は得られにくいことも多く、手術の適応を考慮する場合もあります。
　また、加齢も、咀嚼力や嚥下筋力の低下、喉頭の位置が下がるなど種々の要因により、摂食・嚥下機能に影響を与えています。少量の誤嚥を繰り返し、ついに誤嚥性肺炎となるケース

も多く、在宅での啓蒙・予防が肝要です。また、もともと無症候性の脳梗塞など小さな病変を持っていることがあるので、初回の発作でも仮性球麻痺の状態になることがあります。

［３］摂食・嚥下障害の評価

❶ 問診

　脳卒中などにより急性に摂食・嚥下障害が起こった場合には、食事を開始する前に評価を行い、安全を確認してから食事が開始されることが増えてきました。しかし、肺炎で入院してきた高齢者あるいは在宅の高齢者で摂食・嚥下障害が疑われる場合は、それまでの食事の様子や全身状態などを問診により本人や家族から詳しく聴取し、慢性的な誤嚥がなかったかなどを確認することが大切です。

◆ ⅰ **むせ**：むせがあるか、またその頻度・むせやすい食品などを尋ねます。むせは、気管に入りそうになった食塊を強い呼気によって出そうとする喉頭の防御反応で、誤嚥の重要なサインです。しかし、逆に高齢者などでは誤嚥していても防御反応が働かず、むせない場合が多くありますので注意が必要です。

◆ ⅱ **咳・痰・声**：食後に咳が出る、痰が増えた、声がゼロゼロする（湿性嗄声）なども誤嚥を疑わせる症状です。

◆ ⅲ **食物残留感**：何となく喉に食べ物が残っているという訴えがある時は、咽頭への食物残留が疑われます。喉頭蓋谷と梨状窩（表8、図7）には食塊が残留しやすく（図8-d）、あとから喉頭へ流入してむせることもあります。

◆ ⅳ **発熱**：誤嚥性肺炎による発熱を疑ってみる必要があります。誤嚥性肺炎は一度起こすと繰り返すことが多く、注意が必要です。

◆ ⅴ **その他**：よくこぼす、上を向いて飲み込もうとするなどの食べ方の変化、汁物を飲まないなどの好みの変化、食欲の低下、体重の減少などにも注意を払います。

❷ 意識・高次脳機能の評価

　食事中、覚醒していられる意識レベルか、コミュニケーションがとれるか、失行・失認・注意障害・痴呆などの高次脳機能に障害がないかを評価しておきます。

❸ 摂食・嚥下器官の検査

　発声・発語器官の検査に準じて行いますが、摂食・嚥下における準備期・口腔期に必要な運動機能という観点も加えて評価を行います（「運動性構音障害の評価」128頁参照）。

ワンポイント　誤嚥と誤嚥性肺炎

　飲食物が食道に入る時に、誤って空気の通路である気管に入らないようにする仕組みが嚥下反射です。嚥下障害により、飲食物が気管の中に入ることを誤嚥と呼びます。誤嚥の程度や全身状態によっては誤嚥性肺炎が起きることがあります。

　誤嚥性肺炎には食事の時の誤嚥だけでなく、胃から食道への逆流物や細菌の繁殖した唾液などが気管に入った時にも起きることがわかっています。食後は経管栄養でも、2時間くらいは身体を起こして逆流を防ぐ、口の中を常に清潔に保つなどの注意が必要です。

表8. 摂食・嚥下の過程

先行期 (認知期)	何をどのように食べたらよいかわかっている **意識低下や認知障害があると** ⇒食べ物を見ても口を開けない、いつまでも口に含んでいる、がつがつ食べる、むせても食べ続ける
準備期 (咀嚼期)	唇と前歯で食物を取り込み、唇を閉じて口腔内に保持しながら、舌と下顎を協調して動かし咀嚼し、食物を飲み込みやすい食塊にする（図7-a） **唇・舌・下顎の動きが悪いと** ⇒食物を取り込めない、つぶしたり唾液と混ぜ合わせたりできない、口からこぼれる
口腔期 (嚥下第1期)	唇を閉鎖し、食塊が外に出ないようにしながら舌を口蓋に押し付けて、食塊を咽頭へ送る。軟口蓋は挙上し、鼻腔への逆流を防ぐ（図7-b） **唇・舌・下顎・軟口蓋の動きが悪いと** ⇒食塊の移送ができない、口からこぼれる、鼻腔へ逆流する
咽頭期 (嚥下第2期)	嚥下反射が生じる。すなわち、舌骨が前上方へ動いて喉頭を引き上げることにより喉頭蓋が倒れ、さらに声帯も閉鎖し、気管への流入を防ぐ（図7-c）。呼吸は一瞬停止し、食塊は咽頭を通過。輪状咽頭筋が弛緩し食道の入り口を開き、食塊を食道に送る（図7-d）。以上の過程が正常では1秒以内 **嚥下反射が起こらない、弱い、タイミングがずれると** ⇒喉頭への食塊の侵入（声帯を越えると誤嚥）、咽頭への残留
食道期 (嚥下第3期)	食道へ送られた食塊が、蠕動運動により胃に運ばれる（食道の通過障害は一般にはリハの対象ではない）

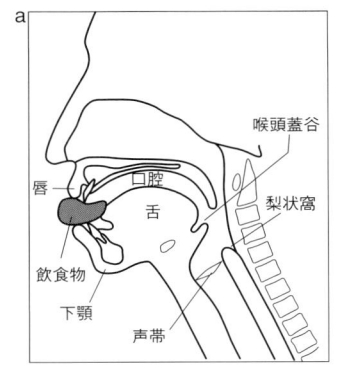

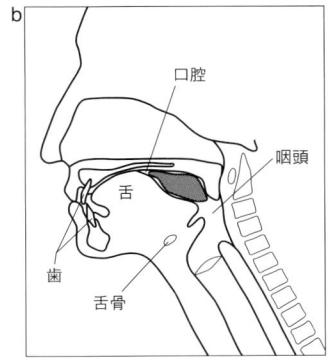

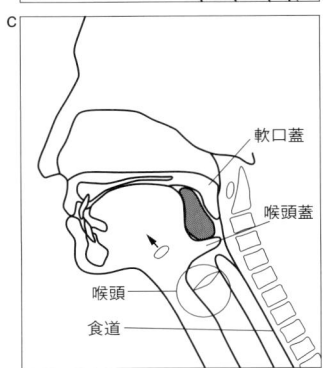

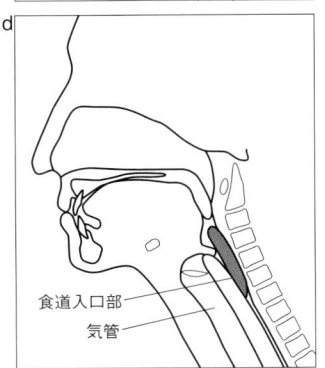

図7. 喉頭蓋谷と梨状窩
(西尾正輝：摂食・嚥下障害の患者さんと家族のために．インテルナ出版，東京，1999より一部改変)

a. 液体を口腔内に保持できず咽頭にだらだら流れ込むが、まだ反射が生じない

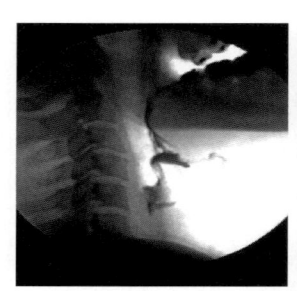

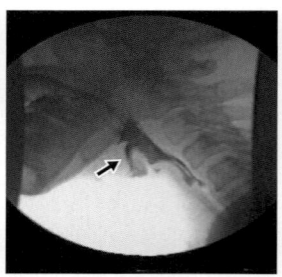

b. 喉頭の防御が不完全なため、反射の途中で食塊が喉頭に流入（→）

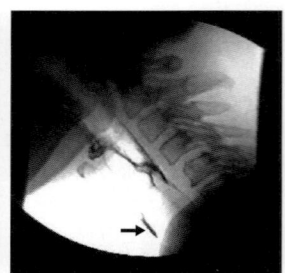

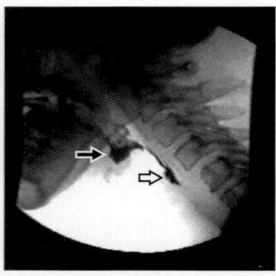

c. 喉頭に流入した食塊をむせにより排出できず、声帯を越えて気管に流入（→）

d. 嚥下する力が弱く、反射終了後も食塊が喉頭蓋谷（→）と梨状窩に残留（⇒）

図8. VF検査による透視画像

表9. 嚥下障害のスクリーニングテスト

RSST（反復唾液嚥下テスト）

手技：「できるだけ何回も"ゴックン"とつばを飲み込むことを繰り返してください」と指示する。
検者は右図のように指を舌骨と喉頭隆起に当て、喉頭が挙上するのを触知する。

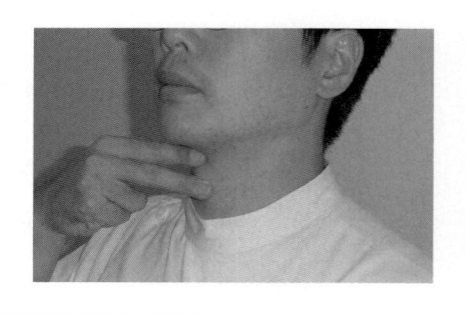

判定：30秒間に3回以上嚥下できない場合、嚥下障害を疑う。
（才藤栄一：平成8年度厚生省・健康政策調査研究事業　個人の摂食能力に応じた「味わい」のある食事内容・指導などに関する研究．分担課題「摂食機能の減退に対する診断方法の開発」，1997）

水飲みテスト

手技：常温の水30mlを注いだ薬杯を椅座位の状態にある患者の健手に手渡し、「この水をいつものように飲んで下さい。」という。水を飲み終わるまでの時間、プロフィール、エピソードを測定、観察する

プロフィール
1. 1回でむせることなく飲むことができる。
2. 2回以上に分けるが、むせることなく飲むことができる。
3. 1回で飲むことができるが、むせることがある。
4. 2回以上に分けて飲むにもかかわらず、むせることがある。
5. むせることがしばしばで、全量飲むことが困難である。

エピソード
すするような飲み方、含むような飲み方、口唇からの水の流出、むせながらも無理に動作を続けようとする傾向、注意深い飲み方など

プロフィール1で5秒以内：正常範囲
プロフィール1で5秒以上、プロフィール2：疑い
プロフィール3、4、5：異常
（窪田俊夫，三島博信，ほか：脳血管障害における麻痺性嚥下障害；スクリーニングテストとその臨床応用について．総合リハ10（2）：271-276，1982）

表10. 摂食・嚥下能力に関するグレード

分類	グレード	内容
I. 重症 （経口不可）	Gr. 1	嚥下困難または不能。嚥下訓練適応なし
	Gr. 2	大量の誤嚥あり、嚥下困難または不能。基礎的嚥下訓練のみの適応あり
	Gr. 3	条件が整えば誤嚥は減る。摂食訓練が可能である
II. 中等症 （経口と補助栄養）	Gr. 4	楽しみとしての摂食は可能である。栄養摂取は非経口による
	Gr. 5	一部（1、2食）栄養摂取が経口から可能である
	Gr. 6	3食とも栄養摂取が経口から可能であるが、補助栄養を併用する必要がある
III. 軽症 （経口のみ）	Gr. 7	嚥下食で、3食とも経口摂取が可能である
	Gr. 8	特別に嚥下しにくい食品を除き、3食とも経口摂取が可能である
	Gr. 9	普通食の摂食・嚥下が可能だが、臨床的観察と指導を要する
IV. 正常	Gr. 10	正常の摂食・嚥下能力

食事介助が必要な場合はAをつける（例：7Aなど）
条件：体位（　　　　　　　　　　　　　　　　　　　　　　　）
　　　食物形態（　　　　　　　　　　　　　）　一口に含む量（　　　　　　　　　　　　）
　　　食事時間（　　　　　　　　　　　　　）

（藤島一郎著：脳卒中の摂食・嚥下障害．医歯薬出版，東京，1993）

❹ 嚥下障害のスクリーニング

実際の飲み込みの様子を唾液や少量の水を用いて調べます。口腔内が汚れていなければ比較的安全に行えますので、在宅での簡易評価にも適しています（表9）。

a）RSST（反復唾液嚥下テスト）

才藤ら（1996）が提唱している反復唾液嚥下テストでは、30秒間で3回以上唾液の嚥下ができない場合、嚥下障害を疑います。検者は喉頭に指の腹を当て、嚥下運動を触知します。口腔内が乾燥している時にはよく湿らせてから行います。

b）水飲みテスト

スクリーニング検査として最もよく用いられている窪田（1982）の水飲みテストを紹介します。但し、30mlではむせが予測される場合には、少量の水分を飲んでもらって様子を観察してから行います。

❺ VF検査（嚥下造影；Videofluorography）

VF検査は誤嚥の有無を調べるのに最も有力な手段として現在、摂食・嚥下障害のリハビリを行う多くの病院で実施されるようになりました。

VF検査では、バリウムの入った模擬食品を嚥下する様子を透視し、そのレントゲン映像をビデオに録画します。模擬食品が咽頭へ送り込まれる様子や誤嚥の有無がはっきりわかります（図8-a～d）。検査中に体位（30度ベッドアップから垂直位）、模擬食品の形態（液体・ペースト・ゼリーなど）とその量を変えることにより、誤嚥しにくい条件を検討することができます。また、咽頭に残留した食塊の効果的な除去方法も確認できます。

このようにVF検査により、その時点での安全な嚥下の範囲が明確になり、訓練の方針を立てる際に有益な情報が得られます。また、嚥下の様子が録画されたビデオは、ほかのスタッフと情報を共有したり、家族指導に使うなど有効に活用できます。

上記のような検査結果から、摂食・嚥下のどの段階がどのように障害されているかを見極め、総合的に表10のようなグレードを用いて最終的な訓練適応、方針を決定します。

（萱原裕子）

3. 心理技術者の行う評価

1. 心理技術者の仕事

　急性期病院のリハビリテーション科における心理技術者の仕事は大きく分けて2つあります。
・理学療法や作業療法、言語療法などがより円滑に効果的に継続できるようにするために必要と判断された評価を行う。
・リハビリテーション過程における心理的なサポートを行う。
　評価は、すべての患者さんが対象になるわけではなく、評価の内容も個々の患者さんの病態やリハビリテーションを阻害する要因などによって異なります。主治医や担当の理学療法士（PT）・作業療法士（OT）、言語聴覚士（ST）などの評価に加えて心理評価が行われます。

2. 心理評価

　臨床場面には数多くの心理検査がありますが、用いられる頻度の高い検査を3種類取り上げました。

［1］WAIS-R（成人知能検査法）

　知能検査は、知能を客観的に評価して個人の知能の程度を知ることをめざす検査です。しかし、知能は、直接に測ることはできないので、知能の働きによって行われる"何か"の作業を評価し、それによって間接に知能を測定することとなります。
　知能検査の中でもWAIS-Rは、個人の中における知的構造の差異、つまり「個人内差異」を知ることができ、臨床的利用価値があるとされています（図1）。

> **ワンポイント**
> 　知能（知的能力、知性の程度）とは：さまざまな新しい課題や状況に対して、いかに、より自発的・能動的に、より早く、より上手に取り組み、より正しい解決や対応をすることができるか、また、それを継続しうるかという能力。抽象的思考能力、因果関係の推察力、判断力、本質直感力を含む。知能を発揮するための予備的条件としては記憶力、運動機能、言語機能や集中力、持続力などがある（精神科ポケット辞典．弘文堂，1997より）。

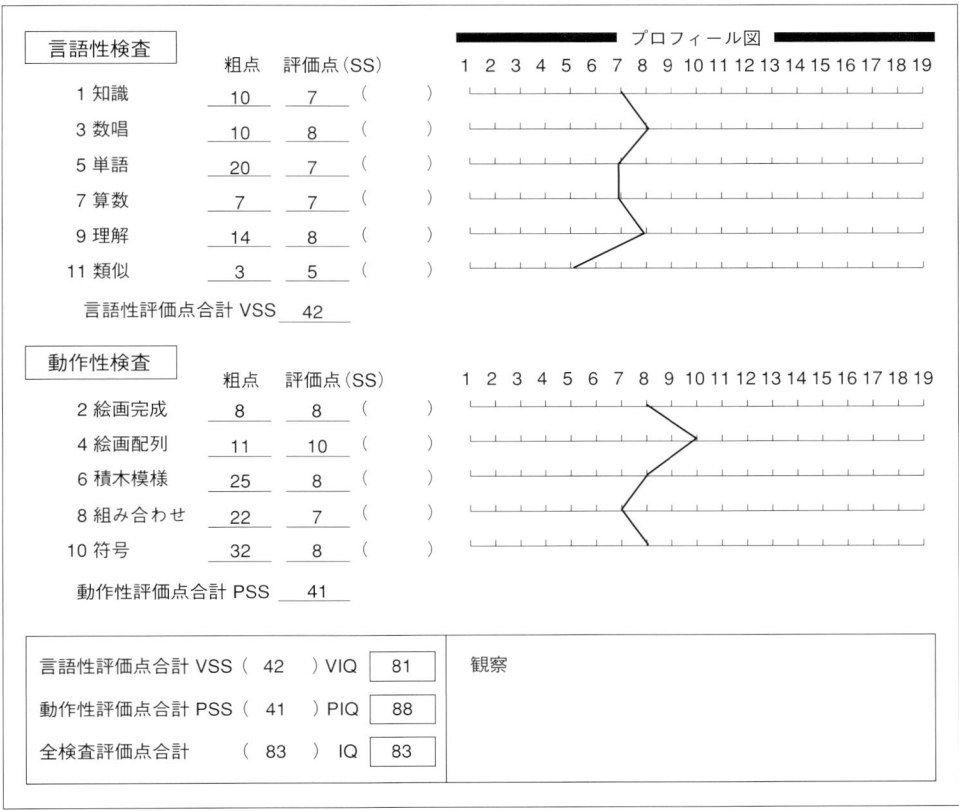

図1. WAIS-Rの評価例(57歳、男性　脳梗塞)

　個人の認知機能（記憶・思考・理解・判断・学習・言語など）知的活動の強い面と弱い面を理解し、援助の可能性、方法を探るための情報とします。
　WAIS-Rは、11個の下位検査から構成されています。そのうち、言語を用いた言語性検査と、図形などを用いる動作性検査（非言語性検査）に分けられます。それぞれ、言語性IQ、動作性IQ、両方を総合して全検査IQが算出されます（表1）。
　言語性IQは、被検者の言語性知能の水準を示す指標であり、動作性IQは、被検者の動作性知能の水準を示す指標です。
　失語症などの障害によって言語性IQが著しく低下している場合は、動作性IQをもって本来の全体的知的水準の近似とみなすことができます。また同様に、半側空間無視などの障害によって、動作性IQが著しく低下している場合は、言語性IQをもって本来の全体的知的水準の近似とみなすことができるとされています。
　「麻痺」などの運動障害のある被検者や、制限時間あることによって緊張が高まる被検者は言語性IQが、動作性IQより高くなる可能性があります。

［2］記銘力検査 (assesment of recent memory)

　物事を覚え込む能力を測定する検査。記憶は次の3つのプロセスからなっています。

表1．下位検査の分類と測定される能力

〈言語能力に関するもの〉
- 知識：常識や人文・自然科学、社会科学などの知識量を問う。背景には教育や文化程度の影響がある。覚え込んだことをとどめておく力もみられる。
- 単語：単語の意味を説明する。教育や文化的な影響を受けやすい言語の領域の発達水準が把握される。
- 理解：実用的知識、常識的行動についての知識、現実的な状況について判断し、対応するように知識を組み立てたり、過去の経験についての評価と利用などに関する能力・社会的成熟度。
- 類似：2つの対象、例えば（犬―ライオン）間の類似点を問う。両者の関係を把握し、共通するカテゴリーや属性を抽出し、適切な言語で表現する能力。

〈注意力・集中力・記憶に関するもの〉
- 数唱：数字の順唱と逆唱を行い、暗唱と即時再生能力、順序の逆転（逆唱）はどの程度まで達成可能かをみる。
- 算数：算数の応用問題を暗算し、口答で答える。計算能力、集中力をみる。

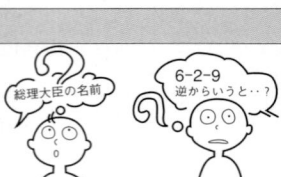

〈視知覚的な体制に関するもの〉（視覚的刺激を正確に認識する能力）
- 絵画完成：図版の中の欠落している部分を問う。視覚刺激に素早く反応する力、視覚的長期記憶の想起と照合する能力。
- 絵画配列：系列的に展開する各場面の絵を順序正しく並びかえる。全体の流れを理解する力、時間的順序を理解する力、計画力、結果を予測する力。

〈視覚と運動の協応に関するもの〉（視覚的な手がかりに基づいて自己の運動を適切に調整する能力、器用さ）
- 積木模様：彩色された積木（4～9個）を並べて図版と同じ模様をつくる。全体を部分に分解する力、想像力、視覚運動系の統合性と、動作の速度・推進力をみる。
- 組み合わせ：人、動物などの形をした図形を断片から構成する。視覚―運動フィードバックを利用する力、部分間の関係の予測
- 符　　号：数字に対応した符号を記入していく手の動作の機敏さ、事務的処理の速さと正確さ、紙と鉛筆を扱う技能、精神運動速度をみる。

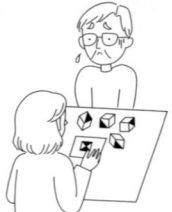

- 記銘：覚え込むこと
- 保持：とどめておくこと
- 想起：思い出すこと

　この中の記銘力（新しくものを憶える能力）を調べる検査です。脳に障害や損傷があったり、痴呆症状やあるいは心理的な要因によって、この記銘力が低下します。記銘力検査には、視覚によるものと、聴覚によるものがあります。

❶ ベントン視覚記銘検査（図2、3）[4]

　幾何図形（1～3個）が描かれている10枚の図版を、1枚ずつ提示して描写するよう指示します。施行方法は4つあります。
A：即時記銘―図版を10秒間提示したあとに即時再生
B：即時記銘―図版を5秒間提示したあとに即時再生
C：模写
D：遅延記銘―図版を10秒間提示して、15秒経って再生

誤謬
45°平面回転している。

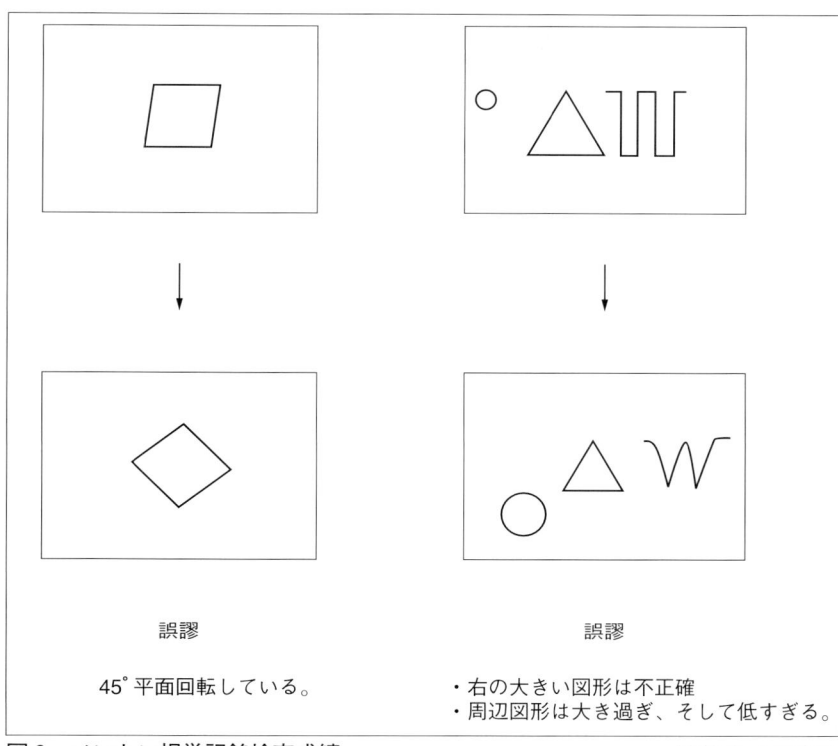

誤謬
・右の大きい図形は不正確
・周辺図形は大き過ぎ、そして低すぎる。

図2．ベントン視覚記銘検査成績　　　　　　　　　（文献4）より引用）

a）成績

10枚の図版のうちで正確に描かれた数（正確数）と、被検者が示した誤謬（まちがい）の数から算出しますが、誤謬は次の6つに分類されています。①省略、②ゆがみ、③保続、④回転、⑤置き違い、⑥大きさの誤り、です。さらに分類別の誤謬数・図版の左右のどちらの誤謬かについても集計します。

正確数		誤謬数	
省略	ゆがみ	保続	回転
置き違い	大きさの誤り	L	R

所見：

図3．ベントン視覚記銘検査成績　　　（文献4）より引用）

b）評価

本検査は、脳損傷例（大脳損傷あるいは大脳疾患）と、健常者の間に明確な差がみられ欠陥成績を示す最も多い決定因であるとされています。しかし、大脳病変の推定がなされる前に、ほかのいくつかの欠陥成績の決定因を考慮しなければなりません。例えば、非常に抑うつ的になっている患者さんや、身体的状態が不良な患者さんは、複雑な図形の再生は不可能です。また、適切な努力の欠如、知的無力を装った人の欠陥成績、精神疾患なども注意が必要です。

❷ 三宅式記銘検査法[5]

対連合学習の方法を用いて作成された聴覚による記銘力検査。有関係、無関係の対語それぞれ10対で構成されています。1対ずつ読み聞かせて復唱させ、10対が終わったら対語の一方を検査者が言い、他方を被検者に言わせます。これを10対について3回繰り返します。有関係が終わったら、無関係10対についても同様に行います（図4）。

評価は、被検者のその時の状態によっても異なりますが、標準値は表2の如くです。

特別の準備をしなくても、言語障害などがなければ簡単にできる検査です。

この結果から、例えば第1回目より第3回目の方が記銘の把持力がない場合は、他の諸検査と併合して、さらに精密な検査を検討する必要があります。しかし、この有関係検査は、無関係検査をする前提条件として、被検者を慣れさせるためのコントラスト的な検査法として考えてよいとされています。本質的に記銘の把持力を検査するには、あくまでも無関係検査を重点とします。

「誤り」は、有関係対語・無関係対語ともに該表にない反応語が出た場合は、それに関連した所謂連想的であるか（追想錯誤）、あるいは全然無関係な無意味な反応語であるかを判断する必要があります。もし有関係対語の反応の中にまったく無意味な反応語の出た場合は詳細な検討を加えますが、無関係対語の反応語にはよくあることで取り立てて考える必要はないとされています。

3. 評価の留意点

さまざまな疾患に対応するリハビリテーション場面で心理技術者が行う評価は、個々の患者さんに訓練を通して何らかの形で還元されなければなりません。急性期病院では、突然の発症や損傷によって入院直後は混乱したり、情緒不安に陥ってしまう患者さんは少なくありません。高次神経機能評価や心理評価が必要と判断されて、依頼・指示があっても痛みがあったり、極端な意欲の低下や、不眠傾向があり頭がボオーッとしているような時は施行を先に延ばすこともあります。情報としては早期が望ましくても、一定時間の座位がとれなかったり評価に対して拒否的な態度が顕著な時には、患者さんに苦痛を与え、以後の関係を悪化させてしまうことになりますので状況を判断し、対応することが大切です。

評価場面へスムーズに導入するためには、コミュニケーションを十分に取り、ラポール（信頼に満ちた気楽で親密な人間関係）の成立に特に留意し、場面に慣れてから評価に取りかかります。また、このコミュニケーションのプロセスでさまざまな情報が得られます。生まれ育った場所や文化的背景、家族関係、友人関係、就労経験の有無や期間、種類や内容、趣味や特技などを聴くことは、評価をまとめる際にとても参考になります。さらに非言語的な表情やしぐさも、患者さん理解のための手がかりとなります。評価の場面であることを理解していても、不満や不安をまっ先に口にする患者さんには、気持ちが落ち着くまではしばらく傾聴し、訴えのうちですぐに対応できることと、経過をみながら一緒に考えていくことを整理します。早急に対応可能なことは、主治医・ナース・PT・OT・ソーシャルワーカーなどに伝えたり、対処について話し合うことが必要になります。

氏名　　　　　　　殿				検査日　　年　　月　　日 検者			
有関係対語	I	II	III	無関係対語	I	II	III
花 — 蝶々				練習 — 貧乏			
池 — 川				仕事 — 冬			
手 — 足				時計 — 風			
氷 — 雪				玄関 — 砂糖			
雨 — かさ				嵐 — 病院			
汽車 — 電車				谷 — 鏡			
空 — 星				ひげ — ランプ			
失敗 — 苦痛				診察 — 太陽			
勉強 — 試験				行列 — 空気			
夕立 — 雷				少年 — 畳			
正答数				正答数			
忘却数				忘却数			
追想錯誤数				追想錯誤数			

花ー蝶々　池ー川……という1対の有関係対語を1対ごとに聞かせて復唱させ、一通り聞かせて直ちに花といって蝶々と答えさせる。それを、3回繰り返す同様のことを無関係で行ってみる、通常ならば両方とも3回目には100％にまでできる（特に前者は）

図4．三宅式記銘検査法　　　（東京労災病院　リハビリテーション診療科）

表2．三宅式記銘検査標準値

	有　関　係　対　語			無　関　係　対　語		
	第1回	第2回	第3回	第1回	第2回	第3回
範　囲	6.6～9.9	9.3～10.0	10.0～10.0	3.2～7.0	6.6～10.0	7.7～10.0
平　均	8.5	9.8	10.0	4.5	7.6	8.5

　病前あるいは受傷前の生活や環境、性格傾向やその人らしさ、現状をどのように認識しているのかなど、おおよそでも把握できると評価だけでなく、今後の訓練場面や退院後を考えるうえで重要な情報になります。
　評価の中でも「知能検査」は積極的に受けてみたいという人は少ないと思われます。誰にも"プライド"があって、また多少なりとも"劣等感"もあり、自己の内面と直面したくないという意識が働くからです。検査をすることがどのような意味があるのかを患者さんの年齢や状態を考慮しながら説明し、最大限の理解とモチベーションが得られてから実施します。態度に拒否的な面がみられたり、なげやりな印象の時には、強制にならないよう延期・中止することも大切です。途中で休息をとったり、何回かに分けて施行することもあります。重要なことは、検査を施行することが、患者さんの直接的利益につながるという見通しがあって意義が認

められるということです。

　判定結果は単独の検査のみで考察されるのではなく、他の複数の評価と照らし合わせてまとめられます。高次神経機能などの評価には多くの種類があり、評価の内容は個々の患者さんによって異なります。また同様の検査を、時間経過によって繰り返して行うこともあります。入院して早い時期と退院して外来通院に変わる時、術前と術後などです。

　なお、諸検査結果は個人のプライバシーとして十分に守秘・管理されなければなりません。

（鈴木恵美子）

【参考文献】
1) 小林重雄，藤田和弘，前川久男，ほか（共編著）：日本版 WAIS-R の理論と臨床．日本文化科学社，1998．
2) 小杉正太郎，長田久雄（編著）：リハビリテーションと心理臨床．川島書店，1991．
3) 土肥信之，岩谷　力，栢森良二（編）：精神機能評価．医歯薬出版，1992．
4) アーサー L. ベントン：ベントン視覚記銘検査〔高橋剛夫（訳）〕．三京房，1985．
5) 三宅鉱一，内田勇三郎：三宅式記銘検査（東大脳研式記名検査）．

第4章

リハビリテーションの実際

1. 理学療法士のアプローチ
a. 急性期リハビリテーション
（ベッドサイドを中心に）

●●● はじめに

　急性期におけるベッドサイドでの理学療法の目的は、安静臥床に伴う褥瘡、関節拘縮、筋廃用萎縮、心肺機能低下、深部静脈血栓症などの廃用症候群の予防と、機能、能力障害に対する早期からのアプローチです。

　二木らは、早期リハビリ開始群と非早期リハビリ開始群の歩行再獲得率について比較し、早期リハビリ開始群の方が歩行自立した患者の比率が高く、特に70歳以上の高齢者においてその差が顕著だったと報告しています。そして、その主な要因として早期のリハビリ開始により、廃用症候群を最小限に抑えることができたことを挙げています。廃用は局所のみでなく全身に及びます。

　そのためこの時期、最も重要なことは二次的な合併症である廃用症候群の予防であるといえます。特に病前から身体機能の低い高齢者では一度廃用症候群が生じれば、その改善は困難であり回復レベルが著しく低くなってしまうなど、将来の機能的予後に重大な影響を与えると考えられています。

　廃用症候群に対する対処方法として、褥瘡、拘縮などに対しては良肢位保持、体位変換、関節可動域訓練など、ベッドサイド訓練でも予防可能ですが、筋萎縮、骨萎縮、心肺機能低下、起立性低血圧などに対しては適切な運動、立位、歩行訓練などの積極的なアプローチが必要です。したがって、そのためには早期の離床を図ることが重要です。

　しかしながら、この時期は再発や症状の増悪、心疾患などの合併症に対する厳重な全身状態の管理が必要です。体位変換、関節可動域訓練などの受動的なアプローチは、生命の危険がない限り発症直後より開始しますが、より積極的なアプローチである座位耐性訓練など、血圧の変動が予想される訓練については、その病巣、病型および合併症の有無などにより、個別的に判断する必要があります。

1.　ポジショニング・体位変換

　褥瘡、不良肢位での変形、関節拘縮および沈下性肺炎、浮腫を予防する目的で発症直後よりポジショニング、体位変換を開始します。

　特に、意識障害、また麻痺のための自力で体位変換のできない患者さんには必ず行う必要があります。

　但し、ポジショニング、体位変換のみでは関節拘縮を完全に防ぐことは不可能であり、後述する関節可動域訓練を併用しなければなりません。

［1］褥瘡について

同じ部位への持続的な圧迫により、血行障害が起こり、それが組織の阻血性壊死につながることにより発生します。組織の壊死は同じ部位への圧迫が2時間以上加わることにより生じる危険性があるとされています。

褥瘡好発部位を図1に示しますが、体圧の集中する骨突出部に発生しやすく、特に最も重量のかかる仙骨部に多発します。

圧迫以外の要因としては、栄養不足、摩擦、失禁などによる湿潤、やせていることなどがあり、清潔にする、摩擦に気をつけるなどの対応が必要です。

その他、脳血管障害の患者さんでは知覚障害があることも多く、褥瘡発生の1つの要因となっています。健常者では圧迫による痛みで自然に体位変換して除圧をはかっていますが、知覚障害のある患者さんでは痛みを感じない場合があり、さらに痛みを感じても麻痺により自力では体位変換できないため褥瘡をつくりやすい状態にあるといえます。

［2］脳血管障害患者さんのとりやすい不良肢位

脳血管障害の患者さんでは、麻痺や重力の影響で特徴的な肢位をとることがあります（図2）。
各関節がとりやすい不良肢位は以下の通りです。

・肩甲骨―外転位
・肩関節―内転、内旋位
・肘関節―屈曲位
・手指―屈曲位（弛緩期は伸展位）
・股関節―屈曲、外転（痙性が強ければ内転位）、外旋位
・膝関節―屈曲位
・足関節―内反尖足位

ポジショニング・体位変換はこれら不良肢位を防止するとともに、褥瘡好発部位の除圧が確

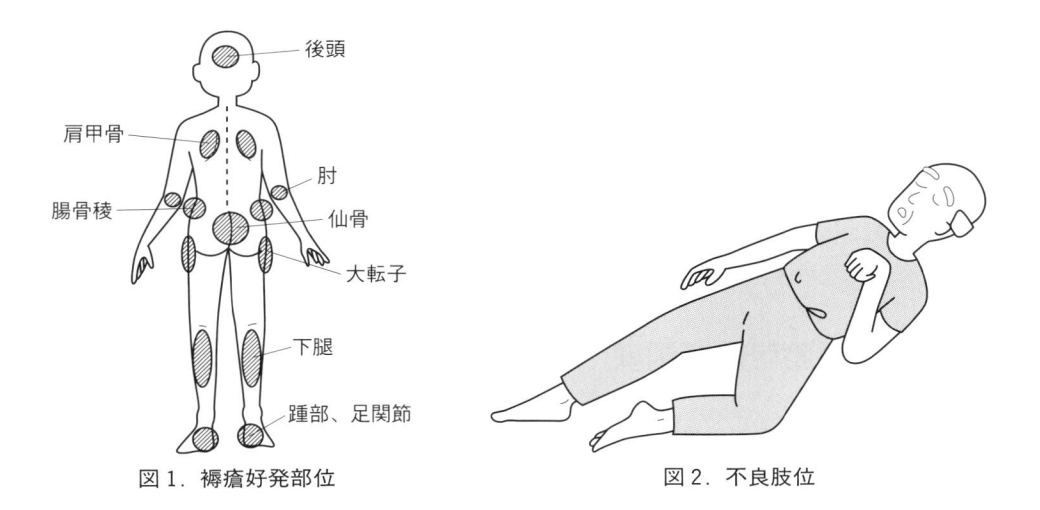

図1．褥瘡好発部位

図2．不良肢位

実な肢位を考慮しつつ、通常2時間ごとに発赤など皮膚の状態を観察しながら行う必要があります。

[3] ポジショニングの例

a）仰臥位（図3）
- 左右が対称になるようにします。
- 麻痺側の肩甲骨が後退（内転）しないようにタオル、薄いクッションなどを入れて保持します。
- 麻痺側上肢はクッションや枕の上に置き、心臓より高くしておきます（浮腫予防）。
- 上肢は、可能なら外転、外旋位もとらせます（図4）。
- 肘関節は基本的には伸展位です。
- 手指はハンドロールを握らせるか、伸展位に保持します。
- 骨盤は後退しないようにタオルやクッションなどを入れて保持します。
- 下肢は外旋位にならないように、砂嚢などを利用し中間位に保持します。
- 足関節は底屈位（尖足）をとらないように砂嚢、シーネなどを利用します。

　手指と足関節におけるハンドロールや足底板の使用はかえって痙性を助長することになり、使用すべきでないとの意見があり、結論は出ていません。一般的には、痙性が強い時は何もせず、弛緩性麻痺の時にはハンドロールや足底板を使用するのがよいでしょう。

b）側臥位（麻痺側が上）（図5）
- 麻痺側肩甲骨を前方（外転）に出し、肩関節は屈曲位として内転位にならないよう上肢を枕またはクッションの上に乗せます。
- 体幹は前屈位にならないようにします。
- 麻痺側の骨盤を前方に出します。
- 麻痺側下肢は軽度屈曲位で枕やクッションの上に置き、健側下肢は伸展位にします。

c）半側臥位（図6）
　90度側臥位に比較し、肩の痛みを生じることが少なく、患者さんにとっても安楽な肢位のようです。また、褥瘡好発部位の大転子や腸骨にかかる圧も軽減できるという意見もあります。

d）踵部の除圧
　よく用いられている円座（ドーナツ状のクッション）は皮膚が引っぱられることにより踵部が阻血状態となり、危険であるため、クッションの上に下腿部を置き踵部を浮かせた方が安全であるという意見があります（しかし、この肢位は足部が尖足位となりやすいため、関節可動域訓練の併用が必要です）。

2. 関節可動域訓練

　関節可動域訓練とは、関節を動かすことにより、関節の運動制限（拘縮）を予防するために行うものです。拘縮は一旦生じてしまうとその改善は非常に困難であり、予防が大切です。慎

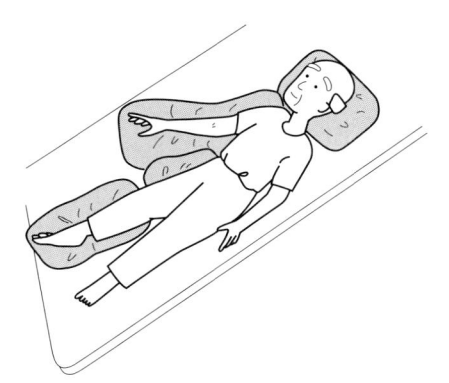

図3. 仰臥位でのポジショニング

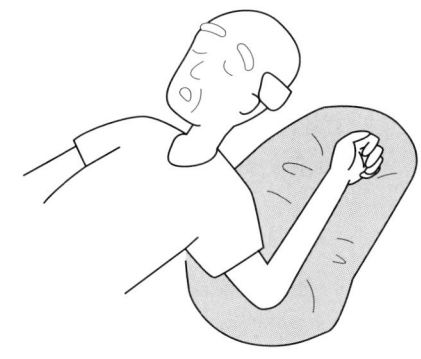

図4. 上肢のポジショニング

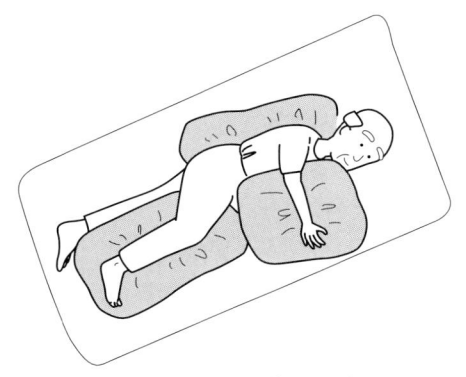

図5. 側臥位（麻痺側が上）でのポジショニング

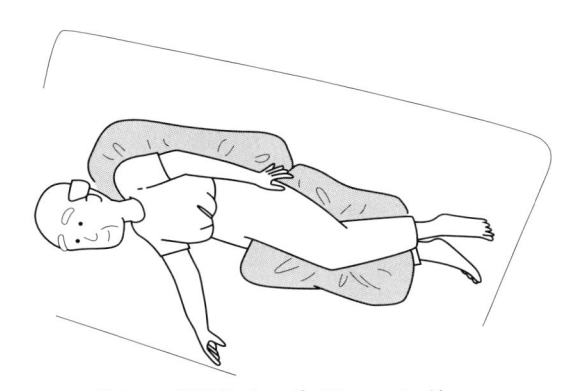

図6. 半側臥位でのポジショニング

重に行う他動的関節可動域訓練は、脳血流量にほぼ影響を与えないとされており、生命に危険のない限り、なるべく早期から開始します。

a）拘縮とは

皮膚、筋、神経などの関節構成体以外の軟部組織の変化（関節包、靱帯などの関節周囲の軟部組織の変化によるものとする分類もあります）により関節の運動制限をきたした状態です。拘縮は種々の原因によって起こりますが、安静による不動や筋の短縮によっても生じます。

脳血管障害の患者さんでは、痙性による筋の短縮により関節の運動制限が生じてしまうことがよくみられます（急性期では、筋が弛緩していることが多く、少ないようです）。

b）痙性とは

脳や脊髄などの中枢神経の障害により、自らの意志に関係なく、筋の筋緊張が亢進した状態で、他動的に関節を動かすと抵抗が認められます。痙性が強くなると筋の短縮が生じ拘縮の原因となることもあります。

［1］脳血管患者さんの起こしやすい拘縮

・肩関節—屈曲、内転、内旋位
・肘関節—屈曲位

・手関節―掌屈位
・手指―屈曲位
・股関節―屈曲、外旋位
・膝関節―屈曲位
・足関節―底屈位（内反尖足位）

［2］関節可動域訓練の種類

◆ⅰ 他動的関節可動域訓練：意識障害や麻痺のために自力での運動ができない時に、理学療法士が他動的に関節を動かす訓練。
◆ⅱ 自動介助的関節可動域訓練：患者さんがある程度四肢を動かすことができる時、また動かせても痛みがある時などに、理学療法士が患者さんの運動を介助しながら関節を動かす訓練。
◆ⅲ 自動関節可動域訓練：患者さんが自力で関節を動かすことが可能な時に行う訓練。
◆ⅳ 自己他動的関節可動域訓練：麻痺側の上下肢を健側の上下肢を利用して動かす訓練（急性期でも、意識障害や痛みがなく可能であれば行いますが、肩関節に関しては、弛緩性亜脱臼がある時は行わない方が安全であるという意見があります）。

この急性期の章では主に他動的関節可動域訓練について述べます。

［3］他動的関節可動域訓練の実際（図7）

急性期では、意識障害や全身状態が低下している時は、麻痺側のみでなく健側も必ず行います。頻度は1日に2回各関節を5〜10回動かす必要があります。特に、前述した拘縮を起こしやすい部位を重点的に行います。

また、この時期は弛緩性の麻痺であることが多く、特に意識障害や感覚障害のある時は十分に注意が必要です。誤った方法、粗暴または過剰な訓練によって肩手症候群、肩関節周囲炎、異所性骨化などの新たな障害を起こす可能性が指摘されており、かえって拘縮の原因を作ってしまうことになりかねません。

特に、肩関節、股関節では慎重な訓練が必要で、肩関節は全可動域の1/2程度に、また股関節を含め他の関節でも無理に全可動域の訓練は行わない方が安全です。

a）肩手症候群とは

肩から手への痛みと肩関節の運動制限、手指の腫脹、熱感を呈する症候群です。肩関節への適切でない（粗暴な、誤ったまたは過剰な）関節可動域訓練も誘因の1つであるとされています。

b）異所性骨化とは

本来あるべきところでない関節周囲や筋肉に新生骨が生じ、関節の運動時の痛みや運動制限を起こすことがあり股関節に多いとされています。発生機序は明らかではありませんが、粗暴な関節可動域訓練による関節周囲の微細な出血なども誘因となる可能性も指摘されています。

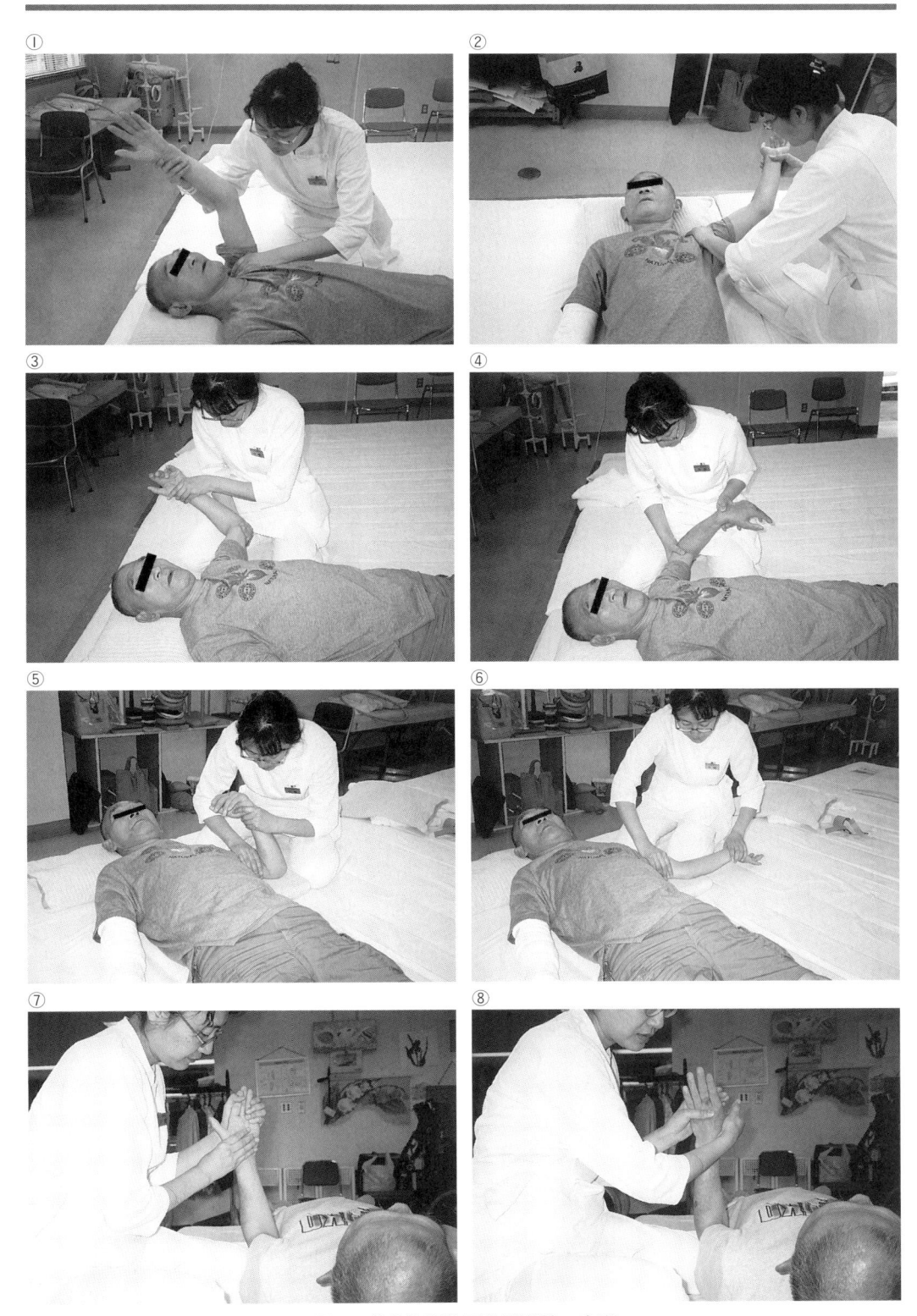

4-1. 理学療法士のアプローチ　a　急性期リハビリテーション

図7. 他動的関節可動域訓練の実際

図7. 続き

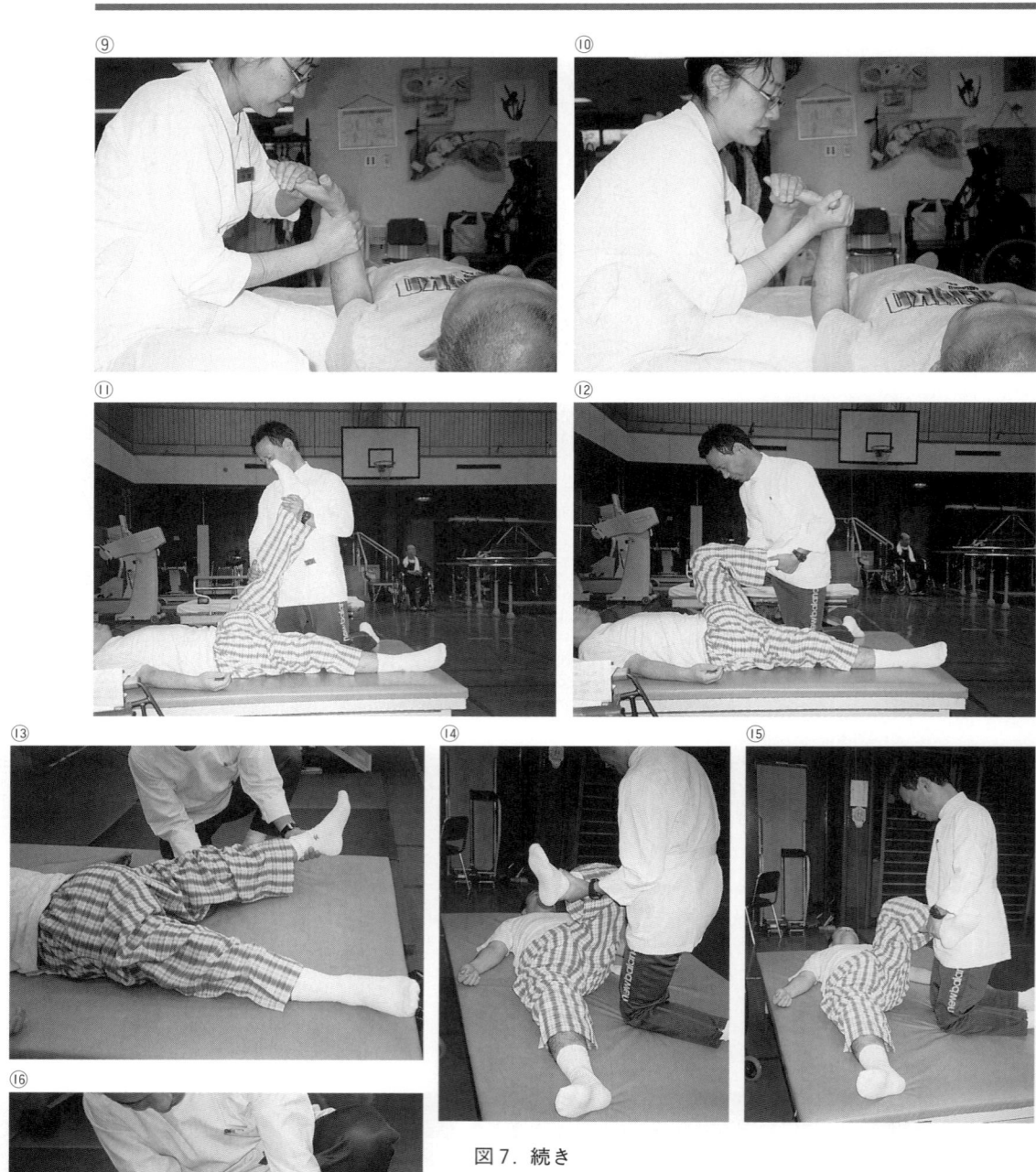

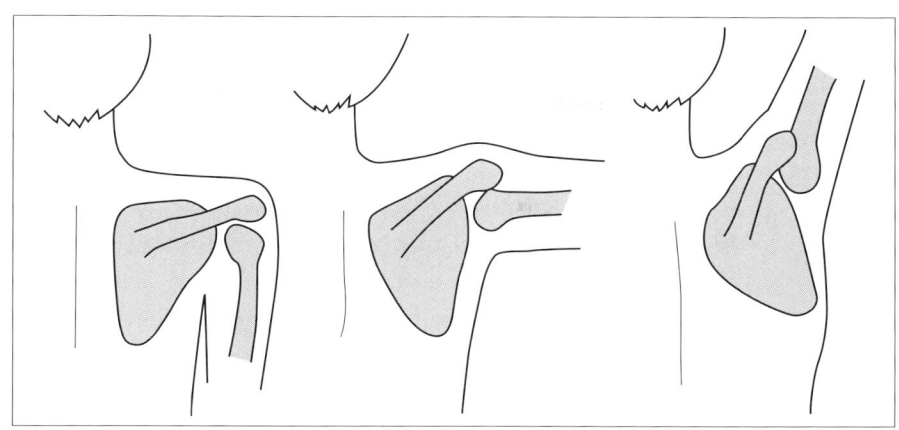

図8. 肩関節と肩甲骨の動き

［4］肩関節について

　肩関節は図8のように肩甲骨と共同して動きます。肩関節の可動域は、屈曲、外転ともに120度とされていますが、実際の肩関節のみの動きだけでは、最大可動域が屈曲は90～100度、外転は100～120度程度とする意見もあります。したがって、肩関節の他動的関節可動域訓練の時には、肩甲骨も同時に動かさなければなりませんが、実際にはこの手技はなかなか難しいようです。肩甲骨を動かさずに、最大可動域を超えて肩甲上腕関節を動かすと、関節周囲の軟部組織に無理な力が加わり内出血などの損傷を引き起こします。そのため、急性期の弛緩性麻痺の時期には、屈曲、外転とも肩関節の全可動域の1/2（90度）以内にとどめるのが安全です。

［5］肩関節の一般的注意点

・肩関節は、外転時には上腕骨大結節と肩峰が当たるのを防ぐため、90度以前で上腕骨を外旋させなければなりません。手掌を頭部の方に向けます。
・肩関節は、自由度が大きい反面、その構造は関節窩が小さく浅いため安全性を犠牲にしています。関節は、筋、腱、関節包などによって支えられており、抗重力位の座位や立位では、主に棘上筋という筋肉によって骨頭が関節窩に保持されています。そのため、弛緩性の麻痺に陥った場合には、容易に亜脱臼を起こしてしまいます。
・各運動時には、亜脱臼を起こさないように、上腕骨頭を肩甲関節窩に固定して行うようにします。
・屈曲、外転時には、肩甲骨を片手で支持し上方回旋を加えながら動かします。また、この手技を行うには、背臥位よりも側臥位の方が容易であるという意見もあります。
・すべての関節運動はゆっくりと愛護的に行います。

3. 座位訓練

　早期離床を図る第一歩として座位訓練を開始します。

急性期では、脳循環の自動調節能が障害されていることが多く、早期座位により脳血流量の低下を招き、症状が増悪する恐れが指摘されています。脳血流量は全身の血圧に依存しており、そのため座位訓練に際しては十分な血圧管理が必要です。

近藤らは、脳血管障害患者さんの入院後2週間以内の臨床的増悪は26.4%認められたが、早期の座位開始による影響はなかったとしており、むしろ臨床的増悪は、入院時の重症度の方が危険因子と考えられるとしています。しかし、急性期の血圧低下には慎重であるべきとの態度をとっています。

座位訓練開始までの安静期間は、脳血管障害の原因疾患、病型、病巣、重症度などにより、患者さんの病態が異なるため、個別的に判断する必要があります。

軽症でも病状が進行する例があり、通常は数日間の経過観察および訓練上のリスクがないかを確認するための検査が終了した時点で開始するのが一般的です。

座位訓練開始時期の基準は以下の通りです。
①麻痺などの神経症状の進行が停止していること。
②意識レベルが1桁以下（第3章1「理学療法士・作業療法士の行う評価」参照）であること。
③全身状態が安定していること（重篤な循環器疾患などがない）。
④バイタルサイン（血圧、脈拍）が安定していること。

［1］座位訓練の実際

座位訓練の1つの目安として、座位耐性訓練の基準を表1に示します。

座位訓練は一般的には、図9のようにギャッジベッドの角度を徐々に上げていくことによって行います。

表1にあるように、各角度でバイタルサイン（血圧、脈拍）をチェックしていきますが、そのほかに患者さんの顔つき（顔貌）、応答反応の低下や生あくびなどに注意するとともに、気分不良、悪心・嘔吐、疲労感、めまいなどの自覚症状がないかを確認する必要があります。

通常、80～90度での座位が20～30分可能となれば、車いすでの座位訓練を開始するとともに、図10のようにベッド上で端座位を取り、座位バランス訓練へと進めます。端座位は、ベッドにもたれかかった座位よりも体幹の筋の収縮が得られ血圧低下を防止する作用も考えられます。この際、理学療法士は患者さんの前方または側方に位置し、肢位を正しく保持するとともに、転落に注意します。

20～30分の座位が可能で、車いすでの座位耐性がよければ訓練室での訓練へ移行する時期です。しかし、必ずしも段階的に行う必要はなく、全身状態がよければ20～30分の座位が不能でバランスが悪くても訓練室での訓練が検討されます。

座位耐性訓練の基準に従い、訓練を開始する必要のあった患者さんは、全体の19％であったという報告もあり、この基準に厳密にそらなければならないのは、比較的重症の患者さんであるといえます。実際の臨床場面は、比較的軽症で全身状態が安定していれば、バイタルサイン、自覚症状に注意しながら、理学療法初日に端座位にまで持っていくことの可能な例が多くみられます。

表1. 座位耐性訓練の基準（代々木病院リハ病棟）

座位耐性訓練の開始基準
1. 障害（意識障害、運動障害、ADLの障害）の進行が止まっていること
2. 意識レベルが1桁であること
3. 全身状態が安定していること

座位耐性訓練の施行基準
1. 開始前、直後、5分後、15分後、30分後に血圧と脈拍を測定する
2. 30度、45度、60度、最高位（80度）の4段階とし、いずれも30分以上可能となったら次の段階に進む
3. まず1日2回、朝食・昼食時に施行し、安定したら食事ごと、とする
4. 最高位で30分以上可能となったら車いす座位訓練を開始する

座位耐性訓練中止の基準
1. 血圧の低下が10 mmHg以上の時は5分後の回復や自覚症状で判断、30 mmHg以上なら中止
2. 脈拍の増加が開始前の30％以上、あるいは120/分以上
3. 起立性低血圧症状（気分不良など）がみられた場合

(文献7より引用)

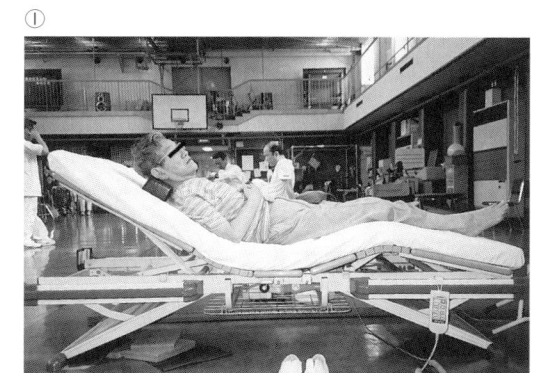

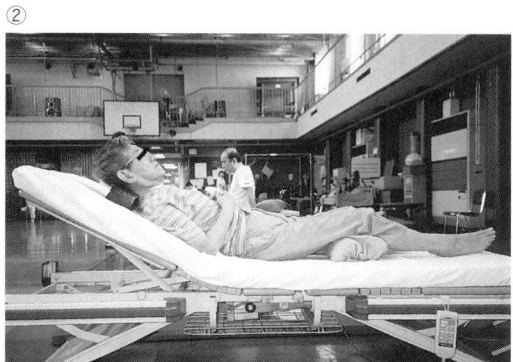

図9. 座位耐性訓練

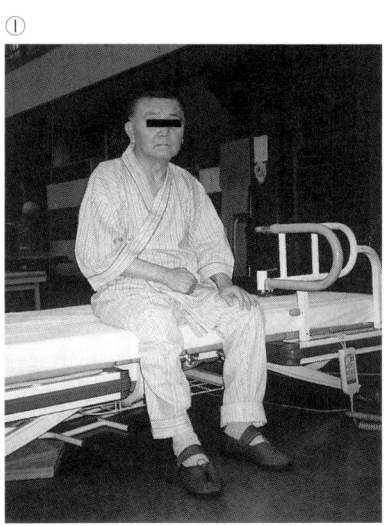

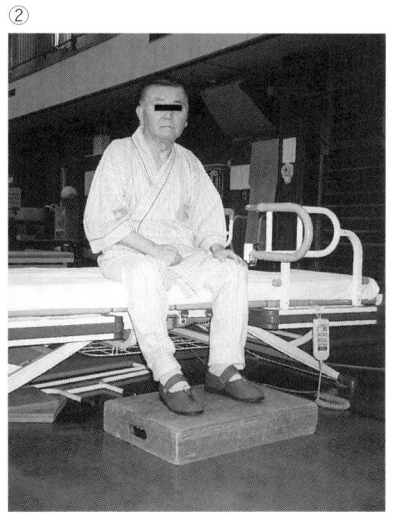

図10. 端座位訓練

急性期は慎重を要する時期ではありますが、画一的になることなく、患者さんの状態によって臨機応変に対応し、早期に訓練室への訓練へと進めることが重要と考えます。

4. ベッド上での基本動作

早期からのベッド上での、寝返りや起き上がり訓練を行うことにより、廃用症候群を予防し、また訓練室などでのより積極的な訓練の準備ともなります。

訓練開始時期、開始基準は、座位訓練とほぼ同じと考えてよいのですが、全身的な運動ですので、早期には過剰な訓練にならないよう注意が必要です。

急性期では、自力でこれらの動作を行うことは難しい場合が多いので、ここでは寝返り、起き上がりについて、一部介助での方法を示します。

> **注** 各動作での麻痺側の腕をひっぱってはいけません。肩の痛みや亜脱臼の原因となります。

a）寝返り（健側へ）（図11）
①麻痺側上肢を、胸部または腹部の上に持ってきます。
②健側下肢を、麻痺側下肢の下に入れます。
③患者さんは、頭部を持ち上げ寝返る方に向けます。
④麻痺側肩を持ち上げるようにして体幹を回旋させていきます。その時、理学療法士は麻痺側肩、骨盤を支持しながら介助します。

b）起き上がり（図12）
①麻痺側上肢を胸部、腹部の上に持ってきます。
②健側下肢を麻痺側下肢の下に入れ、ベッドから垂らすように持ってきます。
③患者さんは、頭部を前屈（顎を引く）させながら、麻痺側肩から斜め前方に起き上がり、肘に体重を乗せます。その時、理学療法士は図12のように麻痺側肩と頭部を支えながら介助します。
④患者さんは、肘を伸ばしながらベッドから垂らした下肢の重みを利用し体幹を起こして端座位となります。その時、理学療法士は肘の伸展を背中を抱えて介助するとともに、膝に手を

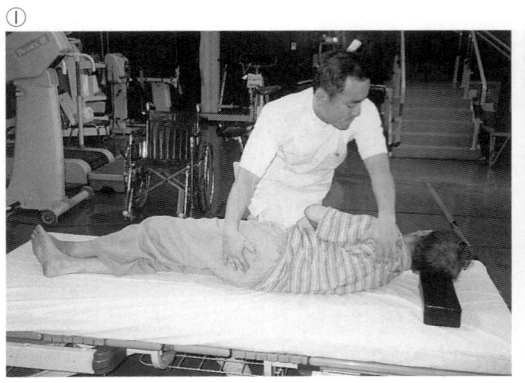

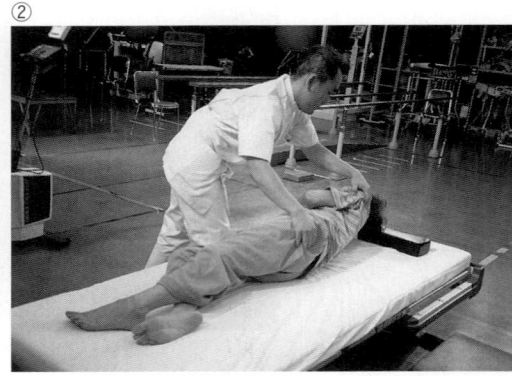

図11．健側への寝返り訓練

4-1. 理学療法士のアプローチ　a 急性期リハビリテーション

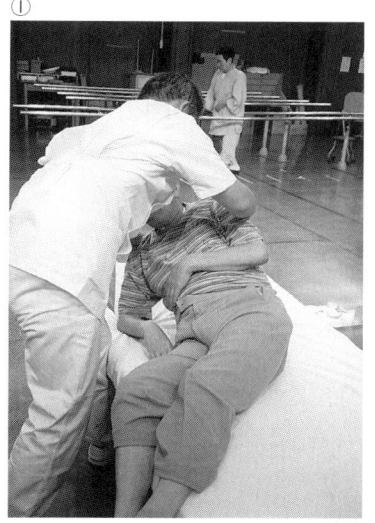

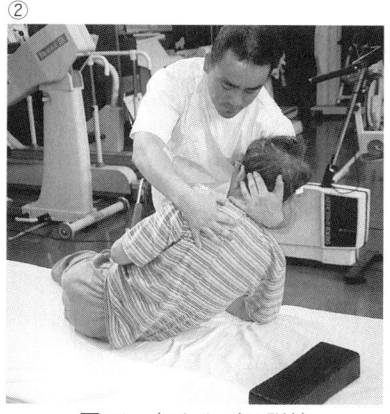

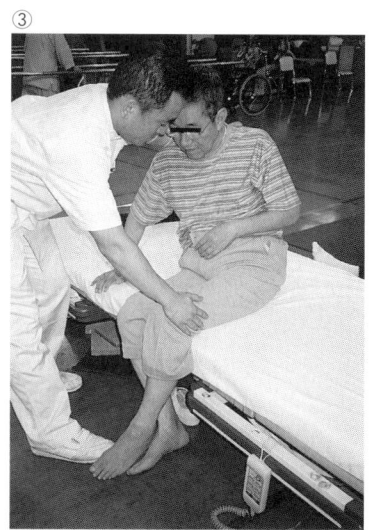

図12. 起き上がり訓練

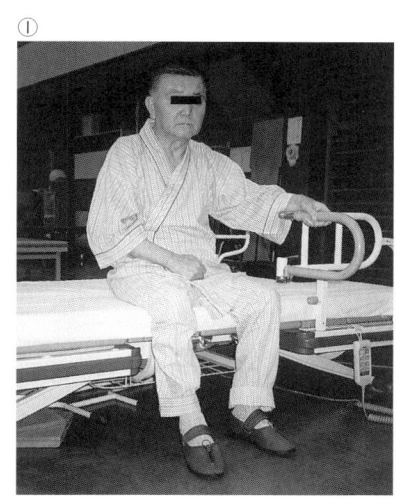

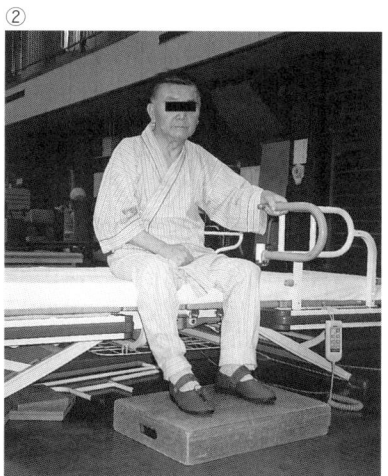

図13. ベッド柵を利用した端座位訓練

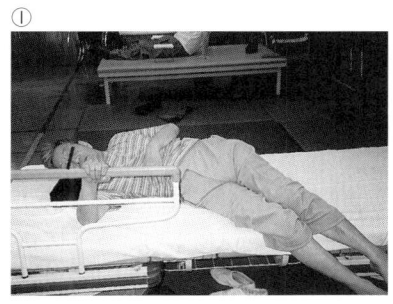

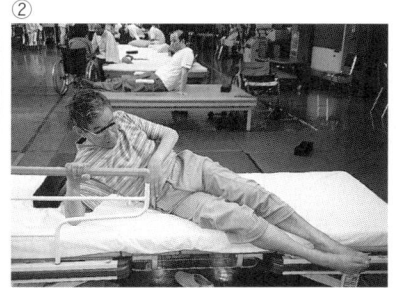

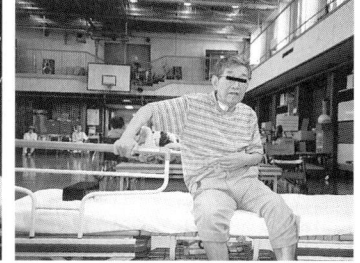

図14. 自力での起き上がり訓練

155

おいて体幹が完全に回旋するのを助けます。

c）ベッド上腰かけ座位（端座位）（図13）

　端座位については、座位訓練の項でも述べましたが、初期には、バランスが悪ければベッド柵をつかみ、また足部を床につけて安定を得るとともに、理学療法士が健側または前方に位置し、転落などの事故に十分注意します。

　バランスがよくなれば、柵を離しての座位をとります。そして、徐々に下肢を交互に上げたり（基底面積を狭くする）、体幹を前後左右に傾けたり、回旋させたりしながら、より積極的な座位バランス訓練へと進めます。
　これらの訓練は、徐々に介助量を減らし、自力での動作が可能になるように持っていきますが、その過程で、賛否両論はありますがベッド柵を利用して寝返り、起き上がりをするのも有効な方法とであると思います（図14）。

（大城康照）

【参考文献】
1) 上田　敏：廃用症候群とリハビリテーション医学．総合リハ 19：773-774，1991．
2) 二木　立，上田　敏：脳卒中の早期リハビリテーション．第2版，p 3-5，医学書院，東京，1992．
3) 厚生省老人保健福祉局老人保健課監修：褥瘡の予防・治療ガイドライン，p 14-15，発行/照林社，発売/小学館，1998．
4) 上田　敏：目でみる脳卒中のリハビリテーション．p 30-31，東京大学出版会，東京，1981．
5) 上田　敏：廃用，過用，誤用症候群の基礎と臨床．PT ジャーナル 27：76-86，1993．
6) 近藤克則：急性期リハビリテーションの安全管理．総合リハ 23：1051-1057，1995．
7) 林田来介，ほか：急性期脳卒中患者に対する座位耐性訓練の開始時期．総合リハ 17：127-129，1989．
8) 近藤克則，ほか：座位訓練とそのリスク管理．総合リハ 18：929-934，1990．

1. 理学療法士のアプローチ
b. 回復期におけるリハビリテーション
（基本動作訓練を中心に）

●●● はじめに

　脳血管障害後の回復期は、脳の機能が改善し、運動機能が時間の経過とともに変化し回復する時期で、リスク管理のもとで積極的に対応し、運動機能を効率よく引き出さなければならない大切な時期です。運動機能の回復の程度は、障害を受けた脳の部位・範囲の違いにより、正常ではみられない反応が出現し、逆に正常でみられる反応が消失しているなどの質的違いや、体力など量的にも違い、個体差があり一様ではありません。回復期は発症前まで無意識にできていた動作ができなくなってしまったことに気づき、精神的に大きな不安を抱きながらも、自己の状況を徐々に理解していこうとする時期でもありますので、積極的であると同時に慎重に対応します。

表1. 片麻痺患者の動作を困難にしている主な要因と、その病態に対する問題点とその対応

1. 関節可動域の障害／筋の短縮：変形・拘縮に伴う可動域制限／可動域の低下による動作の障害→伸張運動・補装具
2. 健側の筋力低下　筋力低下による動作の障害→筋力増強・代償運動の指導
3. 筋緊張異常　亢進　低下／筋のつっぱりによる動作の障害→伸張運動、装具療法
4. バランス反応低下／姿勢を安定させ維持することが難しくなり、次の運動に障害をきたす→一連の動作訓練
5. 緊張性反射の出現：動作に伴い手足の緊張が高まり運動を妨げる→姿勢に伴う手足や体の緊張状態を見極め、無理な動作や無理な努力を避けるよう運動のパターンを指導介入する
6. 連合反応：筋緊張の亢進が一定した運動として起こるため、より効率のよい運動を障害する→起こしにくい肢位を指導、5と同じ、装具の検討
7. 痛み：痛みにより動作を障害→痛みの原因病態を見極めて、物理療法、水治療法、装具療法
8. 体力低下　体力低下による動作の障害→段階的に持久力訓練による体力の向上、エネルギー節約の方法の指導　呼吸に問題がある場合は呼吸訓練
9. 麻痺などにより：重い麻痺、パーキンソン症状、失調症などの動作障害→動作障害の見極めと障害状況に合わせた動作訓練、補装具の検討、歩行介助器具の検討、介護指導、住環境整備
10. 体重が重い：体重が重いと動作がより難しくなる→運動療法　食事療法
11. 感覚障害：運動に伴う身体各部から受ける感じ方が不十分であるため、行った運動が不正確なものとなってしまう→視覚的代償機能の指導
12. 高次脳機能障害
    - 失語症／コミュニケーション障害　ストレスの蓄積→コミュニケーションの工夫
    - 半側空間無視／半側の身体注意障害→無視側への適切な刺激
    - 失行症／運動麻痺がないが行為が困難→同じ動作の反復訓練・動作を単純化
    ①前頭葉障害／自発性低下→精神賦活、行為の段階化、行動の抑制
13. うつ状態　意欲の低下→薬物療法
14. 不眠状態　昼夜逆転　痛み　精神的不安、興奮などにより日中覚醒が悪い→薬物療法
15. 排尿障害：運動が継続できず集中できない→排尿訓練など病態に合わせての治療
16. 床ずれ　痛みにより動作や姿勢保持を続けられない、訓練意欲低下、低栄養に陥ると運動の耐久性が落ちる→清拭、予防マットの導入、ポジショニング

ここでは正常な基本動作を理解し、異常な動作に対してどのような訓練をしていくか、それぞれの一部を紹介しますが、患者さんの身体的状況のほか、家庭環境・社会環境などを考慮して進めます。患者さんによっては運動・動作を行うことを難しくする因子をいくつか持ち合わせている場合があり（表1）、それらを改善あるいは解決しなければ最良の結果は得られないので、チームで取り組むことが欠かせないことになります。
　以下モデルの対象者は左片麻痺とし、ベルト装着側が麻痺側となります。

1. 寝返り

［1］正常な寝返り動作（図1）

❶ 仰向けから横向きの動作
①頭を床面より上げると同時に、顔を寝返り方向に向けます（図1-a）。
②肩甲骨が屈曲し、一方の肩を床から上げながら上半身を回します（図1-b）。
③上半身と下半身に回旋が生じ、下半身が回り全体が横向きとなります（図1-c）。

❷ 横向きから仰向けの動作（図2）
①頭を後ろに上げながら（頭の伸展）顔を上に向けます（図2-a）。
②肩を後ろに引きながら上体を回します（図2-b）。
③上半身と下半身に回旋が生じ下半身が回り仰向けとなります。

［2］寝返りでの評価

・姿勢の観察、バイタルチェック、高次脳機能
・関節可動域（股関節外旋位拘縮、股関節内転位拘縮）、随意性、健側の筋力

［3］運動プログラム

❶ 無闇に健側でベッドの枠を掴む患者さんや、頭が上がらず上半身が反り返って肘が曲がり、足は伸び寝返り動作ができないような時の寝返り動作の介助誘導は

a）健側方向への介助誘導として（図3）
　①介助者は健側に位置し、患者さんの頭は枕の上に置き、麻痺側の手は胸の前で健側手で保持します（図3-a）。
　②患者さんは寝返り方向に顔を向け、介助者は健側の上肢と肩を介助し上半身を回旋します。介助者は麻痺側肩を上げるのを介助し、上肢の誘導を行います。そして麻痺手を上げながら寝返り方向に倒し、（図3-b）
　③身体に回旋が生じたら骨盤を介助し、下半身を回旋し横向きとなります。患者さんの反応をみながら、骨盤を介助し足の振り出しを促します（図3-c）。

b）麻痺側方向への介助誘導として（図4）
　①介助者は麻痺側に位置し、麻痺側の肩が背部に引き込まれないように引き出します（図4

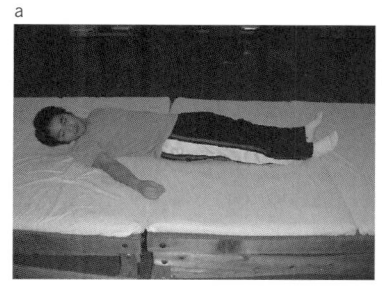

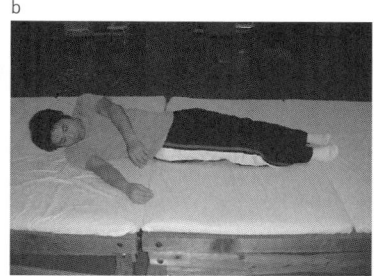

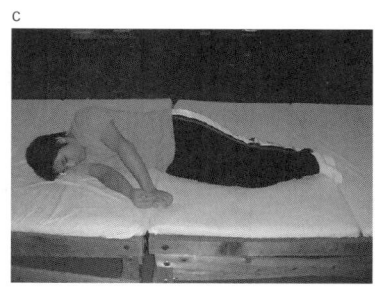

4-1. 理学療法士のアプローチ　b 回復期におけるリハビリテーション

図1. 正常な寝返り動作（仰向けから横向きへ）

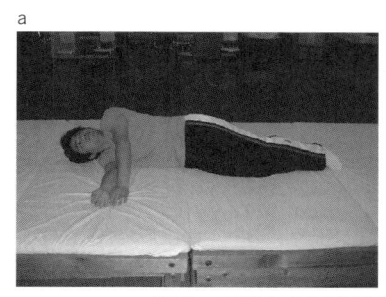

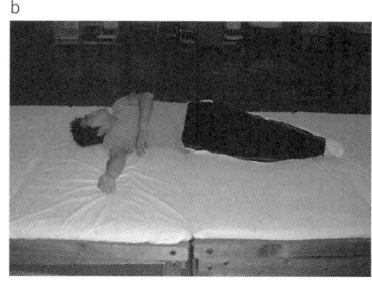

図2. 正常な寝返り動作（横向きから仰向けへ）

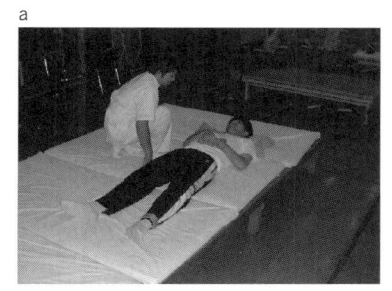

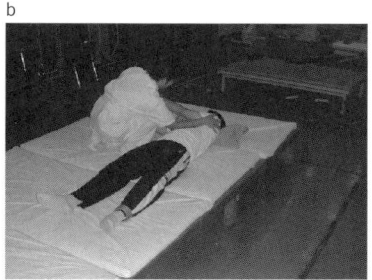

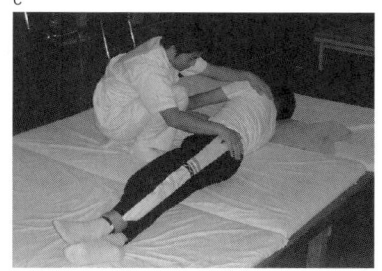

図3. 健側方向への寝返り介助誘導

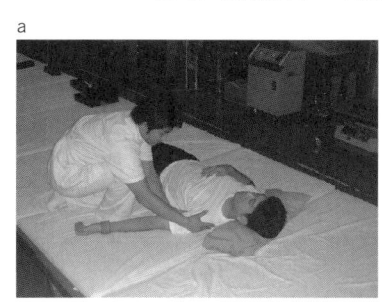

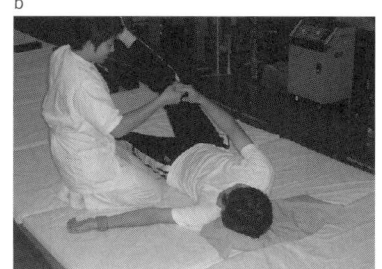

図4. 麻痺側方向への寝返り介助誘導

-a)。

②患者さんは寝返り方向に顔を向け、介助者は健側の手を誘導介助し上半身の回旋を促し、下半身との間に回旋が生じたら足を上げさせ寝返り方向に倒します。介助者は手足を介助誘導し回旋する速さを調節して行います（図4-b）。

❷ **寝返り動作に伴って健側の手足や頭が思うように動かせない場合は、主に健側上下肢を使い腹部の機能改善を目的とした運動を行います**

①身体の腰背部の伸筋の筋緊張が強い場合、介助者は患者さんの両下肢を膝に乗せ、片手を仙骨部に当て、患者さんの腹部に一方の手をおきます。腰背部の屈曲回旋を介助して行います。患者さんの両足は膝の上に乗せた時、十分にリラックスさせます（図5）。

②頭が上がらない時は、頭を枕の上におき、介助者は胸を固定して頭を上げるのを介助します。次第に患者さん自身に動かすよう指示を加えながら徐々に自動介助に促します（図6）。

③腹部の筋力を高める運動として、仰向けで健側上下肢の運動をします。健側の手足の上げ下ろしを自動介助〜自動運動へ、特に足を上げてから外に開く運動は腹部の筋力を必要とするため難しくなります。介助者は運動の方向目標を指示します（図7-a、b）。

④バルーンを使用し、仰向けで両足を乗せ保持させることや、その両下肢の屈曲伸展や左右への移動を行い、徐々にその動かす範囲を広げます（図8-a、b）。

⑤ブリッジ運動は腹部の筋力を高める目的で行います。仰向けで両膝を立てた時に膝の下に踵が位置しない程度に膝を曲げ、両足で支え尻を上げます。図9-aのようにお腹を突き出し腰椎が反り返らないよう注意し、水平に保持できるように臀部を介助し、できるだけ患者さん自身の力が出るように介助量を緩めたり強めたりして患者さんの反応を高めます。

麻痺側臀部の筋緊張が確認できるようになり、保持が可能になったならば健側の足を床から徐々に上げ、麻痺側のお尻が下がらないよう保たせます。骨盤が水平になるよう介助し、腰、

ワンポイント

・姿勢を観察すると頭を上げることができない患者さんは、腹部の筋力が低下している場合が多く、頭を上げようとすると肩が上がり、胸も引き上げられるため頸が短くみえ、身体は反り返り気味のことが多いと思います。

・安定している仰向けの姿勢から身体の向きを変えられることに恐怖心を持っていることが多いため、動かす範囲は患者さんの反応をみながら徐々に行います。

・介助しようと患者さんの身体を動かそうとすると、健側の上下肢に必要以上に力が入ることがあり、その上下肢を他動的に動かすと抵抗を感じます。患者さんは意識的に力を弛めリラックスすることが難しいため、運動を始めるにあたり十分なリラクゼーションとわかりやすい口調での指示が必要となります。

・介助誘導の際、患者さんの動きをなくすような過剰な介助でなく、できるだけ患者さんの運動となるよう介助誘導します。

・両方向へ実施しますが、麻痺側への寝返りでは、筋緊張の低下、感覚障害や半側空間無視のあるような患者さんの肩関節を傷めないよう痛みの出現に十分注意します。

・早期に次の起き上がり動作を獲得する場合、初期段階に健側方向の寝返りと併行し起き上がり動作を獲得させます。

・四肢の可動域が保持されていることはもちろんですが、特に身体の可動性や股関節の外旋拘縮に陥らないよう注意しないと、寝返り運動に支障が生じます。

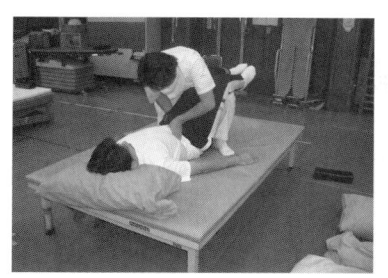

4-1. 理学療法士のアプローチ　b 回復期におけるリハビリテーション

図5. 腰背部屈曲回旋の介助

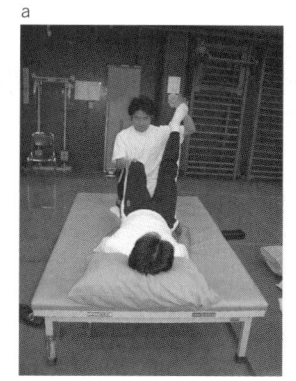

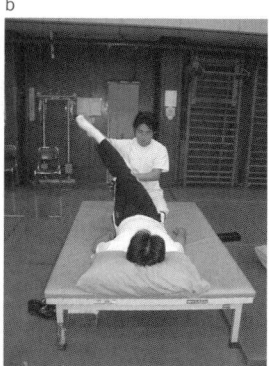

図7. 健側上下肢の運動とその介助

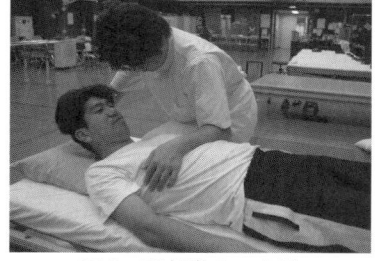

図6. 頭部挙上の介助

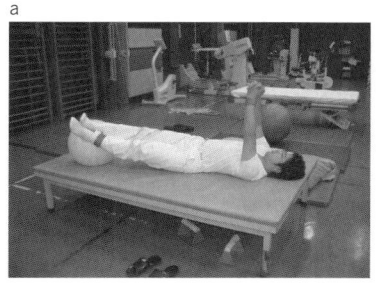

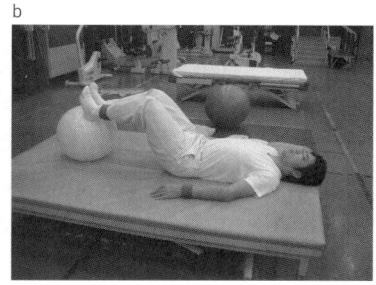

図8. バルーンを使っての両足運動

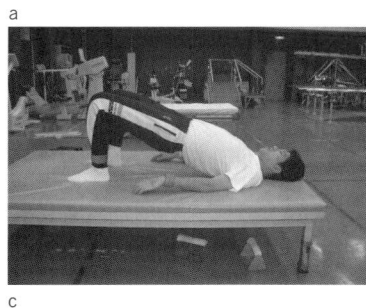

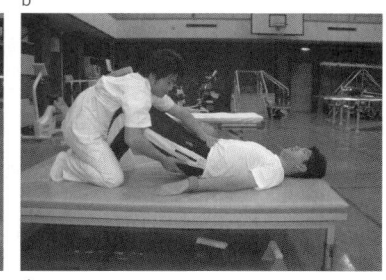

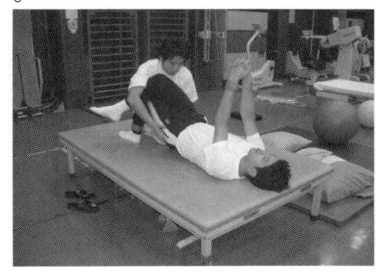

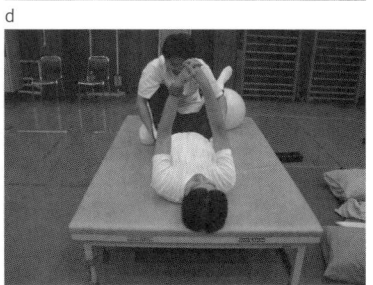

図9. ブリッジ運動としての介助

頸、足が強く伸展しないように介助します。
　骨盤を水平に保つことが可能になったら、麻痺側への荷重を増やし、健側の足を麻痺側の膝上に組み上げて保持させることや、バルーンの上に足を乗せ保持させる運動に進めます（図9-a～d）。

2. 起き上がり

［1］正常な起き上がり動作

仰向けより長座位は、
①仰向けより頭を持ち上げながら、起き上がる方向に顔を向けます（図10-a）。
②片側の肩を床面より上げながら上半身を捻りながら片肘立て位となります（図10-b）。
③片肘に体重を乗せながらさらに手を伸ばしながら上半身を起こします（図10-c）。
④上半身を反対に捻りながら両足を伸ばし、長座位となります（図10-d）。
　仰向けより端座位は、①②までは長座位と同じで、②の姿勢となる過程でベッド端に両足を垂らし、手をついた側より身体を起こし座ります（図11-a、b）。

［2］起き上がり動作での評価

・一連の運動が順序よくスムーズにできているでしょうか。頭の動きや位置、顔の向き、身体の動き、手の使い方、足の動きを観察、正常な動作と比較してみます。
・頭が十分持ち上げられるか、また上げた状態で向きを変えられるか。
・片側の肩を十分上げ身体を曲げながら回ることができるか。
・片肘立ち位でのバランスはよいか。
・麻痺側の肩の亜脱臼、痛みはないか。

［3］運動プログラム

❶ 1人では起き上がることができない
a）麻痺側方向への介助誘導
①介助者は患者さんの麻痺側に位置し、患者さんは麻痺側の手を外側にやや開いた位置に置きます（図12-a）。
②頭を枕より上げ、顔は麻痺側方向を向きながら健側肩を上げ、上半身を回旋させながら健側の手を麻痺側の脇に持っていきます（図12-b）。
③健側の手で押し上がり片肘立て位になります。介助者は脇と骨盤を介助しバランスが崩れるのを防ぎます。健側の足で麻痺側足をベッドの端に下ろします（図12-c）。
④顔を起きる方向を向き、身体を側方に立て直します。介助者は麻痺側脇を介助し、一方の手で健側の骨盤を押し側方への立て直しを介助誘導します（図12-d）。
⑤座位となります（図12-e）。
　両方向から起き上がる運動は意義のあることですが、麻痺側の肩の機能、残存機能などによ

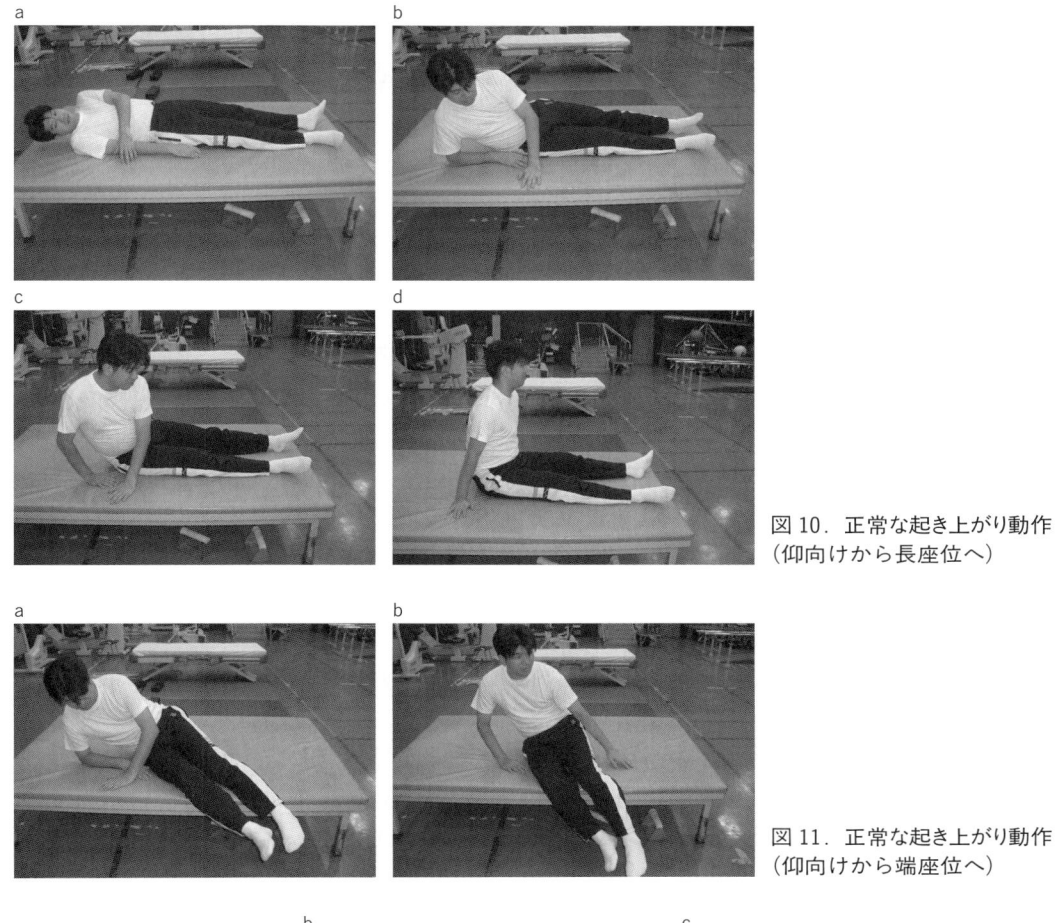

4-1.理学療法士のアプローチ　b 回復期におけるリハビリテーション

図10．正常な起き上がり動作
（仰向けから長座位へ）

図11．正常な起き上がり動作
（仰向けから端座位へ）

図12．麻痺側方向への介助誘導

り行うのが難しい場合、健側からの起き上がりが自立の目標となります。また、訓練として行う場合、十分に肩の評価を行い、運動の目標を決めます。

b）健側方向への介助誘導

①介助者は健側に位置し、健側の手は外側にやや開いておき、麻痺手は随意性が低ければ胸の前におき足は組みます（図13-a）。

②頭を枕より上げ顔はおいた手の方を向き、麻痺側の肩を上げながら上半身を健側の方向に回旋し片肘立て位になります。肘立て位になる前に肘を伸ばしたまま手で床を押すと動作が進みにくくなるので、麻痺側の肩が十分上がるまで注意し、麻痺側の肩が後ろに引かれバランスを崩さないよう介助誘導し肘立て位になります（図13-b）。

③両下肢をベッド端に下ろし、顔を起きる方向を向き、健側肘を伸ばしながら上体を側方に起こし端座位となります。介助者は健側上肢の押し上げを介助し、一方の手で麻痺側骨盤を介助誘導し座位になります（図13-c）。

❷ 起き上がる時に頭を持ち上げるのに労力を要する

前の寝返り動作の項で行った体幹筋の運動性を高める必要があります。

このような患者さんは、健側の手の力で努力して起き上がることが多いため、余計に身体の運動性が高まりません。肘立て位から対側に起き上がる時に、頭と身体が立ち直るよう介助量を調節し誘導します。身体を起こす時に足が持ち上がってしまうようであれば、大腿部の上を押さえるように介助します。

❸ 片肘立て位が不安定で起き上がる過程で努力する

仰向けから片肘立て位、片肘立て位保持、片肘立て位から片手支持、片手支持から座位、各部に分けた運動を繰り返し、それぞれの安定性・運動性を高めていく練習を行います。

3. 座位

［1］正常な座位姿勢と運動

座位には正座、あぐら・足を投げ出した長座位・横座り・いすに腰かけている椅座位・ベッドの端に足を垂らして座る端座位などいろいろありますが、ここでは基本動作訓練の基本体位として多用される端座位を用います。

端座位での姿勢は個人差があるものの正常であれば、ある程度の時間その姿勢を保持することができ、無理のないリラックスした姿勢で、頭を正中に位置して、まっすぐ背筋の伸びた左右対象的な姿勢です（図14-a、b）。

［2］座位での評価

・座位姿勢の観察：保持が可能であればどのような姿勢でどのように保てるか
・座位のバランス反応テスト
・筋緊張テスト：手足の緊張の程度、変化
・感覚テスト、支持面に接する箇所の感覚（臀部、大腿後面、足底面）

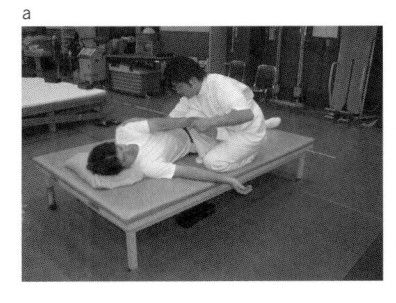

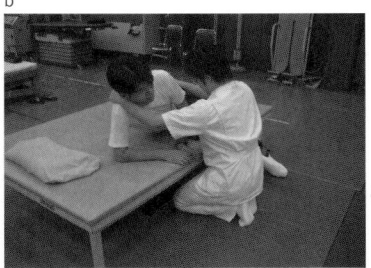

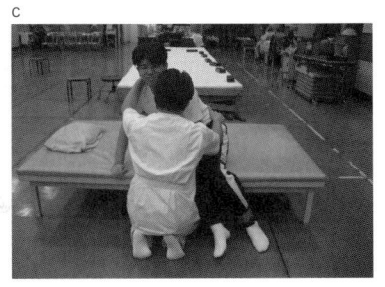

4-1. 理学療法士のアプローチ　b 回復期におけるリハビリテーション

図13. 健側方向への介助誘導

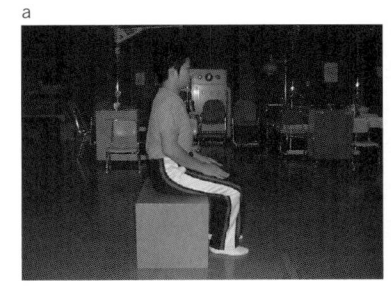

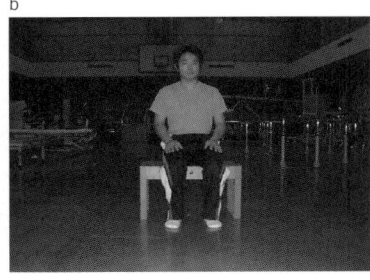

図14. 正常な端座位姿勢

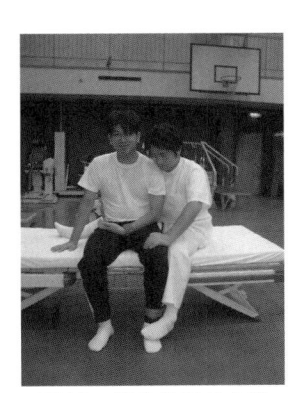

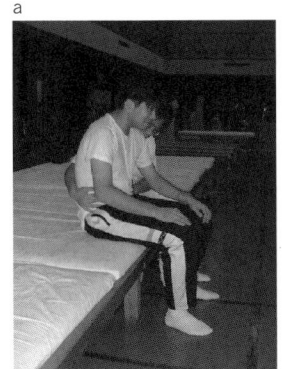

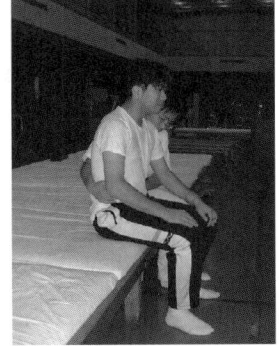

図15. 端座位での介助　　図16. 腰を伸ばした時の姿勢を覚えてもらう

・半側空間無視
・運動麻痺、ブルンストロームテスト：手足を自分の力でどの程度どのように動かせるか
・体力

[3] 運動プログラム

❶ 1人で座位が難しい患者さんは

　介助者は患者さんの麻痺側を支え、患者さんが不安を感じない程度の身体の位置を横方向や前後にゆっくりと傾け刺激を加えて、身体の傾きを直す動きを促します。足を過剰に突っ張る

のであれば足を押さえることや、足を接地させないでします（図15）。

❷ 頭は上がっているが背中が曲がり、身体が全体的に後ろに傾いている患者さんに、背筋を伸ばすよう指示すると後ろに倒れそうになる

身体を前に起こしながら、伸展傾向の股関節を屈曲させ、後ろに弯曲している腰を伸ばすように上体を伸ばします。姿勢が整ったら腰を伸ばしたり曲げたりさせ、伸ばした時の姿勢を覚えてもらいます（図16-a、b）。

座面高と同程度の台などを利用して、健側の手で麻痺側の手を押さえ手を前に動かしながら上体を前に傾け、骨盤の前傾を保ちつつ行い、骨盤の傾き、反応をみながら身体を動かす運動をします。座位能力により固定した台から動きのあるキャスターいすなどを利用します（図17-a、b）。

❸ 肩の筋の緊張が低く、手が垂れ下がっている

回復期初期での座位立位訓練を積極的に行う場合、まだ肩の緊張が低下している時は亜脱臼の予防に注意する必要があります。

亜脱臼は肩の固定筋である棘上筋や三角筋の低緊張と、大胸筋の痙性などにより容易に起きます。保護的な対処としてアームスリングの装着や三角巾を使用します。使用時には肩の可動域の維持が重要で特に肩の内旋、内転の制限に注意して可動域の訓練を継続します。また、座位訓練、ADL動作の中での麻痺側上肢の運動や肩の外転運動を取り入れ、肩の固定筋の緊張の高まりが確認できたら早めに保護的な装具を外します。

❹ 座位を保つと筋緊張により手が曲がり、他動的に伸ばすと肩の痛みが伴う

可動域訓練後、緊張を抑えることを目的に、肩伸展外転外旋位、肘伸展、手指を伸ばし手全体が平らに座面上に置き少しずつ身体の重みを乗せ、身体を伸張します。この時麻痺した足の動きにも注意します（図18）。

肩の痛みは、連合反応に伴う筋緊張の増加以外にも、肩手症候群、防御的な筋収縮など原因に合った対応が必要となり、可動域についても原因により保存的か、維持的か慎重に行います。

❺ 座位を保っている時に常に健側に重心の偏りがみられ不安定

身体の側屈を促す運動として、足を床から離した座位で、横方向へのバランス訓練を行います。

側方の立ち直りを改善するために、側方へのバランス運動を介助しながら両方向に誘導しますが、麻痺側方向では手を上げていることができないので下から支え側方に誘導し、身体の側屈と頭の立ち直りを徐々に促しその範囲を広げていきます。健側方向は患者さん自身に手をできるだけ伸ばしてもらいます（図19-a、b）。

❻ 座面の移動で、健側の手で押しながら移動しようとすると麻痺側の足が突張り移動を難しくする

端座位では、介助者は患者さんの前に位置し骨盤を介助し、浮いたお尻を前に出すように運動を促し誘導します。体重の移動に伴い身体を正中に立て直せるよう促します。

長座位では、介助者は患者さんの後ろに位置して、端座位と基本的には同じで、手を身体の前で組ませ手を使わないようにして、両臀部を介助し片側にお尻を上げ腰と肩が逆に回旋する

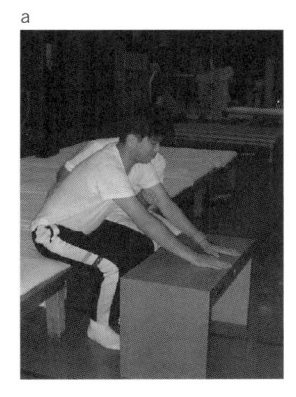

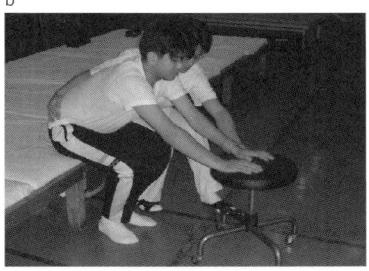

図 17. 座面高と同程度の台、キャスターの利用

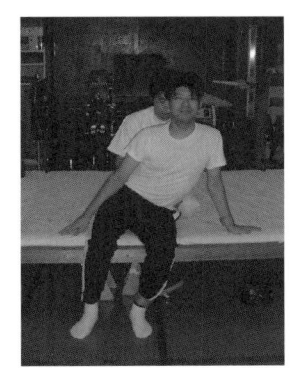

図 18. 身体の伸張

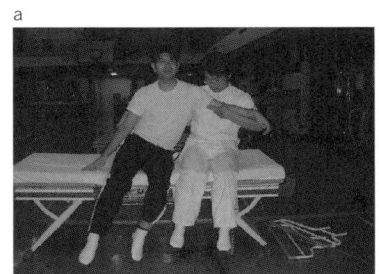

図 19. 横方向へのバランス訓練

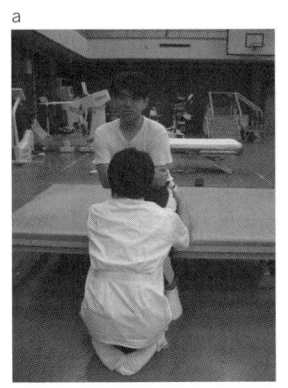

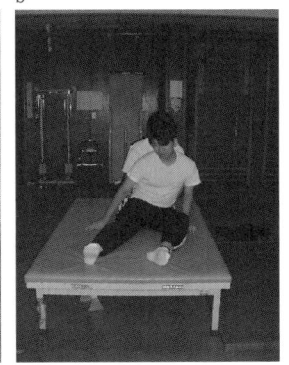

図 20. 座面移動時の介助（端座位、長座位）

よう介助します。この場合も頭と身体が立ち直るよう促します（図 20-a、b）。

4. 床面での動作

　床面動作の訓練は目的を明確にする必要があり、身体の回旋運動を多く必要とし、選択的な運動を行えるなど機能訓練として有効な部分もあり、和式生活のまだ多い環境では患者さんの要望もあります。しかし、介助量軽減にもつながる有効な動作となる反面機能的に健側重視の動作となりがちで、身体各部への負担もかかるので、種類や運動量を慎重に選択する必要があります。

［1］四つ這位での動作

❶ 注意
　関節可動域が保たれていることが必要となります（肩関節90度屈曲、肘伸展、手関節90度背屈、股関節90度屈曲、膝関節90度屈曲）が最低限必要となり、痛みを伴わないことが重要です。

❷ 効果
・身体の回旋運動が取り入れられます。
・上肢の支持性を改善できます。
・四つ這い移動運動により相反性の交互運動ができます。

❸ 運動プログラム
健側横座りから四つ這位へ
①介助者は横座りしている患者さんの横に位置し（図21-a）、
②麻痺側肩または上肢の伸展支持を介助し、上肢側に体重を移動誘導します（図21-b）。
③腰上げを介助し、麻痺側の膝をつき四つ這位へ、介助者は膝で体幹を保持し麻痺側の荷重量を調節します（図21-c）。
　四つ這位での運動としては、
①体重の前後左右への移動運動（図22）
②片手上げ（麻痺側上肢の支持性が不十分であれば介助支持します）
③片足上げからさらに対側の手足を上げる運動から同側の手足を上げる運動と難易度を上げることができます（図23）。
④両上肢で上半身の体重を支持できるようであれば四つ這位移動運動、移動を努力させると足の屈筋群の緊張が増すことがあるため、足の移動を介助し足関節の背屈に注意します（図24）。

［2］横座りから膝立ち位〜片膝立ち〜立位

❶ 注意
・膝立ち位での運動は痛みがなくとも患者さんの既往歴に注意し、導入には慎重に行います。
・圧迫痛が起きないようクッション性に配慮します。
・腰椎の前弯増強。
・足の屈筋群緊張増強。
・介与する関節が少ないためバランスを崩しやすい。

❷ 効果
・股関節支持性改善。
・立位で行うより重心の位置が低いため、不安が少なくバランス運動ができ、ボールなどを利用してのバランス改善運動がしやすいです。
・横座りからの膝立ちは四つ這位を経由しなくとも可能であるため、麻痺側上肢の支持ができなくとも可能な場合もあります。

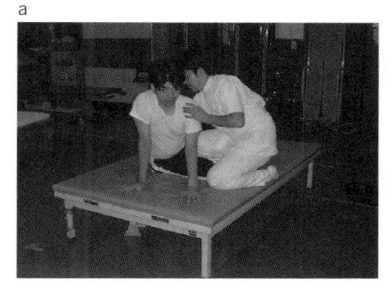

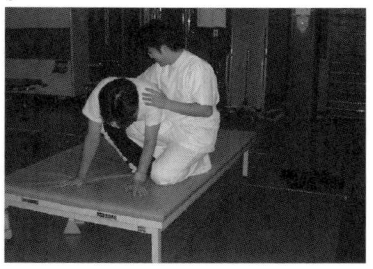

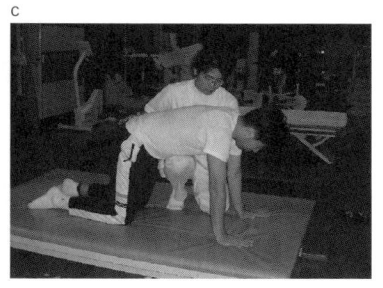

図21. 健側横座りから四つ這位へ

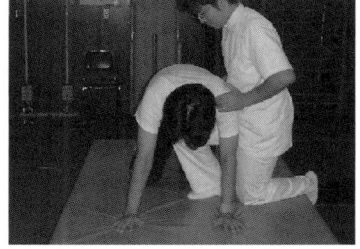

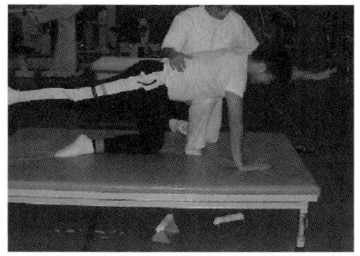

図22. 前方左右への体重移動　　図23. 片側手足の挙上　　図24. 足移動の介助

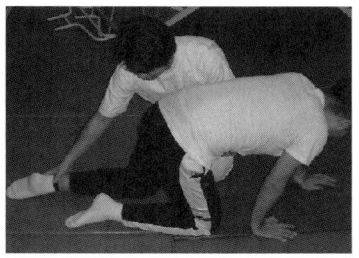

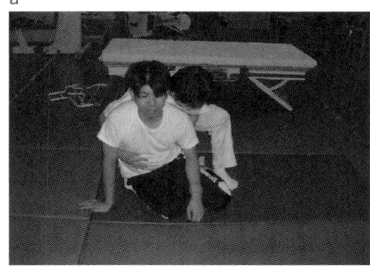

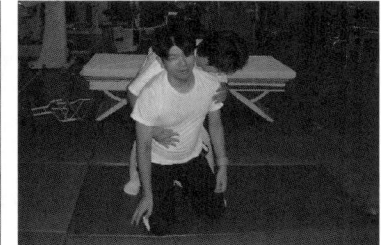

図25. 横座りから両膝立ちへ

・麻痺側を軸足にした片膝立ちへの運動は、股関節の支持性を高めやすいが、股関節が伸展しすぎると伸展筋の緊張が低下します。
・健側を軸足にした片膝立ちへの運動は、麻痺側を振り出すことで、足の動きや骨盤の空間での保持性を改善します。

❸ 運動プログラム
a）横座りから両膝立ちへの介助
　患者さんは健側上肢に体重を移動し、介助者は後方からお尻を上げることと上体を伸展させることを介助します（図25-a、b）。
　①両膝に体重を均等に乗せ姿勢保持
　②前後体重移動、左右のバランス移動運動
　③膝歩き運動は前後に行い、患者さんの後方より骨盤を介助し、体重移動と骨盤の回旋を介助誘導しながら膝を前に出させます。荷重側の股関節の支持力に注意します（図26-a、b）。
　④麻痺側の支持が不安定な時は、能力により台やバルーンなどを支持として利用します（図

27）。
　⑥骨盤を含め体幹の活動性、バランス改善を目的に、球投げ、球受けを機能に応じ取り入れます（図28）。
　b）麻痺側が軸足での片膝立ちへの介助
　①介助者は患者さんの後方に位置し、麻痺側の体幹、骨盤を介助し麻痺側に体重を移動させます。
　②介助者は患者さんの股関節支持安定性を接触している膝で調節し、体重を麻痺側に移動します。
　③麻痺側の股関節支持力、上体の伸展位が崩れないように介助し、健側下肢を前に振り出します。股関節の支持力がないと身体を過伸展にして腰椎が前弯するので、上体の姿勢に対しても注意します。介助量が多ければ健側に台を置き手で支持させますが、台に頼りすぎないよう徐々に健側に体重を誘導します。
　④骨盤を介助して麻痺側への重心の行き過ぎに注意します。
　⑤健側の振り出しを繰り返すことで臀筋の活動性を高めます（図29-a、b）。
　c）健側が軸足での片膝立ちへの介助
　介助者は患者さんの後方に位置し、骨盤を介助し体重を健側に誘導し、足を前に出すのを介助します（図30）。

［3］床面からの座位〜立ち上がり動作

❶ 目的
・立ち上がり動作の介助量軽減
・残存機能レベルに応じた立ち上がり動作の獲得

❷ 注意
・体幹、股関節、膝関節の可動域を必要とし、健側の膝関節痛に注意します。
・健側の過剰な努力により、連合運動を誘発しやすく、残存機能を多く用いるため労力を必要とします。

❸ 介助誘導
a）床からの立ち上がり
　①介助者は患者さんの健側に位置し、患者さんは健側の膝を曲げ麻痺側の下（大腿部）に入れた半長座位になります（図31-a）。
　②身体を前に倒し健側の手に体重を乗せ、お尻を上げながら健側の膝をつきます。健側手を膝の前に移動しバランスを保ちます。患者さんが腰を上げる際、介助者は骨盤を両手で保持するか、片手で帯を保持しお尻を上げるのを介助します。患者さんの手をつく位置により姿勢が不安定となります。また、健側の足関節が背屈し足趾が床についているか注意します（図31-b）。
　③健側方向に身体を回すように腰を上げながら足に力を入れさせて、健側の手をついた状態で腰を上げられるとこまで上げバランスを保ちます（図31-c）。
　④さらに健側の膝を伸ばしながら手を離し、上体を起こし立位となります（図31-d）。

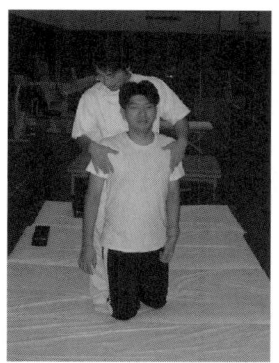

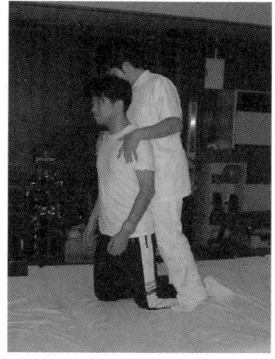

4-1. 理学療法士のアプローチ　b 回復期におけるリハビリテーション

図26. 膝歩き運動

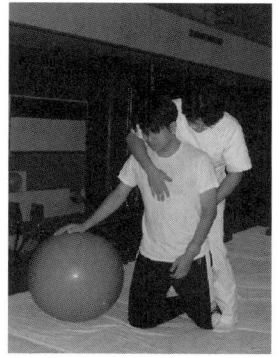

図27. バルーンによる支持

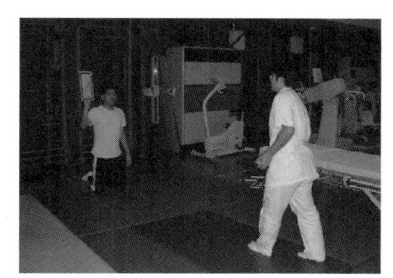

図28. 球投げ、球受け

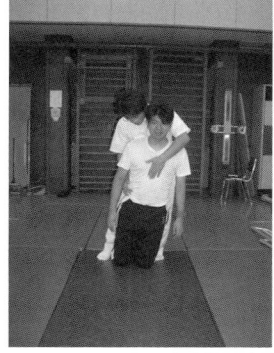

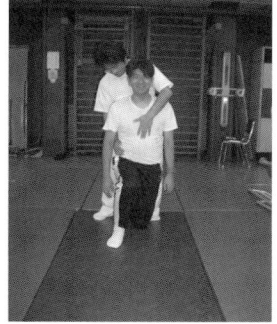

図29. 健側の振り出し

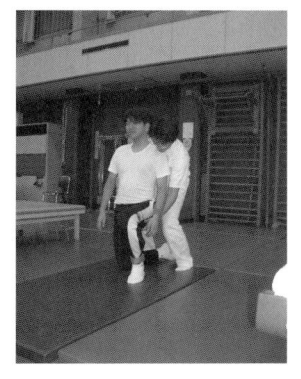

図30. 片膝立ちへの介助

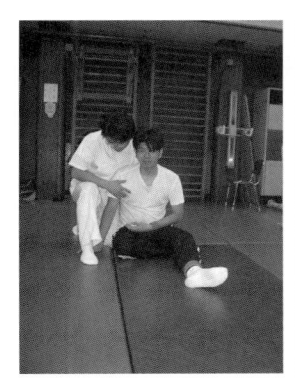

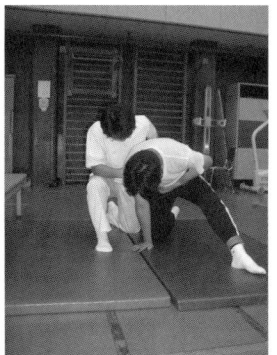

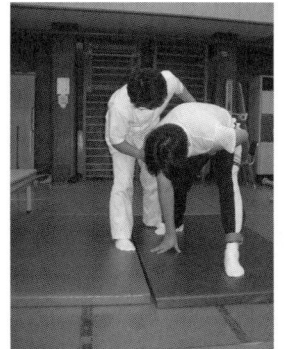

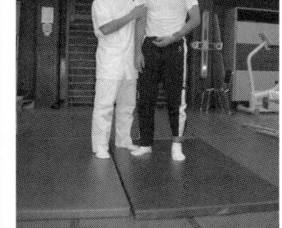

図31. 床からの立ち上がり

171

b）床からベッドへの移動
①床面で移動し、いすの前横に移動約 45 度前後に位置します（図 32-a）。
②上体を前に倒し腰を上げ、健側の足を背屈し足趾をつきます（図 32-b）。
③ベッドの上に手をつきます（図 32-c）。

> **注**
> ・介助者は患者さんの麻痺側に位置し、帯を介助し患者さんの動きに合わせ後ろに移動しながら介助します。

・対象物との間合いと、立ち上がったあとの回る範囲が小さくなるよう注意誘導します。

④健側の足に力を入れ蹴り上げ、健側の足を軸にベッド方向に腰を回旋させます（図 32-d）。
⑤ベッドに腰を下ろします（図 32-e）。

c）ベッドから床への移動
①介助者は患者さんの健側に位置し、患者さんはベッドに浅く座りやや斜めに健側を前に出すようにします（図 33-a）。
②健側の膝を床につく準備として膝を曲げます（図 33-b）。
③麻痺側の足は前方に出します（図 33-c）。
④健側の手を床面につき体重を乗せながらお尻を回し、健側の膝を床につき、さらにゆっくりとお尻を回し床に下ろします（図 33-d）。

> **注**
> ・手を床においた後から介助が必要となり、膝をついた後に腰が急に床に落ちないように介助します。

・床面につく手の指先は回る方向に向けます。
・いすでは、いすの下に足を入れることが可能になり、お尻の下に足が近づきより容易にできますが、いすに安定性があるか注意します。

5. 立ち上がり

［1］目的
・麻痺側筋力増強、足関節可動域の維持・体力増強、麻痺側下肢支持性の改善。
・下肢〜体幹の一連の連続した荷重運動の促進、股関節周囲筋の活性化、バランス能力の改善。
・座位が不安定であり、立位が不安定でも、立ち上がり運動により股関節周囲の運動性が高まり、座位と立位の安定性が改善するため早期より実施します。

［2］注意
・座面高は、患者さんが過剰な努力をしないでできる高さとし、高い方が立ち上がりやすく、低くなるほど運動量が多くなり、膝を曲げる角度が増します。
①健側の機能が低下し上体を保つこともできず、筋緊張が低く自動的にまったく力が出ない、②緊張が非常に高く足が突っ張って麻痺側に押してしまう、③立ち上がらすと逆に足が曲がって足が浮いてしまう。以上のような患者さんでは、介助誘導するにあたっては介助量が非

図 32. 床からベッドへの移動

図 33. ベッドから床への移動

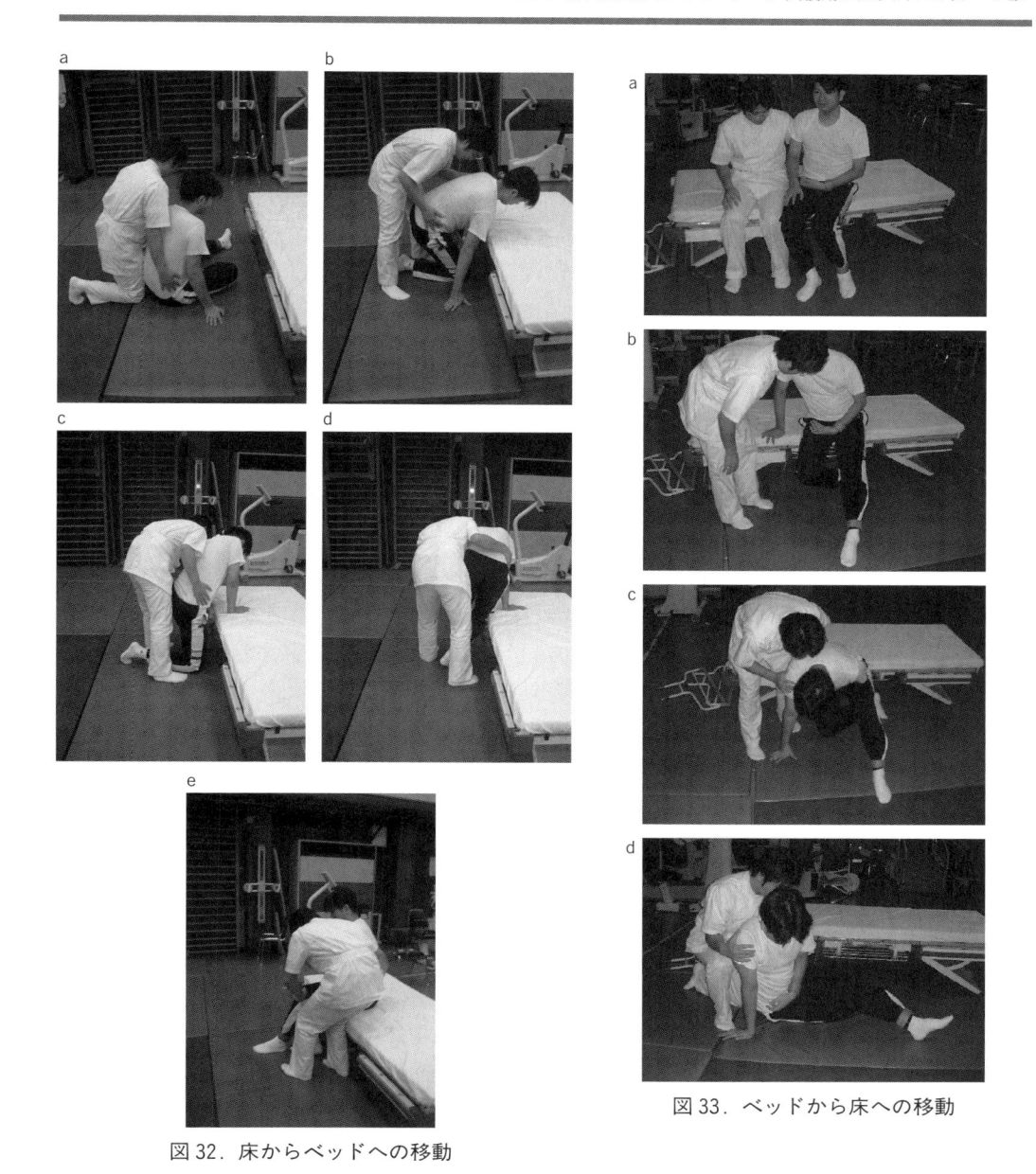

常に多くなります。転倒の危険を考慮して固定制のある平行棒などを使用し、患者さんに不安感を与えず、また介助者も余裕のある中で介助誘導を行いやすくします。

❶ 正常な立ち上がり動作(端座位からの立ち上がり動作)

①やや浅く腰かけます(図 34-a)。
②頭が膝の上より前になるまで身体を前に傾けます(図 34-b)。
③体の重みを両足に乗せるとともに腰を浮かします(図 34-c)。
④膝を伸ばし、股関節を伸ばしながら身体を起こし立位になります(図 34-d)。

173

❷ 立ち上がり動作の評価

・バイタルサイン・健側の筋力・痛み、腰椎屈曲時の痛み、膝関節の痛み
・膝関節の変形の有無・座位バランス、立位バランス機能・姿勢筋緊張の変化〔各関節同士がうまく協調できない（伸筋群の緊張亢進、屈筋群の緊張亢進）〕
・立ち上がり動作の障害となる因子（可動域制限の評価・体力低下）

❸ 運動プログラム

a）立ち上がりが難しい患者さんの介助誘導

介助者は患者さんの前に位置するか、麻痺側に位置し、骨盤、麻痺側膝を必要に応じて介助誘導します。

①介助者は患者さんの前より骨盤、麻痺側の膝を介助者の両膝で挟み保持します。上体は前傾させ肩で受けます（図35-a）。

②身体を前に倒す方向へ介助誘導し、保持した膝を前にやや移動させながら、体重を前方に移動しお尻を座面から離します（図35-b）。

③両膝に力を入れ伸ばすよう指示します（図35-c）。

④介助者は股関節を支持介助し、股関節を伸ばし上体を起こし立位となります（図35-d）。

> **注**
> ・患者さんの状態により台を使用し健側の手を支持させ身体の安定を図りながら、徐々にその支持量を減らしていきます。

・足の接地位置は、平行で肩幅程度の間隔をあけ、足先を対称的に位置させ、足底全体を接地させます。

・麻痺側の支持力が低下している患者さんの場合、介助者は患者さんの麻痺側より身体を接触介助し上体の安定を確保し、膝から足にかけ圧迫介助することで立ち上がりやすくなります（図36）。

・立ち上がる速度を調整しないと、股関節の内転、内反尖足が増強し、足部の接地が困難となり骨盤も後方に引かれ重心線が崩れ、立ち上がりが難しくなります。

b）麻痺側の足で支持できず、健側の足を主に使って立ち上がる（図37）

麻痺側の足に荷重しやすいように健側の足をよりやや後方に位置させ、麻痺側の荷重を多くします。立位後は腰が後ろに引かれないように前に出し、膝の完全伸展に注意し膝軽度屈曲位に保つよう介助します。

c）立ち上がりとともに重心が後ろにいきバランスが崩れやすい

下肢の伸筋の筋緊張が全体的に高まりやすい患者さんで、体重の前方移動が十分にできない状態で立ち上がると、股関節伸展、足関節底屈が起きて、体重が足部に移動しないで後ろに体重がかかりバランスを崩してしまいます。この場合、身体を十分前に倒しながら、座面と同じぐらいの高さの台を使用して、膝、足に荷重を誘導して力を入れる運動をします。両手を付きお尻を上げる運動を行い、膝は完全伸展せず軽度屈曲位で保つところまで伸ばします。

d）座る時に落ちるように座る（図38）

段階的に中腰で保つ練習を行います。無理な中腰保持は健側だけの運動になりがちです。麻痺側への荷重を介助誘導し、徐々に膝関節屈曲角度を深くしていきます。

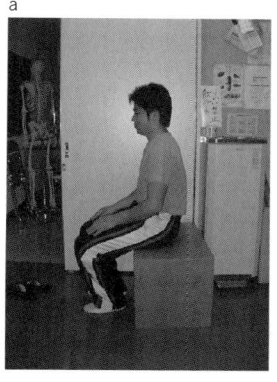

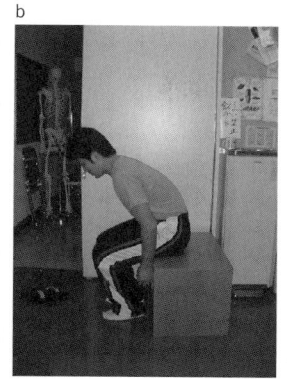

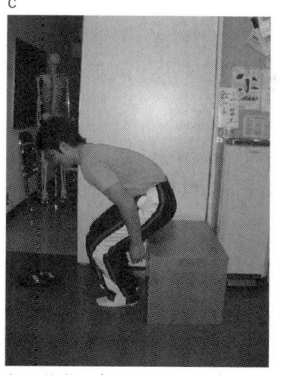

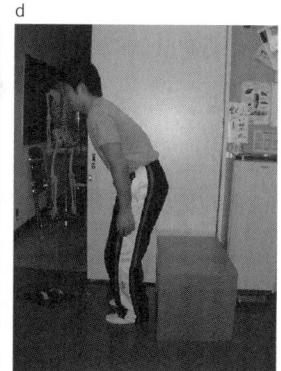

4-1. 理学療法士のアプローチ　b 回復期におけるリハビリテーション

図34. 正常な立ち上がり動作（端座位から）

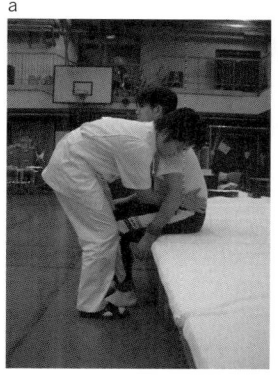

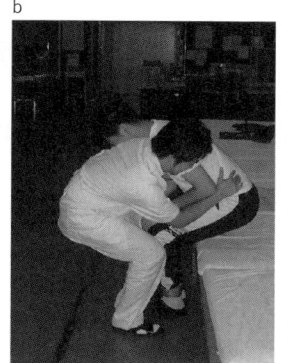

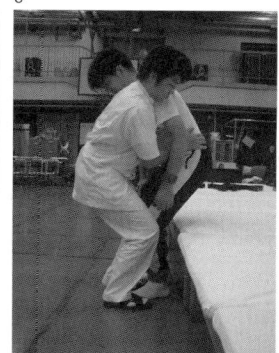

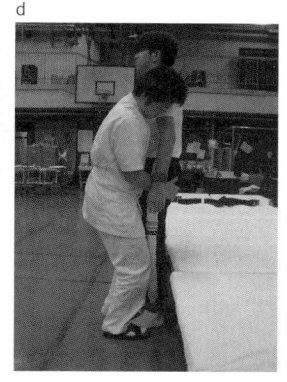

図35. 立ち上がりへの介助

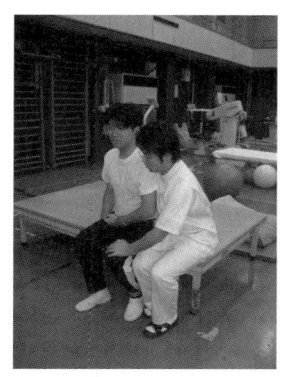

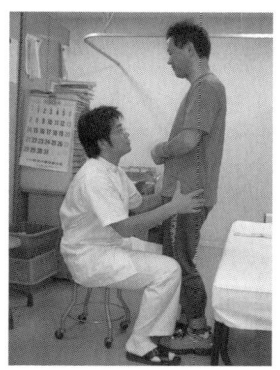

図36. 膝から足にかけ圧迫介助　図37. 膝軽度屈曲位の保持　図38. 階段的な中腰保持

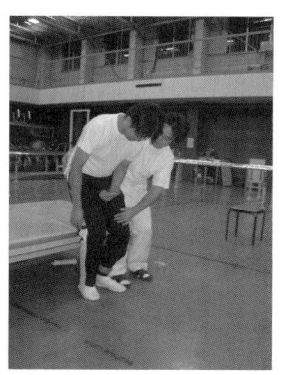

6. 立位

❶ 正常な立位姿勢
　両手を体側に垂らし、両足はほぼ肩幅に開いた状態で、頭は身体の中心に位置した左右対称的な自然体を示し、上半身、頭、手は自由に動かせる状態です（図39-a、b）。

❷ 立位での評価
・バイタルサイン、姿勢観察、立位バランス（静的、動的）
・健側下肢筋力、体力、高次神経機能障害

❸ 運動プログラム

a) 全体的に筋の緊張が低く立位を保つのが難しい
・健側の手で平行棒や台などを支持させ、介助者は患者さんの麻痺側後方から身体を接触して介助し、徐々に麻痺側方向へ荷重させます（図40-a、b）。
・立位が著しく低下していても、長下肢装具を使用し立位歩行訓練や階段昇降訓練に進めた方がよい場合もあります。
・平行棒を利用しての立位訓練は介助量が多い患者さんに向き、立位感覚を得やすい反面、患者さんに安定感を与え、バーを握り過剰に力を入れることで、余計に異常な筋緊張が増すこともあります。半側無視、異常筋緊張、感覚障害の強い患者さんでは注意が必要です。

b) 過度に緊張が強く踵が接地できず立位を保つのが困難
・下腿三頭筋と足趾屈筋をストレッチし伸張性を十分に保つことが大切です。下腿三頭筋が短縮してしまうと、体重が前に移動するのが難しくなります。
・起立矯正板にて持続的に伸長、膝軽度屈曲位、足背屈外反位で持続的に伸張したのちに足底を接地介助して荷重訓練を行います。

c) 麻痺側の支持力バランスが不安定
・麻痺側に積極的に体重を乗せる訓練として、麻痺側の足へ体重を移動し健側の足を台に乗せる運動を繰り返しますが、可能になれば徐々に高い台に移行し、台上で健側の足の上げ下げや横方向への移動を繰り返します。介助者は体重の側方移動幅を股関節で調整します。
・固定している台で可能となったら、ボールなど不安定な道具を使用しさらに安定性を図ります（図41-a、b、c）。

d) 麻痺側への重心の移動がスムーズにできず、バランスを崩しやすい
　前後の重心移動は、麻痺側の足を半歩前に出した状態で、後ろの健側から麻痺側の体重移動運動を行います。また、足の位置を逆にして麻痺側から健側へ移動もしますが、麻痺側の荷重が解かれるとバランスが崩れることが多いので、お尻が後ろに引かれないよう前に出すように介助誘導をします。さらに輪入れなどの運動へ進みます（図42-a〜d）。

e) バランスを崩した時の反応が悪い
・立位保持の状態からバランスが崩れた時に立て直すための踏み出し方を練習しますが、外力を加えるために押す場所は両骨盤から両肩へ、押す方向は前後・左右すべての方向へと予告して行い、徐々に予告なしに外力を加え反応を高めていきます（図43）。

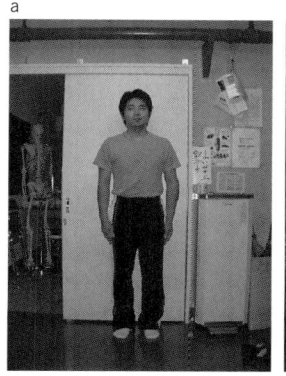

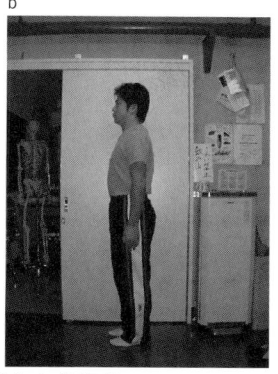

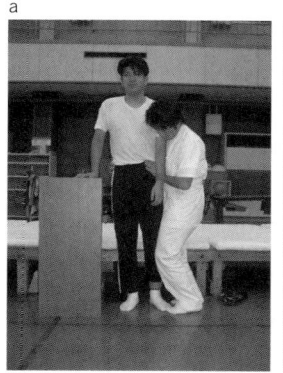

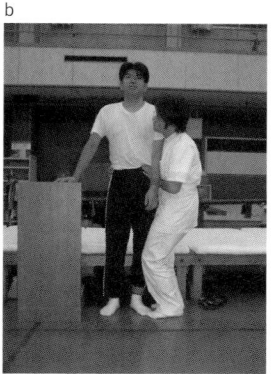

4-1．理学療法士のアプローチ　b　回復期におけるリハビリテーション

図39．正常な立位姿勢

図40．麻痺側方向への荷重

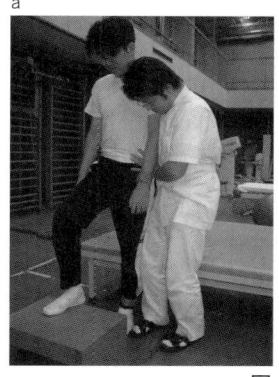

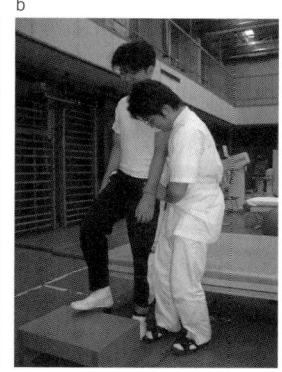

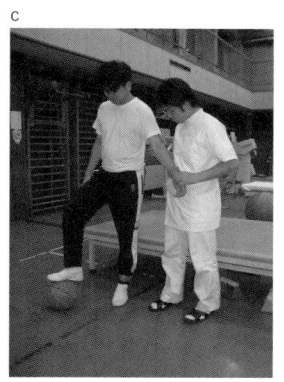

図41．麻痺側支持力バランス訓練

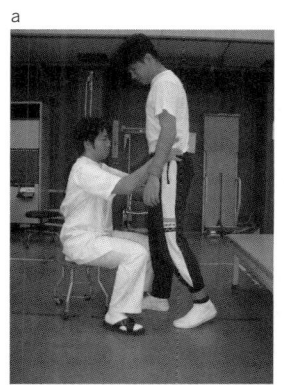

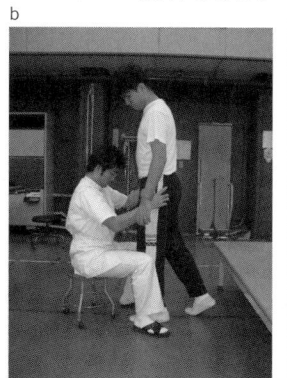

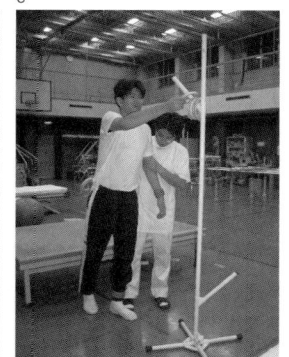

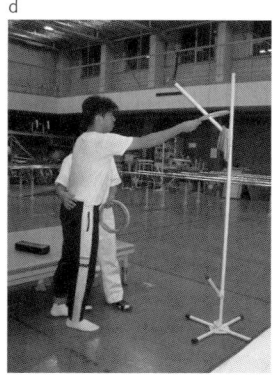

図42．前後への重心移動訓練

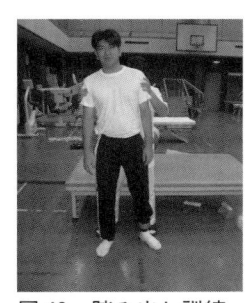

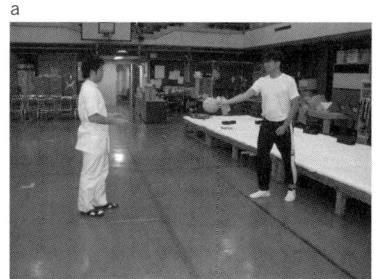

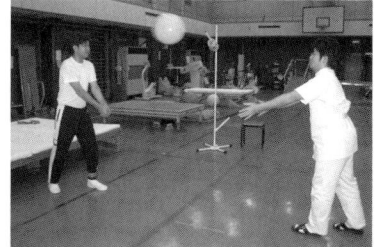

図43．踏み出し訓練

図44．ボールを使った立位バランス訓練

・ボールなどを利用して手や足を使って全身を使いながら立位バランスを改善します（図44-a、b）。

7. 歩行

❶ 正常な歩行

　正常歩行は自動化した運動で、普遍性のある共通の一定の形で行われる運動で、足の動きからみると、体重が荷重され地面に接している時期と、地面から浮いて離れている時期の2つの時期からなります。交互に動く足の一側の運動は、最初に踵が接地し足の裏全体が歩行面に接地してから体重が完全に乗り、踵が離れ足の指が歩行面から離れやや速めに動き、身体の真下を通り前に振り出されやや速度を下げながら再び踵から接地します。両足が同時に接地されている時期もありますが、歩く速度が増すとこの時期は減少し、逆に手の振りは速度を増すと大きくなり、遅くなると減少します（図45）。

　股関節は体重を支えている時期には伸展し続け身体を前に移動させ、振り出しの際は屈曲します。

　膝関節は踵が着くと軽く曲がり、身体が前に行くと伸び始め、反対の足が接地されると股関節より先に再び曲がり振り出され、振り出しの後半に急速に伸び始めます。

❷ 歩行での評価
・バイタルチェック、可能な状態での歩行観察、関節可動域、筋緊張
・下肢随意性、感覚機能、バランス機能評価
・体力、健側下肢筋力・高次神経機能
・歩行スピード（自由歩行）、最大歩行スピード、最大歩行距離
・側方移動、後方移動、方向転換能力・住環境、介助者能力再チェック

❸ 運動プログラム

a）麻痺側の足で体重が支えていられない時期が長く続いている

　回復期に足の機能が改善傾向であれば、麻痺側の足で体重をある程度支えることができるまで歩行を行うことは少ないのですが、麻痺が重く麻痺側の支持する力がなかなか出ない患者さんの場合、健側下肢機能や身体の機能も悪く歩行運動時の介助量も多くなるため、早期に長下肢装具（短下肢装具に移行可能なもの）を使用し、全体的に活動性を高めます。歩行前の運動も立ち上がり運動や立位保持の運動を中心にできるだけ多く取り入れます。

b）内反尖足により踵の接地が困難

　股関節周囲の固定力が悪いと、骨盤を後ろに引いた姿勢となり、姿勢を保とうと努力しその結果足を底屈する筋群の緊張が増しやすくなります。足趾、足関節を十分に伸張することや、起立矯正板を使用し背屈外反位に持続伸張を行い、その後介助して足底を床面に接地させて荷重運動などのあとに歩行をしますが、内反尖足が強く訓練後においても足の全面接地が困難である時は、早期に装具を導入し安定した支持面を確保して歩行します。特に装具処方にあたっては、足を足底に固定強化のための外側Tストラップ、外側の安定性を得るための外側フレアーなどの検討により足部の安定性を求めます。

図 45. 歩行周期

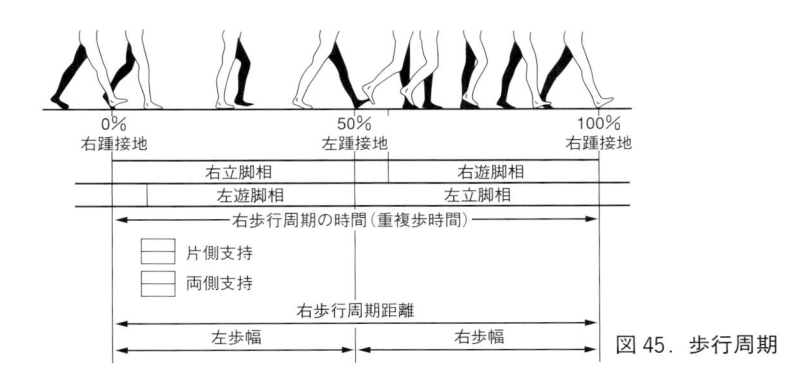

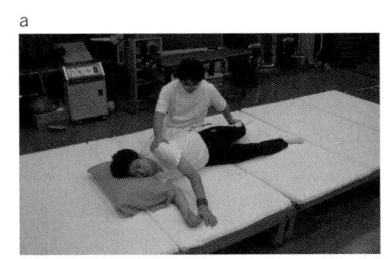

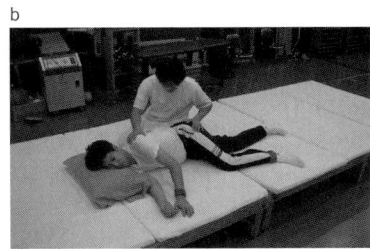

図 46. 麻痺側下肢の振り出し

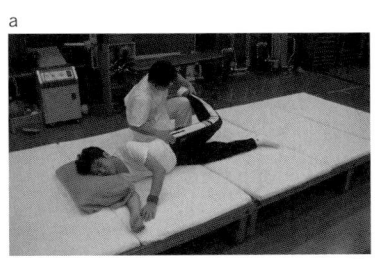

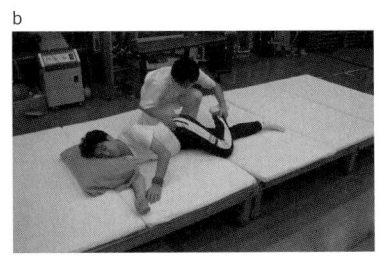

図 47. 股関節の屈曲伸展運動

c）足趾の痛み・槌指
- 上体の不安定性を足部で補うための過剰な反応により生じていると考えられ、安定性を高める運動の継続と、足趾をはじめ、足関節の持続伸張。
- 強固であれば、装具療法、足底板の使用などの検討と合わせ、杖の選択などで安定性を補い、痛みによる防御的な緊張増加による歩行の悪化を避けます。

d）健側の振り出しが少ない
- マット上で健側を下にした横向きで、介助者は骨盤、肩を介助誘導し麻痺側下肢の振り出しを促す運動を行います（図46-a、b）。
- 健側を下にした側臥位で、膝関節を屈曲位に保ち、股関節の屈曲伸展運動を介助運動で始めます（図47-a、b）。
- 体幹機能増強運動、麻痺側支持安定性の増強を立位で繰り返し行います。

e）健側の足で伸び上がり歩行をする
尖足の傾向があると振り出しの際、引っかけるのを避けるため健側の足で伸び上がりや、骨

盤の引き上げて上体を後ろに反らした歩行がみられます。軽度であれば弾性包帯による固定を試み、強ければ装具療法の適応となります。

f) 振り出しの時に麻痺側の股関節が過度に屈曲する

足を屈曲共同運動で随意的に屈曲させていることや、尖足により振り出し時の床との接触を避けるために起こります。足の動きに改善がみられていれば、屈筋群の持続伸張運動後に、腹臥位での膝関節の屈曲伸展運動を足関節底屈位に保持介助し行いますが、改善の兆しがなければ、早期に足背屈位に保つ装具の検討が必要となります。

g) 歩行動作時に屈曲パターンが生じ荷重が難しい

伸張運動や麻痺側への荷重運動立ち上がり動作運動を繰り返します。また、屈筋緊張が出ない程度に健側機能改善運動を積極的に行い、改善の程度により装具を検討し歩行訓練に進めます。

h) 分回し歩行（図 48）

・発症から間もない回復期においてはあまりみられませんが、体幹の力がないと麻痺側の足を上げた状態で保てないため、下肢が垂れ下がり見かけ上足が長くなり、健側に上体を傾け骨盤を上げ、地面に接触しないよう外側から振り出す歩行となります。また、歩隔の広い努力性の歩行で、足は外側に出やすくなります。

・下肢随意性の低下が続き改善の兆しがみられなければ、振り出しを容易にするため下肢装具の使用により内反尖足を抑えることや、健側の足を補高することを検討します。また、股関節外旋、膝関節屈曲、足関節底屈に陥らないよう可動域確保も大切となり、並行して荷重負荷での運動を行い歩行能力の改善を図ります。

i) 体重を支持している時に膝が伸展位で固定されやすく、膝折れが起こる

膝を反張位に固定され、膝を弛め曲げる運動に移りにくくなり、曲げようとすると急激に曲がります。また、膝を軽度屈曲位で歩くことが困難な患者さんにみられます。足関節の背屈可動域確保、下肢伸筋群の伸張運動はもとより、立位での荷重訓練を膝軽度屈曲位で保てるよう繰り返し行い、状態が軽ければ弾性包帯で軽度膝屈曲位固定での歩行や、踵の補高を加え試みますが、改善の兆しが少なければ装具の検討も必要となります。

j) 歩行により膝関節痛を生じる場合

◆ i 変形性膝関節症の場合

・原則的に痛みを伴わない範囲で、負荷や運動量を決め、過剰な膝屈曲位での屈曲伸展運動や、膝関節への直接的圧迫は避けます。
・温熱療法（炎症期を除く）・大腿四頭筋、ハムストリングスの筋力増強。
・足のアライメントを修正し関節面にかかる荷重を均等化する。足底板、膝装具の工夫。
・免荷を目的とした杖の使用、体重が多いと負荷となるため減量を目的とした栄養指導。

◆ ii 変形性膝関節症：加齢（中年以降）により軟骨変形、靱帯損傷により動揺性が生じ、動作運動に際し痛みを起こし関節運動が障害される疾患です。多くは対称性に内反変形を伴います。

◆ iii 反張膝：膝の正常伸展域（0〜5度）を越え 10 度以上伸展する状態です。体重を支えている時期に起き、下腿三頭筋の緊張増加により、上体が前に傾き、お尻が後ろに引かれ股関節

図48. 分回し歩行　　図49. 継ぎ足歩行

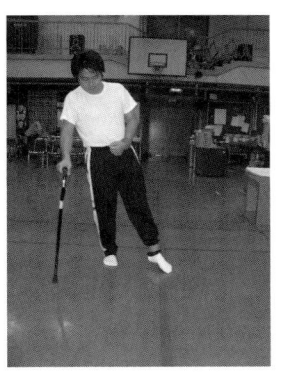

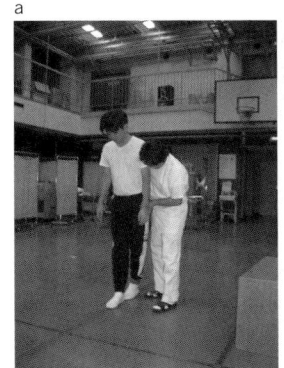

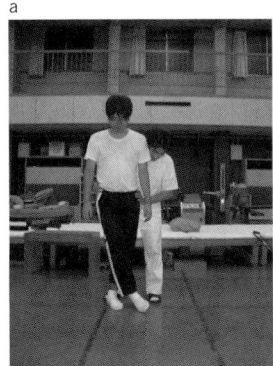

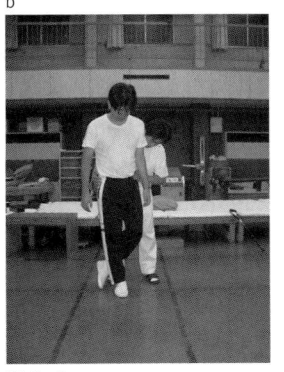

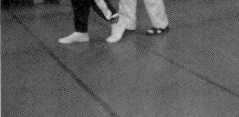

図50. 横歩き　　図51. 後ろ歩き

が屈曲、足の内反尖足傾向のため膝が後ろに引かれ、膝関節の前に重心線が落ちる場合反張膝になりやすくなり、痛みを伴うこともあります。

k）バランスを崩した時、足による踏み直しがスムーズに出ない
・ステップ運動や前進歩行だけでなく各方向への歩行運動で歩行バランス改善を行います。
・継ぎ足歩行：徐々に正確性を高め、速度を速めます（図49-a、b）。
・横歩き：足の平行移動から始め、その速度を速め、移動範囲を広げ、可能になれば交叉して行います（図50-a、b）。
・後ろ歩き：移動範囲は少しずつ進めます。無理に行うと身体全体で足を上げるようになってしまいます。膝を少しでも曲げるように後ろに動かし、足を突っ張らないよう下ろすようにさせます（図51）。

l）立位感覚が悪く全体的に活動性が悪い
　不安定性が強く、不安感が強い患者さんの歩行訓練では多くの介助を必要とするため平行棒の訓練となります。歩行パターンは杖歩行をイメージさせることが大切で、バーは押さえつけるようにし極力引かせないよう行います。

m）麻痺側の足を振り出すと下肢が内転してしまう
　体重を健側に移動し過ぎると、麻痺側下肢を振り出した時、下肢が内転してしまうため、健側骨盤を介助して側方移動と麻痺側の骨盤が下がらないよう誘導します（図51）。

❹ 装具療法
・装具作成の目的を明確にします。
・歩行の獲得が目的となりますが、時に訓練目的になることもあります。

a）評価
・発症からの訓練経過に伴う下肢随意性の変化と現在のレベル
・動作に伴う下肢筋緊張の変化、足趾の緊張状態
・下肢機能以外の機能評価、高次神経機能など
・裸足歩行と装具装着時の歩行の比較
・患者さんの生活環境、活動量、使用する環境

b）対応
①体幹機能、バランス能力の改善、努力動作の軽減などにより下肢筋緊張が初期と比べ軽減してくる症例と、緊張状態が継続していく場合があり、緊張亢進による膝過伸展を防ぐ目的で装具が検討され、以下の方法により膝をコントロールします。
・ネオプレーンの軟性膝装具
・スウェーデン式膝装具
・シューホーン装具により足を背屈位にする
・麻痺側の足を補高

②訓練開始から1～2週間ほど経過していても随意的な運動がみられなく、平行棒などでの立位保持能力は、手の支持により可能な程度で麻痺側への支持の困難な患者さんでは、仮の長下肢装具による歩行訓練を行いますが、1ヵ月経過しても下肢機能と体幹機能の改善する兆しがなければ、短下肢装具への移行や実用歩行への可能性が少ないと判断されます。

③長下肢装具による歩行訓練で、膝の支持性に改善があれば、膝の固定を外し、短下肢装具に移行します。
・過伸展の傾向が強く反張膝に移行しやすければ足部を背屈位で固定しますが、その際足趾の緊張度合いに十分注意します。

④麻痺側への体重負荷訓練を継続していても、屈筋群の筋緊張により足を地面に接地することが難しければ、早期に長下肢装具が処方され、軽度であれば短下肢装具に背屈制限を設け膝に伸展力を与えます。高次神経機能障害などの下肢機能以外の問題を含め、歩行の獲得が可能か判断することが大切となります。また、屈曲パターンの患者さんは、股関節外旋位、膝関節の屈曲拘縮になりやすいため十分な徒手的な伸張が必要となります。

⑤深部感覚障害などにより、みかけ上の伸展パターンであれば訓練による改善が期待できることもありますが、変化が少ない時は短下肢装具の適応性もあります。

❺ 杖歩行
a）目的
・麻痺側への荷重量を減らし、麻痺側で身体を支えている時の安定性を補います。
・杖先行により歩行運動の活動性をあげるとともに歩く速さを調整しやすくします。

b）杖歩行訓練の進め方
・歩行動作のパターンを考慮し、三動作歩行から機能の改善に伴い二動作歩行に移行します。

・開始時の状態にもよりますが、可能であれば杖なしでの介助歩行を行い、より対称的な荷重配分を行い、両脚への体重移動を介助誘導したあとに杖歩行へ移行する方が、むやみに杖に力を入れることが少なくできます。
・最終的な歩行様式を見極めるには、その患者さんの活動する環境を想定し、外出、外泊訓練などにより、その場で実施することが大切となり、室内・屋内・屋外（整地、不整地）・公共の交通機関など、どのレベルまで歩行が可能か、どのような介助を必要とするか、歩容のみのだけでなく周囲の状況を確認する力、判断する力を評価し決定します。

8. 応用動作

[1] 目的

各動作の獲得・支持性、随意性改善・健側の筋力増強・屋外に向けて前段階としての訓練。

❶ 敷居跨ぎ
・敷居の正面に足を振り上げた時に接触しない程度に近づきます（図52-a）。
・杖を先に出し麻痺側の足で跨ぎます（図52-b）。
・次に健側の足で跨ぎます（図52-c）。

❷ 段差昇降
・段の高さは5cm程度の高さから開始します。
・患者さんの不安感が少ない環境を設定し、退院前であればその環境に即した環境を設定します。
・段差昇降の中で振り出す力、支持する力、バランス、筋緊張増加などを確認し、階段昇降のレベルを見極めます。

a) 昇り
①段と足の間隔が開き過ぎないよう段の手前まで移動します（図53-a）。
②杖を段の上に移動し、健側の足を段の上にあげます（図53-b）。
③麻痺側の足を段の上にあげます（図53-c）。

b) 降り
①段差の縁まで移動し両足を揃えます（図54-a）。
②杖を先に段の下に移動し、麻痺側の足を先に下ろします（図54-b）。
③健側の足を下ろします（図54-c）。

❸ 階段昇降
a) 目的
・昇降動作の獲得が主な目的となる場合と訓練が目的となる場合があり、訓練目的は、歩行能力の改善、特に健側下肢の支持バランス性の改善を目的にしています。
・昇降の様式の見極め、住居環境によっては、お尻での移動や、降りる時に後ろ向きでの降り方でより安全な場合もあります。
・昇降動作の獲得が目的である場合、患者さんのレベルにより到達可能な方法を設定し、手摺

りの使用法、杖の使用法、足の運び方を見極め選択します。
b）評価
・健側の足を床より上げて、バランスを保持できるか、支持する力をみます。
・膝関節痛に対する配慮、膝装具の検討
・下肢の随意性、骨盤周囲の機能
・健側下肢筋力

（片麻痺の患者さんにみられる階段昇降）
・昇る時に手摺りを引く
・昇る時に麻痺側の足が段の上を越えられない
・降りる時に麻痺側の足を振り出すと内転する
・降りる時に腰が引けて麻痺側の足が前に下ろしにくい

c）階段昇降での介助誘導
・二足一段の場合、段差昇降（183頁）の繰り返しとなります。

❹ 屋外歩行に向けての運動
a）目的
・屋外歩行レベルの見極めと、歩行能力アップ
b）評価
・高次脳機能、連続歩行距離、側方移動能力、方向転換能力、歩行能力全般
・環境を設定した状況での歩行能力
c）プログラム
・健側の筋力増強を目的に、ハーフスクワット
・歩行時の手足の動き以外に意識を分散させながらでの運動、健側の足でボールを蹴りながらの歩行、機能によっては麻痺側でも実施
・各方向に素早く踏み出す運動として、サイドステップ、バックステップの運動
・床面に置いたボールを拾いながら歩き一定の場所に投げ返す
・不安定板を利用しての歩行・不整地歩行

ワンポイント

［昇る時の介助のポイント］（図55）
・介助するには患者さんの後方に位置します。麻痺側の足を段の上に移動する際、過剰な努力を要しないように下肢の挙上を介助します。

［降りる時の介助のポイント］（図56）
・介助するには患者さんの機能により側方か麻痺側に位置し、麻痺側を先に降ろす時は骨盤を介助し、骨盤を水平に保ちながら足が内側方向に向かわないようにします。
・麻痺側の足を振り出す時、健側下肢筋力が不足しているとバランスが保てなくなります。
・下段の麻痺側へ体重が移動する時、支持力が不十分である場合膝を介助します。

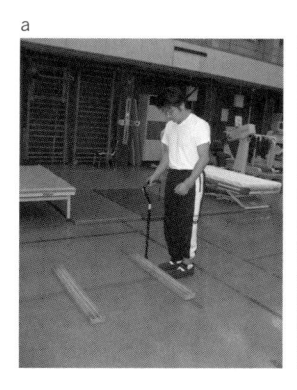

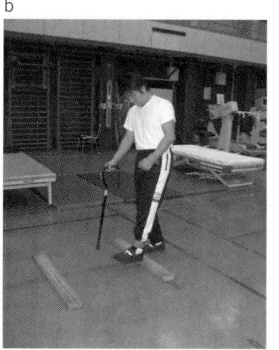

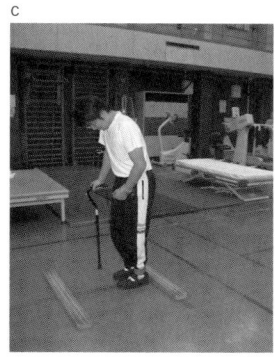

4-1. 理学療法士のアプローチ　b 回復期におけるリハビリテーション

図52. 敷居跨ぎ

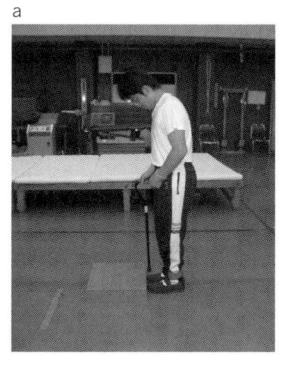

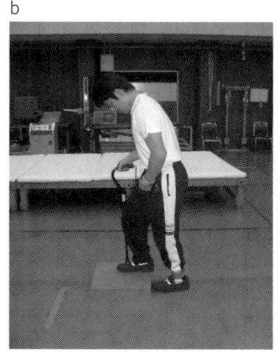

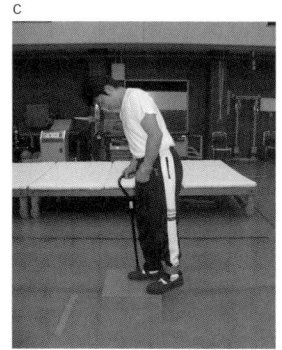

図53. 段差昇り

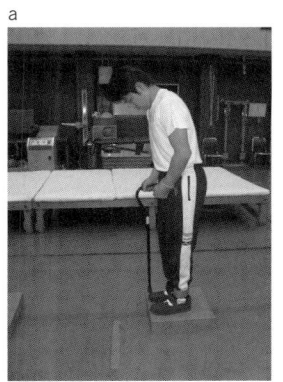

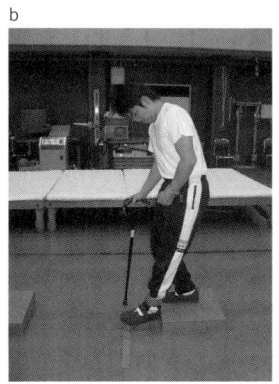

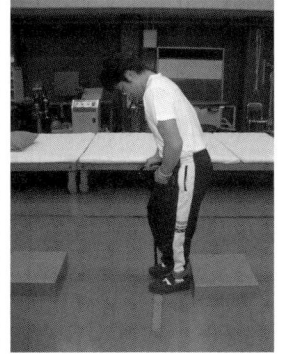

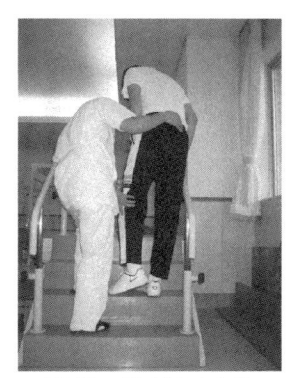

図54. 段差降り

図55. 昇る時の介助

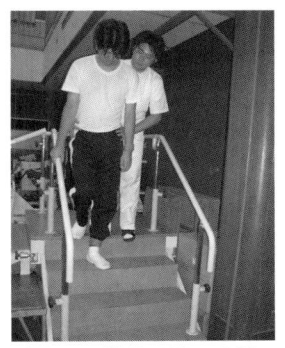

図56. 降りる時の介助

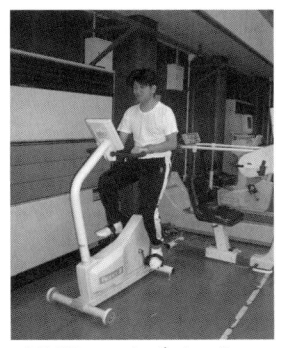

図57. エルゴメーター

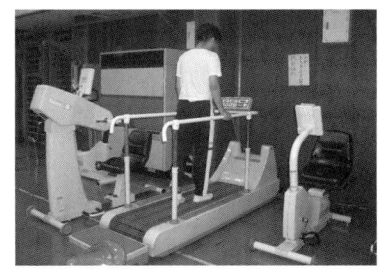

図58. トレッドミル

・エルゴメーターによる筋持久力増強運動（図57）
・トレッドミルでの歩行スピードアップ（図58）

（榎本博之）

【参考文献】
1) Murray MP：Gait as a total pattern of movement. Am J Phys Med 46：290-333, 1967.

リンパ浮腫

　人体の体循環における、1日の毛細血管から組織間隙への濾過量は約20 l で少量の蛋白を含んでいます。このうち、水分の大部分は静脈に再吸収されますが、残りの水分とほとんどの蛋白は毛細リンパ管により吸収され、組織間隙から排除されます。しかし、リンパ管が圧迫、狭窄、閉塞などの障害を受け正常に機能しなくなると、リンパ流の減少、リンパ液のうっ滞を起こし、さらに組織間隙内に残存した蛋白が水分を引きつけることにより、浮腫を生じます。

　リンパ浮腫（図1）には、一次性リンパ浮腫（リンパ管の発育あるいは形成不全など）と二次性リンパ浮腫（リンパ管の炎症、リンパ節の外科的切除、悪性腫瘍のリンパ管およびリンパ節への浸潤など）に分類されますが、圧倒的に、子宮癌や乳癌などによるリンパ節切除後の二次性リンパ浮腫が多いようです。

　リンパ浮腫の治療は非常に困難であるといわれていますが、放置すれば徐々に浮腫は増悪し最終的には象皮病に至ることもあります。したがって、なるべく早期から治療を開始し、浮腫を最小限に抑えるとともに、その状態を維持、管理していくことが重要です。

リンパ浮腫の理学療法

（1）患肢の挙上

　リンパ液の流れは重力に大きく影響されます。そのため患肢の挙上は最も基本的な対処方法です。

　就寝時には、クッションや枕などを用い、患肢を心臓よりも少し高い位置におきますが、あまり高く上げる必要はありません。通常、下肢では10～15度の挙上、上肢では肘が脇よりも少し高くすることで十分です。

　日中では、ただじっと動かずにいる長時間の立位は最も避けるべきことです。また、いすに座っている時は、できれば下肢を下垂させておかないでいすなどを利用して挙上させておきます。つまり、なるべく患肢をじっと下垂させておく肢位（立ち仕事など）を避け、可能な限り挙上させておくよう心がけます。

（2）温浴

　温浴により、血流量とリンパ流は亢進するとされています。後述するマッサージと併用すると有用と思われます。温熱療法についてはまだ一般的には認められておらず、確かに

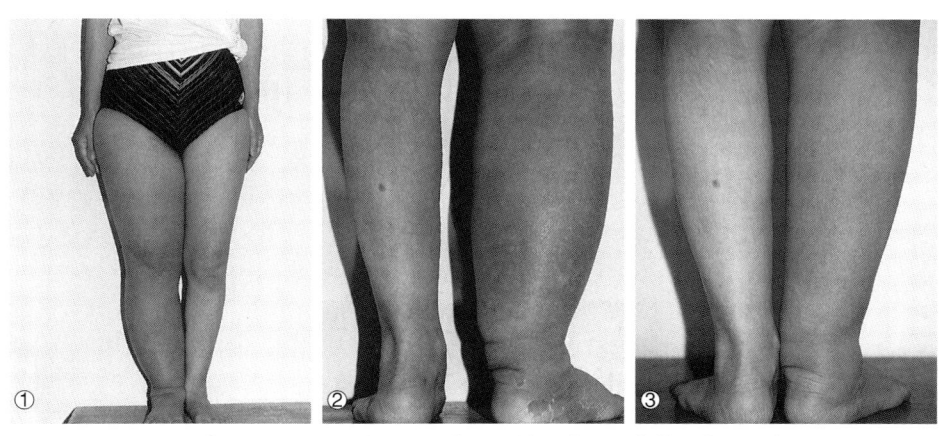

図1．①リンパ浮腫の患者さん（右下肢）　②＝治療前、③＝治療後

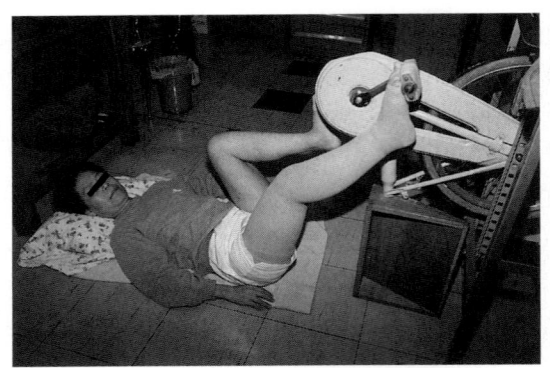

図2．リンパ浮腫患者さんへの理学療法

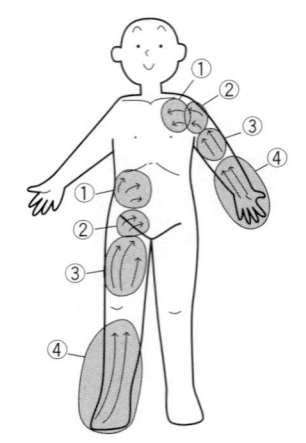

図3．用手マッサージの順序

浮腫は一時的には増悪しますが短時間で回復するようです。また、静水圧により組織の内圧が高まるため、温浴中に軽く患肢を運動させることも有用と思われます。
（3）運動
　運動による筋肉のポンプ作用でリンパ流の還元を促します。その際、弾性包帯や弾性ストッキング、スリーブなどで適度な圧迫を加えた状態で行うと、マッサージと同じような効果が期待できてよいようです。
　当院では、下肢では**図2**のような自転車漕ぎ、上肢では滑車や肩輪転器などを用いて行っています。
　運動は軽くリズミカルに行い、決して疲れるまで行ってはいけません。
　＊長時間の立位や腕を下垂させておくことが、どうしても必要な時は弾性ストッキングやスリーブを着用し、軽く動かすように心がけます。また、弾性ストッキングをつけてリズミカルに軽く歩行するのもよいようです。
（4）マッサージ
　マッサージもリンパ流を活性化するのに有用です。
　①用手マッサージ
　リンパ浮腫では鼠径部や腋窩周辺にリンパ液がうっ滞していることが多く、通常のマッサージとは異なり**図3**のように身体の中枢部から行います。また、体幹（臀部、腹部や胸部）にまで浮腫が及んでいれば、まずはじめに体幹の浮腫を除去するようにマッサージしておき、それから四肢のマッサージを行います。
　具体的な方法として当院では、上下肢に対しては、手掌で圧を加えながら擦り上げていく軽擦法を中心に両手で揉み上げていく揉捏法、両手で圧迫を加える圧迫法を、また、鼠径部や体幹に対しては手指または手掌で輪状に揉み上げたり、圧迫を加える手技を行っています。
　これらを1日に約20分、痛みのない範囲で行います。前述しましたが、入浴後などに行うとより効果的と思われます。
　また近年、リンパドレナージィという軽く擦るようなマッサージ法が盛んに行われており、専門家も育成されつつあります。

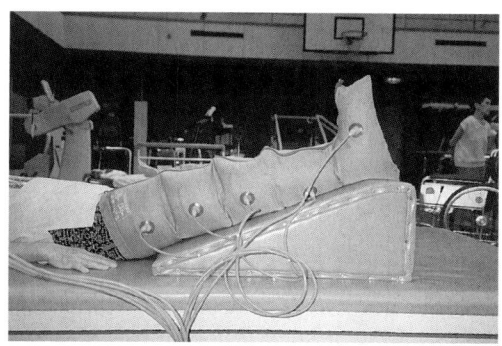

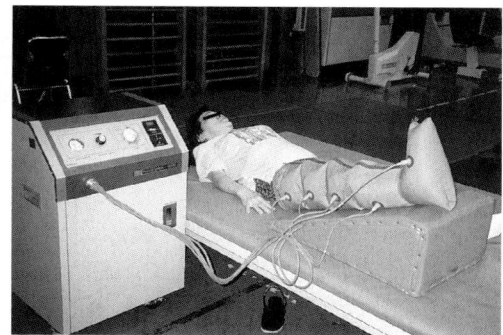

図4．機械的マッサージ

②機械的マッサージ
　これは、図4のように患肢をいくつかの部分に分かれたカフで覆い、末梢から順に圧迫していくものです。圧は痛みのない範囲で、できれば1日に3回、少なくとも朝夕の2回20～30分行います。また、機械的マッサージでは鼠径部など、身体の中枢部の圧迫はできませんので、これらの部位に対する用手マッサージを併用する必要があります。

リンパ浮腫の維持、管理
(1) 弾性ストッキング、スリーブの着用
　弾性ストッキング、スリーブの着用は重要であり、着用しなければ理学療法の効果は維持できません。
　着用する目的は、組織圧を高めることにより、血管内から組織間隙への水分や蛋白の漏出を少しでも防ぐことです。特に立位など患肢を下垂させておくと、重力により血管内圧が上がるため、弾性ストッキング、スリーブ着用して組織圧を高めておくことは重要です。
　弾性ストッキングなどの選び方の目安としては、着用していても痛みやしびれのないこと、日常生活に支障のないこと、手足の末梢部が白くなるなどの循環障害を起こさないことなどの条件を満たす中でなるべく強い圧のものを選択します。通常は、30～50 mmHgぐらいの圧がかかるものが適当です。
　弾性ストッキング、スリーブは起床時より就寝時まで着用し、また、できれば就寝時には弱い圧のものに変え、入浴時以外は1日中着用するのが理想的と思われます。
(2) 衛生管理
　リンパ浮腫では、組織間隙内に蛋白が正常より多く残存しています。このため、虫刺され、小さな外傷などでも炎症を起こし、患肢全体に及ぶこと（蜂窩織炎）もあります。
　普段から、感染には十分な注意が必要で、薬用石けんなどの使用も有効であるとされています。しかし、一旦蜂窩織炎を起こしてしまった場合には、患肢の挙上以外のすべての理学療法は禁忌となります。患肢を冷やすとともに安静を保ち、直ちに医師の診察を受け、抗生物質による治療が必要です。
(3) 周径の測定
　定期的に四肢の周径を測定し、浮腫の程度を把握しておくことは重要です。

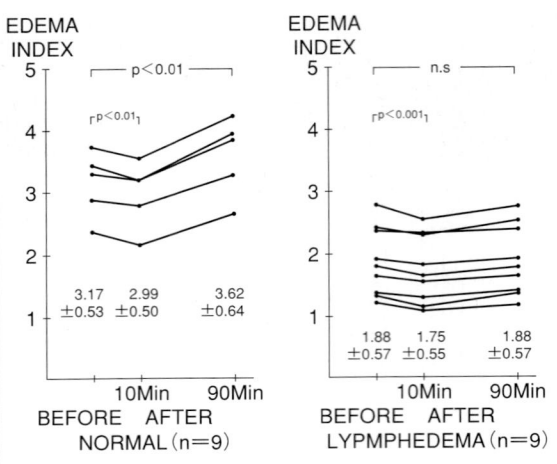

図5．渦流浴によるインピーダンスの変化

周径は、巻き尺を軽く当てて測定します。この際、測定部位は同一部位とし、測定時間も決めておきます。
［周径測定部位の例］
　上肢：手関節直上部、前腕最大部、上腕最大部
　下肢：足関節直上部、下腿最大部、膝蓋骨上縁
同一部位を測定するために、肘上などと決めておきます。
　これらの治療を継続的に続けることにより、浮腫の増悪を可能な限り防ぐことが期待できます。また、たとえ浮腫の軽減がはっきりとは確認できなくても、今までできなかったことが（しゃがみ立ちなど）できるようになるなど、日常生活上の動作が改善する例は多くみられるようです。

温熱療法について

　当院では、温熱療法について組織インピーダンスを測定することにより検討しました。
　機器は、笹島らの開発に基づいた日本光電製インピーダンスプレスチモグラフ A 1601 G を用い、同じく Edema INDEX（インピーダンス/周径）を求め評価しました。
　リンパ浮腫患者さん9例、健常人5例の計14例について、PM 5：00より測定を開始し、42℃ 10分間の渦流浴施行の前値、後値（10分後）、および90分安静臥位後の値を、下腿最大部で求めました。
　結果は、図5に示すように健常人、リンパ浮腫ともに前値に比較し後値は有意に低下しましたが、90分後の値は逆に上昇し、健常人では有意差を示しました。
　温熱を加えることにより、血流量やリンパ流量が増大することは知られており、用手マッサージやハドマーなどに本法を併用することはより効果的と思われます。一方で、リンパ浮腫では温熱による浮腫増悪が懸念されており、温熱療法はまだ一般的には認められていません。インピーダンス法においても、渦流浴施行直後には、Edema Index は有意に低下を示し、血流量増大による浮腫増悪の可能性が考えられました。しかし、Edema Index はその後上昇し、90分値では前値に回復しました。このことは温熱による浮腫増悪が一過性であることを示唆します。温熱療法の効果は、インピーダンス法では確認できませんでしたが、Olszewski らは、リンパ浮腫においても温熱を加えることによりリンパ流が亢進したと報告しており、臨床的にも重圧感の軽減など自覚症状の改善をみることが多くあります。また、本法による生体内温度の上昇は免疫機能を亢進させ、リンパ浮腫においては細胞性蛋白処理による浮腫軽減の可能性も考えられます。これらを考慮しますと、今後さらに温度、治療時間、種目の選択など検討を要しますが、総合的な保存療法の一環として温熱療法を加えることは、有用であると思われます。

（大城康照）

1. 理学療法士のアプローチ
c. 回復期リハビリテーション
（退院準備と通院リハビリテーション）

●●● はじめに

　運動療法室でのリハビリテーション目標が達成されれば、次は在宅生活のためのリハビリテーションに移行します。病院内と自宅ではずいぶん勝手が違ってきますので、病院でできることでも自宅でできるとは限りません。その準備としての訓練が必要となってきます。
　ここでは理学療法士が行う退院のためのアプローチと、退院後のリハビリテーションアプローチについて説明します。

1. 院内歩行〜屋外歩行

　病院の中を歩いて移動できるようになったら、今度は外を歩く練習に移ります。通院だけでなく、積極的に外出できるためには、安全に屋外を歩くことができる必要があります。外出は1人で出かける、介助者と一緒に出かける、車いすで出かけるなどの方法がありますが、ここでは主に歩行可能な方について述べます。

[1] 屋外歩行のポイント

　まず大きく異なるのは通路（道）の表面の材質、凹凸の有無です。病院内は段差、凹凸が少なく、足を引きずって前に踏み出して歩く方でも、つま先が引っかかりにくく、つまずく危険は少ないです。それに対し、屋外では凹凸や傾斜、さまざまな路面の種類によりつまずきや膝折れが出現しやすくなります。さらに同じ素材の路面でも、雨や雪により滑りやすくなるので注意が必要になりますし、一般の道路では飛び出しなどの予期しない出来事がたくさん起こります。

[2] 気をつけること

1. つまずき（小石、凹凸、縁石、マンホール、素材の境目など）
2. スリップ（特に路面が濡れている時、マンホール、点字ブロック、横断歩道や車道との境界を示す線、御影石の舗道など）
3. 障害物（置いてあるもの、動いているもの、自転車・子どもの飛び出しなど）
4. 道路の形状（一般的に道路は排水のために側溝に向かって傾斜がつけてあります。そのため歩く時、高い方にある足を振り出す時に引っかかったり、逆に低い方の足が膝折れしたりする可能性があります。これは、車いすで屋外移動する際、車いすが側方に傾き、まっすぐに走行しにくくなります。車いすを介助する際は歩道から徐々に車道側に寄ってしま

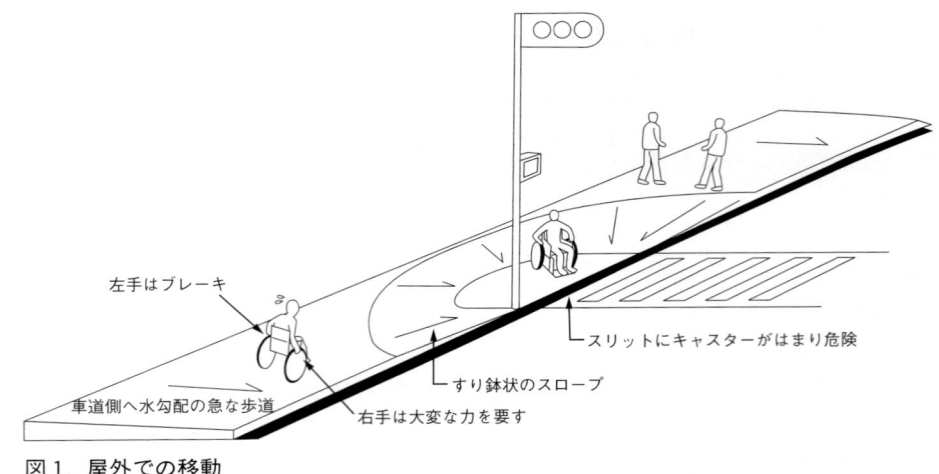

図1. 屋外での移動

（図中ラベル）
- 左手はブレーキ
- 車道側へ水勾配の急な歩道
- 右手は大変な力を要す
- すり鉢状のスロープ
- スリットにキャスターがはまり危険

うこともあります。そのため介助する方は少し力がいることになります（図1）。

［3］屋外歩行に必要な機能・動作と訓練

❶ 屋外歩行に必要な機能・動作

- 不整地（砂利、未舗装路など）を歩く。
- 障害物を発見し、よける、またぐ。
- スロープ、不安定板の上を歩く。
- ある程度のスピードで歩く（1 m/sec 以上）。

❷ 当院で行う屋外歩行のための訓練

1. 最初は近い距離、凹凸、路面の変化、交通量の少ないところを選んで理学療法士（介助者）とともに歩きます。介助する時は軽く腕や肩に手をおくと安心です。
2. 慣れてきたら徐々に距離を伸ばし、いろいろなタイプの路面や道路の横断も経験します。危険が予測できる時だけ声かけや肩に手を置くなどの介助をします。
3. 距離と時間を延ばしていくとともに、近い距離でもまったく介助なしで、歩くようにします。その方の生活に必要な時間・距離に合わせてトレッドミルなどを利用した歩行耐久力をつける訓練も行います。さらに慣れてきたら1人で外出してみます。

［4］特別な状況：横断歩道、踏切の横断

横断歩道、踏切は「時間内に渡りきらなければならない」という心理的な焦りが出てしまいます。横断歩道を渡るには、諸家の報告では1 m/sec の歩行スピードが必要といわれています。さらに訓練室と実際の横断歩道では後者の方が歩くスピードが遅くなるという報告もあり、恐怖心などの心理的影響を考えると、やはり1 m/sec 以上の早さが必要と思われます。したがって歩行スピード、つま先の引っかかりなどに不安がある時は無理をして渡ろうとせず、次の信号を待ったり、途中で広い横断歩道や踏切があることがわかっているのであれば誰かと一緒に行く、迂回するなど、できるだけ危険に対して未然に対処する必要があります。

横断歩道も踏切も断面が前述のようにかまぼこ型になっているため、渡る時には緩やかなスロープを上り下りしていくことになります。特に車いすでの移動ではこの勾配を上がるための腕の力が必要ですし、車いすを介助する場合は介助者が緩やかな坂を押して、昇降することになるので平地での移動よりもさらにたいへんになります。また、踏切では線路の溝に車輪やキャスターが挟まってしまう危険もあるので、注意が必要です。

2. 公共機関・乗り物の利用

公共の交通機関を利用することは活動の範囲を広げ、社会参加への機会を増やすことになります。無理をしたり軽視したりすることは危険ですが、可能であれば活用していくのがよいでしょう。

❶ 交通機関を利用するうえで必要な機能、動作（バス、電車など）
a）運動機能
- 切符を買う（小銭をつまんで手を伸ばし、投入口に入れる）。
- 料金を払う（料金箱に入れる）。
- カード、切符などを読みとり機（自動改札、カード支払機）に通す、つまむ。
- 階段、段差の昇降、間隙をまたぐ。
- 揺れに対し立位、座位でのバランスを保つ。
- 座席に座る⇄立ち上がる

b）高次脳機能
- 目的地までの経路、料金がわかる。
- 目的地を確認し降車の意思表示をする（ボタンを押す）。
- 必要な援助・介助を頼む。

❷ 理学療法訓練
- 段差の昇降（最大 40 cm まで、手すりを使用）
- 杖を持ち替える、あるいはループを手に通し手すりにつかまる。
- またぐ。
- 立位⇄座位
- 不安定板の上を歩く。

［1］路線バスの利用

路線バスの利用で、患者さんが一番心配されるのはバスのステップの昇降です。最近は低床型やスロープ付きのバスも増えてきましたが、まだ十分普及しているとはいえません。ステップの高いものは歩道から約 40 cm 近くの段を昇降することになります（図 2-a、b）。バスには左右に摑まるところがありますから、杖を使用している方は、杖のループを利用して、手首に通したり、反対の手に持ち替えたりして、しっかり手すりをつかむようにします。ステップを上がったら料金を料金箱に入れる、あるいはプリペイドカードを機械に通さなければなりません（料金の支払いは後ろ乗り、前乗りにより違いますが、ここでは前乗りを想定します）。

前もってすぐに取り出せるところに小銭やカードを準備しておけば慌てることなく乗り込むことができます。逆に、緊張すると痙性が強くなり、動作がうまく行えなくなる場合もあります。落ち着いて行うことが必要です。また、バスに乗り込んだらできるだけ降りやすい位置に座るようにし、空席がない時は手すりにつかまる、寄りかかるなど揺れに対処できるようにします。

　目的地が近くなったら降車ボタンを押さなければなりません。もし手が届かなかったり到着がわからなければ乗車の時に運転手さんに告げておく、周りの人に代わりにボタンを押してもらうなどの必要があります。目的地をうまく口頭で説明できなければ行き先を書いたカードを持っておき、それを示すことで周りの援助を受けることができます。

　段差の昇降が可能になったら、療法士と一緒に実際に病院からバスに乗って外出する訓練を行います。

　平成10年度の当院での調査ではバスを利用して外来通院する患者さん10名と、バスを使わずに外来通院している患者（非利用者）さん7名では、後者で下肢の筋力が低い傾向がありました。一方、前者では横方向のバランス、歩行スピードの項目で機能が良好であることも示されました。また、バスを利用するにあたって、1人では困難であるけれども、介助者と一緒にバスを利用しているうちにステップに上がれるようになった例もあります。ヘルパー、家族の協力が得られる場合は挑戦してみるのもよいのではないでしょうか。

[2] 電車

　最近ではエレベーター、エスカレーターの設置、プリペイドカードの普及により、駅も利用しやすくなってきていますが、地域によっては長い階段や高い位置の券売機が駅利用を困難にしているところもあります。電車利用の際に必要な機能・動作は前述の「交通機関を利用する上で必要な機能、動作」に準じますが、評価のポイントは表1も参考になります。

❶ 電車の乗降の際に気をつけること

　最近ではプリペイドカードが普及しているため、カードを持っていれば券売機を利用することなく改札ができます。自動券売機で買う際は、あらかじめ小銭を用意して、おつりを財布に入れるなどの細かい作業を少なくすると、券売機の前で後ろの人を気にせず、落ち着いて切符の購入ができます（図3）。

表1．評価項目と評価の視点（電車の場合）
（機能＝機能訓練における評価の視点、社会＝社会リハビリテーションにおける評価の視点）

評価項目		評価視点（可能か否か）
切符購入	機能	財布の取り出し 金銭の取り出し・収納 自動券売機の使用
	社会	行き先確認・経路確認・運賃表の理解 身障割引の申請・割引証の使用 （福祉制度の活用）
構内移動	機能	階段昇降 エレベーター利用 エスカレーター昇降 ホーム内移動
車両乗降	機能	乗降動作 車両内動作（移動など） 着座・立ち上がり
	社会	降車意思・乗り継ぎ（状況判断） 杖の取り扱い（エチケット）
介助依頼	社会	他者への依頼方法の確認 （必要に応じメモ、絵カードの使用など） 介助の仕方の確認 （どう介助してほしいかなど）
備考		バスは電車に準ずる。 タクシーは、電話予約、行き先の伝達が加わる。

（文献6より引用）

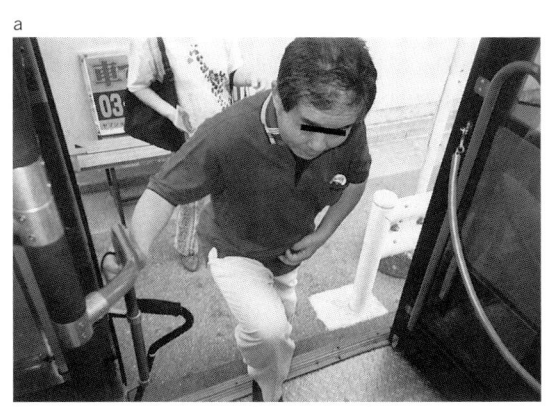

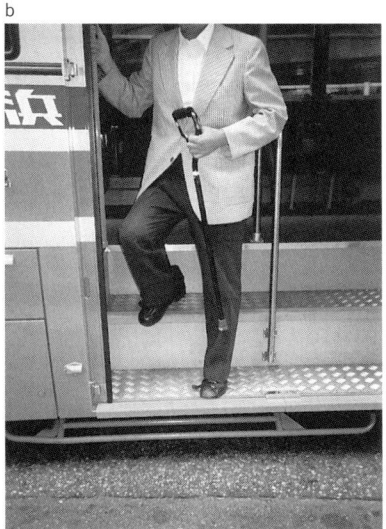

4-1. 理学療法士のアプローチ　c 回復期リハビリテーション

図2-a．バスのステップを上がる（左片麻痺患者さんの場合）：杖のストラップを右手に通し、右手で手すりにつかまって上がります。
　　b．バスのステップを降りる（左片麻痺患者さんの場合）：杖を左手で持って、右手で手すりにつかまり、降ります。

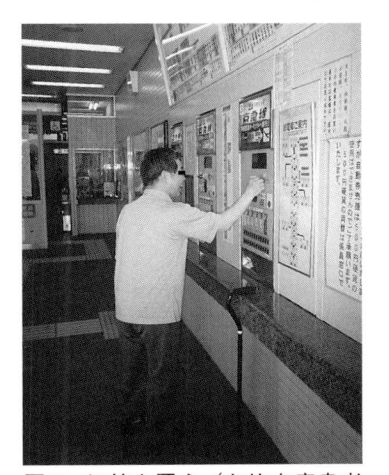

図3．切符を買う（左片麻痺患者さんの場合）
杖を台に引っかけて、右手で小銭を投入します。

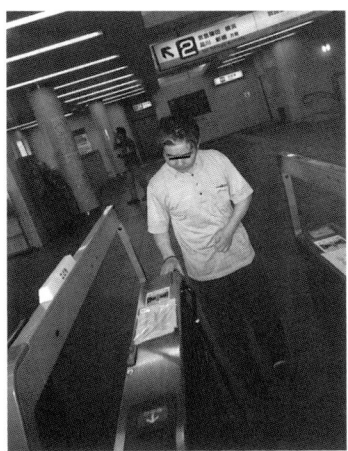

図4．自動改札（左片麻痺患者さんの場合）
杖のストラップを手首に通し、右手で切符を投入口に通します。

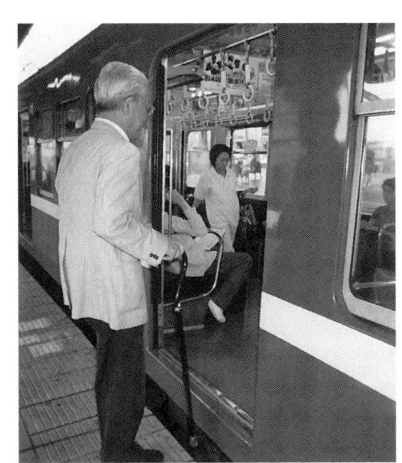

図5．電車に乗る
この方の場合は麻痺側の足から杖とともに前に踏み出しています。

　自動改札機は、杖をつきながら、片手で切符やカードを投入しなければなりません。特にほとんどの自動改札機は右手で投入するようにできているので、右手が不自由な場合は立ち止まり、左手で投入しなければなりません（図4）。ここでも、落ち着いて行うことが必要です。
　また、車いすで駅を利用する際、通常の自動改札は車いすでは狭く、通過できるところが限られてしまいます。
　ホームへは最近エレベーター、エスカレーターが増えてきましたが、まだ階段が多く、利用客が多い時は前からくる乗客にぶつかったり後ろから押されたりしやすいので、手すりの近く

を利用するようにします。

　ホームで電車を待つ時は、ホームの端から離れておくようにします。電車が通過する時や、高い位置にあるホームでは、不意の強い突風にあおられることがあります。また、人にぶつかってバランスを崩すことも考慮します。

　乗降の際にはホームと電車の間隙、周りの乗降客に気をつける必要があります。扉の横によけ、降りる人が済んでから足下を確認し、またぎやすい方の足からしっかり足を上げて乗り込むようにします（図5）。混んだ電車に無理矢理乗り込むことは避けた方がよいでしょう。電車はバスと違い、乗降の際に手すりが利用しにくいので、杖で支持しながら「またぐ」動作を行わなければなりません。

［3］乗用車・タクシー

　車に乗り込む際に問題になるのは、シートに座る時です。片麻痺の場合は健側の手で身体が安定する場所をしっかりつかみ、まずお尻からシートに直角に座ります（図6）。座ったあと、片方ずつ足を中に入れ、方向を変えます（図7）。最近ではシートが回転するものもあり、乗降しやすくなっていますが、回転シートは座る時にシートが固定されていることを確認してから座るようにした方がよいでしょう。

　タクシー利用は特に通院に活用することが多いと思われます。最近は車いすのステッカーをつけたタクシーもよく見かけます。乗降の際に運転手さんが積極的に手伝うことを示していますが、そうでなくても病院の周辺を走るタクシー運転手さんの中には、慣れた方もいますので、必要なことは手伝ってもらうようにしましょう。

　乗車したら、急発進、急ブレーキなどに対処できるよう、シートに深く座り、手すりをつかんでおくようにします。

［4］エスカレーター・動く歩道

　エスカレーターや動く歩道は、障害のない方でも、高齢者には苦手な方も多いと思います。乗降の際は出しやすい方の足から大きく前に踏み出すようにし、乗ったらしっかりつかまっていることが必要です。降りる時も前に踏み出すようにします。エスカレーターや動く歩道の早さと、自分の歩く速さが違うと、慣性の法則により身体が前方、あるいは後方にバランスを崩しやすくなります。また、緊張して麻痺肢が内反、尖足になりやすい場合は特に健側の足から降りると比較的降りやすいようです（図8-a、b）。

　当院の訓練では患者さんの退院後の生活パターン、活動範囲に合わせて、バス・広い国道の横断・エスカレーターの利用・電車の利用・スーパーなどでの買い物といったコースを組み合わせて外出訓練を行うことがあります。

3. 外泊訓練

　移動手段がある程度確立し、ADL（日常生活動作）のレベルが安定してきたら退院を視野に入れた外泊訓練を行います。病院内での生活からいきなり在宅になるのではなく、試しに家に

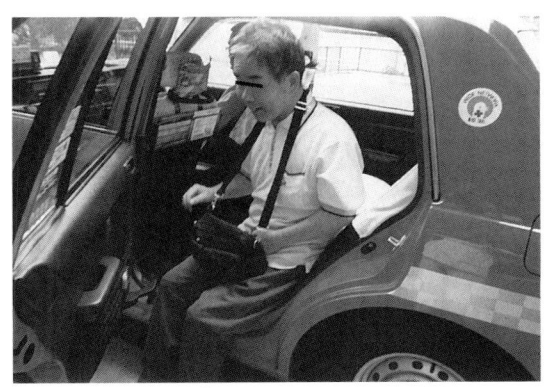

図6. タクシーに乗り込む
お尻からシートに座ります。

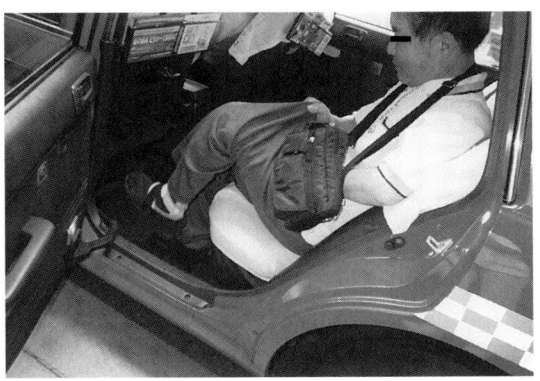

図7. タクシーに乗り込む
片方ずつ足を乗せます。麻痺側の足は手でズボンを持って上げるのを介助します。

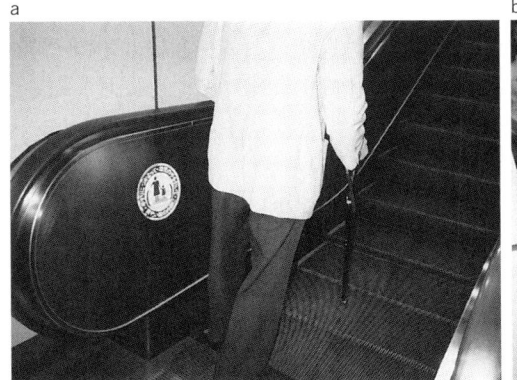

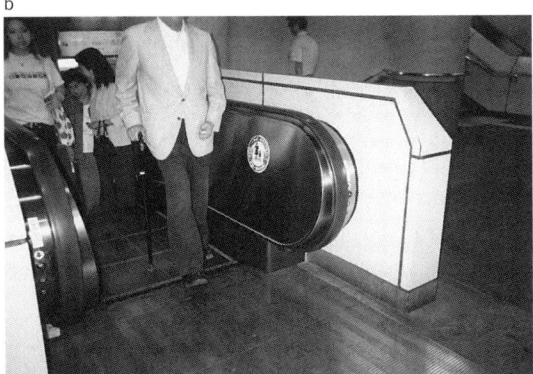

図8-a. エスカレーターに乗る：杖を前に出し、麻痺側の足から前に踏み出します。
　　 b. エスカレーターを降りる：杖で支えながら前に踏み出します。

外泊してみることで家族も患者さんも具体的な生活のイメージがつかみやすくなります。

［1］試験外泊の目的

　試験外泊は退院を前に、実際の生活をシミュレートすることが目的となります。この場合、必要に応じて担当の理学療法士、作業療法士が同行します。ケアマネジャーや住宅改造業者などの福祉関係の方も同行していただくと手すりの位置や改造のポイントを一緒に検討することができます。退院を前提にした外泊訓練を行う時には、できれば介護保険も準備されているとより効率よくケアプランが立てられるので、介護保険の申請は早めに行っていただいた方がよいと思われます。

［2］試験外泊をした時のチェックポイント

　患者さんが1人で「できる」部分、「介助を必要とする」部分、といった範囲を家族と患者さんとで確認しておくとよいでしょう。あやふやなままですと、無理をして転倒したり、逆に

何もすることがなく、1日中座ってテレビをみるだけの生活になってしまいます。できることは家族の一員として役割分担することで、社会参加の第一歩になります。

［3］病院に戻ってから

自宅で過ごしたあと、何ができたのか、できなかったのか、どんな工夫をすればできたのか、家族とどれだけ協力してできたのか、家族の負担感などの確認をします（第4章3-c「介助方法と介護者の健康管理」参照）。より安全に無理なくできるような工夫を療法士とともに考え、さらに退院までの間に必要な動作の練習を行います。

［4］自宅での具体的な確認のポイント

いくつかの段階に分けて、確認する事項を挙げてみます。手すり、改造などの具体的な方法については第4章3-b「家屋」を参照して下さい。

❶ 病院→自宅

病院からどのような手段で自宅に帰るのか。これは退院後、外来通院する時の手段で帰ることがベストですが、状況に応じて、屋外歩行、交通機関の利用などの訓練も兼ねることができます。

❷ 道路、自宅前→玄関

外から玄関までは門や階段、敷石など各家庭によって条件はいろいろです。家の出入りが困難だと、家の中にこもりがちになってしまいますので、できるだけ安全に出入りする方法を検討します。この時、必ずしも表玄関からの出入りに固執せず、いろいろなアプローチを考え、必要があれば理学療法士・家族とともに何度か練習をします。

❸ 玄関を開け、中に入る

扉がどのように開くのか？（引き戸、開き戸など）引き戸の場合、高い敷居をまたぐ、開き戸をよける、戸が重い、戸を閉めるために振り返る時にバランスを崩す、などが考えられるので、支持する手段（手すりや柱など）あるいは杖で支えて立っていられるのか、を確認します。

靴を脱いで中に上がります。立ったまま靴を脱ぐためには立位の良好なバランスが求められます。片手でつかまったまま靴の着脱ができるのであれば、つかまるところの確保を、立位が無理なら、座る場所を確保する必要があります。座る場所は患者さんが立ったり座ったりしやすく、靴の着脱がしやすい高さのものになります（図9）。その方に合ったものをどこに設置するか、検討します。その際には玄関周りにあるものを片づけたり、移動したりしていただくこともあります。

中に上がる時の上がり框の高さもチェックします。手すりが必要であれば、どの高さに、どのようなタイプ（I型、L型など）の手すりが必要なのかを確認します。また、玄関マットを板の廊下においてあるご家庭も少なくないと思いますが、マットで滑ったり、つまずいて転倒したりする危険がありますので外すことをお勧めしています（具体的な改造のアドバイス、手すりの付け方などは第4章3-b「家屋」参照）。

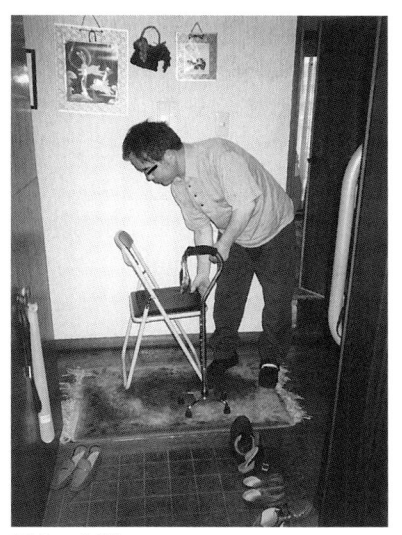

4-1．理学療法士のアプローチ　c 回復期リハビリテーション

図9．玄関
靴着脱用のいすを用意します。靴脱ぎ場は広く空けておきます。

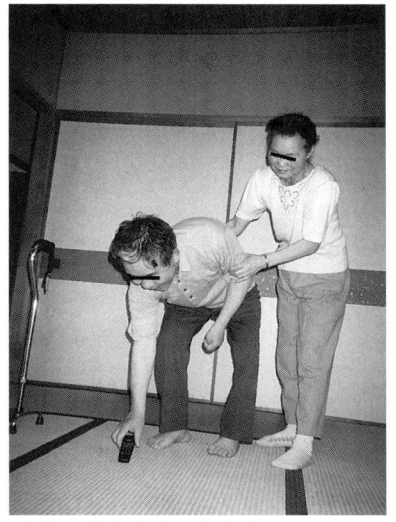

図10．床からものを拾う
家族に支えてもらって床のものを拾います。足を前後に開き、膝を曲げながら前にかがみます。

❹ 主に生活する部屋（日中および就寝時）

　在宅中、主に過ごすと考えられる部屋は重要です。移動するのに十分な広さがあるか、つかまる場所があるか、床面の状態（滑りやすさ、障害物の有無）、緊急時の連絡・通報の方法、その部屋からトイレ、台所などへの距離と移動動線などを確認します。また、日中のその部屋での過ごし方、部屋の環境もみておきます。その部屋で就寝する場合は寝具の確認（ベッド、布団など）と、夜間のトイレをどうするかを検討します。夜間のトイレへの移動は昼間に比べて転倒の危険が多くなります。無理をせず、夜間だけポータブルトイレや尿器などを利用してもよいでしょう。また、介助が必要であれば介助の方はどこに寝るのか、あるいは必要な時だけ起こすのか、といった方法を家族と一緒に確認します。試験外泊はそれほど長期ではありませんが、実際に退院し在宅になった場合、24時間、365日の生活であることを考え、患者さんもご家族も決して無理のない方法であるようにした方がよいでしょう。

　居室は洋式、和式によっても必要とされる動作が違ってきます。基本的には洋式（いす、机、ベッド）の生活をお勧めしますが、諸事情で和式（座いす、座布団、お膳、布団など）のまま生活する必要がある場合には、起居動作（寝返り、起きあがり、立ち・座り）のためにどんなものが利用できるのかを確認します（図10）。一度布団に入ったらそのまま立ち上がれず、寝たきりにならないように手すりを使わずに布団から身体を起こし、そこから立ち上がる練習が必要です（第4章1-b「回復期におけるリハビリテーション（基本動作訓練を中心に）」参照）。

❺ トイレ

　一般的にトイレは狭いスペースの中で向きを変えたり、立ち・座り、ズボンや下着の着脱などの動作をしなければなりません。便座の向きによっては入り口から便座に近づき、180度方

向転換しなければなりません。トイレへのアプローチ、中での動線、立ち座りのための手すりの要不要から、必要に応じてウォシュレット、暖房便座などの設置を確認します。できればその場でトイレを実際に利用してもらい、どのような方法で行うのかを家族の方にもみてもらいます。また、介助が必要な場合にはある程度のスペースが必要となります。狭いスペースでの介助は行いにくいですが、そのままの広さで利用するのであれば、介助をする方と一緒に、より安全で楽な方法を指導することができます。介助の際には、麻痺側の足の裏がしっかり床についているかどうかをいつも確認するようにします。

❻ 洗面・浴室

玄関と同様、マットがおいてある場合は外した方が安心です。また、水回りは水滴が飛び散って滑りやすいところでもありますので、患者さんと家族の方に注意していただくようにします。屋内を車いすで利用される方の場合は、車いすに乗ったまま洗面が行えるように、洗面台の下にスペースがあるものや高さの調整ができるものも商品化されています。

在宅でお風呂を利用する場合は、浴室への出入り、浴槽への出入り、洗う時のいす(シャワーチェア)の要・不要を確認します。浴槽は据え置き式であればバスボードや手すりなどを利用することができますが、手すりの位置、形状と、手すりを浴室の壁に取り付けられるか確認します。浴室は特にすべりやすいので、手すりや浴槽の縁など、つかまるところを患者さんと確認していきます。

洗体の時には多くの方に背もたれのあるシャワーチェアを勧めています。洗い場の広さ、水栓の高さなどにより、導入しにくい場合もありますが、その方の能力に合わせた用具を検討します。高齢の方は浴槽につからないとどうも…という方もいらっしゃいますが、どうしても自宅の浴槽には入れない場合は入浴サービスを受けることができます(第4章7「メディカルソーシャルワーカー」参照)。

[5] 在宅でのADLに必要な機能・動作

・90度、180度の方向転換。
・段差の昇降、またぎ動作。
・座位⇄立位(場合によっては床座位⇄立位)
・横歩き・伝い歩き

4. 外来通院

在宅の準備が整えばいよいよ退院です。家族の中での役割を果たし、日常生活を送ることは有効なリハビリテーションになります。病院内の生活と違い、実はとても大変です。少しずつ生活のリズムをつくっていくようにします。

[1] 外来リハビリテーションの目的

外来リハビリテーションの主な目的は一般に ① 急性期から連続した集中的な機能・能力回復、② 定期的なチェック、③ 装具の作り替え、④ 状態悪化時の集中訓練、といわれてきてい

ます。退院後のリハビリテーションはこれまで入院していた病院への通院で継続する、地域の施設・サービスを利用する、訪問でリハビリテーションを受けるなどの選択肢があります。

　外来でリハビリテーションを継続することについては、目標を持って行うことが大切です。脳卒中を発症して経過の長い患者さんの中には耐久力の低下を感じる方も多いようです。通院することで、屋外歩行を行う機会を持つ方もいるでしょう。交通機関を利用する練習になる場合もあります。しかし病院に通ってきて、リハビリテーションを行ったからといって、家に帰って何でも他の人にやってもらうのでは意味がありません。あくまでも家庭で生活するのに必要な機能を伸ばす、あるいは維持するために行われます。生活の基本はやはり家であると考えますので、「病院に通うこと」を生きがいとするのではなく、地域の福祉サービスを積極的に利用することで病院から地域へ出ていき、趣味や友だちをみつけ、地域社会とのつながりを持つことができたらよいのではないでしょうか。そのためのステップとして、外来でのリハビリテーションが行われる必要はあると思います。

［2］通院リハビリテーションの適応

　退院後、誰もが通院によるリハビリテーションが必要であるとは限りません。介護保険が適用になり、利用できるサービスが整いつつある中で、そのサービスを受けることは当然の権利です。在宅を中心に患者さんが地域で生活しやすいように導入されたのが介護保険ですので、病院から地域へスムーズに移行できることが理想ですが、以下のようなケースについては必要に応じて地域への移行期間として継続して外来でのリハビリテーションを行っていきます。
・地域のサービスに申し込めない（空き待ち、遠くて通えない、年齢が若い）
・直接、療法士の手による訓練が必要（筋の緊張が強く、定期的にストレッチやリラクゼーションを他動的に行う必要がある）
・外出の機会が少ない（本人の意欲の低下、家族などの人的パワーの不足）
・復職を最終的なゴールとしている

［3］通院の頻度

　退院し、家庭内でのADLが自立するのにも時間が必要です。入院中行っていた「理学療法」は通院して受けることになりますが、最初は通院だけでもたいへんかもしれません。むしろ毎日通うことができる程度の体力や、移動手段を獲得できていれば病院以外の場所へ出かけ、社会に参加することをお勧めします。また、通院に際し介助が必要な方の場合は介助する側の時間的な制約もあるため、毎日通院するのが困難な場合もあります。一方、仕事に復帰することが最終目標である場合は交通機関を利用して毎日規則正しく通院することも、復職に向けたリハビリテーションとなり得ます。退院してすぐ、以前と同様に復職ができる方は少なく、出勤→勤務→帰宅という長時間の屋内外での移動、活動ができる程度の耐久力が必要となってきます。そのために、通勤に見立てた「通院」を行い、半日あるいは1日、軽作業を行いながら就労に対する耐久力をつける訓練も必要に応じて行います。その方の体力や、通勤の状況に合わせて、頻度や時間帯を設定します。

［4］通院リハビリテーションの内容

　通院リハビリテーションでは主に機能の維持、生活のリズムをつくるといったことが目標になります。来院された際は患者さんの生活環境に合わせた筋力、耐久力の訓練、応用動作や応用歩行を中心に、定期的に能力、機能の再評価、自宅で行っているホームエクササイズのチェックを行い、必要に応じて内容を変更していきます（各評価については**第3章1「理学療法士・作業療法士の行う評価」**参照）。ホームエクササイズはADL、APDLを行ううえで支障になりやすい（ADL、APDLのレベル低下を起こしている、起こしやすい）問題点に対して、ホームエクササイズを指導しています。

［5］ホームエクササイズの具体例（ここでは下肢を中心に、1人で行う訓練を挙げます）（図11〜19）

❶ 筋緊張（痙性・硬さ）に対する訓練

　アキレス腱のストレッチ、股関節のストレッチ、身体をひねるストレッチ、骨盤の前後傾。

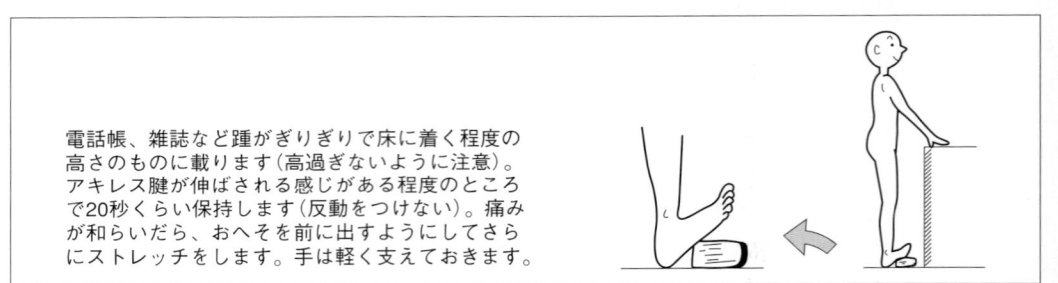

電話帳、雑誌など踵がぎりぎりで床に着く程度の高さのものに載ります（高過ぎないように注意）。アキレス腱が伸ばされる感じがある程度のところで20秒くらい保持します（反動をつけない）。痛みが和らいだら、おへそを前に出すようにしてさらにストレッチをします。手は軽く支えておきます。

図11．アキレス腱のストレッチ

お尻が浮かないように骨盤をしっかり床に着けます。肩が痛い、お尻が浮いてしまうなど、うまくできなければうつ伏せに寝ます。枕などを胸の下に入れると、やりやすくなります。それができるようになったら徐々に肘で支え、身体を起こすようにします。

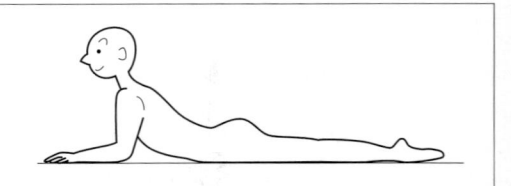

図12．股関節のストレッチ

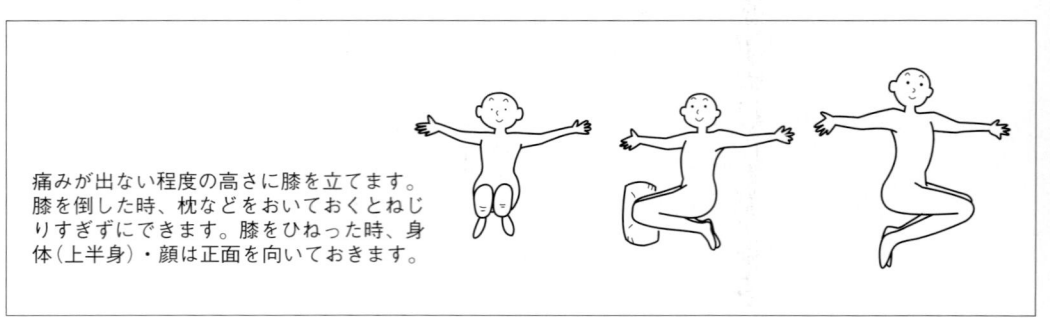

痛みが出ない程度の高さに膝を立てます。膝を倒した時、枕などをおいておくとねじりすぎずにできます。膝をひねった時、身体（上半身）・顔は正面を向いておきます。

図13．身体をねじる

4-1. 理学療法士のアプローチ　c 回復期リハビリテーション

骨盤が起きている時、後ろに倒れている時を感じながら行います。骨盤を起こした時、身体を反りすぎないようにします。顔は正面を向いておきます。

骨盤が起きている状態　　骨盤が後ろに傾いている状態

図14. 骨盤の前後傾

❷ 筋力低下、機能維持のための訓練

ブリッジ（大殿筋の筋力強化）、階段（麻痺側の支持性を高める訓練）、股関節の安定のための筋力強化、いすからの立ち座り。

やりやすい高さで膝を立てます（足が滑る時は壁などを利用する）。お尻を上げた時はあごを引き、のけぞらないようにします。

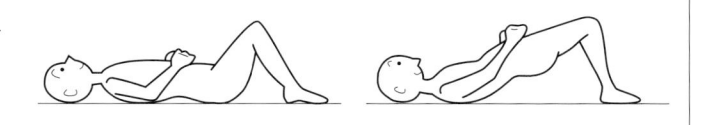

図15. ブリッジ

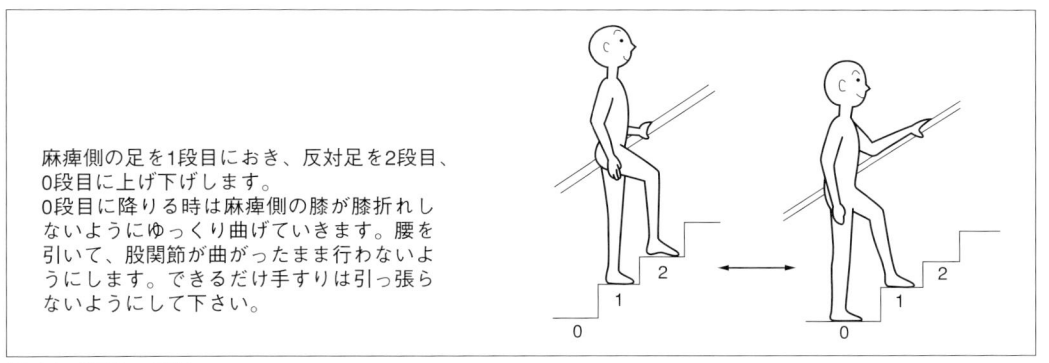

麻痺側の足を1段目におき、反対足を2段目、0段目に上げ下げします。
0段目に降りる時は麻痺側の膝が膝折れしないようにゆっくり曲げていきます。腰を引いて、股関節が曲がったまま行わないようにします。できるだけ手すりは引っ張らないようにして下さい。

図16. 階段の昇降

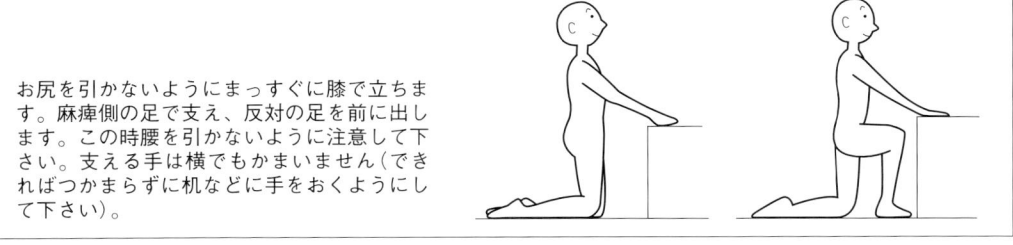

お尻を引かないようにまっすぐに膝で立ちます。麻痺側の足で支え、反対の足を前に出します。この時腰を引かないように注意して下さい。支える手は横でもかまいません（できればつかまらずに机などに手をおくようにして下さい）。

図17. 膝立ち ⇌ 片膝立ち

腰より低めの台を使用します。左右のつま先の高さをそろえます（片方だけが前に出ていないようにして下さい）。手で台を下に押すようにしながら（手で支えながら）両足とも同じように体重をかけ、立ち上がります。

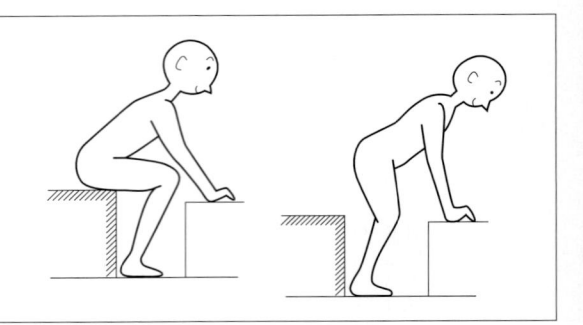

図 18．台を使った立ち上がり

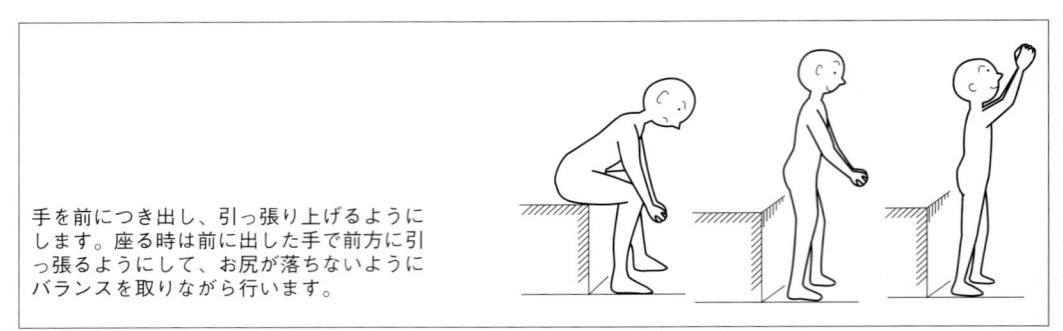

手を前につき出し、引っ張り上げるようにします。座る時は前に出した手で前方に引っ張るようにして、お尻が落ちないようにバランスを取りながら行います。

図 19．手で支えない立ち上がり

（佐野　華）

【参考文献】

1) 大川弥生，上田　敏：外来リハビリテーションの現状と課題；入院至上主義から QOL 向上に向けての外来リハビリテーション重視へ．PT ジャーナル 29(5)：292-299，1995．
2) 三ツ木祐子，ほか：慢性期脳卒中患者の外来理学療法の再検討．PT ジャーナル 29(5)：300-305，1995．
3) 高橋精一郎，後藤武重：移動能力と生活関連動作．PT ジャーナル 28(9)：595-600，1994．
4) 野尻晋一，ほか：片麻痺患者の横断歩道における歩行スピード．理学療法学 17(5)：459-462，1990．
5) 山嵜敏夫，ほか：屋外歩行と公共交通機関の利用．PT ジャーナル 30(4)：238-244，1996．
6) 佐々木葉子，ほか：公共交通機関を利用するための社会生活技術訓練．総合リハ 22(7)：563-569，1994．
7) 佐野　華，ほか：外来片麻痺患者の公共交通機関の利用について．労働福祉事業団医学研究結果報告集（リハビリテーション関係）：18-21，1998．
8) 塩中雅博，ほか：屋外環境における高齢者の歩行．理学療法 18(4)：393-399，2001．
9) 池田　誠：屋外環境における高齢者の歩行．理学療法 18(4)：400-406，2001．
10) 森重康彦：高齢者の歩行とのりもの．理学療法 18(4)：413-418，2001．
11) （財）日本障害者リハビリテーション協会編：「共生のまち」ガイド．1994．

1. 理学療法士のアプローチ
d. 装具療法

はじめに

治療のための「装具」というと、身近なものではサポーター類から、手術後に使用するコルセット類など、疾患・部位・目的によりさまざまなものがあります。また、回復までの一時的な使用の装具がある一方で、継続的に使用するものもあります。この項では、脳損傷（脳血管障害・脳腫瘍・頭部外傷など）後の片麻痺（半身麻痺）に対する下肢の装具療法について中心に説明します。

1. 装具に関する地域における状況について（アンケート調査より）

近年のリハビリテーション医療において、片麻痺に対する装具の対応はある程度歩けるようになってからではなく、歩行を含めたADL（日常生活動作）の拡大を目的に早期より行われます。当院においても、リハビリ医師のもと、早期からの装具検討を積極的に実施しています。片麻痺に対する下肢装具は、その目的により継続的に使用されることが多いのですが、機能維持期における装具のアフターケアは乏しいように思われます。今回、急性期病院での装具療法について説明するにあたり、機能維持期での状況・意識・問題点を認識するうえで、アンケート調査を実施しました（図1～6、表1）。

今回のアンケートでは、やはり脳血管障害を中心とした片麻痺の方々に装具の所有者（使用者）が多くおられました。そのうち、機能的に装具の使用が必要な人で、装具を「持っている」が「使っていない」方が予想より少ないことは喜ばしいことでした。しかし、本当に使用者に適合した装具を継続して使用しているのかという疑問点が残りました。後に述べますが、運動機能が流動的な時期に装具を処方、使用することが多くなっている現在では、その後のチェックは一層重要です。また、機能維持期においても、さまざまな要因により装具の不適合を

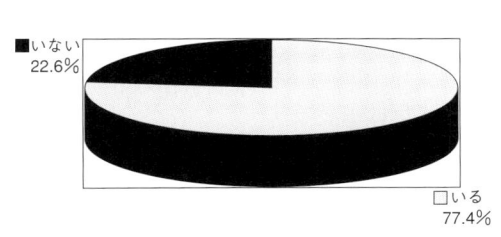

図1．介護などでかかわっている方のうち装具を持っている人の割合

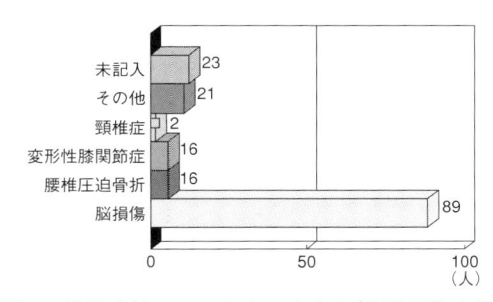

図2．装具を持っている人の疾患名（複数回答あり）

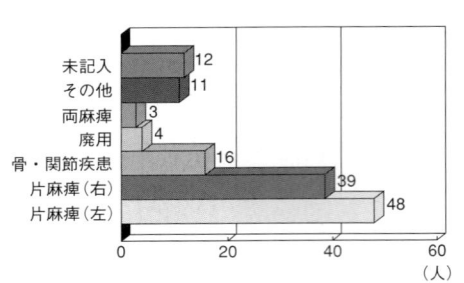

図3. 装具を持っている人の障害名(複数回答あり)

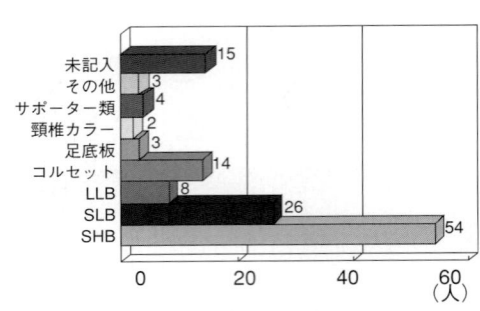

- 未記入 12
- その他 11
- 両麻痺 3
- 廃用 4
- 骨・関節疾患 16
- 片麻痺(右) 39
- 片麻痺(左) 48

図4. 装具の種類

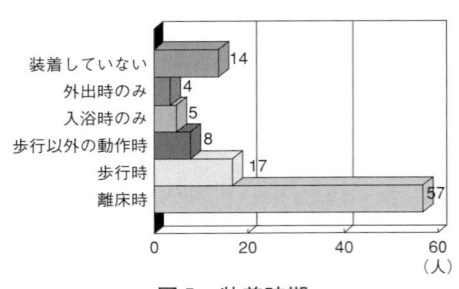

- 未記入 15
- その他 4
- サポーター類 2
- 頚椎カラー 3
- 足底板 14
- コルセット 8
- LLB 26
- SLB 54
- SHB

図5. 装着時期

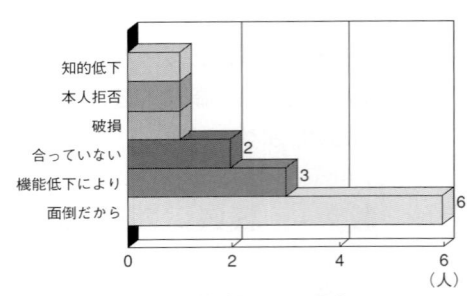

- 装着していない 14
- 外出時のみ 4
- 入浴時のみ 5
- 歩行以外の動作時 8
- 歩行時 17
- 離床時 57

図6. 装着しない理由

- 知的低下
- 本人拒否
- 破損 2
- 合っていない 3
- 機能低下により
- 面倒だから 6

表1. 装具の問題点（アンケートより自由記載）

- 介護者がつけないと正しく装着できない
- 重い
- サイズが合っていない（皮膚に発赤がある）
- 装具を使用している理由がわからない（見た目には動作が変わるようには思えない）

起こします。そのため、病院を離れてからの地域での装具をチェックする「目」も大切です。その点を踏まえ、アンケートでいただいた貴重なデータ・意見を参考に、以降の話を進めたいと思います。

2. 装具療法の目的

一般的な装具の目的は、
- 疼痛（痛み）の軽減
- 筋肉・骨などの固定と保護
- 変形の予防・矯正
- 失われた機能の代償や補助

といわれています。

　従来、片麻痺の下肢装具は、歩行能力を向上させることの最終的な手段として、上記の変形の予防・矯正を含め、麻痺の機能の代償や補助と考えられてきました。しかし、早期より装着

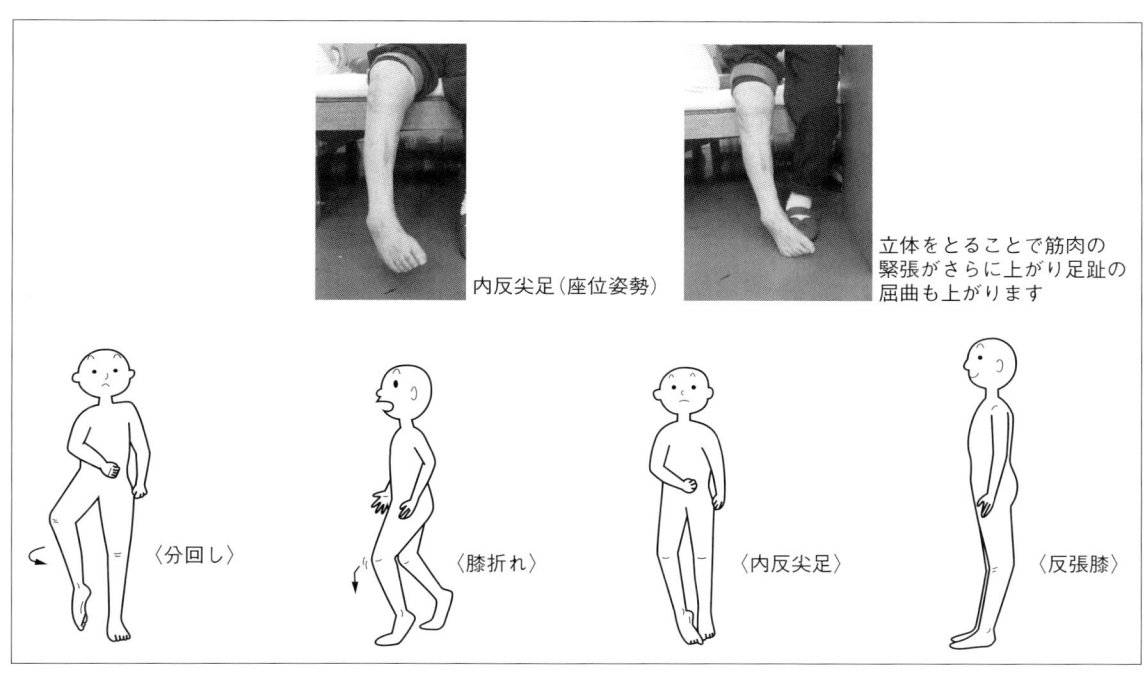

図7. 片麻痺の歩行パターン

(内反尖足（座位姿勢）)
立体をとることで筋肉の緊張がさらに上がり足趾の屈曲も上がります

〈分回し〉　〈膝折れ〉　〈内反尖足〉　〈反張膝〉

表2. 片麻痺の特徴的な歩容

われわれは、視察により歩容を評価する場合、歩行をいくつかの周期にわけ考えます。ここでは、主に装具に関する点に的を絞って簡単に説明します。歩行は、地面に足がついている時（立脚期といいます）と、地面から足が離れている時（遊脚期といいます）に大きく分かれます。

	正常な歩行	片麻痺者
立脚期	正常な下肢の筋活動により、膝のコントロールをはじめとして膝折れなどを防止します。	体重負荷により**膝折れ**が出現します（弛緩性の麻痺の場合、体重が支持できません）。または足部、膝の周囲の異常な筋活動により、膝が**過伸展**になってしまいます（習慣化により**反張膝**）。
遊脚期〜接床面（足が地面につく時）	足部の正常な筋活動により、足先が地面に接しないように働き、踵から着床します。	膝の不十分な屈曲や足部不十分な筋活動により、尖足（しばしば内反を伴います）となり足先が引きずります。そして、そのまま足先から着床します。また、足先が引きずらないために、足を分回したり、骨盤を引きあげたりした代償の動きがみられる場合があります。

することにより、装具は単なる代償的な目的でなく、治療的なアプローチの手段となっています。脳損傷を発症し中等度以上の麻痺があれば、完全な麻痺の回復は難しく、歩行についても何らかの問題点が残ります。片麻痺の歩行パターンには、正常な歩行とは異なったいくつかの特徴があります（図7・表2）。

　治療としての装具の目的は、この異常なパターンの補正・矯正を通して、歩行の安定性・耐久性をはじめとした歩行能力の向上をめざすことにあります。このことは、ADL能力を高め

る目的にもなります。麻痺の最大限の回復を待ってから、「補う」のでは遅いのです。装具は、決して「残された麻痺」に対してだけの手段ではないのです。

3.　装具の適応

　装具の適応を考える場合、疾患の機能的予後に左右されます。やはり、ADLの拡大や自立に対する阻害因子が多ければ、適応の可能性が低くなります。ただ、目的のところで述べたように、早期よりの装具療法を開始するため、当然ながら機能的な変化は流動的です。絶えず、状態・機能の変化に注意を払い、適応のある場合の適切な対応が必要です。装具の適応から具体的な検討までの簡単な流れを図8に示します。

　一般に下肢装具の適応の可否（判断）は、下肢の運動麻痺の程度と思いがちですが、座位保持をはじめ、姿勢保持のための体幹や骨盤の機能が重要です。立位保持が可能であれば、移乗動作や立位目的の装具を検討する場合もあります。装具適応の第一歩は、姿勢保持の能力（座っていたり・立っていたりできること）と機能的阻害因子（痴呆をはじめとして、自ら移動することに対するリスクが増える要因）とを天秤にかけて検討することから始まります。一方、歩行のパターンによる装具の種類の選択基準は、下肢の運動麻痺と密接にかかわってきます（後述）。

4.　装具療法の実際

［1］当院での装具処方の流れ

　当院では、週1日（木曜日の午後）ブレイスクリニック（装具診）を行っており、リハビリ医師を中心に担当スタッフ・義肢装具士とともに具体的な検討が行われます。装具の適応があると判断された場合、具体的な処方がリハビリ医師より出され、採型へと進んでいきます（図9）。

ワンポイント　装具のチェックアウトについて

　先のアンケートにおける、装具に関しての問題点・要望を自由記載してもらった結果、身体に合わなくなっている・同じ装具を使っているのに以前と比べ、なんとなく歩き方が変わってきている・定期的なチェックの場がほしい…などの意見がありました。
　われわれリハビリスタッフが装具をチェックする場合、
　　①装着前…処方通りの装具の製作が行われているか？
　　②装着時…立位や椅座位姿勢での問題はないか？
　　③歩行時…目的とした歩行パターンの補正が行われているか？
　　④装着後…皮膚の変化はないか？
など、装具ごとのポイントをチェックし、問題があればそこで原因がどの部分にあるのかを判断します。

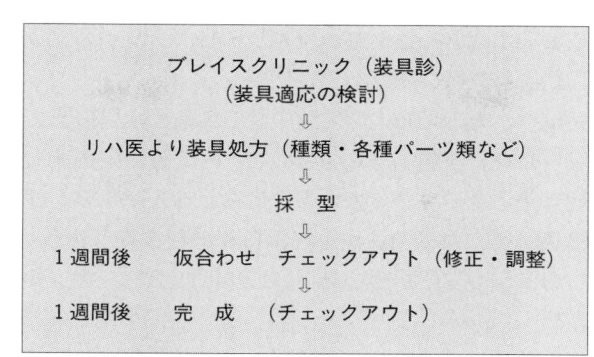

4-1. 理学療法士のアプローチ　d 装具療法

```
ブレイスクリニック（装具診）
（装具適応の検討）
        ⇩
リハ医より装具処方（種類・各種パーツ類など）
        ⇩
       採　型
        ⇩
1週間後　仮合わせ　チェックアウト（修正・調整）
        ⇩
1週間後　完　成　（チェックアウト）
```

図8．装具適応の検討から完成まで

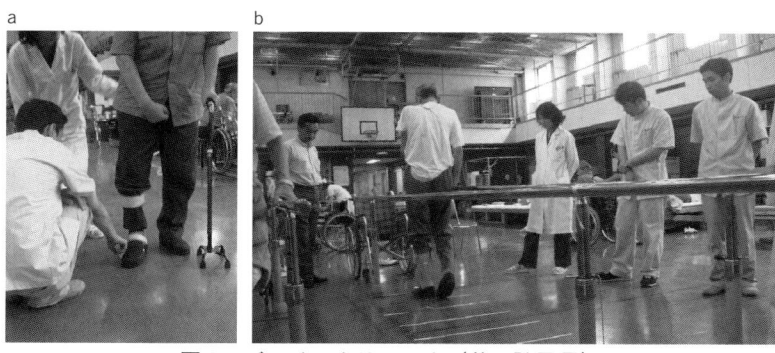

a　　　　　　b

図9．ブレイスクリニック（装具診風景）

表3．装具不適合のシグナル

1) 皮膚の変化……発赤や圧迫痕がないか？ 　　　　　　　床ずれと同じように、骨の出ている部分が要注意です。 　　　　　　　感覚障害が重度なほど、見落としがちです。
2) 装具の固定性…装着および歩行の際、ゆがみがないか？ 　　　　　　　装具の各部分のパーツの破損か、体型の変化によるものか確認します。
3) 歩容の変化……1)，2) に問題がないにもかかわらず、歩き方に変化が出現した場合。 　　　　　　　運動機能の変化によるものか、装具の問題か専門スタッフの評価が必要です。

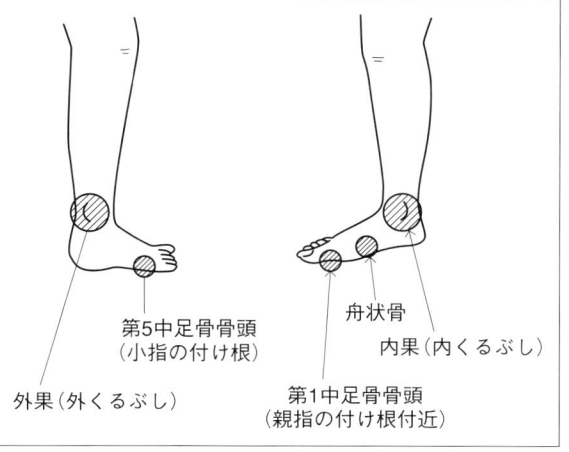

図10．装具によって皮膚が圧迫されやすい部位（右足）
その他装具のライン（プラスチック装具の場合は特に）に沿って注意深くチェックします。

第5中足骨骨頭（小指の付け根）
舟状骨
内果（内くるぶし）
外果（外くるぶし）
第1中足骨骨頭（親指の付け根付近）

装具完成までの間の各種チェックアウトも、ブレイスクリニック時に実施され、問題があれば適宜修正や調整を行います。
　装具が完成し、その後個人の生活の場に戻ると装具のチェックは、さまざまな人に委ねられることになります。無論一番大切なのは、完成時使用者本人に装着方法をはじめチェックポイントを説明することですが、歩容の変化など本人以外の人が気づくことも少なくありません。装具不適合のいくつかのシグナルを示しておきます（表3、図10）。問題があった場合は、地域リハビリのスタッフに相談したり、リハビリテーション外来のある病院の診察をお勧めします。
　合わない装具を継続的に使用することは、逆に機能低下を招く恐れがあります。装具に足を合わせるのではなく、機能レベルに適合した装具を使用することが、機能維持や歩行能力のさらなる拡大には重要です。

［2］一般的な原則

　片麻痺の下肢装具を考えるうえで、異常な歩行パターンを分析することが基本的な土台となります。片麻痺の歩行パターンには、膝折れ・膝過伸展・足関節の内反・尖足・趾指屈曲などの特徴があることは前に触れましたが、これらのパターンに合わせて具体的な装具が決まります。その際、装具使用者や家族に適応装具の選択理由、使用目的を説明し、十分に納得してもらう必要があります。装具は、その種類により機能の違いはもとより、重さ・外観・装着感・耐久性などが異なり、使用者の希望が完全にかなう場合はむしろ少ないといえます。「持っているが」「使っていない」装具の存在は、極力避けなければなりません。

［3］片麻痺で使用する下肢装具

　ここでは、実際に処方使用されている下肢装具を中心に簡単に説明します。

❶ 長下肢装具（金属支柱付）（KAFO）

　脳損傷後初期に重度の麻痺や、膝支持性の低下（膝折れ・重度膝過伸展）をみられる時に、強い支持性を得る目的で製作します。これにより、早期からの立位・歩行訓練が可能になります。
　早期よりの長下肢装具の使用者の中で、将来的に短下肢装具に移行するケースも多々みられます。
　当院では、サイズの調節が可能なモジュラー型長下肢装具（図11）や、ソフトニーブレース＋短下肢装具（図12）使用により長下肢装具の代用として、訓練を行いながら装具の適応を検討する場合もあります。

❷ 短下肢装具（AFO）

　短下肢装具は、下腿部と足関節、足部に装着する装具で、足関節の動きを制御します。
◆ⅰ 金属支柱付短下肢装具（図13）：短下肢装具の中で、下腿の両側（あるいは片側）に金属支柱のあるもので、支持性や足部変形（内反・尖足など）の矯正が一番強く得られます。
◆ⅱ プラスチック足部両側支持短下肢装具（図14）：プラスチックの足部を利用し、和式生活に適しています。

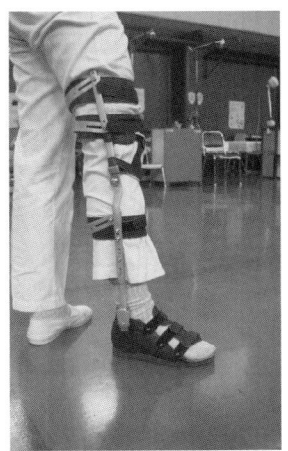

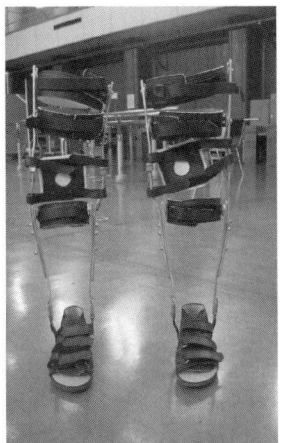

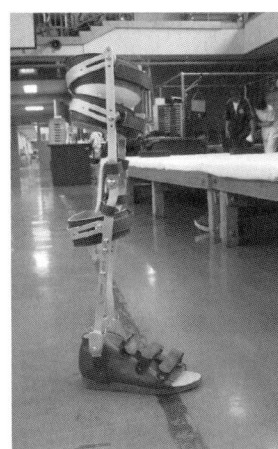

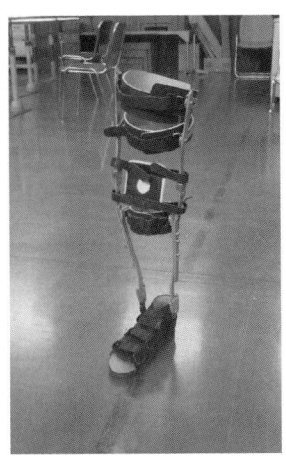

4-1. 理学療法士のアプローチ　d 装具療法

図 11. 長下肢装具(サイズ変更可能なモジュラー型長下肢装具)

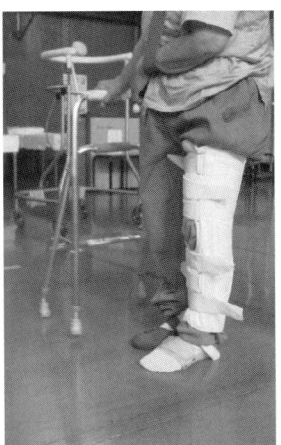

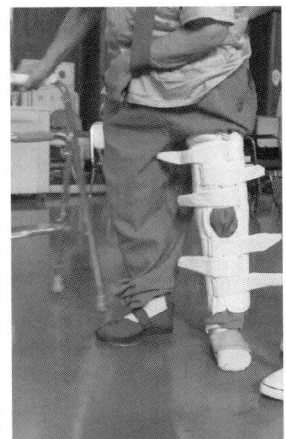

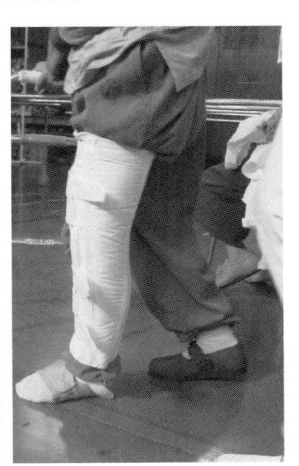

図 12. ソフトニーブレイス ＋ 短下肢装具

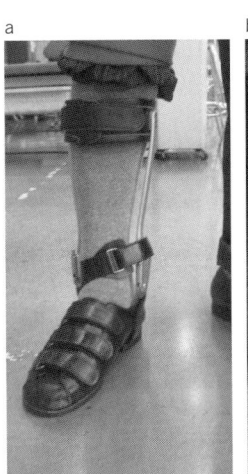

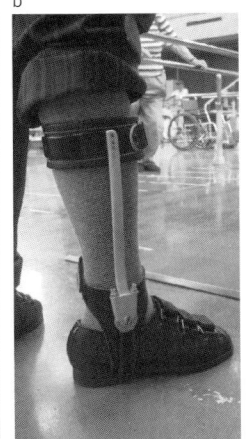

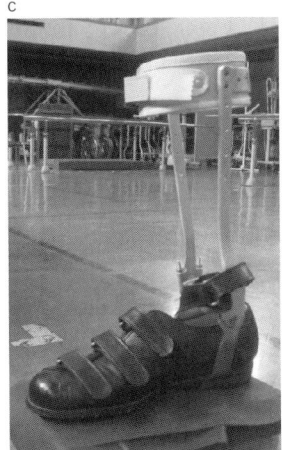

図 13. 金属支柱付短下肢装具

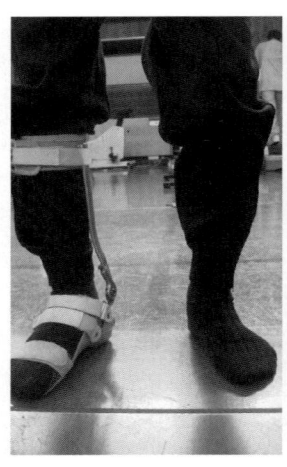

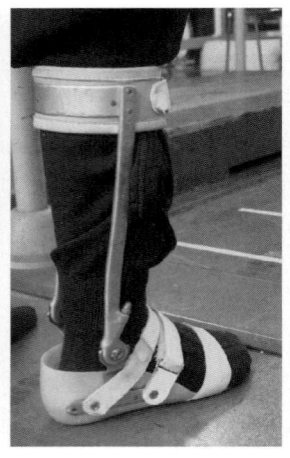

図14. プラスチック足部両側支持短下肢装具

◆ⅲ 靴べら式短下肢装具（図15）：後面支柱と足底部を、プラスチックで作った短下肢装具です。使用するプラスチックの種類・厚さ・幅などやデザインの工夫により、支持力（固定力）や矯正力をさまざまな程度に調節することが可能になります。

◆ⅳ 半らせん型短下肢装具（図16）：靴べら式短下肢装具に比べ支持性や矯正力は弱いですが、歩行時にらせん支持が下腿に巻きついたり、元に戻ったりして、より自然な歩行を目的にします。また、しゃがみ動作が容易にできます（靴べら式は困難です）。

◆ⅴ 湯之児式短下肢装具（前面支柱タイププラスチック短下肢装具）（図17）：後ろに開いた前面支柱タイプの装具で、足部をつり上げる効果があり、また着脱が容易です。踵部分のくり抜きが多いため、歩行時の足底の接地感が良好です。

❸ 簡易型足部装具

◆ⅰ プロフッター（図18）：弾力性のある帯状の布を、前足部から足背を通って踵の上部を後面より巻きつけて、足背部へベルクロで止めているものです。尖足のない軽い麻痺の内反の矯正に有効です。

◆ⅱ リ・ストラップ（図19）：足底部と踵との上部をアーチ状のプラスチックで内部より支え、それに一枚革で足底部と踵との上部とを足関節前面で、8字状に交叉させ固定します。軽度の内反・尖足に適応あります。

［4］装具と歩行補助具との関係

　片麻痺による歩行を安全性や持久性を含め、さらに実用的なものに近づけるためには、装具とともに適切な歩行補助具が必要です。一般に歩行補助具は、大きく杖・クラッチ・歩行器に分類されます。片麻痺の歩行では、通常杖が使用され、クラッチや歩行器は特別なケースを除いてあまり使用されません。

　杖の機能は主に、
・安全性の拡大
・歩行効率の向上
・免荷（下肢に体重をかけないようにする）作用

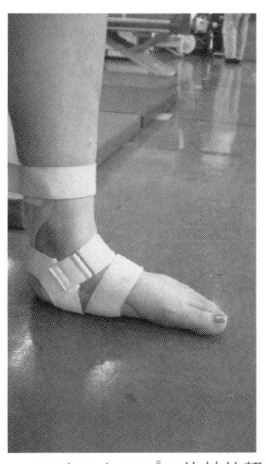

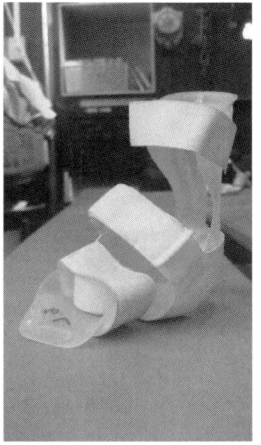

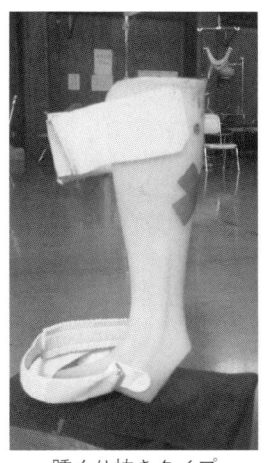

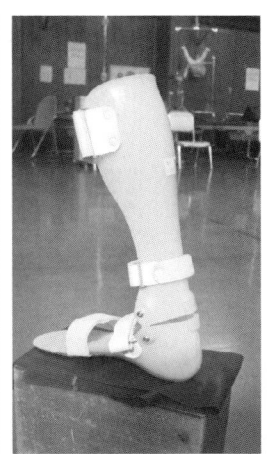

4-1. 理学療法士のアプローチ　d 装具療法

オルトップ：比較的軽度な内反・尖足に適応　　踵くり抜きタイプ　　足関節可動タイプ

図15．靴べら式短下肢装具

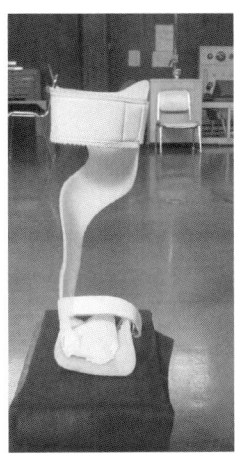

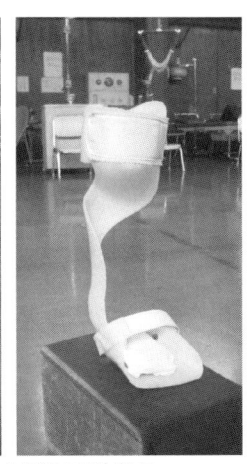

図16．半らせん型短下肢装具　　　　図17．湯之児式短下肢装具

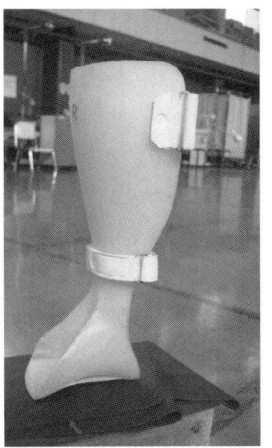

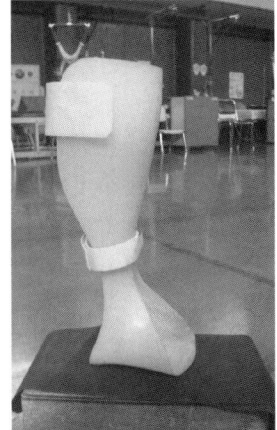

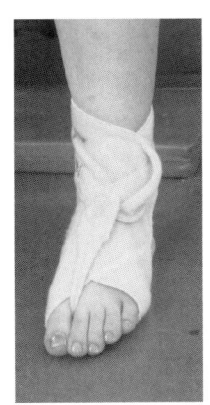

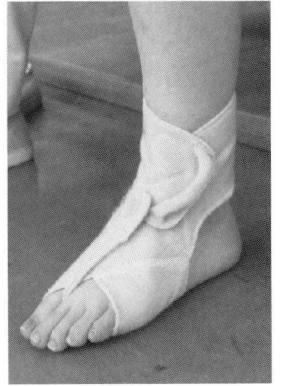

図18．プロフッター　　　　図19．リ・ストラップ

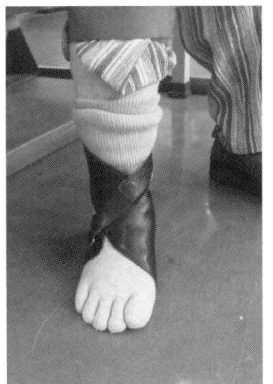

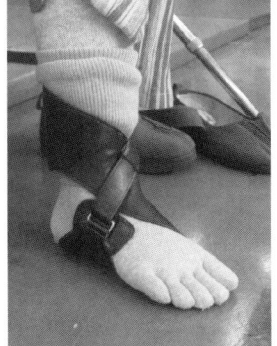

213

> **ワンポイント　杖の高さについて（図1）**
>
> 　一般的な杖の高さは、足先から15cm前外方に杖先を置いて、肘（肘関節）を30度ぐらい曲げたところで杖を握った高さです。これは大転子の高さとほぼ一致します。実際には、個人的な要素（姿勢・歩き方・好みなど）も影響を受けるため、考慮しながら決定していきます。
>
> …ほぼ"大転子"の高さに一致
> ここ
> 30度ぐらい曲げたところ
> 15cm
> 図1．杖の適合について

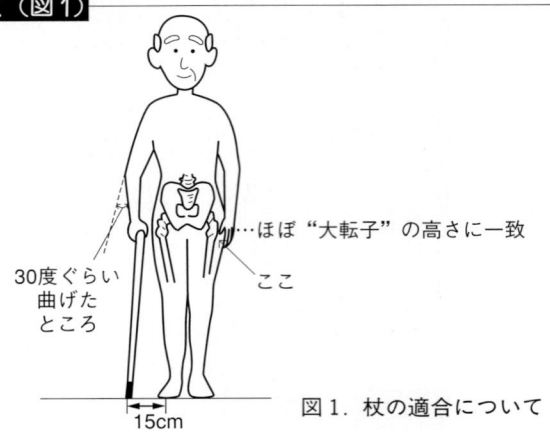

・筋活動の補助

などが挙げられます。

　片麻痺の歩行においては、安全性の拡大と歩行効率の向上を主な目的として使用されます。疾患による機能障害の特性上、バランス要素、特に歩行時における動的なバランスに対する杖の持つ意味は大きいといえます。

　補助具は、支持基底面（バランスを保持するための面積）が大きくなれば、安定性が増します。これらの関係は、絶対的なものではありませんが、多くのケースで対応すると思われます。歩行補助具には、それぞれ構造・機能上から一長一短があり、状況に応じた対応が必要となります。

● ● ● おわりに

　誰もが、何となく装具は「必要なもの」であることはわかっています。ではなぜ必要なのか？　そんな疑問の一端の糸口を見い出して頂けたら幸いです。装具を装着されていらっしゃる方に対する、これからの皆さんの「目」に大いに期待します。

（片塩信哉）

2. 作業療法士のアプローチ
a. 急性期リハビリテーション

●●●● はじめに

　よく、「まだ、前のような身体に戻っていないのに退院をいわれた。どうしよう」という患者さんや家族の言葉を耳にします。以前は病気の大半が感染症などで、薬や注射などの治療で治ることが多かったのですが、現在は疾病や患者層の変化（高齢患者の増加）で慢性疾患や後遺症が残る疾患がほとんどで、一定の治療が終了した段階で退院しなくてはなりません。医療技術の進歩により国民の平均寿命は大きく延び、寿命の延びとともに慢性的な病気を抱える人が多くなりました。出生率の低下やサラリーマン化（親元を離れて都市部に勤める）核家族化が進み戦前のように家族や地域で支え合うシステムが崩壊したため、病気が治っても家で世話をしてくれる人がいないという理由での長期社会的入院が多くなっています。このように医療の進歩・人口の高齢化・社会構造の変化などで医療費が高騰する中、医療費をいかに抑制し、高齢者をいかに地域で支えるかの医療福祉制度を抜本的に見直す政策の1つとして、2000年に介護保険制度が施行されました。

　介護保険制度の施行に伴い、病院は医療保険で診療する病院と介護保険で診療する病院またはミックス型といわれる1つの病院で医療・介護保険双方の機能をもつ病院の3種類に大別されました。そして、政府の方針としては医療を中心とする医療保険対応の病院の入院期間を今後ますます短縮し、介護や療養などの長期入院が必要な患者さんはミックス型や介護保険適応病院への転院や在宅生活へ促す方針です。また、大学病院などのように特定機能病院と位置づけされた病院を受診するには紹介状がないと窓口で支払う医療費が割高になるなど、介護保険制度の施行のほかにさまざまな医療政策の変更が行われています。

　今までの医療福祉政策との大きな違いは、「患者さんや介護保険を利用される方々がまずは病院や介護保険のサービスの選択をする」つまりは「利用者が主導権を持つ」ということです。自分の望む医療を受けるにはどこの病院に行けばよいのか、自分が望む介護サービスを受けるにはどの業者がよいのか、病院や介護保険に関する新しい情報の収集や知識が求められています。国における医療制度改革の流れを表1に示します。

　このような医療福祉政策の変化とともに、冒頭の言葉をいわないでいいように病院や介護保険に関する知識が重要な時代です。その意味においてもこの本が、ご自分や家族・友人が病に倒れた場合、まず必要となる病院選びや家族の介助方法を考える皆様の一助になり、また、病院の役割を正しくご理解いただき医師や医療スタッフと密接に連絡を取りながら、納得できる医療を受けられるよう、医療現場で働く者として心から望んでおります。

表1. 医療制度改革の流れ

医療制度改革	
医療保険制度の一元化	具体的検討の開始
高齢者医療保険制度の創設	できるだけ早期に実現
診療報酬・薬価	引き下げ
医療保険制度改革	自己負担を3割（2003年） 政管健保の保険料引き上げ（2003年） 高額療養費の自己負担限度額の見直し 薬剤一部負担金制度の廃止 総報酬制度の導入
高齢者医療制度改革	対象年齢を70歳から75歳へ 自己負担70～74歳：2割・75歳以上：1割 伸び率管理制度は要検討課題

第4次医療法改正について
（病床区分の見直し　2002.8.31まで）

その他の病床		精神	伝染	結核
特例許可老人病棟	療養型病床群			

↓

一般病床	療養病床	精神	伝染	結核
治療を必要とする患者	長期に渡り療養を必要とする患者			

1. リハビリテーションとはなんでしょう？

　今、日本で標榜される（病院や診療所に掲げてある）リハビリテーション科は、実にさまざまです。総合リハビリテーションの認定を受けた病院であれば、規定に沿った面積を要する訓練施設・訓練用具や国家資格制度に合格した理学療法士（PT）や作業療法士（OT）が働いていますが、標榜からは訓練施設など細かいことはわかりません。知り合いの方の入院見舞いに行かれた時などに病院見学をし、職員の態度や訓練室の雰囲気や、どのような設備があるのかなどをさりげなく調べておくのも賢い病院選びの一方法です。

　今では「リハビリテーション」という言葉は、すべての方が知っておられますが、われわれ現場で働く者が一番苦慮するのは「リハビリテーション」の意味を多くの患者さんや家族の方が間違って認識されていることです。「リハビリテーション」はラテン語のハビリスという「適した、（人間に）ふさわしい」という形容詞からなる言葉で、「人が何らかの原因でふさわしくない状態に陥った時に、そこから救い出して再び適した状態に復帰させる」「人間らしく生きることへの権利回復」という意味で「訓練をする」ということではありません。障害の程度によって、職場復帰が可能な人や、唯一食事動作のみが時間をかけてやっと可能な人など、障害は個性と同様で実にさまざまに異なります。また、病院に訓練にくることが、リハビリテーションであると誤解される方が実に多いのですが、どのように重度な障害があっても日常生活の中で自分の能力にあった自分主体の生活を送ることを「リハビリテーション」といい、「訓練」は「リハビリテーションの過程の一方法・一手段」なのです。その意味では、患者さん自身に自分の障害に対する正しい認識と障害への受け入れ（受容）をしてもらうことが「リハビリテーション」の第一歩といえます。これらの障害の認識と受容を行ってもらうため、病院で働くわれわれリハビリテーションスタッフは早期に患者さんの身体能力や知的能力の評価を行い、医師やほかの医療スタッフと患者さんや家族を含めたリハビリテーションカンファレンスを行い、どのくらい障害は残るのか・入院期間はどのくらいか・自宅で生活するにはどの程度の住宅改修が必要かなどを話し合い、退院先を決めます。自宅退院される場合は、家族に介助方法を学んでもらい患者さんの回復程度に合わせて外泊を行い、外泊時困難であった動作を再度訓練しながら住宅改修終了と同時期に退院につなげます。しかし、家庭の事情で自宅退

院が困難な場合は、転院先の病院や施設に応じた必要な日常生活動作ができるように訓練を行います。病院での入院期間は年々短期化しています。短期間であればあるほど、自宅退院が可能か否か、患者さんを取り巻く情報を医療職に伝えることが重要です。

ここに、急性期病院でのリハビリテーションの訓練方法を紹介することで、「リハビリテーションとは何か」を正しく理解していただき、どんなに重度な障害があってもご自身の考え方や家族のサポート次第で自分中心の生活が送れること、医療スタッフが行う訓練方法を家族や地域で働く専門職種の方々に家庭生活で上手に応用していただき、よりよい家庭生活を送っていただければ幸いです。

2. 理学療法（PT）と作業療法（OT）の違いについて

リハビリテーションを専門とする病院には、理学療法と作業療法を含む多くの職種があります。その他はこの本にある各職種の項目を参照していただき、ここでは理学療法と作業療法の違いについて述べます。

理学療法は起き上がる・座る・立つ・歩くなどの基本的動作の訓練で、例えば関節の拘縮（関節が固くなって動かなくなる）に対して関節可動域（関節が動く範囲）の維持・改善のため関節を動かしたり、筋力低下にはさまざまな器具を用いての筋力増強訓練を指導したり、歩行が困難な患者さんには補助具（下肢の機能を補うもの）を用いた歩行訓練を行うなど、ダイナミックな動作を主体とした訓練です。また、運動しやすくしたり、痛みの軽減のために電気刺激・水治療法・温熱療法など、物理的手段を用いた訓練も行います。

作業療法は応用動作を行う訓練で、手工芸や木工、ゲームなどの作業をすることを用いて身体機能や精神機能の改善を目指し、また食事動作・整容動作・衣服の着脱・排泄動作・入浴動作など日常生活に必要な動作訓練を行い、1人で行うことが困難な場合は自助具や福祉用具などを用い、主婦には家庭に戻った生活を想定した調理や洗濯などの家動動作訓練をします。また、住宅環境を整えることで家族の介助量の軽減を図るなど、退院後の生活に必要な細かな動作訓練を行います。

3. 急性期作業療法訓練の実際

急性期は、発症して間もない頃で意識レベルが低い人や意識障害がある人が大部分です（意識障害の詳しい説明は、第3章1「理学療法士・作業療法士の行う評価」を参照下さい）。

当院では発症後、1週間以内にベッドサイドからのリハビリ指示が出ます。平成12年1月4日から同年4月30日までに脳神経外科および内科からリハビリ依頼のあった患者さんは58名（男性36名、女性2名）で、そのうちベッドサイドより作業療法を施行した患者さん（脳神経外科6名、内科3名）の意識レベルと訓練開始後の変化を表2に示します。

❶ 意識障害を有する場合
a）意識覚醒のためのリハビリテーション

表1でもわかるように、大部分の患者さんが発病当初は何らかの意識障害があり、このよう

表2. 訓練開始時の意識レベルと開始後の症状

担当医	意識レベル	リハビリ終了後の病状
脳神経外科	Ⅰ- 1　2名	改善するが重度の高次脳機能障害が残る。
	Ⅱ-10　1名	改善するが重度の高次脳機能障害が残る。
	Ⅱ-10　1名	改善するが前頭葉症状が残る。
	Ⅲ-100　1名	2週間後覚醒するが体幹四肢の運動失調・失調性構音障害・眼振・知的低下が残る。
	Ⅲ-100　1名	2カ月後、覚醒するが重度四肢麻痺・前頭葉症状・高次脳機能障害が残る。
内科	Ⅰ- 2　1名	改善するがアルコール依存症もあり被害妄想の精神症状・高次脳機能障害が残る。
	Ⅱ-10　1名	改善するが重度の高次脳機能障害が残る。
	Ⅱ-30　1名	高齢で痴呆症状があったため変化はなかった。

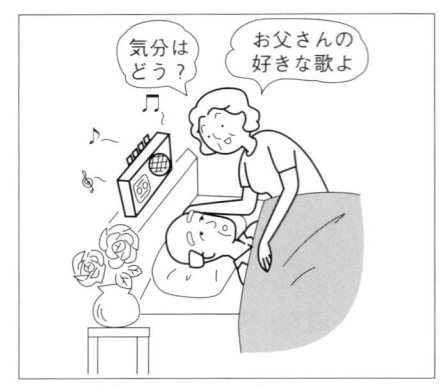

図1. 意識レベルの覚醒
聴覚や嗅覚から刺激を入れます。

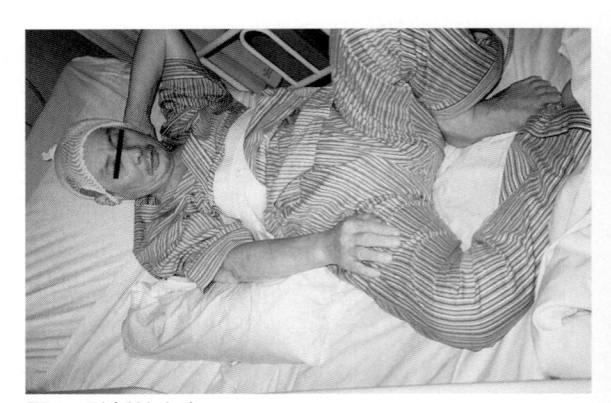

図2. 弛緩性麻痺
手に力がまったく入らずダラリとした状態です。

な意識障害が長くなるほど意識が回復しても重度な障害が残る傾向にあります。そのため、視覚・聴覚・嗅覚・皮膚からの刺激や各関節を動かすことにより筋肉や各関節にある感覚を刺激し、できるだけ早く意識レベルが覚醒するようにします。例えば耳元で、患者さんが好きだった音楽を流したり、家族の方にできるだけ多く話しかけてもらう聴覚からの刺激や、好きな花や香料などで嗅覚からも刺激します（図1）。手を擦ったり、身体を擦ったりなど、家族間の愛情でしか伝わらないこと多く、意識がないとはいえ、この時期の家族のかかわりが患者さんの予後に重要な役割を果たすといっても過言ではありません。また表2に示したように、意識障害がある人ほど重度の運動機能障害（麻痺）や精神機能障害意識（知的低下・意欲の低下）や高次脳機能障害などが残り、長期的なリハビリテーション訓練が可能な病院への転院や介助量の軽減のために住宅の改修が必要となります。そのため意識のない患者さんの場合、家族や知人の住宅（賃貸か持家か、住まいが1階か2階かなど）や介助者がいるかなどの情報が重要となります。

b）各関節の拘縮予防（関節が固くならないために）

この時期は理学療法と治療内容が重複することもありますが、さまざまな職種がかかわることで、あらゆる視点で患者さんを捉え情報を共有することで問題点を早期に把握します。ベッ

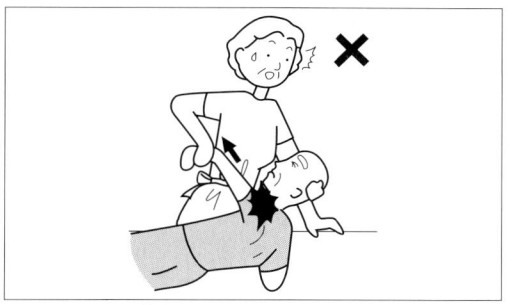

4-2. 作業療法士のアプローチ　a. 急性期リハビリテーション

図3. 悪い介護方法
麻痺した手を引っ張ると、肩を痛めてしまいます。

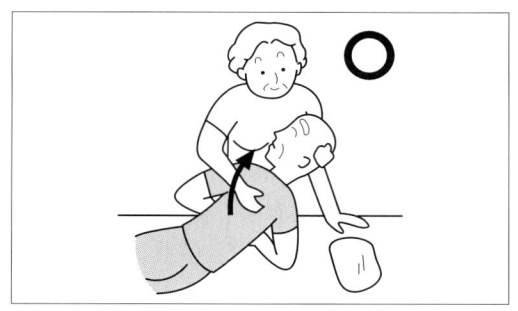

図4. 良い介護方法
健側を下にして、患側の肩を持って動かします。

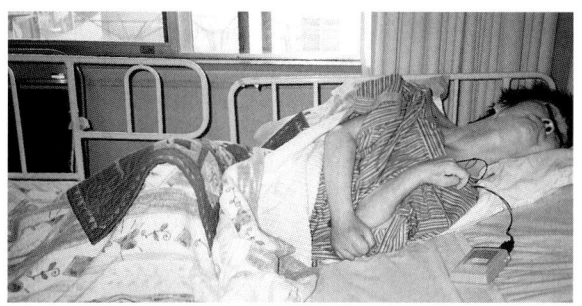

図5. 痙性麻痺の患者さん
わずかの刺激で手足が曲がってしまいます。

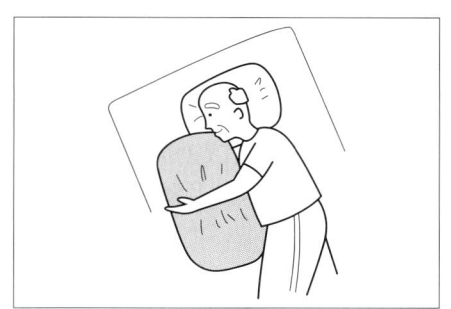

図6. 痙性患者さんのベッドサイド姿勢
枕などを抱きかかえるようにして、肘が曲がらないようにします。

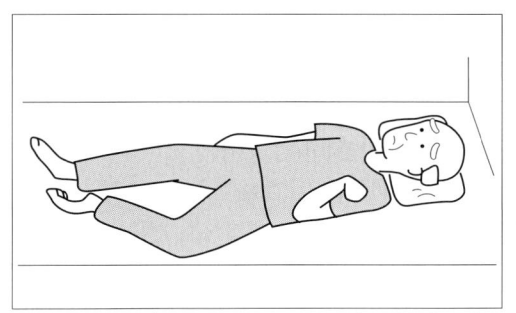

図7. 手首が掌屈位になると、上肢は肘が曲がり、肩も動きにくくなります

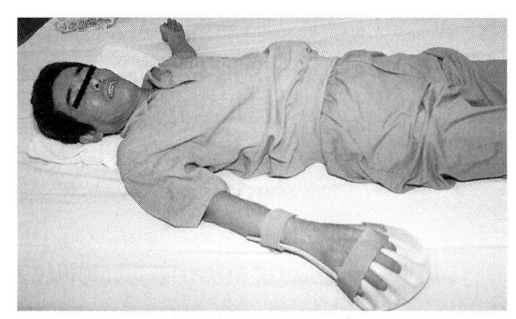

図8. 手指の関節拘縮予防のスプリント

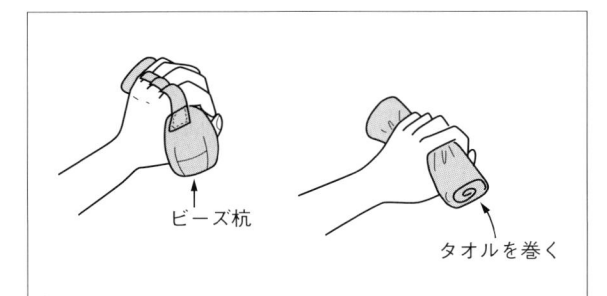

ビーズ枕
タオルを巻く

図9. 手関節を背屈位にする工夫
ビーズ枕を用いたり、タオルを巻いたものを持たせたりして手首を背屈位にします。

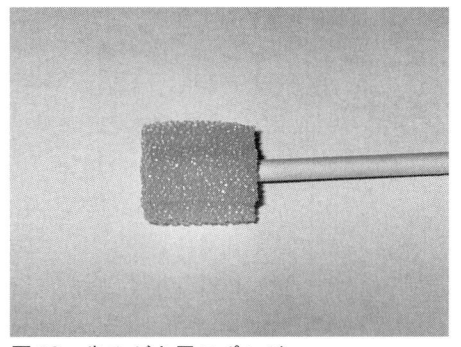

図10. 歯みがき用スポンジ
水で濡らして用います。

ドサイドでは、必ず声かけをし相手にわからせてから、各関節や身体を動かしたり、顔や手指を拭いたりしてさまざまな刺激を入れながら訓練を行い、わずかな変化をみつけます。また、下肢関節の拘縮予防や体幹・頸部の筋力低下予防のため頻回にベッドアップを行います。それと同時に看護部門と連携し、麻痺に応じた体位変換とベッド廻りの環境を整えます。弛緩性（手足に力がなくダラリとした状態）麻痺であれば（図2）、体位変換時や衣服の着脱時には、麻痺側の手足を引っ張って、関節を痛めないように必ず肩や骨盤から身体を動かすようにします（図3、4）。痙性（わずかの刺激に手足に力が入り、手足が曲がる）麻痺であれば（図5）、痙性が助長しないように枕や毛布・バスタオルを抱きかかえるようにさせ、手足をできる限り伸ばすようにします（図6）。手指が曲ったり、手関節が掌屈（掌方向に曲る）位になると、上肢全体が屈曲位傾向（図7）になるため、関節拘縮予防のスプリントを装着したり（図8）、市販のビーズ枕やタオルを丸めたものを持たせて（図9）、手関節が背屈位（手首が上がる）にします。このように良肢位を基本姿勢にして関節の拘縮が起こらないようにします。

　c）口腔ケア
　この時期は意識がないために栄養を鼻腔栄養かIVHという点滴栄養剤で補い、痰を排出する力もないためチューブで痰を吸引します。また、病院では救命措置が第一優先となり、口腔内のケアが疎かになりがちですが、口腔内は乾燥した痰が軟口蓋や歯に付着し雑菌増殖の場となります。口腔内の不衛生は肺炎を引き起こす原因になるとともに歯肉炎や虫歯の原因ともなり、意識が戻り、口から食事が取れるようになった時の阻害因子となります。歯磨きスポンジなど（図10）やルゴール液で湿したガーゼを指に巻いたりして口腔内の衛生管理を行うほか、看護師とともに家族指導を行います。この口腔刺激も意識レベル覚醒には有効なため、家族にも頻回に口腔ケアを行ってもらいます。

　❷ 意識レベルの回復期
　訓練の開始とともに多くの患者さんは、徐々に意識障害は改善し、呼びかけに対して目を開けたり身体を動かしたりとさまざまな反応がみられるようになります。また、うとうとしていた患者さんも少しずつ病前のように意識がしっかりとしてきます。しかし、意識障害が重度であったほど運動機能障害（運動麻痺）・感覚障害（手足や顔の感覚がない、鈍い、異常な感じがするなど）・高次脳機能障害などが残ります。特に訓練の阻害因子となる高次脳機能障害は実にさまざまな症状を呈するため、病棟での患者さんの姿勢や行動を観察するとともに、言葉かけの反応や眼球の動きなどからどのような治療アプローチが適切なのかを早期に判断します。右側の脳はさまざまな情報処理を行う役目があるため、右脳を損傷された左片麻痺患者さんは麻痺がないにもかかわらず右手足の動かし方がわからない（箸やスプーンがうまく使えない）。自分の意志とは無関係にわずかな左右の物音や人の話し声の聴覚刺激や人や物の動きなどの視覚刺激に注意が惹き付けられて動作が中断し、物事に集中しないで、訓練が途中で中断してしまったり、話の内容が中断してしまう。また、左側をまったくみようとせずに、左側の物にぶつかる。病気になってから何度教えてもすぐに忘れてしまい覚えられないなど、実にさまざまな症状を呈します。この高次脳機能障害は近年、注目され研究されている分野ですが、まだ解明されていない部分も多く、また、患者さんによって症状が大きく異なるため訓練方法も症状によって異なります。高次脳機能障害に対するアプローチは別に記載して、一般的な意

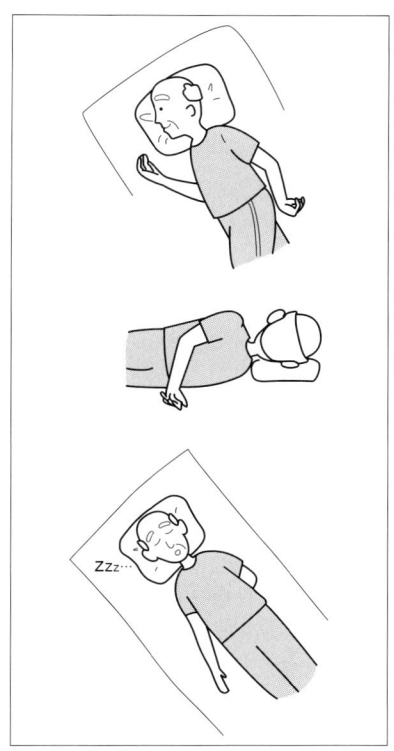

4-2. 作業療法士のアプローチ　a. 急性期リハビリテーション

図11. 麻痺した手が背中にあったり、お尻の下にあったり、肩を痛める原因です。注意をしましょう。

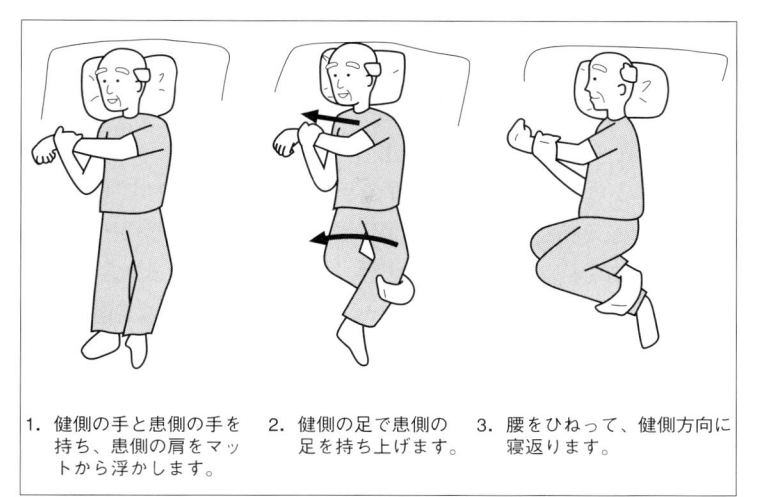

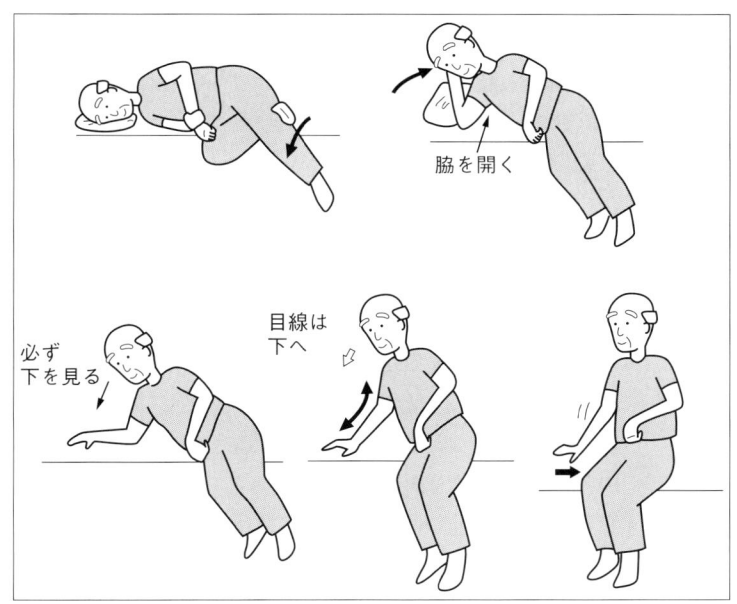

図12. 寝返りの方法
1. 健側の手と患側の手を持ち、患側の肩をマットから浮かします。
2. 健側の足で患側の足を持ち上げます。
3. 腰をひねって、健側方向に寝返ります。

図13. 起き上がり
この動作のポイントは、脇を大きく開いて頭を起こし、肘を伸ばす時は手を見るようにします。

識回復期やベッドサイドでの作業療法について述べます。

　意識レベルの改善とともに、患者さん自身に患側手足の管理を指導します。麻痺した手足は想像以上に重く、普通の人で上肢の重さは約3.5～5kg、下肢は15～35kgあります。また、感覚障害のある患者さんは麻痺した手足がどこにあるのかも最初は理解できません。訓練はまず障害のある自分の身体を理解して管理することから始まります。自分の身体が理解できないこの時期は自分で寝返りをして、手を背中などに置き忘れたり腰に敷いたりして（図11）肩関節を痛めることも多く、肩の痛みのため訓練に集中できない・衣服の着脱ができないなどと

221

あとの訓練に支障をきたすため、何度もベッドサイドで健側手足を用いて患側手足の管理の方法や患側手足の位置に注意をするように促します。また、患側の管理とともに健側手足を使った寝返り、起き上がりの訓練を行います。

a）寝返り（図12）

①患側の手首を健側の手で持ち健側の脇まで持ってきます。②患側の足の下に健側の足を入れて持ち上げ膝を曲げるようにして身体を健側方向にひねります。または、患側の手足は同じようにしてベッド柵を用いて寝返ります。ポイントは必ず患側の手足の管理を患者さんに覚えてもらうことです。また、患側への寝返りは患側の肩関節を痛める原因になるため、必ず健側方向に寝返るようにします。

b）起き上がり（図13）

①まずは健側を下にして寝返ります。②健側の足で患側の足を引っかけ両足をベッドの下におろします。③肩を90度に開き（脇を広げる）、健側の手で頭の後ろを持ち、梃子の要領で、肘を軸にして頭を持ち上げます。④頭が持ち上がったら、掌をベッドにつけます。⑤頭を起こしながら掌をベッドに押し付けるようにして肘を伸ばします（この時は、腕立てをする要領で手の甲を見るようにすると肘が伸びやすい）。⑥肘を少しずつ身体の脇に寄せ座位になります。

寝返り・起き上がりはすべての動作の基本です。何度も何度も行い、要領を覚えてもらいます。また、1人でできることが自信となり、次への訓練への意欲となるように精神的サポートも重要です。

c）座位（図14）

起き上がりが可能となったら、ベッドでの座位訓練を行います。ベッドが高く床に足が届かない場合は、足台を用いて足が必ず床か台に着くようにします（図15）。足底からの刺激は体幹（胸・背中・お腹）の筋力を安定させるとともに体幹や足の筋肉の緊張を促進させます。ベッドで座位が可能になったら、整容動作（髪をとく、顔をタオルで拭くなど）や衣服・靴の着脱訓練を通じて、座位のバランスを獲得します。健側手足を使うことでバランスが崩れやすくなり、どのように頭や体幹を動かすことによってバランスがとれるのかをさまざまな動作を用いて自分自身で体得してもらいます。われわれ作業療法士（OT）・理学療法士（PT）は患者さんが、両足や骨盤や体幹に体重がかかるようにコントロールしながら座位時間を徐々に延長し、「自分でできる」自信をつけてもらいます。

病室での訓練を通じてある程度の体力がついたら、作業療法室ではほかの患者さんの動きや会話が刺激となり、さらに、訓練へのモチベーションを高めてくれます。できる限り早急に医師の許可をとり、訓練棟での訓練を開始します。

d）食事

「食べる」行為は原始的生理欲求の1つで、意識があれば片手で可能な日常生活動作の1つです。また、意識があっても言語障害などで意志の疎通がうまくいかない場合や、高次脳障害がある患者さんは食事動作を通して障害を予測することができます。発病により精神的に落ち込み、自信を失っている患者さんには動きにくい皿に変えたり、使いやすいようにスプーンの柄を太くしたりと、患者さんが1人で食べられるように工夫して、食事動作の自立を促し、自信を取り戻してもらいます。車いすでの移乗に介助が必要であったり、血圧が不安定な患者さ

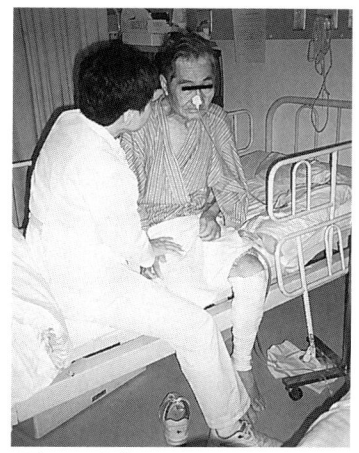

4-2. 作業療法士のアプローチ　a. 急性期リハビリテーション

図 14. 座位
座ることで、患者さんのさまざまな能力、反応がみられます。

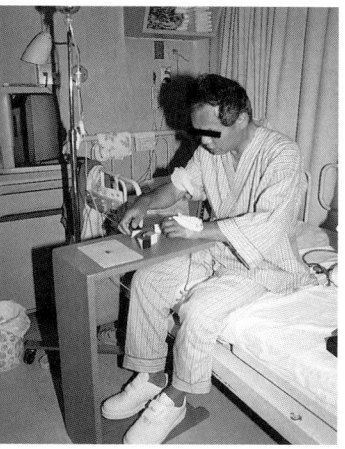

図 15. 座位訓練
足台を用いることで体幹や足の支持性が上がります。

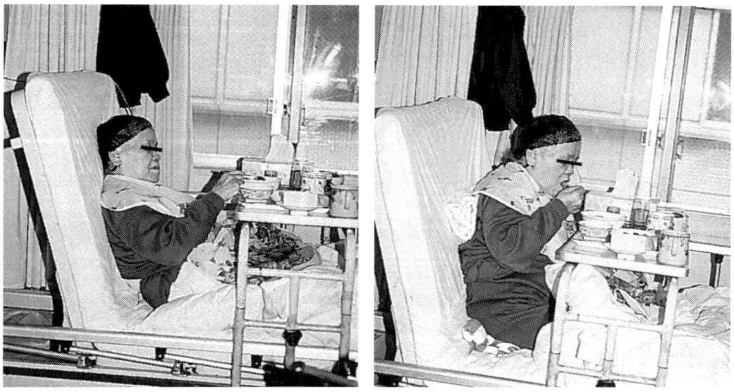

図 16. 食事
a：食欲が失せてしまいます。お皿は遠いし、中身もまったく見えません。
b：これなら1人で食べられます。手が使いやすいように背中に、お皿の中身が見えやすいようにお尻にバスタオルを入れました。

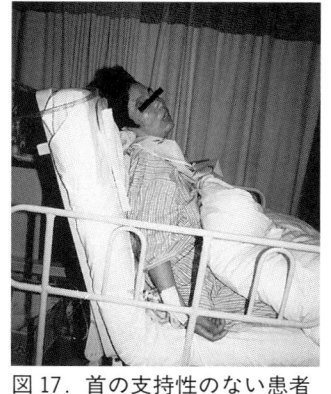

図 17. 首の支持性のない患者さん
枕の位置が悪く、顔はあお向けとなり苦しそうです。

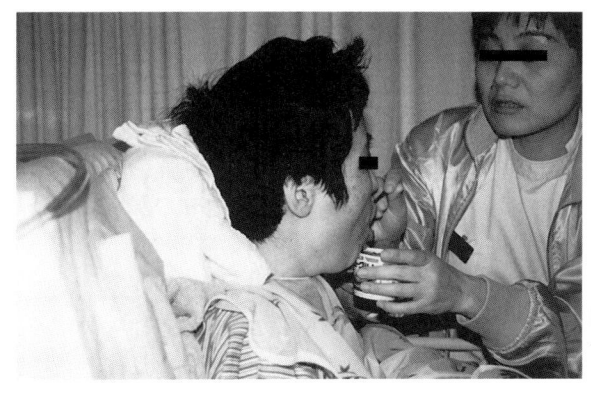

図 18. ポジショニングによる変化
後頭部にバスタオルを入れ、首の安定性を保つことで、ヨーグルトが口から食べられました。

んの場合、ベッド上で食事をしてもらいますが、ベッド上座位での食事はポジショニング（座位姿勢の取らせ方）が重要です。

◆i ベッド上での食事：ベッドの背折れ部分が腰に当たるようにし、背中がまっすぐ伸び、背中と骨盤に体重が乗るようにします。ベッドはいくら最大限に起こしても90度にはならず患者さんには実に食事がしにくい姿勢となります（図16-a）。必ずバスタオルなどを背中に入れて、安定した姿勢がとれるようにします（ポジショニング）。また体軀が小さくて食事内容が見えない場合は、お尻の下に座布団やバスタオルを入れて座高を調整します（図16-b）。皆さんが食事の際の姿勢や食事の一連の動作を考えるとポイントがわかります。しかし、ベッド上での食事は外国の映画場面でみることはありますが、患者さんにとっては非日常的で非常に食べ難い姿勢です。できる限り早急に車いす座位で食べてもらうようにしましょう。首の支持性がない患者さんでも首や腰にバスタオルなどでポジショニングすることで（図17）、さまざまな患者さんの能力を引き出すことができます（図18）。

◆ii 車いすでの食事：車いすと同様で、患者さんが負担のない姿勢や動作で食事をするにはテーブルの高さが重要です。テーブルが高いと食事内容が見えにくいため箸がうまく使えず、また、必要以上に手を挙げて食事をするため疲れやすく食事への意欲も失ってしまいます（図19）。ベニヤなどで簡単に作れるオーバーテーブルを利用し（図20）、テーブルの高さを患者さんの体格に合わせます。鼻腔栄養摂取の患者さんはリハビリテーション科医師や言語聴覚士（ST）と情報交換を行いながら1日でも早く、経口摂取が可能かどうか検討してもらいます。許可がでれば、患者さんの状態に合わせて食事の形態（刻み食・とろみ食・お粥など）・食事の道具（第4章3-a. 家庭生活を便利にする方法②自助具を参照）・食事の際のポジショニングなどを含めた食事動作訓練を開始します。食事が口から摂れること、また、さまざまな味覚が刺激となり次への訓練へのモチベーションにつながります。

❸ 訓練室訓練の導入期

急性期病院の病室は医療機器に囲まれ、安静を必要とする患者さんも多く刺激が少ないためリハビリテーション科医師の訓練室での訓練許可が出たら、早急に理学療法（PT）室や作業療法（OT）室での訓練を開始します。OT室では、病室でできなかった高次脳機能・感覚・精神機能などさまざまな機能評価を行います。また、評価にのみ時間をかけると訓練意欲を喪失させてしまうため、患者さんの疲労度を考慮しながら評価と訓練とを織り交ぜながら行います。

a) 座位耐性訓練

今まで、ベッドで寝たきりだったため、まずは車いすでの座る時間を長くします。この時、患者さんが退屈しないように同世代の患者さんと同じテーブルにし、ゲームをしたり麻痺した手を訓練道具に乗せて関節が固くならないようにしたり（図21）、訓練室での雰囲気に慣れてもらいます。自分1人が障害者でないこと、ほかにも多くの患者さんが訓練に励んでいるのを見ることが、患者さんにとって一番の精神的励みになるようです。

b) 床上動作訓練

自分で寝返りや起き上がりができなければ、座位やベッドから車いすに移乗することもできません。ベッドでは狭くて手すりを使わなければできなかった寝返りや起き上がりも、広くて

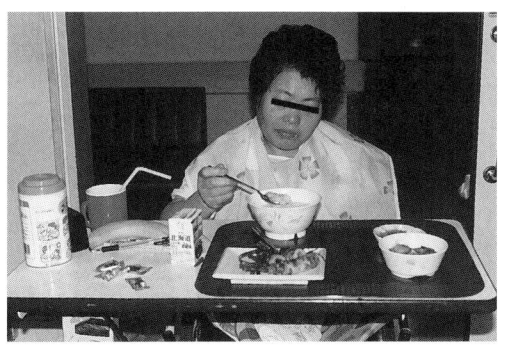

4-2. 作業療法士のアプローチ　a. 急性期リハビリテーション

図19. テーブルが高いため、手が使いにくく、遠くのお皿に手が届かない。

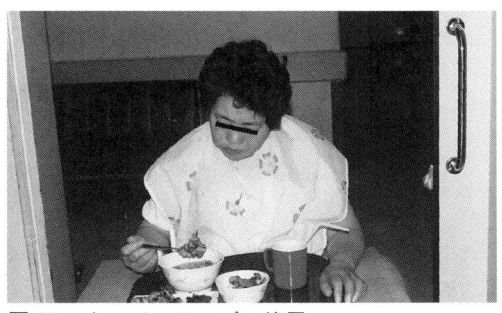

図20. オーバーテーブル使用
食事の内容が目でわかり、患側の手も食事に参加できます。

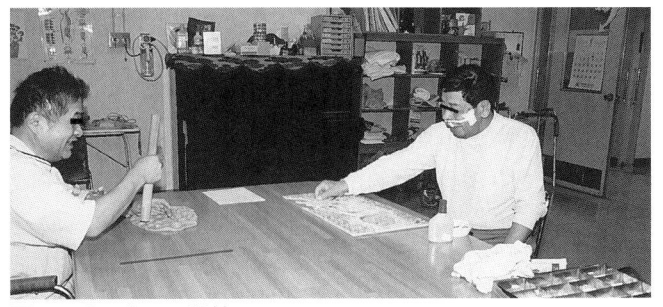

図21. CT室での訓練
他の患者さんとともに訓練することで励みになります。

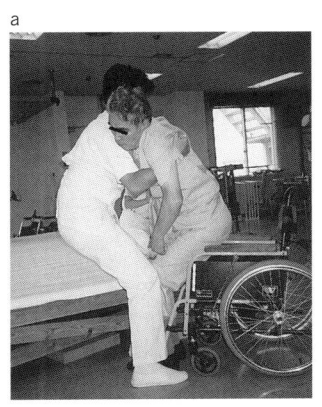

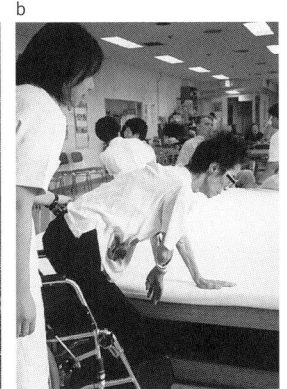

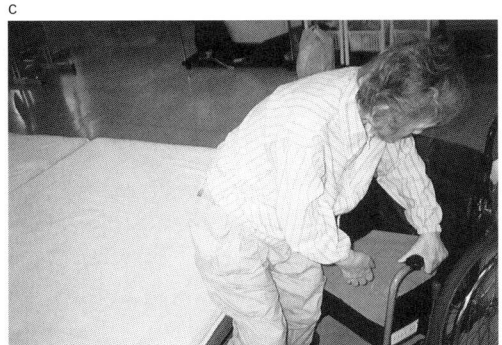

図22. 移乗動作
a. 重症な患者さんの場合：患者さんの膝が膝折れしないようにOTRの膝で固定し移動します。
b. 軽介助で可能な患者さんの場合：軽くパンツの後ろを持って移動してもらいます。
c. 自立した患者さん：近くで見守ります。

固めの訓練用マットで行うと殆どの患者さんはできるようになります。

c）　移乗動作訓練（図22）

　ベッドから車いすへ、車いすから訓練用マットへ移る動作のことを移乗動作といい、ベッドから離れるための重要な訓練です。これはトイレ動作で車いすからトイレ便器に移動するためにも重要な訓練です。まずは健側が軸足となるように移動する側に健側の足がくるように車い

すを着けます（図22-a）。その次に、ブレーキのかけ外しやフットレストからの患側下肢の上げ下ろしを練習します。高次脳機能障害がある患者さんは患側方向のブレーキのかけ外しを忘れることが多く、このブレーキのかけ外しやフットレストの上げ下ろしの忘れが転倒転落につながるため、何度も何度も注意を促し習慣化するようにします。「はい、1. 右ブレーキ。はい、2. 左ブレーキ。はい、3. 足のフットレスト」というように、号令化するのもよい方法です。ブレーキやフットレストの操作が終了したら、患者さんが自分の足に体重が十分かかりやすいように「はい、おなかを見てください」と声かけし、身体を前屈位にさせ、作業療法士が患者さんの膝が折れないように患者さんの患側膝に作業療法士の膝を当て、移動方向に回転させながら移動します（図22-b）。自分の足で移乗が可能と予測されたら、健側上肢を移動するマット・ベッドに手をつかせ、やはり身体を前屈位にして体重が下肢にかかりやすくしてわずかにズボンを支える程度にします。このように患者さんの変化に応じて介助量を減らしていきます（図22-c）。

❹ 高次脳機能障害について

よく文章中に出てきましたが、高次脳機能障害は患者さんによって実にさまざまな症状を持つと同時に運動機能障害や知的低下感覚障害などを併せ持つ場合がほとんどで治療方法も患者さんの症状によって異なります。以下に高次脳機能障害の大きな分類と症状を示しました。このような症状がみられたらリハビリテーション科の医師がいる専門病院に相談に行かれることをお勧めします。

◆i 着衣失行：洋服をきちんと着ることができない。裏表がわからない。ズボンの片側に両方の足を入れようとする。衣服の右半分を着ただけで左側を着ようとしない。脱いだ靴を履くことができない。

◆ii 観念運動失行：順番のある一連の動作ができない。例えばお茶の葉を急須に入れてお湯を注ぐ。タバコを箱から出して、タバコに火を点けるなどができない。

◆iii 注意障害：人の動きや物音や声のする方向に顔が向き、動作や会話が中断する。物事に集中できない。

◆iv 半側無視：健側に顔が向き、患側を向こうとしない。健側にある物ばかり食べ、患側にある物を食べようとしない。患側にある物によくぶつかる。患側から話しかけられても返事はするが声のする方に顔を向けようとしない。患側の手足の位置がわからず、まったく無視をして動こうとする。

◆v 構成障害：整理整頓ができない。何度教えても物事を順序だてて行うことができない。例えば車いすからベッドの移動を何度教えてもできない。場所が変わると応用ができないなど。

◆vi 視覚失認：眼でみただけでは日常使う品物が何かわからない。

◆vii 相貌失認：特に親しい人の顔が誰かわからない。

特に麻痺がないにもかかわらず、病前のように日常生活ができない場合はこの障害が考えられます。この障害は特に長期的な個々の病状に対応した訓練が必要となります。患者さんの混乱を引き起こさないためにも医療スタッフと家族との一貫した日常生活での適切な対応が重要となります。

（深川明世）

東京労災病院診療圏での健康老人のQOL（生活の質）への意識調査

　高齢者人口の増加に伴い、疾病構造は感染症から慢性疾患に変化し健康に対する考え方の拡大により、QOL（Quality Of Life：生活の質）という言葉が使われるようになりました。上田[1]は、リハビリテーションの目標もQOLの向上にあり、①社会的不利の解決：客観的QOL（障害者になったことで仕事を辞めなければならない。バス・電車に1人で乗れないことなど）、②体験としての障害の解決：主観的QOLの双方からリハ・ゴールを考える必要がある、と述べています。

　当院では老人ADL情報収集シートを作成し、そのテスト結果をもとに客観的QOLのアプローチを早期に行い、短期のリハビリ訓練で自宅退院につなげるようにしました。しかし、退院後患者さんはどのような生活を送りたいのか、新しい生きがいの獲得などの主観的QOLを含めたリハ・アプローチの必要性を感じ、さらに老人の生きがいを知るために健康な老人の生きがい調査を行いました。

　原田[2]は、老年期は喪失の時代で心身の健康、経済基盤、社会とのつながり、生きる目的を喪失すると述べています。これら老年期の特徴的項目と主観的QOLの評価尺度のモラールスケール（表1）、生活満足度尺度などをもとにアンケート（表2）を作成し、当院の診療圏に住む65歳以上（最高齢94歳）の健康な男性31名、女性62名、計92名（表3）にアンケート調査を行いました。

結果

　結果は、健康に関する調査では、アンケート調査を行った老人の60％以上が通院しており、年齢とともに通院率は高くなり、日常生活でも高齢になるに従い、屋外・屋内と徐々に活動範囲は狭くなっていました。

　ADL関連動作の自立度と社会交流の関係は、ADL関連動作に不自由なしと答えた人ほど積極的な社会交流を行っていましたが、すべての年代において徐々に社会的交流は狭くなっているとの回答でありました。社会的交流の度合いと生きがいの調査では、積極的な社会交流を行っている人ほど生きがい項目の重複回答が多く、自宅以外の場にも交流を求めていました。

　最期を迎える場所と望む介護者では、自宅が71％と最も多く、望む介護者は、配偶者・子ども、嫁の順に多く、約81％が身内での介護を望み総理府が行った世論調査と一致していました。

考察

　われわれがアンケート調査を行った高齢者は、原田らの報告した持ち家率71％、平均収入25万円以上が63％で、65歳以上の夫婦2人暮らしに必要な生活費が平均25万6千円と比較すれば[3]、比較的経済的に安定した人たちでした。72％が自宅で家族の介護で最期を迎えたいと回答しており、家屋改造や介護指導に重点を置き、在宅を目的としたリハビリテーションプログラムを作成していた当院でのアプローチは老人のQOLに適応していたといえます。

　医学的・客観的指標では高齢になるほど、有病率が高くなりますが、これはわれわれの調査においても同様でした。しかし、調査では通院の有無、ADL関連動作の不自由さに関係なく、多くの高齢者が積極的に生きがいを求め社会活動に参加し、主体的

表1. PGC モラールスケール

●あなたの現在のお気持ちについて伺います。当てはまる答えの番号に○をつけて下さい。
1. あなたの人生は、年をとるにしたがって、だんだん悪くなっていく思いますか [Ⅱ]
    1. そう思う   2. そうは思わない
2. あなたは去年と同じように元気だと思いますか [Ⅱ]
    1. はい   2. いいえ
3. 寂しいと感じることがありますか [Ⅲ]
    1. ない   2. あまりない   3. 始終感じる
4. 最近になって小さなことを気にするようになったと思いますか [Ⅰ]
    1. はい   2. いいえ
5. 家族や親戚、友人との行き来に満足していますか [Ⅲ]
    1. 満足している   2. もっと会いたい
6. あなたは、年をとって前よりも役に立たなくなったと思いますか [Ⅱ]
    1. そう思う   2. そうは思わない
7. 心配だったり、気になったりして眠れないことがありますか [Ⅰ]
    1. ある   2. ない
8. 年をとるということは、若い時に考えていたよりも、よいことだと思いますか [Ⅱ]
    1. 良い   2. 同じ   3. 悪い
9. 生きていても仕方がないと思うことがありますか [Ⅲ]
    1. ある   2. あまりない   3. ない
10. あなたは、若い時と同じように幸福だと思いますか [Ⅱ]
    1. はい   2. いいえ
11. 悲しいことがたくさんあると感じますか [Ⅲ]
    1. はい   2. いいえ
12. あなたには心配なことがたくさんありますか [Ⅰ]
    1. はい   2. いいえ
13. 前よりも腹をたてる回数が多くなったと思いますか [Ⅰ]
    1. はい   2. いいえ
14 生きることは大変厳しいと思いますか [Ⅲ]
    1. はい   2. いいえ
15. 今の生活に満足していますか [Ⅲ]
    1. はい   2. いいえ
16. 物事をいつも深刻に考える方ですか [Ⅰ]
    1. はい   2. いいえ
17. あなたは心配事があると、すぐにおろおろする方ですか [Ⅰ]
    1. はい   2. いいえ

[ ] 内は所属因子を表す。因子の名称が、Ⅰが「心理的動揺」、Ⅱが「老いに対する態度」、Ⅲが「孤独感・不満足感」である。

QOLが高い傾向にありました。Madoxは、「健康は自分自身の問題である」という考えから、主観的に自己の健康を評価する自己健康度評価の研究を行った結果、高齢者になるほど「自分は健康である」と答える割合が高く、また柴田ら[4]は自己健康度評価と「通院日数」・「モラールスケール」は有意関係にあり、高齢者の置かれた社会・心理的な状況を反映すると述べています。高齢者が不自由な身体で積極的に社会参加でき、健康的な日常生活を送れていると感じるような環境づくりが今後の社会全体の課題といえます。

自己健康度評価にも「通院日数」が大きく関与しますが、今回のアンケート調査でも心配は自分の健康と答えた人が50%を越え、高齢者には身近に安心して受診できる医療機関があることが重要でした。また、病院に対する期待や要望が大きいにもかかわらず、医療に対する認識が乏しいことがわかりました。上田の述べる主観的QOLの第

表2．アンケート内容

高齢者の「生きがい」意識調査　　　男・女　　年齢：　歳

1．あなたの住まいを教えて下さい。
　1）持ち家　1戸建て　　　　　2）持ち家　マンション
　3）都営および公営アパート　　4）民間アパート

2．家族構成を教えて下さい。
　1）配偶者と子供・孫の三世代（孫なしも含む）　2）配偶者と未婚子供
　3）配偶者と2人　　　　4）1人　　　　5）その他

3．あなたの収入について教えて下さい。
　あなた自身の収入がありますか？　　　1）はい　　2）いいえ
　「はい」と答えられた方にお聞きします。その収入は何ですか？
　1）年金　2）財産（アパート・貸家・貯金利子）　　3）給料　　4）その他
　その総収入はどれくらいですか？
　1）45万円以上　　2）45～35万円　　3）35～25万円　　4）25～15万円　　5）15万円以下
　全員の方にお聞きします。今の収入でどのような生活ができますか？
　1）余裕のある生活を送ることができる。　　2）生活するだけで精一杯である。
　3）生活できず子供の援助を受けている。　　4）生活できず公的援助を受けている。

4．あなたの現在の健康状態はいかがですか？
　1）健康である。　　2）持病で通院しているが日常生活には不自由しない。
　3）病気がちで自宅療養している。　　4）その他

5．あなたの日常生活を教えて下さい。
　1）家の内・外の生活にまったく不自由を感じない。
　2）外の生活に不自由を感じる。バスや電車の乗り降り・駅階段の乗り降り・エレベータの利用など。
　3）家の生活の一部に感じる。入浴・布団の上げ下ろし。
　4）家の中でも不自由を感じ、介護の必要性を感じる。

6．社会的交流に関して教えて下さい。
　1）積極的に友人宅を訪問したり、公共施設を利用したりと趣味交流に毎日忙しい。
　2）前と比べ交際範囲が狭くなったと感じる。
　3）限られた人としか付き合いがない。　　4）ほとんどない。

7．あなたはどんな時生きがいを感じますか？（複数回答が可能です）
　1）家族との団欒　　2）趣味・娯楽・スポーツなどをしている時
　3）老人大学・センターなどで学習している時　　4）働いている時
　5）ボランティア活動をしている時　　6）その他（具体的に　　）　　7）なし

8．今あなたの心配事はありますか？
　1）自分の健康　　2）自分の老後（生活・経済的なことを含めて）
　3）自分の家族　　4）その他（具体的に　　）　　5）なし

9．あなたが近頃、衰えたと感じるところはありますか？
　1）頭脳（記憶力・計算力など）　　2）体力（耐久力・手足の力）
　3）視力　　4）聴力　　5）その他

10．あなたが最期を迎えるとしたら，どこを望まれますか？
　1）自分の家　　2）病院　　3）子供の家　　4）老人ホームなどの施設

11．介護が必要になった時は、誰にみてもらいたいと思いますか？
　1）配偶者　　　2）子供　　　3）嫁　　　4）公的ヘルパー
　5）有料ヘルパー　　6）その他（具体的に　　）

一歩は、患者さん自身の自分の障害に対する正しい知識と障害受容です。発病後どのような生活ができるのか、患者さんを含めた医療スタッフとのカンファレンス、また患者さんが納得できる説明・インフォームド・コンセントが重要であると再認識しました。

表3. 調査年齢別人数

	男	女
65歳〜	8	28
70歳〜	12	20
75歳〜	7	6
80歳〜	1	5
90歳〜	1	
計	31	61

まとめ

1. 当院診療圏に住む健康な高齢者92名にアンケート調査を行った。
2. 高齢になるほど、慢性疾患で通院する人が多かった。
3. 高齢になるほど、屋外の動作に不自由を感じ、駅階段やバスステップの昇降に不自由を感じる人が多かった。
4. 最期は家族とともに自宅を望む人が多かった。
5. 病院への要望は大きいが、医療に関する認識不足が目立ち、インフォームド・コンセントの重要性を痛感した。

(深川明世)

【文献】
1) 上田　敏：リハビリテーションの思想．医学書院，東京，2001．
2) 原田正二：老人と生き甲斐．中央法規出版，東京，1985．
3) 和田　努：夫と妻の定年後設計．HBJ出版局，東京，1989．
4) 柴田　博：老人保険活動の展開．医学書院，東京，1992．

2. 作業療法士のアプローチ
b. 回復期リハビリテーション

1. 病棟応用日常生活動作（ADL）訓練

　退院準備期のADL訓練は、集中して行える条件が整った訓練室でのできるADLからスピードや応用性、他患への配慮が必要な病棟でのしているADLに発展させ、最終的には自宅でするADLにつなげるための訓練であると考えます。24時間の病棟生活の中で再評価をし、プログラムやゴールの変更、および追加を行う時期でもあります。
　また、知能低下があったり、高次神経機能に問題のある患者さんにとっては、訓練室での訓練に比べて病棟での訓練は現実的に理解しやすく、状況判断しやすい環境でもあります。作業療法士（OT）が病棟で評価・訓練したことを、同じ方法で家族や看護師が繰り返し行う環境が応用ADL訓練には重要と考えています。
　たとえ病棟でのADL訓練が自宅の環境と異なっても、病棟生活のQOL（生活の質）向上になり、在宅生活への自信づけになります。

［1］食事

　言語聴覚士（ST）の評価で決めた食事（例：きざみ食、ペースト食）を実際に食べる訓練をしながら、作業療法で食事姿勢や自助具（すくいやすい皿・持ちやすいスプーン・コップ）の必要性、耐久力の程度、介助方法を評価します。その結果を看護師や中心介助者に伝え見学してもらいます。
　その後、病棟で食事（本人の体力や能力に合わせ、回数を限定することもあります）を看護師や家族の介助・監視のもとで実践してもらいます。この際、いすの高さ、テーブルの高さは作業療法士（OT）が調整し、作業療法室より自助具を貸し出し使用してもらいます。そのあとに、自宅で必要な自助具は購入してもらい、使い慣れていただきます。また、ペースト食やきざみ食などを調理する方の指導もST・OTが行い、レトルトペースト食の購入先の情報や代用できる便利なものの紹介も行います（第4章4-b.「摂食・嚥下障害のリハビリテーション」を参照）。

［2］排泄

　失禁は、専門医の精査・治療が必要ですが、尿意の評価などは主に病棟生活での観察が重要なこともあります。
　トイレ動作が自立困難な原因は、麻痺の有無、失語・痴呆の有無、膀胱機能障害など多岐に

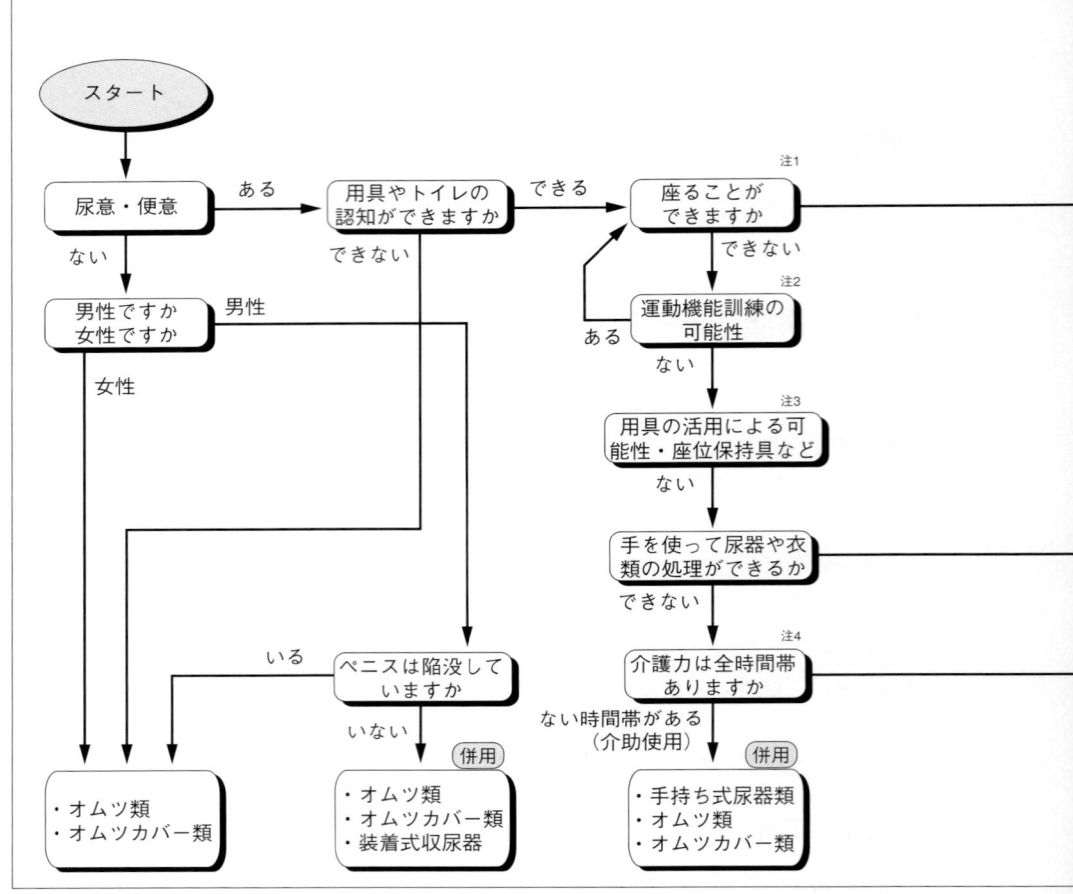

図1. 環境設定と用具選択のポイント

わたることが多いので、フローチャートの利用も有効です（図1）。

　作業療法では昼食の食事訓練時間を利用して、主に尿意の有無の観察やトイレ動作（トランスファー含む）をリハビリ用トイレで毎日繰り返し行っています。ここである程度排尿パターン（頻度、排尿したくなる時間、尿意を知らせるしぐさ、排尿を躊躇する症状など）を評価し、トイレや便器への移乗、移動、ズボンやおむつの脱着方法が決定したら、看護師や家族に報告し見学してもらい、病棟で応用してもらいます。

　この場合、病棟のトイレの形、および車いすとの位置関係や手すりの位置と形状、トイレの広さ、および水栓レバーやペーパーホルダーの位置、ドアの開閉方法（引き戸、カーテン、自宅ではドアが主流）など、作業療法での訓練と異なる方法に変更せざるを得ないことが多く、また、病棟内の身障トイレはすべて同じつくりではありません。まず一番自立しやすいところを選択し、繰り返し実際に行います。自立した段階であらゆるトイレで練習をします。特に自宅のトイレは狭いことが多いので、麻痺側からの移動訓練は重要です。

　また、入院中のズボンは病棟衣、パジャマやトレーニング・ウエアで、ウエストがゴム仕様であることが多いですが、普段使用しているズボンや下着での練習も必要です。排泄に関して

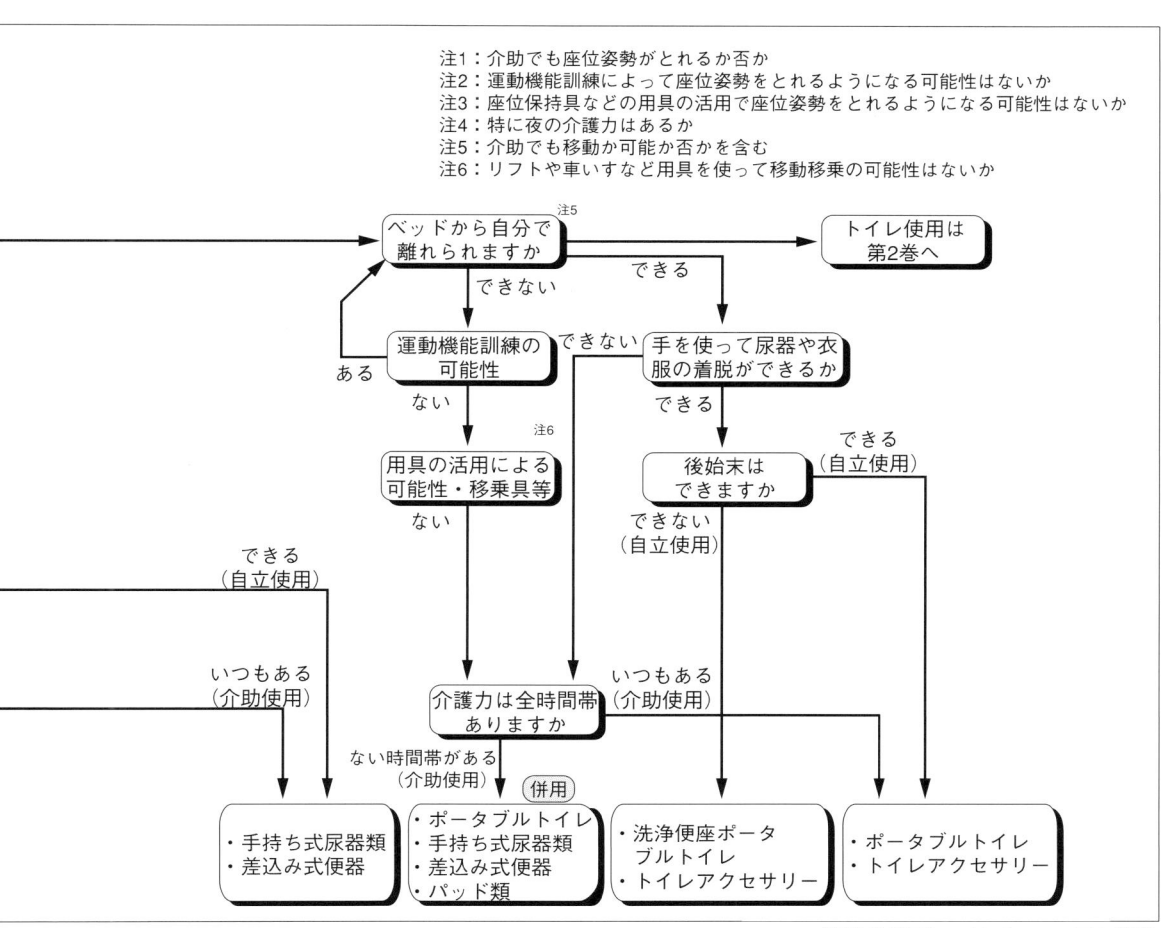

注1：介助でも座位姿勢がとれるか否か
注2：運動機能訓練によって座位姿勢をとれるようになる可能性はないか
注3：座位保持具などの用具の活用で座位姿勢をとれるようになる可能性はないか
注4：特に夜の介護力はあるか
注5：介助でも移動か可能か否かを含む
注6：リフトや車いすなど用具を使って移動移乗の可能性はないか

```
                    ベッドから自分で（注5）              トイレ使用は
                    離れられますか      ─できる─→   第2巻へ
                         │
                       できない
                         ↓
          ある    運動機能訓練の    できない   手を使って尿器や衣
         ←───   可能性           ─────→  服の着脱ができるか
                         │                    │
                        ない                 できる
                         ↓ （注6）              ↓
                   用具の活用による                後始末は        ─できる─→
                   可能性・移乗具等               できますか       （自立使用）
                         │                    │
                        ない                できない
                                          （自立使用）
  できる                  ↓
 （自立使用）        介護力は全時間帯    いつもある
                   ありますか        （介助使用）
                         │
                   ない時間帯がある
                   （介助使用）
                        〔併用〕
   ・手持ち式尿器類   ・ポータブルトイレ   ・洗浄便座ポータ   ・ポータブルトイレ
   ・差込み式便器    ・手持ち式尿器類     ブルトイレ      ・トイレアクセサリー
                   ・差込み式便器     ・トイレアクセサリー
                   ・パッド類
```

（福祉用具アセスメントマニュアル参照）

は、日中と夜間の患者さんの能力（ねぼけ、眠剤の影響）や環境因子（照明）が訓練場面と異なることが多いので、病棟看護師と介助方法についての相談が不可欠です。

［3］更衣

訓練室ではまず安定したマットや車いすの上で一番着やすいものを用意してもらい、何回か行います。退院準備期には、患者さん本人から着たいものの相談を受け、実際に病室で着脱の訓練をします（図2）。衣類の中では、ボタンのあるものが一番たいへんだと思われますが、片手でも練習すれば可能です。飾りボタンにしてマジックテープでとめる方法や、ボタンエイドという自助具もあります（図3）。ネクタイも（よく子ども用でありますが）首の部分がゴムまたはヒモタイのようなループが仕込んであるものを購入したり、改良したりします。また、一方を洗濯バサミなどでシャツに固定すれば片手でも結ぶことができます。女性のブラジャーはスポーツ用であればセーターのようにかぶれますし、前でホックを付けてから後ろに回し、肩ひもをかけて着用するのが一般的です。ズボン類の重ね着もゴムのものであれば、立位保持時間が向上すれば問題なく可能です。ズボンつりバンドを利用すればスーツズボンの前フ

ァスナーやボタンも片手動作で可能です。
　入院中は介護量の問題もあり、昼夜同じ衣類を着ている患者さんが多いですが、衣服着脱訓練で普段着に着替えると気分転換になり、おしゃれ度がグッと向上しモチベーションが高くなります。退院準備期には生活リズムをつける訓練として導入します。
　靴下や靴、下肢装具はいすやベッドで練習します（図4）。人によってはベッド上の長座位で安定する人もいます（図5）。作業療法室の安定した訓練用マットで自立しても、病棟の軟らかいマットや少し高いベッドに腰かけて、脱着できない患者さんが多くいます。これらのことは上着、ズボン、靴、靴下すべてに当てはまります。退院準備期には自宅のどこで着替えるか、畳の上か、ベッドの上か、ソファーに座ってかなど、情報を聞くとともに、まずは病棟での自立を促します。
　また、介助量の多い患者さんには、介助する人のことを考え、脱がせやすく、着せやすいリハビリ用の下着を紹介し、退院前から実際に着せ方を指導しています。最近では、寝たきりの患者さんに介助しやすい下着や寝まきなどの衣服はサービス事業者や一般のデパート、あるいはカタログでも買いやすくなっています。

[4] 整容

　退院準備期の患者さんでは、既に病棟移動手段が決定している方も多いので、洗面が移動訓練のモチベーションを高めるよい目的になります。朝の洗面や食前の手洗い、食後の歯みがき、訓練前の身づくろい、訓練後の汗拭きや洗顔、女性における外出前の化粧や整髪は、患者さん本人が行えるモチベーションの高いADL動作と考えています。
　自宅と違って洗面道具を持ってゆく動作も応用歩行訓練になります。持ってゆく荷物は少ないので、まずこの移動から行うと入浴の時の荷物運びも導入しやすくなります。軽いポーチなら杖を持つ手首にひもを引っかけて持つことができます（図6）。これは、1～2回実践するとすぐできることが多いのですが、実際訓練してみないと自分で思いつかなかったり、できないと思い込んでいることが多いADL動作の1つです。車いす利用の患者さんが少しでも洗面台に寄りかかって立位をとれるようになれば、車いすで移動を行い（図7）、立位で歯みがきを行うなど（図8）、能力に合わせて、毎日実践することが廃用予防になると思います。

[5] 入浴

　入院生活の中で一番困難な動作ですが、モチベーションの高いADLの1つです。
　入浴で特に訓練が必要な動作は、
①素足での歩行
②浴用いす（シャワーいす）での洗体・洗髪
③浴槽の出入り（またぎ動作）
④浴槽の中でのしゃがみ動作
などで、これらの動作に加えて、耐久力やスピードが要求されます。また、湿度・温度の上昇で疲れやすく、水や石鹸のためにすべりやすく、裸身による精神的な不安もあります。
　介助者側にも同様に、すべる危険性があり、身体を支える衣類がないので、十分患者さんの

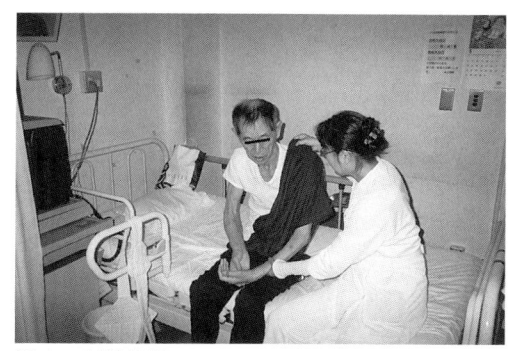

4-2. 作業療法士のアプローチ　b 回復期リハビリテーション

図2. 衣服着脱

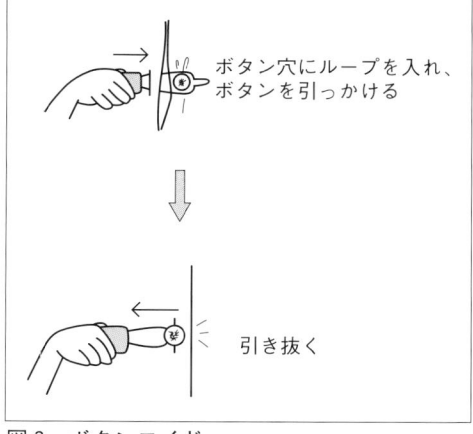

ボタン穴にループを入れ、ボタンを引っかける

引き抜く

図3. ボタンエイド

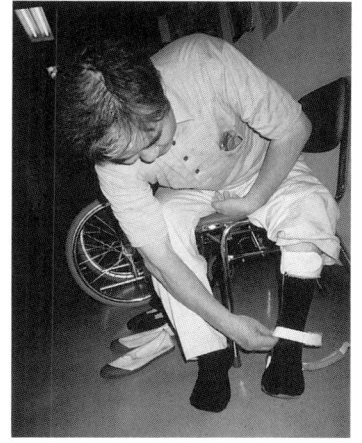

図4. 衣服着脱

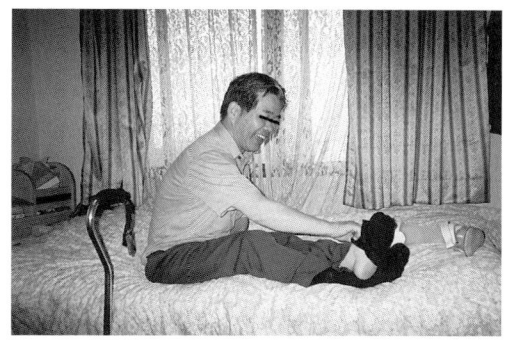

図5. 衣服着脱

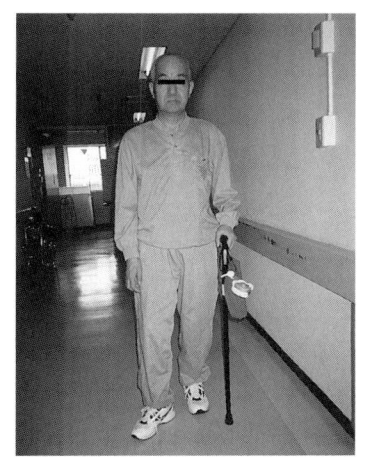

図6. 洗面
軽いポーチなら杖と同じ健上肢の手首に引っかけて持ち運べます。

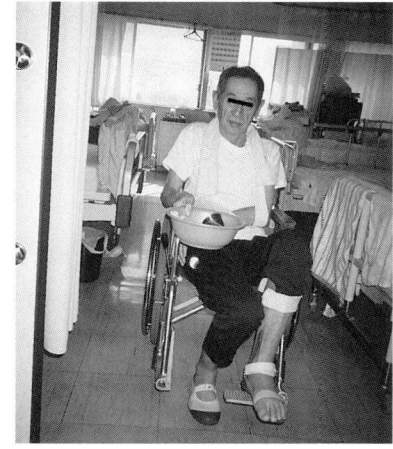

図7. 洗面
歩けず車いすで移動しても自分で荷物を運びます。

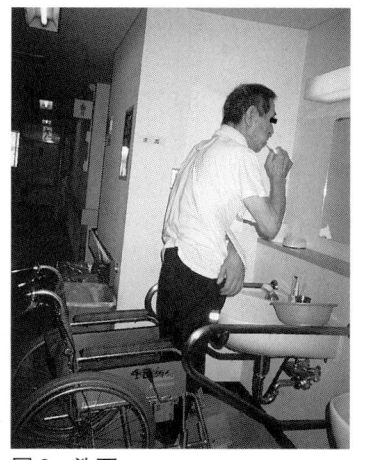

図8. 洗面
洗面台に寄りかかれるようになったら立位で歯みがきをします。

身体機能を把握しておくことが必要です。入浴時の介助用ベルトやさらし紐の利用も慣れるまでは有効です。

　まずは病棟浴室で患者さんにあった入浴方法を練習したあと、自宅の状況に合わせて家族に介助指導をしたり、入浴福祉用具の情報を提供します。

　片麻痺患者さんの入浴場面で指導していることを、順を追って紹介します。入院中は浴室に浴用の道具を持ち運びすることから始まります（図9）。

◆ i　脱衣所：脚拭きマットを利用する場合、大きいすべり止めのあるものを利用します。いすは衣服着脱や拭き動作を楽にします。例えば、入浴前に立位で着脱が可能でも、入浴後には汗や水で衣類が滑りにくくなります。また、高齢者の血圧変動や疲労を考え、少し休むためにも有効です（図10）。

◆ ii　浴室の移動：下肢装具を使用して歩行している患者さんにとって素足で滑りやすい浴室を歩くことは不安です。手すりの設置やすべりにくい床材などについて早めに情報提供をしています。この時期に、壁の伝わり歩行や装具なしでの短距離歩行なども同時に訓練室で行っています。

◆ iii　洗体・洗髪：病棟の浴室では車いすと同じ高さ（40～45 cm）のシャワーいすで洗体・洗髪を行っています。

　シャワーいすは高いために床上の洗面器の使用が座位バランスの問題で困難なことがあります（図11）。洗面器置きを増設するか、安定した台や低い浴用いすの上に乗せるなどの工夫が必要です（図12）。

　片麻痺患者さんの場合、麻痺側の洗体は問題ありませんが、健側の腕や背中の洗い動作が困難になります。以下に一般的な工夫を紹介します。

・健側の大腿にスポンジをベルトで固定して健側の腕を洗います（図13）。
・健側の壁にスポンジを吸盤で固定して洗う方法もあります。
・麻痺のために指でつかめなくても腕が動けば手首にスポンジをベルトで固定して洗うことも可能です（図14）。
・背中は長柄付きブラシを利用します（図15）。
・ループ状の垢すりで回し洗いする方法は意外に効率的です（図16）。
・洗髪は、シャワーを固定すれば片手で可能です。

◆ iv　浴槽の出入り：バスボードや手すりを利用します（図17～23はバスボード利用のトランスファー方法です）。但し、浴槽が狭いとバスボードが邪魔で入れなかったり、寄りかかれなかったりすることがあります。浴槽の縁が腰かけられるほどの幅があれば、手すりだけで入れる場合があります。また、浴槽の縁とシャワーいすが同じ高さなら（図24～29）の方法を当院でもとっています。

◆ v　浴槽内でのしゃがみ動作：しゃがみ動作や足を伸ばして座る動作などができない場合、浴槽用いすを利用します（図30）。しかし、浴槽が狭い場合にはかえって動作の阻害になるので、浴槽に入るニーズの高い患者さんには、十分な立ちあがりや床へのしゃがみ、座り込み訓練を行います。車いすを使用しているの患者さんでもシャワーいすやシャワーキャリー、コンパクトな水圧を利用するリフターなど、障害にあった福祉用具の指導をします。最近では上方

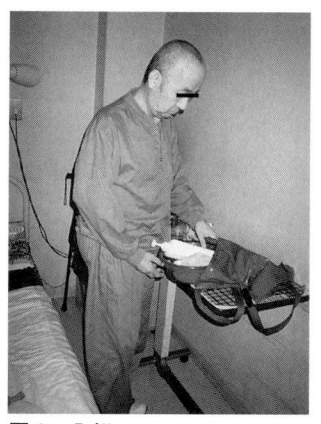

4-2. 作業療法士のアプローチ　b 回復期リハビリテーション

図9. 入浴
病室で入浴用具を片づけ、バッグに入れる訓練もします。

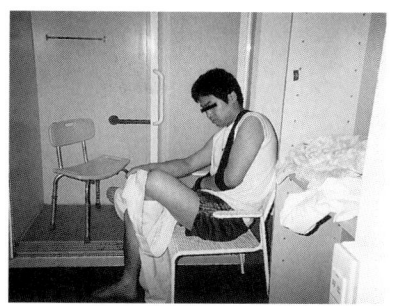

図10. いすに座っての着脱
いすに座ってズボンを脱ぐと転倒の危険はありません。

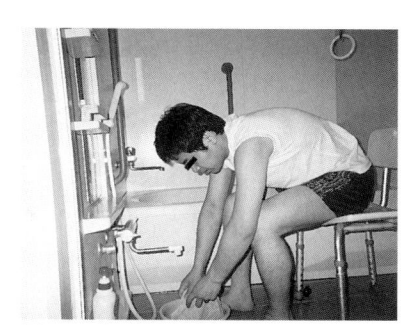

図11. 床上の洗面器の使用は困難

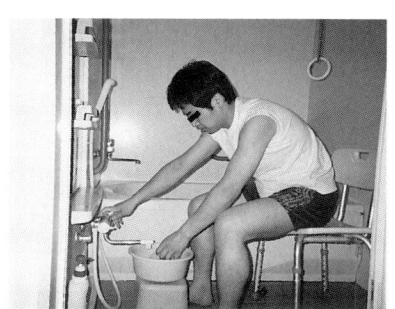

図12. 洗面器を台の上にのせて高くすると使用しやすい

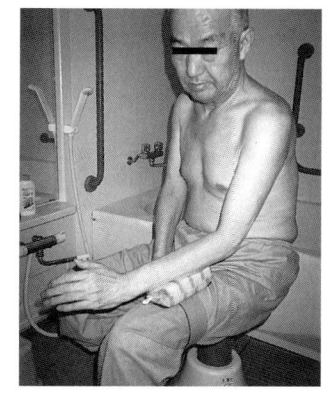

図13. スポンジを大腿に固定し健側の腕を洗います

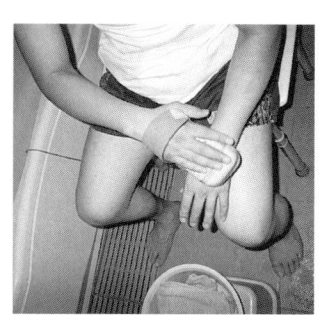

図14. スポンジを把持できなくてもベルトで固定して使用できます

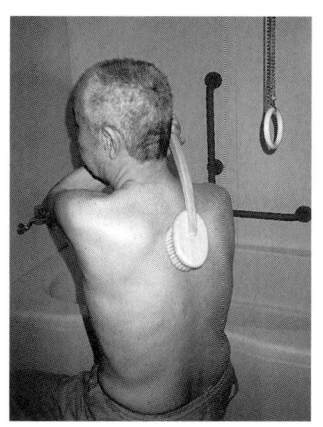

図15. 背中洗い用ブラシの使用

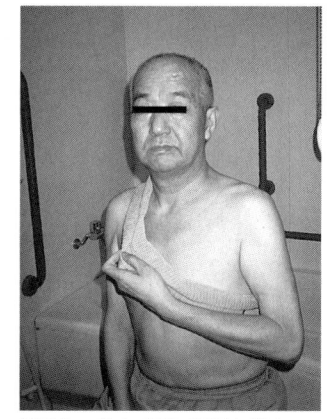

図16. あかすりの回し洗い

や両サイドの壁から広範囲にお湯が出るシャワー室も販売されています。

　寝たきりや車いす利用の患者さんで、入浴の際に介助者に大きく負担がかかると予想された場合には、本人のニーズにもよりますが、入浴サービスや訪問介護の情報を提供します。

◆vi　入浴後の拭き動作やあと始末：バスタオルは大きいために、片麻痺の患者さんには扱いにくいので、スポーツタオルやフェイスタオルを少し多く使用することをお勧めします。いす

237

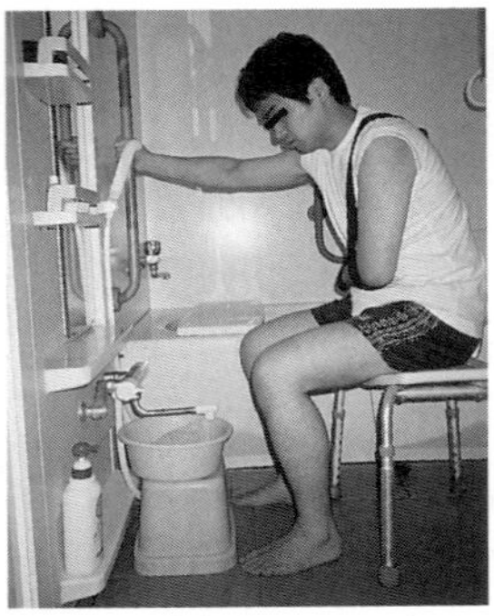

図17．手すりにつかまる

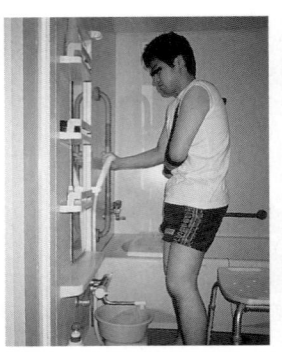

図18．手すりを利用して立ち上がる

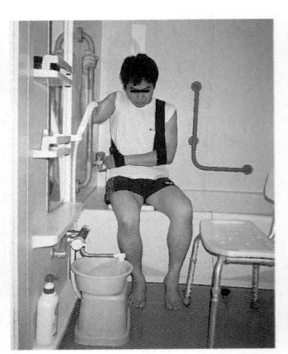

図19．バスボードに越しかける

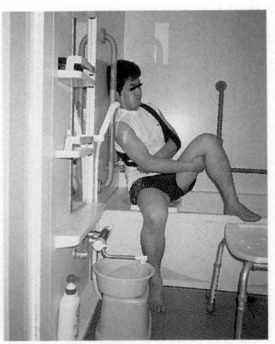

図20．麻痺側下肢を浴槽に入れる

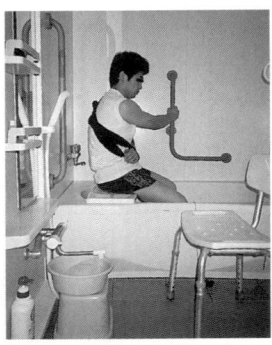

図21．両足を浴槽に入れ、手すりにつかまる

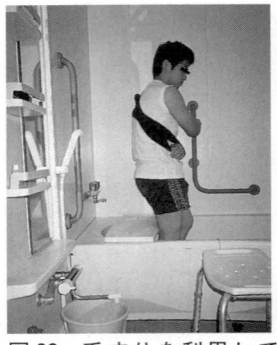

図22．手すりを利用してバスボードから立ちあがる

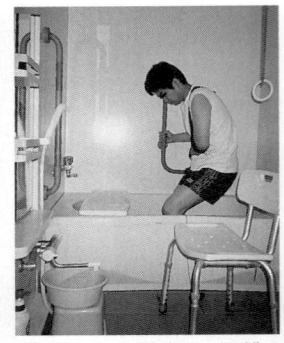

図23．向きを変え、浴槽に座る

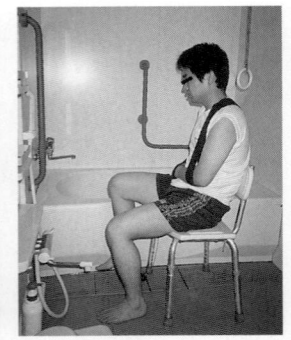

図24．浴槽とシャワーいすが同じ高さの場合

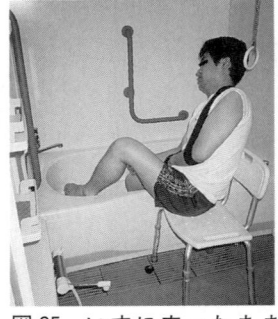

図25．いすに座ったまま浴槽に両足を入れる

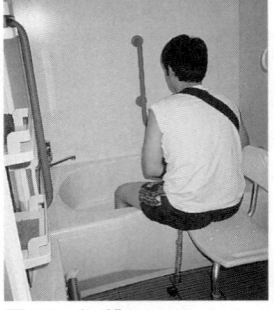

図26．浴槽のふちとシャワーいす両方に殿部がのって安定

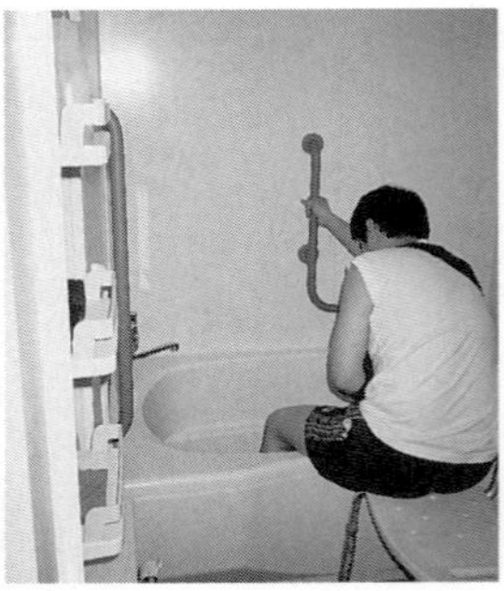

図27．手すりにつかまる

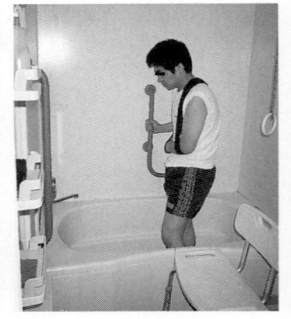

図28．立ちあがる

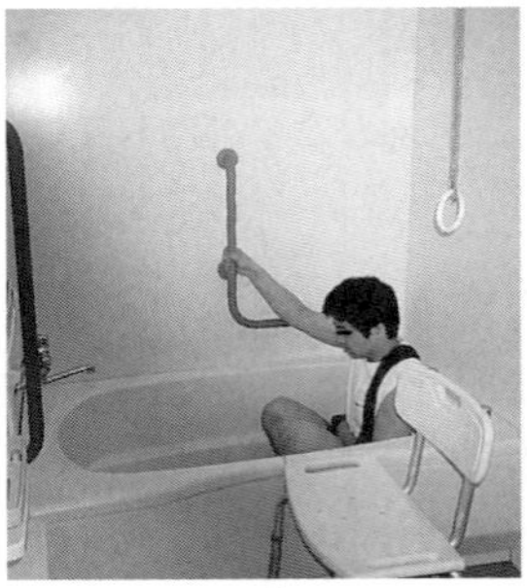

図29．しゃがむ

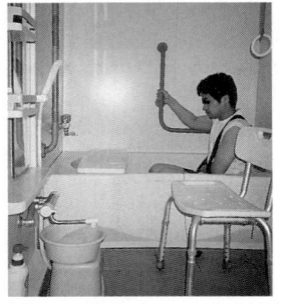

図30．浴槽内いすを利用する

にタオルを敷いておき、そこに座ってゆっくり拭けば、バランスを崩すことなく汗をとり、容易に着替えることができます。

　洗面道具は、シャワーいすに座っている時にあらかじめ脱衣所のドア近くにまとめて置いておき、下肢装具をつけ終わってから取り上げ、棚において水気をきり、カバンなどに入れて浴室から出ます。

自宅に浴室がない場合、入浴サービスやデイサービスでの入浴の利用を勧めています。

2. 日常生活関連動作（APDL）訓練

　主観的な QOL の獲得には、病前のライフスタイルに近づけることが重要となります。職業に就いていた人なら、QOL の最終ゴールは再就労ということもあるでしょうが、退院準備期には、まず家庭生活での APDL の向上が QOL の改善に結びつくようです。
　この項目では台所訓練、掃除訓練、買い物訓練、洗濯訓練の具体的な方法を紹介したいと思います。

［1］台所訓練

　台所訓練は大きく2つに大別されます。1つは家族が留守の間、1人で食事をするためのちょっとした準備です。もう1つは主婦業としての料理と後始末などの実用能力を獲得すること

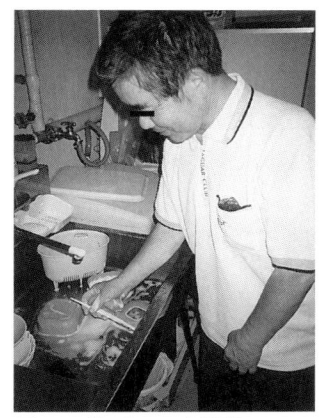

図31．片手での食器洗い
立位バランスが向上すれば初期に訓練を行います。

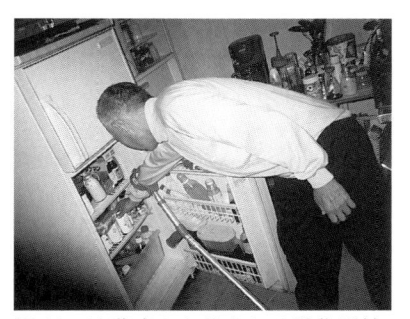

図32．冷蔵庫から物をとる動作訓練

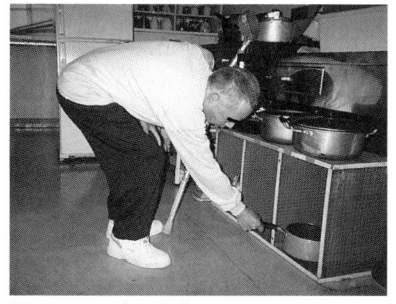

図33．かがみ動作

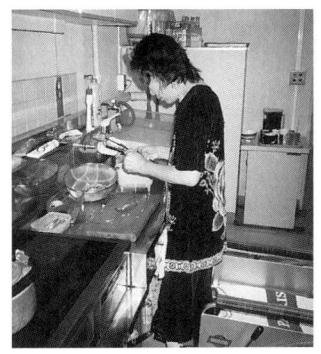

図34．移動が車いすでも比較的長い時間立って訓練できる患者さん

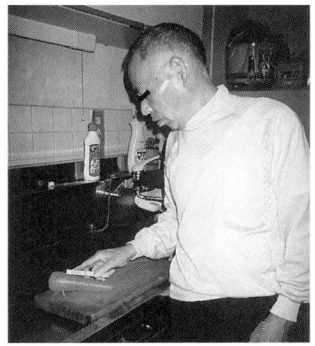

図35．片手では野菜が押さえられないため釘付きまな板を利用して野菜を固定し、皮をむいているところ

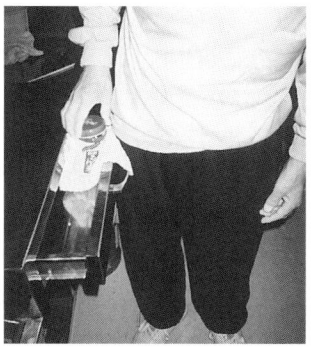

図36．台所の引き出しに缶やビン、物をはさみ、足で押して固定しフタをあけているところ。ぬれふきんをはさむとより一層固定は強まる

です。
　前者の具体的な内容は、冷蔵庫から飲み物や食べ物を出す、できているおかずをレンジで温める、食べたあとの食器洗いをするレベルの台所の動作です（図31）。
　これらは、主に移動動作と立位バランスなどが向上すれば初期に訓練開始のできるプログラムです。実際的には、ADL室の冷蔵庫から物を取ったり運んだりレンジで温めたりします（図32）。これはかがみ動作や中腰位の保持、物を持って移動するなど基本動作の応用訓練にもなります（図33）。この時、確実にできることは何かを、本人や家族が確認し、前準備や下ごしらえなど、介助者の介助内容を明確にすることが自立を確実なものにすると思います。
　後者の主婦業レベルの台所動作訓練では、立位耐久時間や立位応用能力がより向上することが必要です（図34）。具体的には、冷蔵庫を開けて取るためのかがむ動作や中腰保持動作・なべを運ぶための物を持っての横移動動作、器具や調味料を床から取り上げる動作、高い棚からおろす動作（リーチ動作）、包丁動作や炒め動作などを片手で自立させるための自助具の使いこなしや、複合的な動作の組み合わせでの訓練が繰り返し必要です。また、高次能神経機能障害の患者さんにはレシピの準備や危険への対応などを評価・訓練します。入院訓練では、自宅の台所の環境や器具や、人によって調理にかかる時間も異なり、自立には限界があります。退院後自宅で続けてもらい、能力に合わせてメニューや品数を増やしたり、新しい自助具の紹介や介助者の協力内容の変更などの相談にのっていく方法が実際的と考えます。また、でき合いのものや外食を上手に取り入れ、本人・家族とも自炊が負担にならないという考え方も必要であることをこの訓練時に話しています。
　図35、36は、片手動作の一例です。自助具の詳略は第4章3-a.「家庭生活を便利にする道具」を参照して下さい。

［2］掃除

　掃除の方法は、居室、玄関、廊下、浴室、トイレ、台所など場所によって方法が異なり、使用する道具によっても、雑巾がけ、モップがけ、はたきかけ、ほうきかけ、電気掃除機などで動作や姿勢が変わります。そのために入院中に訓練としてすべて行うことはできません。
　雑巾がけは（廊下・床）、いざりができれば十分可能ですし、ほうき、モップや電気掃除機は杖歩行が（下肢装具レベルでも）自立している人はほとんど可能です（図37）。この場合、ちりとり動作やコンセント抜き差し動作は、立位バランスやかがみこみ訓練の応用で行っています（図38）。テーブルの上の片付けや台拭きは、車いすの人でも十分行えるので、自宅でやってもらう一番確実で簡単な掃除の1つです。座位バランスがよければ、ハンドほうきやミニモップの使用で十分ベッド回りや、ダイニング・テーブル回りの掃除はできると思います。当院でもベッド回りの掃除は患者さんが自分で行えるようミニほうきや雑巾が週1～2回貸し出され、自分で行ってもらいます（図39）。

［3］買い物

　理学療法の外出訓練が始まると、作業療法では家事動作訓練の1つとして、買い物訓練を行っています。病棟の移動訓練を行っている患者さんには、作業療法士（OT）が一緒に売店へ

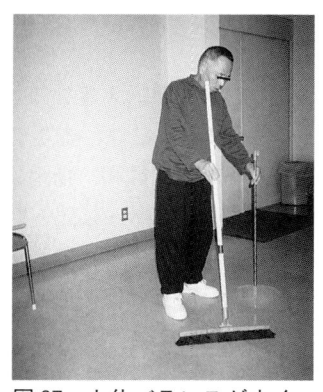

4-2. 作業療法士のアプローチ　b 回復期リハビリテーション

図37. 立位バランスがよく、多少でも移動
できれば長い柄のホウキ・モップ・掃除機なら十分可能です。

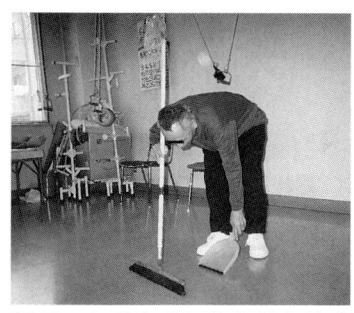

図38. かがんでちりとりを使う訓練

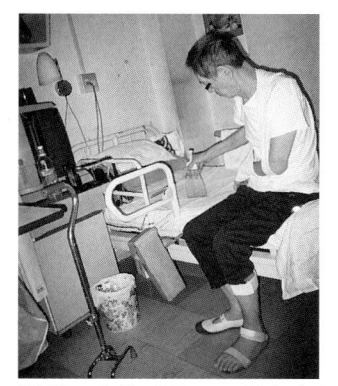

図39. 座位バランスがよくなればミニホウキでベッド周りの簡易な掃除は可能

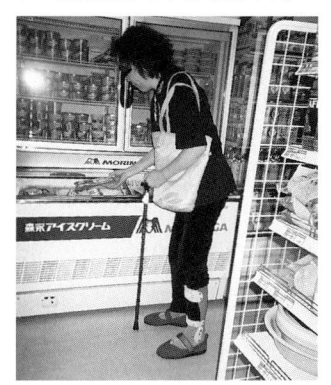

図40. 買い物

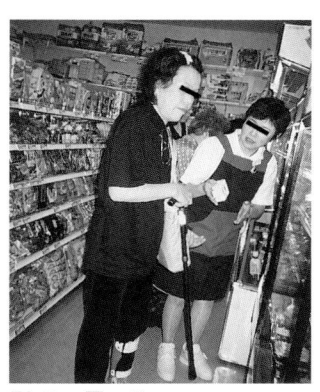

図41. 買い物

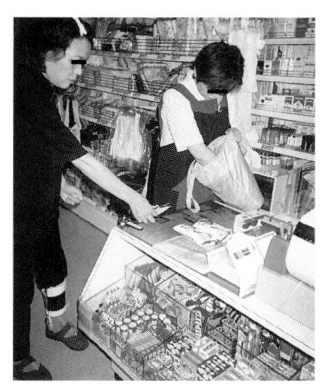

図42. 買い物

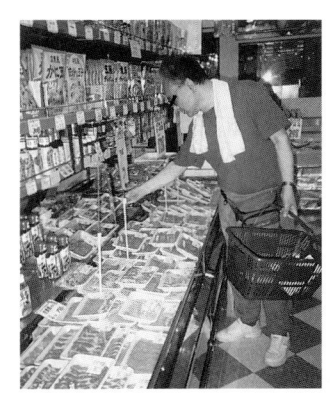

図43. スーパーで買い物訓練
物をとる動作です。

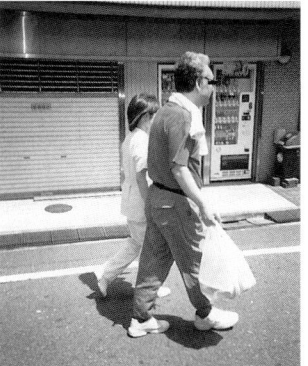

図44. 買い物訓練
外を荷物を持って歩きます。

行き、買い物訓練を行っています。売店レベルだと小さな物が多く、杖と一緒に商品が持てたり、肩かけバッグで運べたりしますが（図40）、棚から品物をとってレジに持って行くための買い物かごは（一般のスーパーの買い物かごと同じ）持ちにくく重要な課題です。病院売店の場合、係の人が物を取ってくれてレジで清算してくれますので（図41、42）、主に狭い場所の移動とレジに持っていける範囲の量の買い物が中心です。

　次に外のスーパーへの買い物例について述べます。スーパーの場合、棚から物を取るリーチ

動作は広範囲になるので退院前に試す必要があります（図43）。

　行き帰りについては患者さんの外出訓練と一緒ですが、帰りには比較的大きな荷物を持って歩く訓練が必要になります（図44）。距離があるので杖歩行の患者さんには、安定のよい斜めかけバッグやリュックなどをお勧めします。しかし、大きなスーパーでは買い物用のワゴン車が歩行器がわりに利用可能な患者もいますが（両手使用可能な場合）、小さなスーパーではまだ買い物かごが主流で、杖歩行患者さんには利用困難です。店頭でお店の人にカバンに入れてもらっていることが多いようです。自分の能力（距離や運搬能力）にあったお店が近くにあるか、協力者（介助者）がいるかなど、退院後の実際の状況に合わせ、電話注文を利用するなり、重いものはヘルパーさんの協力も考慮に入れたり、賢く使い分ける方法も一緒に考えます。

［4］洗濯

　作業療法では移動手段が車いすでも、立ち上がりが可能となり立位バランス向上が認められると、洗濯機使用訓練を行い（図45）、麻痺上肢が多少補助手として、使用可能となると、干し動作も訓練し始めます（図46）。もちろん健側のみで片手での洗濯機使用や干し動作も訓練します。一槽式であれば洗濯物を入れる時は車いす座位でも可能で、出す時のみ立ち上がって取り出し、かごに入れる立位バランス能力があれば十分です。

　調理訓練とこの洗濯機使用訓練は、よりかかり立位ができれば訓練可能となり、主婦業へニーズのある患者さんにとってはモチベーションが高く、大きな自信づけになります。

　病棟では一槽式の洗濯機の上に乾燥機があるので、このよりかかり立位レベルの患者さんでも洗濯と乾燥、取り出しまで一貫して行えます（図47）。退院準備期の女性患者さんの多くは、このレベルのことが可能となります。自宅では、少しでも物が持てるようになったり、または片手のみの使用でもテーブルの上に洗濯物を乗せ、洗濯バサミつきハンガーに取り付ければ干しやすいですし、室内干しであれば、車いすでも立位が可能な人でも、簡単に干すことができます（図48）。ベランダや庭に出て干すお宅では（移動動作との兼ね合いがあるので）、運搬動作訓練や障害物歩行訓練などを十分行い、介助者と一緒に行いながら、自宅環境に合わせ外来で検討することも多くなります。

　アイロンかけは車いすの患者さんでも可能で（図49）、立体的なアイロン台を使えば片手のみの使用でも可能です。

3. 外泊・外出訓練

　初回評価時から自宅や自宅周囲について情報を得て、それに合わせたゴールを決定し、訓練しても、退院して実際の環境の中で行えるかどうかは別であると考えています。当院では退院の前に1回理学療法士（PT）、または作業療法士（OT）、必要ならケアマネジャー、地域のソーシャルワーカー、サービス業者を同行して、外泊・外出訓練を行っています。

　自宅内の移動動線も考えながら、部屋の機能別に患者さんの能力と照らし合わせ、改造や福祉用具の適応も考え、訓練をしていきます。事前に（入院中）改造してあることもあるので、

4-2. 作業療法士のアプローチ　b 回復期リハビリテーション

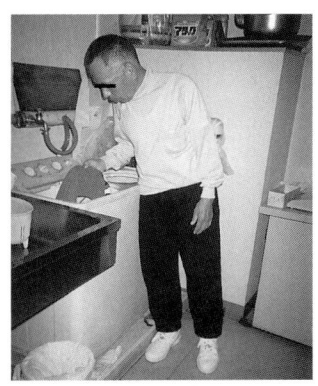

図45. 洗濯機に寄りかかりつつ立ち、洗濯訓練をする

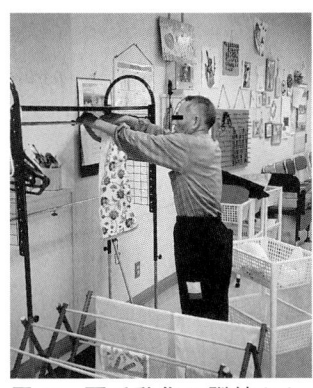

図46. 両手動作の訓練として干し動作を行う

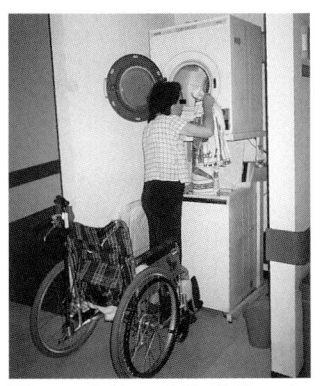

図47. 病棟では洗濯機に寄りかかって立つ
立体バランスが取れれば片手で洗濯・乾燥まで一貫してできます。

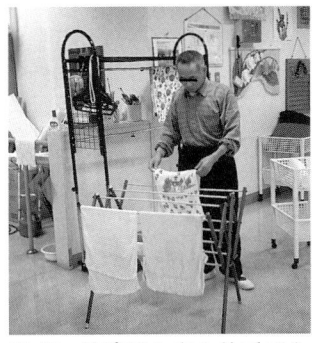

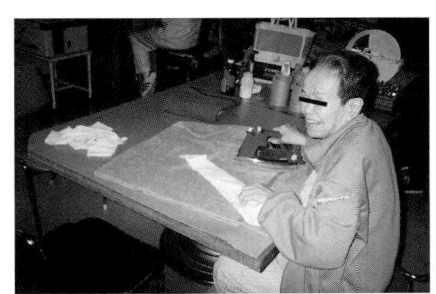

図48. 室内干しなら片手でも車いすでも可能

図49. アイロン動作は車いすでも可能

再度適応チェックもします。

　ここでは、自宅の周囲と台所の評価および、訓練について述べたいと思います（居室、玄関、浴室などは第4章1-C「回復期リハビリテーション」198頁を参照）。

[1] 自宅周囲

　退院後の在宅生活のQOLの向上は、本人の能力にあったADLとAPDLの維持向上および社会交流の維持拡大が重要であると考えています。このことより、自宅周囲の環境の影響は大切です。自宅周囲の環境は、初回評価時ADL情報収集シートで、あらかじめ最低限の情報はつかんでいます（詳しくは「ADL情報シート」112頁を参照）。

　しかし、周囲の環境の利用方法やシステムが、本人の能力やニーズに合っているとは限りません。入院前には近く感じていた距離も、遠く感じられるでしょう。慣れた地域でも電話やFAXで注文ができるか、宅配が可能か、すぐその施設が使用できるのかなど、新たな情報が必要でしょうし、逆に自宅周囲でなくても利用可能なサービスはあると思います。全国ネットや広い地域で活用できるサービスは、一般情報として病院でも提供可能ですが、自宅周囲の情報は、本人・家族の知人・友人の情報をもらうのも有益です。

　本人・家族のみでできることと、自宅周囲の社会資源を有効に利用することを、毎日の生活

① 冷蔵庫から食材をとる　② 料理道具を取りそろえる 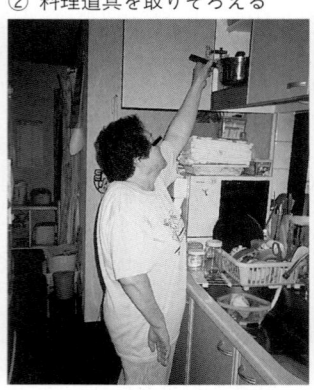　③ 洗って切る（いすに座り釘付きまな板使用）

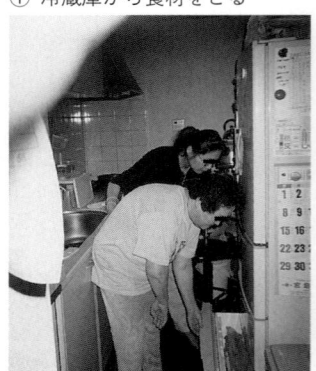

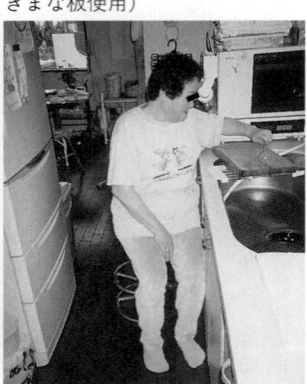

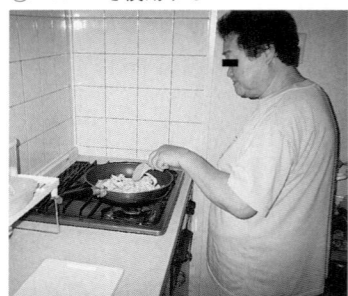

④ コンロを使用する　⑤ 盛りつけ・配膳。左手で十分さいばしが持てないためトングを使用　⑥ 後片づけ。すべり止め板使用

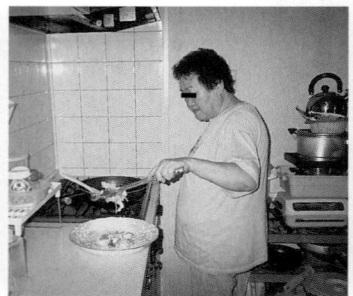

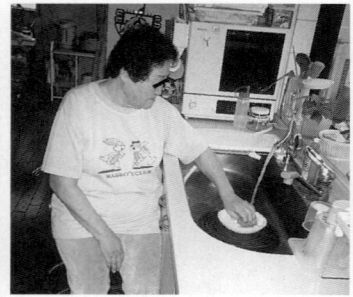

図50．台所の一連の動作

リズム（サイクル）に合わせ、具体的に整理して一緒に考えることも、外泊訓練の目的です。また、実際の外泊時にスーパーやレストランに行ってみる、利用可能な施設をのぞいてみるなど、積極的に試してほしいと考えます。

［2］台所

　既に本人・家族のニーズに合わせた動作訓練（詳しくはAPDLの「台所訓練」239頁を参照）は行っているので、できるだけ安全や効率を考えた調理器具の整理や配置を外泊訓練までにしてもらうことを勧めます。

　もともと、使い慣れている自宅の台所ですから、大きい改造をしなくても、患者さんの取りやすい場所（訓練で安全なリーチ範囲の評価が終わっています）に使用頻度の高い器具を置き、安全で効率のよい動線を心がけます。外泊訓練では一度、一連の動作（冷蔵庫から食材を取る―器具をそろえる―洗う―切る―煮る―配膳）の動作を実際に行ってみます（図50）。

　もし困難な動作があれば、配置を換えたり手すりをつけるなどの環境を整えることで解決するか、さらなる動作訓練で可能となるか、家族・ヘルパーさんが代わるのかなどの見直しをします。

　立位バランスの悪い人や耐久力のない人は、いすを利用して安全や効率に配慮します。

　ADL室での訓練で、本人・家族と話し合った介助内容や配置、器具の選定などが具体的に

4-2. 作業療法士のアプローチ　b 回復期リハビリテーション

適応するのかを確かめることが、外泊での台所訓練の目的となります。

4. 機能維持のための自主トレーニング方法と家族指導

　1999年に「急性期のリハビリテーションを行う病院へのニーズ」を知るため、当院周辺地域の保健、福祉、住宅医療分野の看護、福祉職の人たちへアンケートを行いました。
　アンケート内容は5つの項目（1．機能訓練、2．ADL訓練、3．基本動作（床上動作）訓練、4．家族指導、5．その他）の中から、リハビリテーションに望む訓練の優先順位を選んでもらう内容でした。その結果、在宅サービスの介護職や訪問看護職において、家族指導へのニーズが最も多くみられました。
　また、アンケート対象者全員の急性期病院に希望することへの自由記載をまとめると、家屋・家族状況に適した生活リハビリ訓練や、家族への介護指導への要望も多く（図51）、その家族指導の希望内容は図52の通りでした。
　この項では、関節可動域訓練（上肢片麻痺体操・棒体操）やその他の自主トレーニング方法（雑巾がけ運動、患側管理方法）とADL、APDL介助方法を示します。

[1] 機能維持のための自主トレーニング指導

❶ 関節可動域訓練（片麻痺体操）

a）目的
1．関節可動域の維持
2．腱のストレッチ
3．体幹、上肢筋力の維持（健側）
4．体幹バランスの維持

b）基本肢位
　①独歩、立位バランス良好な患者さんは立位

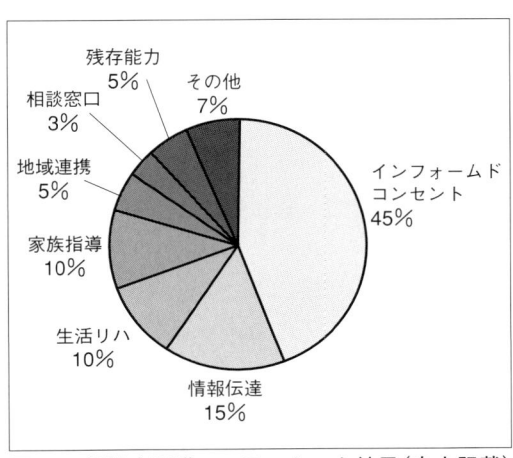

図51．福祉専門職へのアンケート結果（自由記載）
（急性期病院に希望すること）

図52．家族指導（希望する指導内容）

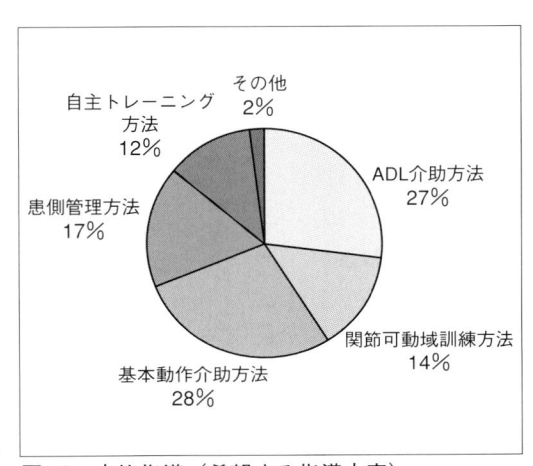

図 53．片麻痺体操

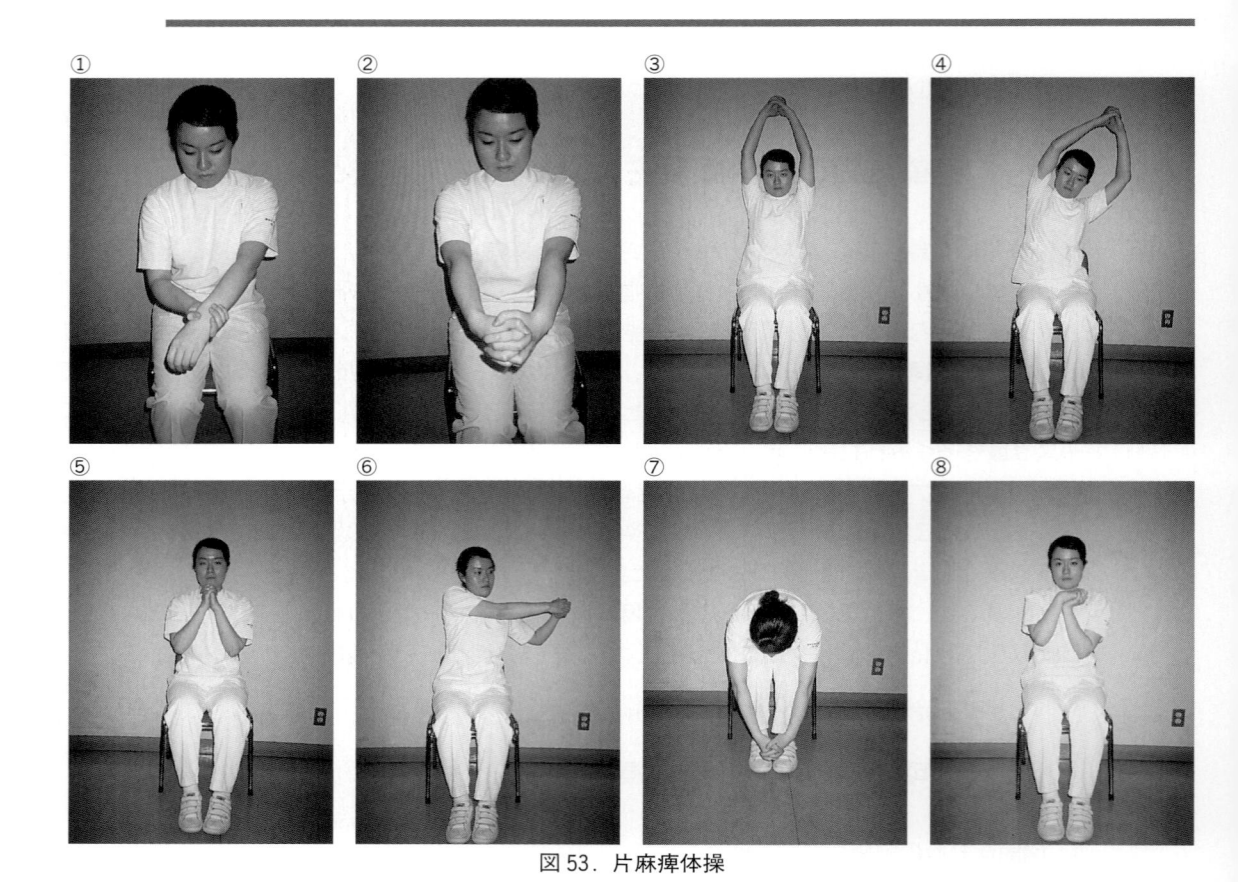

②座位バランス良好な患者さんはベンチいすまたはダイニングいす
③座位バランス不十分な患者さんは車いす
④ベット上で臥位でも行えます

c）片麻痺体操手順

　まず、手を組みますが 2 つの方法があります。図 53-① は、手部の疼痛があったり、健側に力のない人の方法です。図 53-② は、指を 1 本 1 本組むのでより固有感覚を刺激しつつ指間の関節可動域が保たれる方法です。
　①両手を組んだままバンザイ動作（図 53-③）、（なるべく肘を伸ばそう！）
　②バンザイのまま側屈（図 53-④）
　③肘の屈伸（図 53-⑤）（伸ばす時少し身体を前上方へ倒し気味にすると、体幹筋力の促通になる）
　④手を組んだまま 90 度の高さで体幹の回旋とともに横にゆっくりストレッチします。難しい患者さんは、両手の位置を低くして体幹をしっかりひねります。この時、顔や目線は両手の先にあります（図 53-⑥）。
　⑤両手を組んで前屈、（おじぎ動作）を行ったあと、両肘を伸ばしつつ戻ります（図 53-⑦）。
　⑥前腕から手首を両手と組んだままひねる動作
　⑦手首の屈伸（写真 53-⑧）

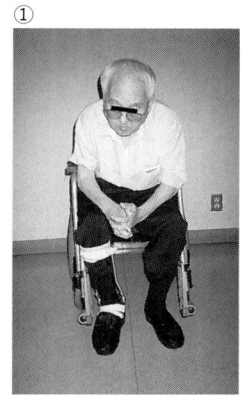

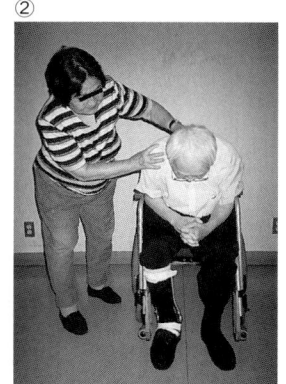

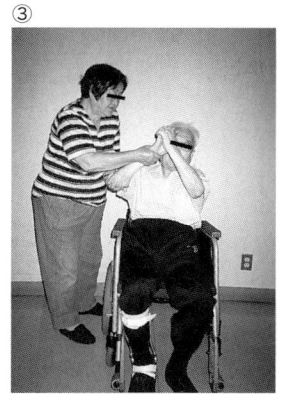

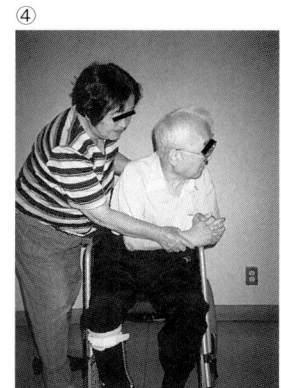

図54. 介助者と一緒に

⑧肩甲骨をぐるぐる回したり、肩をすくめたりして上下します。
⑨首のストレッチ前、後、横倒し、回旋。
⑩グー・チョキ・パー：大きく開く・閉じる（健側手）、指折り動作。

患者さん本人に指導するのみではなく、本人が覚えられない場合や介助者が一緒に行った方がより関節可動域が確保できる場合、家族にも指導します（図54）。

❷ 棒体操

麻痺手で棒を把持できる場合に行います。

a）目的
1.～4．片麻痺体操と同じ
5．麻痺側の自動運動の促通
6．握り動作の促通

b）棒体操の手順

まず、棒を肩幅に持ちます（図55-①）。但し筋力が弱い人は少し肩幅より狭めがよいでしょう。また、前腕にベルトをすると楽に行える場合があります（図55-②）。
片麻痺体操の①～⑦と同じ動作を棒を持って行います（図53）。⑥は形は違いますが、同じ前腕の回内回外になります（図55-⑥）。

c）棒体操の応用

◆ⅰ　手ぬぐい体操
・適応：体操の動作が両上肢ともほぼ同じくらい可能になった場合（図56）。
◆ⅱ　棒を重くしたり、重垂バンドで重りをつけて行います（図57）。
・適応：動作が健側と麻痺側ともに同じくらいの能力になり、かつ筋力や耐久力をさらにつけたい時。

❸ テーブル雑巾がけ動作（ワイピング）

a）目的
1．関節可動域の維持
2．腱のストレッチ

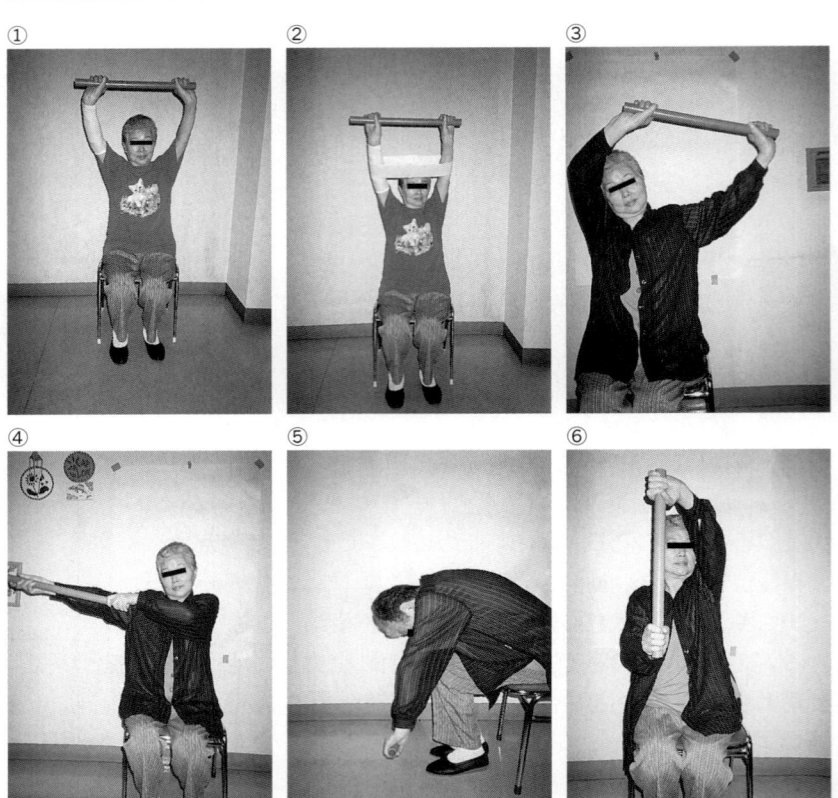

図55. 棒体操

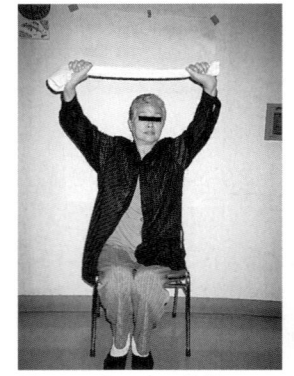

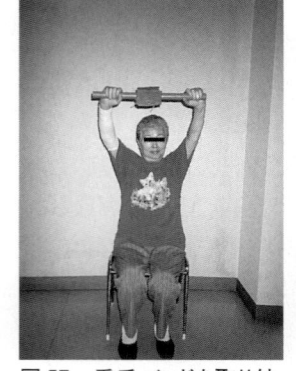

図56. 手ぬぐい体操　　図57. 重垂バンドを取り付　　図58. 棒雑巾
　　　　　　　　　　　　　　け筋力強化

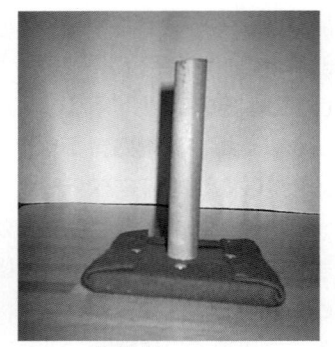

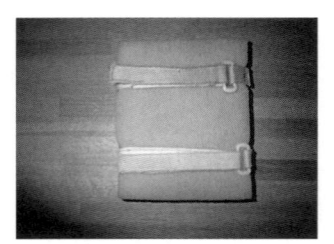

図59. ローラー

　3. 上肢・体幹（立位の場合下肢）筋力の維持
　4. 座位、立位バランスの促通と維持
　5. 上肢協調性・巧緻性の促通と維持
b）用意するもの
　①ダイニング・テーブル（広いテーブルがお勧め）
　②少し厚い雑巾

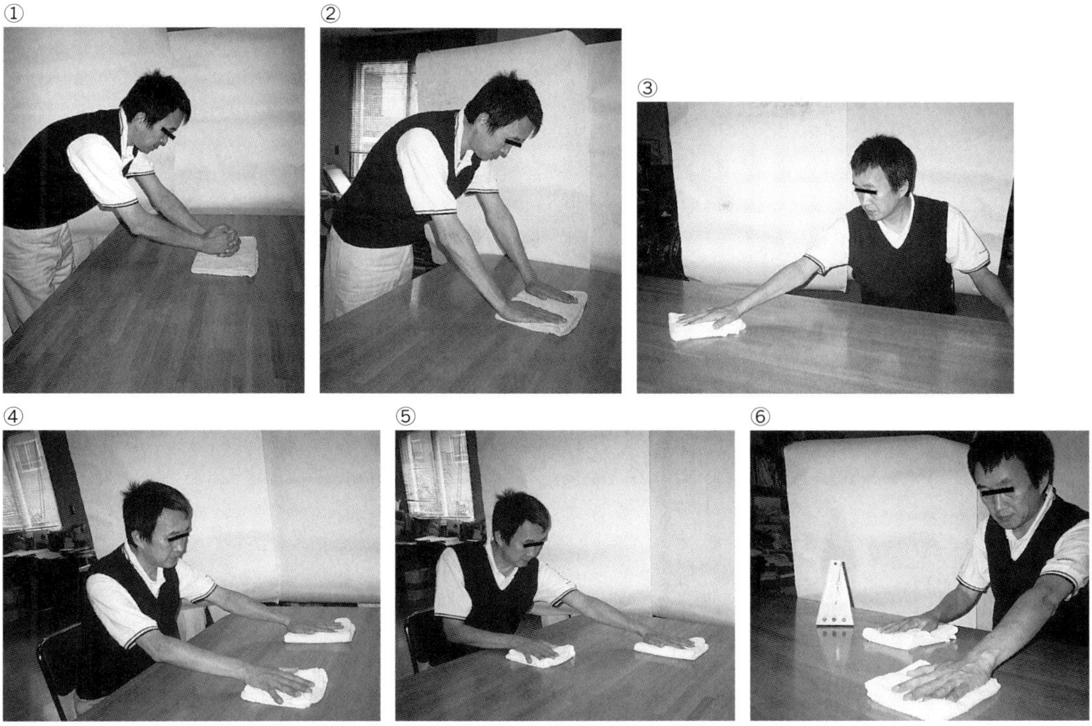

4-2．作業療法士のアプローチ　b　回復期リハビリテーション

図 60．テーブル雑巾かけ動作

③棒雑巾（図 58）
④ローラー（図 59）
c）基本肢位（下肢）
　①独歩・杖歩行の人は立位で行います。介助、手すり、つたい歩きなどの立位バランス能力が不十分な人でもテーブルに寄りかかれれば立位で行える方もいます。
　②立位が保持できない人は椅座位で行います。車いすは座位バランスの悪い人に使用しますが、大きく動かすことで、体幹バランスの改善や筋力の促通の目的もあるので、なるべくよりかかりがないいすの使用をお勧めします。両足が床に十分つく高さが適当です。テーブルの高さは一般のダイニング・テーブルの高さで行ってみて下さい。
d）基本肢位（上肢）
　①麻痺の重度の方は、健側の手を麻痺側の手の上にのせて一緒に動かすか、手を組んで行うのがよいでしょう（図 60-①）。
　②少しでも麻痺側の肩や肘が動く方は、動かすコツをつかんでから、少しずつ組んだ手をはなしていくのがよいでしょう（図 60-②）。
　③筋力がなくても、かなり動かせるようになったら麻痺側の手だけで動かします（図 60-③）。
　④雑巾をぬらすと抵抗運動になります。
　⑤ある程度動きや力がある患者さんは、巧緻動作に応用しましょう。健側、麻痺側の上肢を

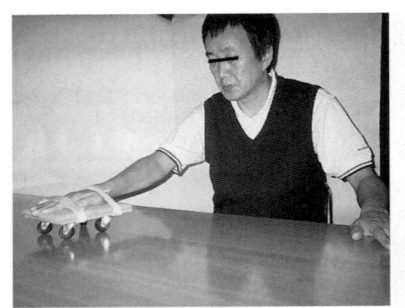

図 61. ローラーでの雑巾がけ動作　　図 62. 棒雑巾

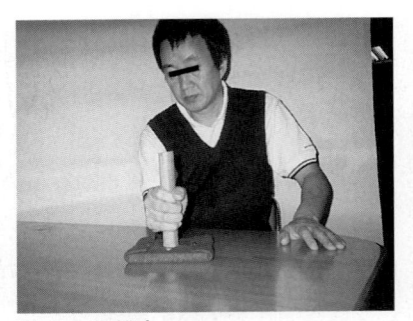

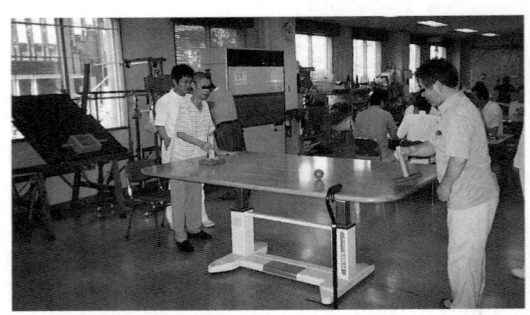

図 63. ゲームの応用

1つずつ雑巾に乗せ、まず同じ動作で動かします（図 60-④）。次は交互に動かします。少しずつ早くしていって下さい（図 60-⑤）。
　⑥音楽やメトロノームのリズムに合せて行うとスピードや巧緻性が向上します。（図 60-⑥）。
　⑦麻痺側がある程度随意に動く患者は前方向ばかりでなく、横方向へも動かして下さい。

e）雑巾がけ動作のパターン
　ローラー・棒雑巾でも同様です（図 61）。
◆ ⅰ　両手
　①両肘の屈伸
　②両肘の屈伸を行いつつ、身体を前へ前屈すると肩の屈伸になります。
　③左右へ動かします。
　④回す（複合動作）
　⑤左右斜め前へ
◆ ⅱ　片手
　①〜⑤は同じ
　⑥テーブルに対し横を向きます（肩の外転・伸展動作）。
　⑦両手で別の雑巾を持ち①〜⑤を行います。また交互、逆回しなど応用します。
　⑧大きく動かすことで体幹の前屈や側屈も行って下さい。
　⑨握る能力のある人は棒雑巾（図 62）を使用します。
　⑩ゲームの応用（図 63）

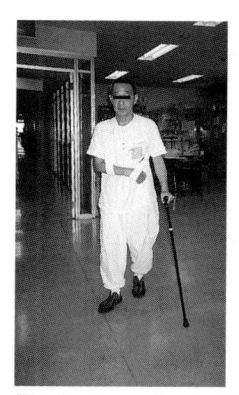

4-2. 作業療法士のアプローチ　b 回復期リハビリテーション

図64. アームスリング

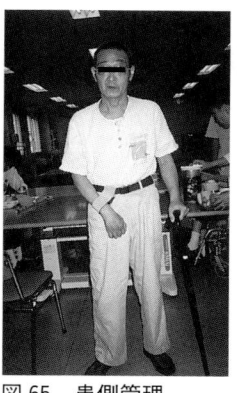

図65. 患側管理
ベルトを利用して麻痺手が歩行時にじゃまにならないために固定（但し亜脱臼の予防としては不十分）します。

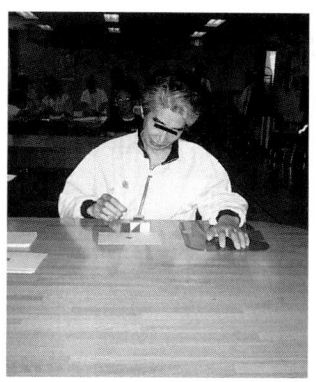

図66. 膝の上に手をのせると亜脱臼が憎悪するのでテーブルの上に乗せる習慣をつける

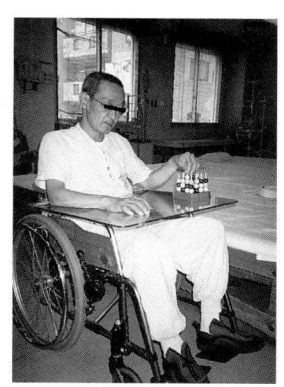

図67. 車いす用テーブル

f）注意
①疼痛を出さないよう回数や継続時間を決めます。
②その日の体調に合わせます（血圧など）。
③手が硬くなったり、肩の痛みが出る前に休みを入れるか終了して下さい。
④立位で行う場合転倒に注意して下さい。

❹ 患側管理方法（セルフケア）

　麻痺した上肢は、放っておくと関節が硬くなったり、筋肉（腱）が硬く、短くなったりします。また、逆に伸びてしまう（肩関節の亜脱臼）場合もあります。動かないため、汚れていないだろうと勘違いして、つい清潔に保てなかったりする可能性もあります。つまり、麻痺で動かない手を動かしてあげたり、清潔に気をつけたり、怪我しないように本人または家族が注意をしないと、痛みの原因になったり、関節が硬くなります。そして、それが ADL 動作や介護の妨げになります。作業療法では、ベッドサイド訓練や ADL 訓練を通し、患側管理の必要性を説明しています。

　例：肩関節に亜脱臼がある場合
① 移動時・アームスリング（図64）
　　・ベルトにつけた簡易スリングを利用します（図65）
② 机上作業時（図66）
③ 車いす作業（車いすテーブル使用）時（図67）
④ 衣服脱着動作時のポジショニング

［2］ADL・APDLへの介助指導

　本人の意欲、病前のライフスタイル、障害や残存能力を考慮して ADL・APDL 訓練を行い、最も効率よく生活する方法を獲得し退院していただきたいと考えます。しかし、できるだけでは意味がありません。在宅で続けることが、ROM や筋力や精神機能（知的能力）の維

持につながり、ADL 能力向上のみならず満足度を高め、QOL の拡大になると考えています。ですから、それを損なわない手助けが、最良の介助と考えています。介助者には、訓練室や病棟で自立し習慣化したことを続けるための励ましや、加齢や身体・精神の変化に合わせて介護量を調節する（外来で作業療法士が評価します）協力をお願いしています。また、一部自立できなかった患者さんに対しては、介助者が身体的、精神的に負担にならない介助方法を、その患者さんの機能レベルに合わせて指導しています（第4章3-c.「介助方法と介護者の健康管理」を参照して下さい）。

APDL に関しては、外泊訓練時に介助方法や介助量を決めます。過介助にならず、ご本人の役割を果たしてもらうことが QOL の改善や自信になり、介助量の減少や能力向上につながります。毎日の生活の中で患者さんと家族がともに工夫し習慣化してゆくのがよいと思います。

5. 福祉用具の適応評価チェック表と実際の使用訓練

退院準備期に入ると、患者さん本人・家族とともに 24 時間在宅のスケジュールの中で、なるべく病前の生活を考慮に入れた行動や必要な動作を考え、時には家族やヘルパーさんの介助を受けたり適切な福祉用具を利用することで、効率よく、そして安全に自立できるようにします。そのために、早期のベッド回りの ADL 訓練、病室・病棟での応用 ADL 訓練で必要な用具の情報を早目に提供し、リハビリスタッフ、本人、家族で選定し、実際に使用して使い慣れてもらったりしています。そのうえで介護保険や身障手帳でサービスを受けたい福祉用具を決定し、チェックリストをもとにケアマネジャーに検討してもらいます（表1）。一割の患者負担があるため、理由と期間は明記します。特に退院し、生活が慣れてくると、ADL や基本動作に慣れ安全性が高まるので、サービスを終了できるものもあり、本人の自信づけ、自立の促進のためにも期間を決め必要に応じて、地域の理学療法士（PT）・作業療法士（OT）なりの評価、または外来での再評価をもとに、期間や貸与されている用具の変更を適切に行うことが重要と思われます。

6. 地域との連携（社会資源の活用）

今までも述べてきたように、早期からの訓練は患者さんを地域社会に返すことを目的に行っています。しかし、発病後から退院までの間に、患者さんの機能障害（インペアメント）、能力障害（ディスアビリティ）、社会不利（ハンディキャップ）、心理的障害、加えて家族の不利益など、病前にはなかった患者さんの問題を、どのような治療方針、訓練目標で解決をはかってきたのか、そしてインフォームド・コンセントの状況はどうか、どのようなリハプログラム経過で現在に至ったかを、ケアマネジャーに伝えたり、地域担当のソーシャルワーカー（SW）に伝えることが、今後の支援の方向性を決定したり、目標にスムーズに到達するために重要であると考えます。時には合同のケースカンファレンスも行います。1999 年に地域の支援センター、特養などの福祉にかかわる職種にアンケートを行った結果（有効回答 135 名）、

表1. 福祉用具の適応チェック表

必要とみなされる福祉用具にチェック（☑）をします。

傷病名_____ 氏名_____ 年　月　日　担当サイン

種　目	種　類	理　由	期　間	備考
車いす	☐ 自走用標準車いす ☐ 普通型電動車いす ☐ 介助用標準型車いす ☐ リクライニング型車いす			
車いす付属品	☐ クッション ☐ 電動補助装置			
特殊寝台	☐ 背部または脚部の傾斜角度が調整できる機能 ☐ 床板の高さが無段階に調整できる機能			
特殊寝台付属品	☐ マットレス ☐ サイドレール ☐ 介護支援バー ☐ オーバーテーブル			
褥瘡予防用具	☐ 送風装置または空気圧調整装置を備えた空気マット ☐ 水等によって減圧による体圧分散効果を持つ全身用のマット			
体位変換器	☐ 空気パッドなどを身体の下に挿入することにより、居宅要介護者などの体位を容易に変換できる機能を有するものに限り、体位の保持のみを目的とするものを除く			
手すり	☐ トイレ ☐ 浴室 ☐ 玄関（介助ポール） ☐ 居室（介助ポール） ☐ その他			
スロープ	☐ 段差解消のためのものであって、取り付けに際し工事を伴わないものに限る			
歩行器	☐ 交互歩行器 ☐ 固定歩行器 ☐ 一般的なシルバーカー ☐ 輪のついている歩行補助器			
歩行補助杖	☐ 松葉杖 ☐ カナディアン・クラッチ ☐ ロフストランド・クラッチ ☐ 多点杖			
痴呆性老人 徘徊感知機器	☐ 痴呆性老人が屋外へ出ようとした時、センサーにより感知し、家族、隣人などへ通報するもの			
移動用リフト （つり具の部分を除く）	☐ 床走行式 ☐ 固定式 ☐ 据置式			
腰かけ便座	☐ 和式便器の上に置いて腰掛式に変換するもの ☐ 洋式便器の上に置いて高さを補うもの ☐ 電動式またはスプリング式で便座から立ち上がる際に補助できる機能を有しているもの ☐ 便座、バケツなどからなり、移動可能である便器（居室において利用可能であるものに限る）			
特殊尿器	☐ 尿が自動的に吸引されるもので居室要介護者など、またはその介護を行う者が容易に使用できるもの			
入浴補助用具	☐ 入浴用いす ☐ 浴槽用手すり ☐ 浴槽内いす ☐ 入浴台 ☐ 浴槽用（浴槽の縁にかけて利用する台であって、浴槽への出入りのためのもの） ☐ 浴室内すのこ ☐ 浴槽内すのこ			
簡易浴槽	☐ 空気式または折りたたみ式等で容易に移動できるものであって、取水または排水のために工事を伴わないもの			
移動用リフトの つり具の部分	☐ ローバックシート ☐ ハイバックシート ☐ 入浴用 ☐ トイレットスリングシート ☐ いす式			

地域との連携や、病院からの情報の伝達そして 45％ の人が十分なインフォームド・コンセント（その後の支援のために重要である）を望んでいることがわかりました（245 頁の図 51）。職種別ではヘルパー職の多くが、福祉用具の使用方法の指導を要請していることもわかりました。

　看護師やソーシャルワーカーからは情報伝達の必要性が挙げられ、当院のリハビリテーション科にはかかりつけ窓口としての継続を要望されました。このアンケート結果を受けて東京労災病院のリハビリテーション科では、福祉用具チェックリスト、住宅改造についての情報を申し送るためのシートを製作し、ケアマネジャーに伝えています。また、必要に応じて（ケアマネジャーの要望により）退院までの訓練、ゴール、経過、プログラム、患者の評価などの情報の提供も行っています。

　また、介護保険後に、当院所在地の大田区の介護保険サービスにかかわる多職種の勉強会にも参加し、お互いの立場での要望や役割について話し合っています（第 1 章 2「地域連携の実際」参照）。

7. 復職

　当院でも最近、就労年齢の比較的若い患者さんが増加しています。しかし、入院期間の短縮を迫られている当院では、上記のような患者さんには、なるべく早くリハビリ病院やリハビリテーションセンターを紹介し、将来職業訓練につながりやすい環境の設定をしています。

　外来を続けることで復職ができそうな場合、それが失語、失行、失認などの高次神経機能障害の場合は言語聴覚士（ST）と作業療法士（OT）が担当し、耐久性、筋力などの問題の場合は理学療法士（PT）と OT が担当します。デスクワークやパソコン、調理などの巧緻性が問題となる場合は、主に OT が詳しい仕事内容、職場環境の情報に合わせ訓練を行います。同時にリハビリテーション科医師とともに職場の上司などと面接し、部署の変更の可能性、仕事内容変更の可能性、勤務時間変更の可能性、勤務地変更の可能性など環境の調整をはかります。

8. 外来の作業療法

　肩手症候群などの合併症や高次神経機能障害など、さらなる入院リハビリテーション、ADL や QOL 獲得に有効と考えられる患者さんには、リハビリテーション病院や回復期リハビリテーション病棟への転院を勧めることもあります。しかし、当院入院中に医学的管理が終了し、退院準備ができれば、以下の適応患者さんは外来通院で作業療法の継続をお勧めしています。

　①経過が急性期で、上肢機能への訓練が引き続き必要な場合（運動・感覚麻痺、疼痛、痙性）
　②ADL や APDL 訓練を引き続き行うことで在宅生活の QOL が向上する可能性のある場合（福祉用具導入、家屋改造後の ADL、APDL の評価と訓練を含む）
　③地域の社会資源サービスを待つ間の廃用予防（在宅生活で活動性を保つことができない場合）

④職業復帰までの通勤、作業耐久力の評価と訓練
　　⑤高次神経機能障害にアプローチすることで、変化がみられる場合
　　⑥何らかの理由で（変性疾患など）定期的な評価が必要な場合
などです。具体的な訓練プログラムは、患者さんの外来を継続する目的に合わせ機能訓練から職業訓練、趣味活動などの QOL 向上まで多岐にわたりますが、継続期間や頻度などは退院時に決定されます。

（今関早苗）

【参考文献】
1）財団法人テクノエイト協会：福祉用具アセスメントマニュアル．寝たきりにならないために．
2）大川弥生：目標指向的介護の理論と実際．

職業性腰痛の予防に関する検討〜腰枕を用いた作業姿勢改善の試み〜

はじめに
　職業にかかわる全人口の約 8 割が少なくとも一度は腰痛を経験するといわれており、腰痛など筋骨格系の愁訴には作業工程の不備や作業姿勢が大きく影響すると思われます。今回、腰部疾患の患者さんの職場復帰に際し、職場での実態調査および作業姿勢の修正を試みました。

職場のプロフィール
　職種は縫製業で、ミシンかけとアイロンかけの 2 工程からなります。作業者数は 7 名、ミシン担当が女性 5 名、ほか 2 名（男性 1 名、女性 1 名）がアイロン担当でした。

対象者
　調査対象はミシン担当の女性作業者 5 名で、平均年齢は 63.2 歳、平均職場経験年数は 31.6 年でした。対象者全員が腰痛保持者で、そのうち観血的治療（LOVE 法）を受けた人が 1 名、電気治療など保存的治療の経験者が 1 名、ほか 3 名は腰痛に対する治療経験はありませんでした。

方法
　ミシン担当の作業姿勢を腰枕（図1）で修正し、アンケート調査による効果判定、および作業中に感じる腰痛の変化を評価しました。

結果
(1) 作業姿勢の変化（図 2 a → b → c）
　修正前は、骨盤が後傾した前傾姿勢でしたが、腰枕を導入した修正後は背筋が伸び、作業点までの目線も離れました。さらに、タオルで腰枕上部の接触面積を増やすと「より楽である」との感想が得られました。

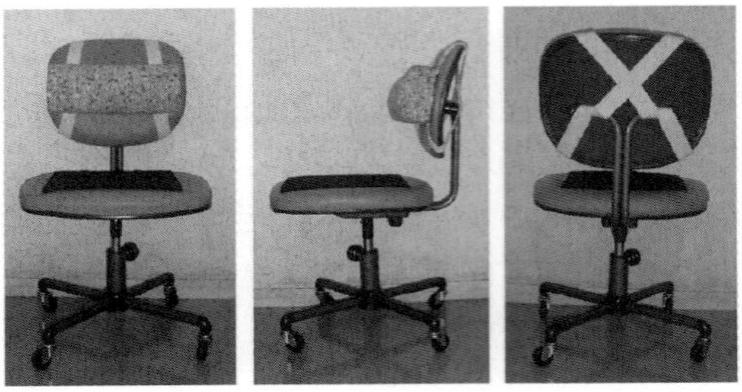

図1. 腰枕

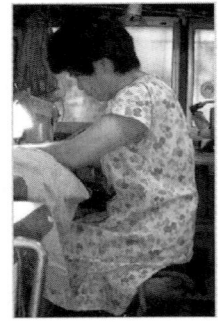

a. 修正前　　　b. 修正後（腰枕）　　　c. 修正後（腰枕＋タオル）

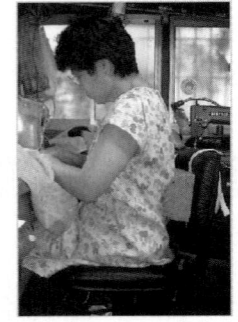

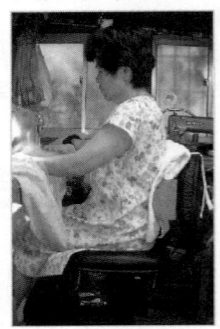

図2. 修正前後における作業姿勢の変化

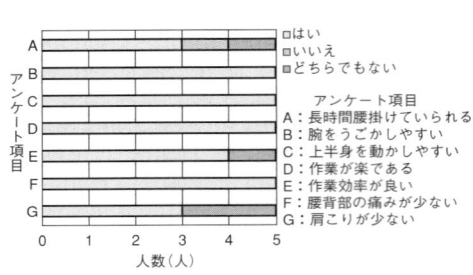

アンケート項目
A：長時間腰掛けていられる
B：腕をうごかしやすい
C：上半身を動かしやすい
D：作業が楽である
E：作業効率が良い
F：腰背部の痛みが少ない
G：肩こりが少ない

図3. 腰枕の導入による変化

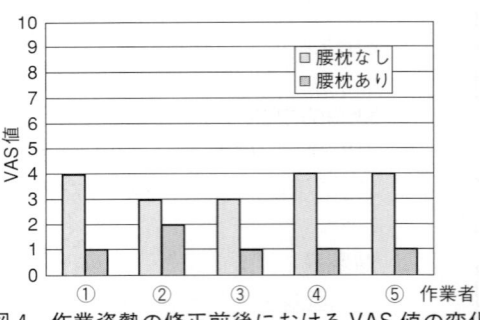

図4. 作業姿勢の修正前後におけるVAS値の変化

(2) 腰枕に関するアンケート結果（図3）

　作業内容に関する質問［B・C・D・E］結果から、姿勢修正が作業効率の改善につながったことが示されました。また、作業中の痛みに関する質問［F・G］結果からは、腰痛軽減に対する腰枕の有効性が示唆され、さらに腰部に焦点を絞った姿勢修正の影響が肩周辺部にも及ぶことがわかりました。

(3) 自覚症状（作業時の腰痛）の変化（図4）

　作業姿勢の修正前後における自覚症状の推移をみる目的でVAS（Visual Analog Scale）を用いました。VASとは10cmの直線を描き、まったく痛みのない状態を0、考えられる最も強い痛みの状態を10と想定させ、痛みの程度を直線上に表現させるもので、作業者自身に「作業中に感じる腰の痛み」を表現させました。修正後では、作業者全員のVAS値が減少し、腰枕によって作業中の腰痛を軽減しうることがわかりました。

考察

　背もたれのないいすに背を伸ばした直立姿勢で腰かけた場合、腰椎の椎間板圧は立位時の 35% 増であり、リラックスした前傾位で腰かけると椎間板圧はさらに上昇します[2]。つまり、背を屈めてリラックスした座位姿勢では、脊柱が後弯することにより体幹の前方モーメントが増加します。この時、体幹筋の筋活動はほとんど認められず、この前方モーメントに対して姿勢保持のために支持機構として主に働くのは体幹背部の靱帯や筋膜といった他動的張力であり、腰椎の椎間板圧が増加します。また、腰椎の前弯減少〜平坦化による脊柱の形状変化が椎間板のゆがみをも生じることになります[2]-[4]。このような不良姿勢を長年にわたって繰り返すことで、わずかなストレスが結果として腰部疾患を招くことになります。これに対して、Andersson らによれば、背もたれがあると、上部体幹の荷重が背もたれにも分配されて腰椎への負担が減少し、さらに、腰枕の導入により生理的彎曲に近い状態で背もたれに寄りかかれるために、椎間板圧はさらに減少することになります[2]（図5）。今回は、この原理に基づいて作業姿勢の修正に腰枕を用い、その結果、作業中に感じる腰痛が減少し、作業効率の改善を図ることができました。これは、McKenzie らが事務職や運転手を対象に行った "lumbar roll" の効果と同様の結果でありました[3]。

　厳密には、姿勢修正に際して、他にも作業台の高さ・シート高など考慮すべき箇所はありました。しかし、「背もたれの形状」一点に絞った修正ではあったものの、修正前の不良な作業姿勢に対し、不十分ながらもリスク対応にはなったのではないかと思われました。

　また、今後の課題として、腰痛にかかわらず、ほかの職業性疾病に対しても、すでに起こってしまった症状に対するリハビリ治療に終始するのではなく、疾病そのものの発生予防を目標に掲げ、実際の職場における予防活動に積極的に参加していくべきと考えます。すなわち、理学療法士・作業療法士は労働者の作業動作の分析から予想される障害を把握することができ、その人間工学的な知識と技術を現場の労働者に提供していくことによって疾病予防活動の一環にかかわっていけるものと思います。

　　　　　　　　　　　　　　　　　　　　　　　　　　（上総広美、田中宏太佳、ほか）

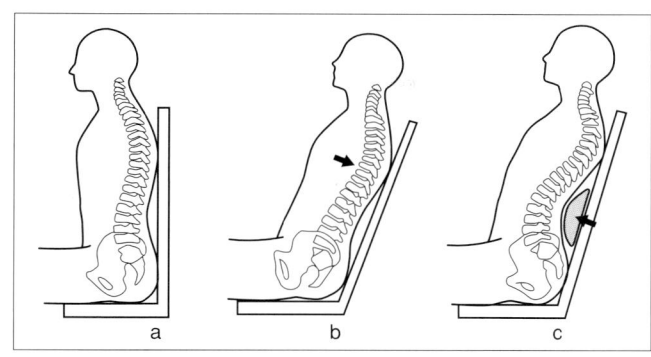

図5. 腰枕の導入による生理的弯曲の改善

【参考文献】
1) 白石 修, ほか：職業性腰痛の評価. Clinical Rehabiritation 8(2)：119-124, 1999.
2) ANDERSSON GBJ, et al：OCCUPAITIONAL LOW BACK PAIN. Mosby Year Book, Saint Louis, p 20-28, 1991.
3) Robin McKenzie：TREAT OWN YOUR BACK, p 20-29, 1997.
4) 加茂裕樹, ほか：長時間前屈作業と腰痛の関係. 理学療法 13(1)：19-23, 1996.
5) 梅崎雅文, ほか：企業における腰痛発生因子とその現状. 理学療法ジャーナル 32(10)：742-747, 1998.

東京労災病院における脳卒中患者の職場復帰状況

目的
　当院は準工業地帯に位置しているため、患者さんの多くは中小企業の従業員です。身体障害や高次脳機能障害など、複雑な障害を有する脳卒中の患者さんの職場復帰は多くの研究報告にあるように非常に困難です。しかし、ここ数年、就労年齢での発症が増加傾向にあります。これらの患者さんの多くは地方出身者・単身者で、退院後の生活の世話をしてくれる人はいないケースが多く、リハ・ゴールの設定が困難です。厚生労働白書の報告にあるように、未婚者の増加に伴い、食生活の乱れ、健康管理不足などから今後ますます就労年齢での脳卒中発症は増加することが予想されます。「職業」は、経済的要素のみならず社会活動・心理活動をも有し、「職業」に復帰できるか否かは患者さんの退院後の生活設計・QOLにも大きく影響します。今回、労働年齢で発症した脳卒中の患者さんのリハ・ゴールの一指標を求めるために、当院リハビリ科を受診・退院した患者さんの就職状況調査を行いました。

方法
　1990年9月より1995年9月に当院リハビリ科を受診した59歳以下の脳卒中の患者さん（男性患者168名、女性患者77名）に発症前の職業・現在の身体状況・職場復帰状況の調査を行いました。調査方法は、外来受診時か電話・訪問による直接聞き取り調査を行いました。

結果
　転居先不明や有効回答を得られなかった32名を除き213名（男性147名・女性66名）の回答を得ました。発症前の職業は表1に、現在の復職状況ならびに現況を表2、3に示します。死亡や重度障害のため転院および施設入所し、また、病前より無職であった男性を除く174名において退職した患者さんは男性58名、女性28名でした。

　退職した男性の患者さんの身体能力を表4に示します。58名中車いす使用者は17名でした。また、独歩で実用手（患側の手の麻痺が軽度で使うことができる）と身体機能がよくても知的低下・意欲低下や失語症・半側無視などの高次脳機能障害を有した患者さんの退職が多く11名でした。残り6名は全員57歳以上で発症を機会に辞職や廃業をしていました。補装具装着にて歩行が可能で上肢補助手（患側の手で物を押さえることなどができる）レベルの患者さんの退職は技能工や製造業に働く従業員5名以下の日給月給の工員でした。復職した患者さんの身体能力を表5に示します。復職した患者さんはすべて補装具装着で杖歩行以上の能力を有し、上肢機能は廃用

表1．発症前の職業

職　業	男性	女性
専門技術	3	1
管理・経営	20	1
事　務	21	9
販　売	21	3
サービス	6	2
運輸・通信	10	
技能・労働	48	18
保　安	3	3
無　職	12	
学　生		3
主　婦		29

表2．現状調査結果（男性）

復職（転職を含む）	48名
休職中	4名
職業訓練校入校中	1名
退職および廃業	58名
発症前より無職	12名
入院および施設入所	17名
死亡	7名

表3．現状調査結果（女性）

復職	3名
主婦	57名
学生	3名
入院および施設入所	2名
死亡	1名

表4. 退職および廃業した患者さんの身体能力
△ 半側無視　□ 聴覚・視覚障害　● 失語　◐ 意欲低下

上肢機能 下肢機能	実用手	補助手	廃用手
装具なし	○○○○○ ○●●●● ●◐●■■ △△	○○○●	○
装具装着		○○●□	●
杖	●	○○	
装具＋杖	◐	○○○▲	○○○ ●●●
車いす		○	○○○○○ ●●●●● ●●▲

(独身者24名)

表5. 復職例の身体能力
◐ 半側無視　● 失語　□ 失行　◖ 構音障害

上肢機能 下肢機能	実用手	補助手	廃用手
装具なし	○○○○○○ ○○○○○○ ○○○○○○ ○○□■● ●●◖◖	◇◇◇◇◇ ◇◆◆◆◆ ◆◖	△
装具装着		◇	△△▲▲
装具＋杖			△△△△△ △▲

(単身者11名)

表6. 職業別と身体能力

職種 \ 下肢機能	装具なし	装具装着	装具＋杖
公務員		◇▲	△
教員		△	
管理職	○■		△△
会社経営	○ ◇◆◇		
会社員	○○○ ●●● ◇◇△	△	△
店員	○○		
自営業	○○○ ◇◆	△	△△
建設業	○		
運転手	○		
工員	○○○○ ◐ ◇		
警備員	○		
授産所	○		

○ 実用手　◇ 補助手　△ 廃用手
● 失語　□ 失行、失認　× 半側無視
◐ 構音障害

手の患者さん（患側の手がまったく動かない）が12名いました。復職した患者さんの職種と身体機能を**表6**に示します。装具なしで独歩・実用手の身体障害が軽度の患者さんは、すべての職種で復職は可能でした。しかし、杖歩行・補助手か廃用手と身体障害が重度の患者さんは、大川らの報告のように、専門技術職・管理経営職の復職が高率でした（職種は専門技術職3名・管理経営職4名・サービス販売職4名・事務職3名で、職業は公務員3名・教員1名・会社役員3名・自営業4名・会社員3名）。新しく再就職した患者さんは5名（男性4名・女性1名）でした。そのうち2名は身体障害はなく、身体障害を有した患者さんは3名で3名ともハローワークを通じての再就職でした。発症から再就職までの期間は各々2年6カ月・2年9カ月・残り1名は実家の文房具店を手伝いながら再就職するまで7年を有していました。

考察

発症前の職業は当院の地域性を表し、多くの患者さんが技能・労働者の工員で48名（49％）を占めましたが、復職できた人は13名（28％）と低い傾向にありました。これは、しゃがみ動作や手の巧緻性を必要とする職業が多く、従業員5名以下の休業補償のない中小企業で日給・月給体制のためと考えられます。

今回、男性の復職調査に重点を置いたため、女性の身体機能調査は実施しませんでしたが、復職率は9％と低く、これらはほとんどの女性がパート職の主婦であったためと考えられます。復職した女性は、子どもがなく失職後職場以外の友人がなく、味覚異常・患側上下肢のしびれ感の増悪など不定愁訴が続きましたが、ハローワークで身障者雇用枠での会社雇用が決まった途端さまざまな訴えは消失しました。

今回の調査に限らず、われわれが実感するのは復職後、症例の不定愁訴の消失・表情の変化・積極性の向上・知的向上など多くの変化に接するたびに「職業」が持つ心理的要素の大きさです。

復職調査では、徳弘の報告[5]とは異なりハローワーク経由の就労者が3名ありました。これは、大都市・東京では障害者の雇用需要があり、労働行政に働きかけることで復職の可能性の拡大になるためと思われます。しかし、職業リハビリテーションセンターへの入所者はありませんでした。これは、知的低下など複雑な障害を有する脳卒中の患者さんにはセンターの入所判定が厳しく、困難であるとの現状を表した結果といえます。また、脳卒中に関するさまざまな情報が飛び合い、疾患事態も緩慢な回復を示すため、これら脳卒中の患者さんもいつまでも訓練に執着する傾向にあるためと考えられます。これは医療にかかわるわれわれリハ職員が明確に患者さんに「障害予後を伝えていない」という問題にあるといえます。

今回、労働年齢における脳卒中の患者さんの復職調査を行いましたが、医療での復職アプローチには限界があります。徳弘[5]が述べるようにリハビリテーション医療では、ADL 評価をし、早期に就労への可能性を含めたリハプログラムの設定のうえ、行政制度・社会福祉制度へスライドさせるのが復職拡大へのポイントと考えます。また、復職までの長期期間をどこで精神的ケアー・フォローを行うかの検討を含め、勤労者医療を根幹とする労災病院の役割として、復職におけるリハビリテーション医療のアプローチを再検討する必要があります。

まとめ
1. 1990 年 9 月より 1995 年 9 月までに当院リハビリ科を受診した 59 歳以下の脳卒中患者の復職調査を行った。
2. 復職した患者さんはすべて補装具装着＋杖歩行以上の能力があった。
3. 重度運動機能障害（装具装着＋杖歩行・廃用手）で復職できた職種は公務員・管理職・自営業であった。
4. 運動機能障害が軽度でも中小企業で働く技能・労働職の工員の復職は少なかった。
5. ハローワーク経由の再就職が 3 名いた。

（深川明世）

【参考文献】
1) 大川弥生：脳血管障害者の社会復帰．診断と治療：2513-2517，1986．
2) 早川俊英：脳卒中患者に対する職業アプローチ．OT ジャーナル 25：726-730，1991．
3) 遠藤てる：脳卒中後片麻痺患者に対する職業前訓練と職場復帰．OT ジャーナル 25：436-442，1991．
4) 平成 7 年度国勢調査最終報告．日本の人口，第 6 章配偶関係．
5) 徳弘昭博，小西　明，平井正才：労働年齢で発症した片麻痺患者の職業復帰状況の調査．総合リハ 20：689-693，1992．
6) 職業的困難度からみた障害問題．調査研究報告書 No.3，日本障害者雇用促進協会，障害者職業総合センター，1944．
7) 徳弘昭博：職業復帰の状況および医学的リハビリテーションと職業リハビリテーションの連携の現状．綜合リハ：477-482，1995．
8) 清水正穂：働くことの意味．岩波書店，東京，1982．
9) Argyie M（白水繁彦訳）：労働の社会心理．法政大学出版局，東京，1983．
10) Super DE（日本職業指導学会訳）：職業生活の心理学．誠信書房，東京，1967．

3. 在宅における生活環境整備
a. 家庭生活を便利にする道具 ① 福祉用具

　日常生活をより行いやすく、介助を楽にするためにいろいろな福祉用具があります。福祉用具には、介護保険の適応となるものとならないものがあります（表1）。介護保険を利用する時は申請が必要になります（第4章7.「医療ソーシャルワーカー」参照）。

　福祉用具を選ぶ際には、使用する患者さんを基準にした場合、①障害のレベル、②残存能力、③生活のパターン、④患者さんのニーズ、などを考えます。

　介助者を基準にした場合には、①介助能力（主たる介助者の年齢、力、介助にかかわることができる人数など）、②主たる介助者の理解力（新しい道具の使用方法や場面が理解できるか）、③ニーズ（患者さんに何をしてほしいのか）、④家の広さや間取り、⑤経済力（どの程度の自己負担が可能か）、などを考えます。

　病院でも退院後の家庭生活を想定し、いろいろな福祉用具を使用しています。また、使用方法を患者さん、あるいは介助者に練習してもらいます。

　在宅で介助している家族に福祉用具についてアンケートを実施したところ、よく利用するものはギャッジベッド、車いす（介助用・自走用）、ポータブルトイレ、入浴用具、手すりが挙げられていました。その理由として、①患者さんの自立度が高くなる、②介護・介助の負担が軽減される、③使い方が簡単、④安価である、という回答が多くありました。便利な物でも使い慣れるまでに時間がかかったり、何度も練習する必要のある物や、高価な物は敬遠される傾向にあるようです。

　次に、実際どのような場面でどんな福祉用具を使用するのか、ポイントも交えて進めていきます。

❶ ベッド
　布団に比べ、立ち上がりや車いすへの移乗が行いやすくなります。高さが調節できるものは、介助時と患者さん使用時にそれぞれ高さが変えられるので便利です。マットレスは、硬い物の方が起き上がりの時力が入りやすく、座位のバランスも取りやすくなります（図1、2）。

❷ エアマット
　ベッドで寝ている時間が長い患者さんの褥瘡を予防するためのものです。ややふわふわしているため痙性が起こりやすくなることもあります。

❸ サイドレール
　つかまり立ちが可能な患者さんの場合は、外に開くタイプ（介助バー）が便利です（図3）。寄りかかることもできるので安心感・安定感が得られ、ADLの自立度を高めることができます（図4）。痴呆がある場合は勝手に開けてしまうことがあるので注意しましょう。

表1．介護保険が適応される福祉用具

レンタルの対象となる物
①車いす 　自走用普通型車いす、普通型電動車いす、介助用車いす。 ②車いす付属品 　クッション、電動補助装置、テーブルなどで車いすと一体的に使用される物に限られる。 ③特殊寝台 　サイドレールが取り付けてある、または取り付け可能なもので、次のいずれかの機能を有するもの。 　　1）背部または脚部の傾斜角度が調節可能 　　2）床の高さが無段階に調節可能 ④特殊寝台付属品 　マットレス、サイドレール、テーブルなどで特殊寝台と一体的に使用されるものに限られる。 ⑤褥瘡予防用具 　次のいずれかの機能を有するもの。 　　1）送風装置または空気圧調整装置を備えた空気マット 　　2）水などの減圧による体圧分散効果を持つ全身用マット ⑥体位変換器 　空気パッドなどを身体の下に挿入することにより、要介護者の体位を容易に変換できる機能を有しているもの（体位保持のみを目的とするものを除く）。 ⑦手すり 　取り付けに際し工事を伴わない物に限る。 ⑧スロープ 　段差解消のためであって、取り付けに際し工事を伴わないものに限る。 ⑨歩行器 　　1）二輪、三輪、四輪のものは、身体の前および左右を囲む把手などを有するもの。 　　2）四脚を有するものは、上肢で保持して移動させることが可能なもの。 ⑩歩行補助杖 　松葉杖、カナディアンクラッチ、ロフストランドクラッチ、多点杖に限る。 ⑪痴呆性老人徘徊感知機器 　要介護者が屋外へ出ようとした時など、センサーにより感知し、家族、隣人などに通報するもの。 ⑫移動用リフト 　床走行式、固定式または据置式であって、身体を吊り上げ、または体重を支える構造を有するもの。自力で移動が困難な要介護者の、ベッドと車いす間などの移動を補助するもので、取り付け時住宅改造を伴うものを除く。吊り具は対象外。
＊購入の対象となる福祉用具
①腰かけ便座 　次のいずれかの条件に該当する物に限る。 ・和式便器の上に置いて腰かけ式に変換するもの ・洋式便器の上に置いて高さを補うもの ・電動式またはスプリング式で便座から立ち上がる際に補助する機能があるもの ・ポータブルトイレ ②特殊尿器 　尿が自動的に吸引されるもので、要介護者または介護者が容易に使用できるもの。 ③入浴補助用具 　入浴用いす、浴槽用手すり、浴槽内いす、入浴台、浴室内すのこ、浴槽内すのこ。 ④簡易浴槽 　空気式または折りたたみ式などで容易に移動できるもので、取水または排水のための工事を必要としないもの。 ⑤移動用リフトのつり具

❹ いたずら防止手袋（介護保険外）

　健側の手でチューブやおむつにいたずらをする場合に使用します。固定しませんので腕は自由に動かすことが可能で、関節が固くなったりする心配がありません（図5）。

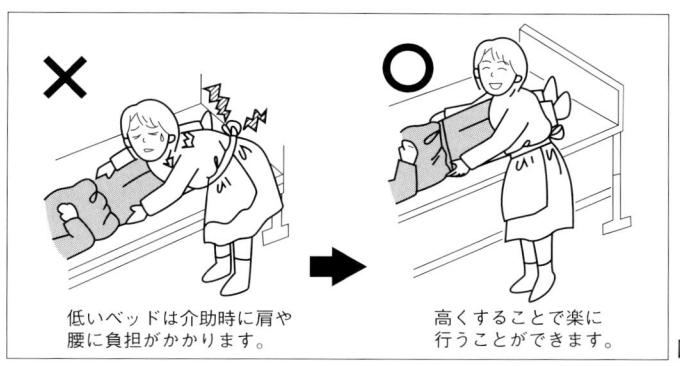

4-3. 在宅における生活環境整備　a. 家庭生活を便利にする道具①福祉用具

図1. 介助の時に適切な高さ
- ×：低いベッドは介助時に肩や腰に負担がかかります。
- ○：高くすることで楽に行うことができます。

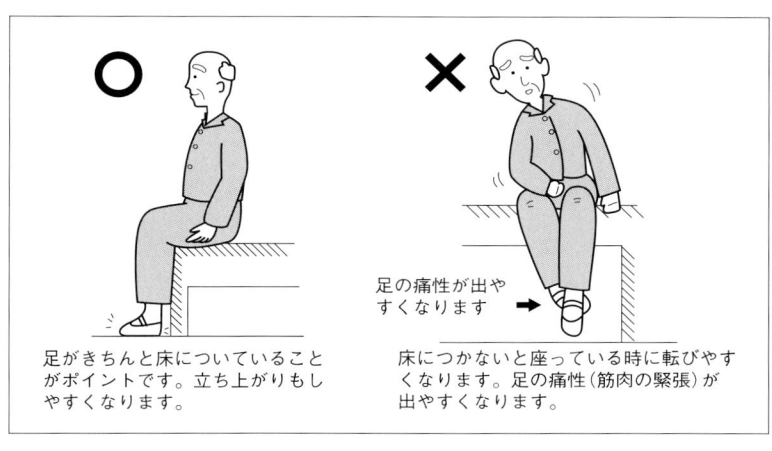

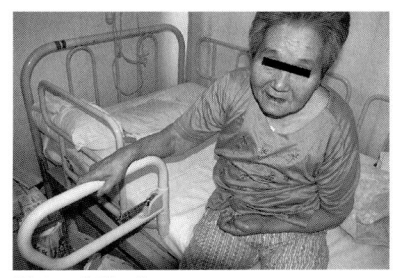

図2. 患者さんに適切な高さ
- ○：足がきちんと床についていることがポイントです。立ち上がりもしやすくなります。
- ×：床につかないと座っている時に転びやすくなります。足の痙性（筋肉の緊張）が出やすくなります。

図3. 介助バー
外側に開くことができます。

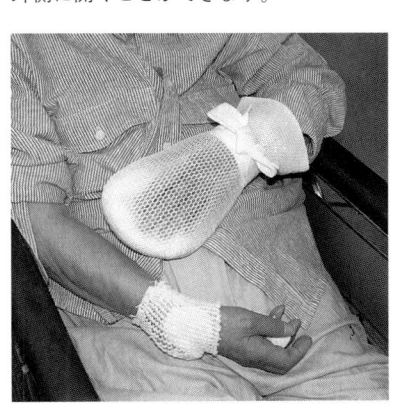

図4. こんなふうに使えます
- ズボンを上げる時によりかかって行います。
- 患側からの移乗も、行いやすくなります。
- ポータブルトイレ使用時につかまっていると安心です。

図5. いたずら防止手袋
チューブやオムツ、点滴などを引っぱらないようにするための手袋です。健側の手にはめて使用します。

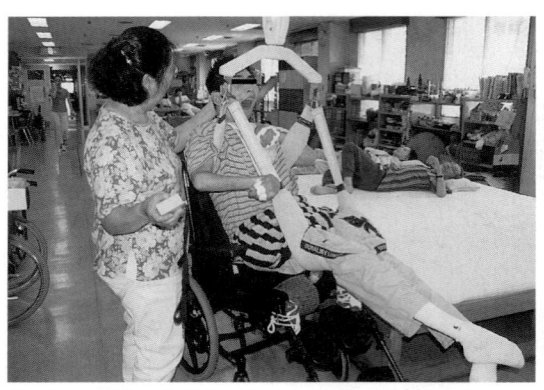

図6. 天井走行型リフト・ベルトタイプのつり具
重度の麻痺の患者さんでも楽に移乗させることができます。介助者がリモコンで操作します。ゆっくりしたスピードで動きます。

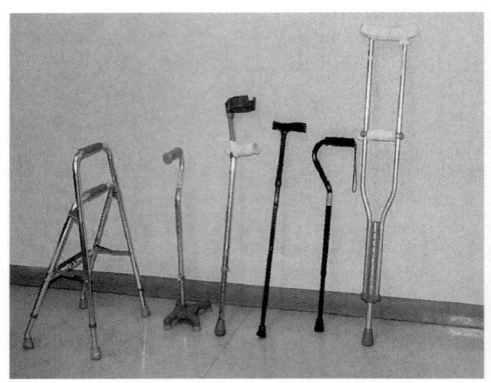

図7. 杖各種
左からサイドケイン、多点杖（写真は4点杖）、ロフストランドクラッチ、1本杖（2種）、松葉杖です。

❺ リフター＆吊り具

　移乗の介助が困難な時に使用します。天井走行型、ポータブル型、据え置き型などがあります（図6）。天井走行型の場合、操作はすべてリモコンで楽に行えますが、工事が必要な機種もあります。ポータブル型は工事の必要はありませんが、操作や移動時に自力で行う必要があります。同時に使用する吊り具も、ベルト型、スリング型などのタイプがあります。ベルト型は吊り上げる時、脇の下に重さがかかり痛い場合がありますが、装着は比較的楽に行えます。身体のしっかりした若い患者さんや、関節に痛みのない患者さんに向いています。スリング型は身体を包み込むので、安定感・安心感が得られます。関節が固くなった患者さんや痛みのある患者さん、高齢者に向いています。入浴時に使いやすいメッシュタイプもあります。

❻ 歩行補助杖

　一本杖（介護保険外）、松葉杖、多点杖、ロフストランドクラッチなどがあります（図7）（第4章1-d.「装具療法」参照）。
　立位のバランスが安定している患者さんは一本杖を使用します。やや不安定な患者さんは多点杖（3点杖、4点杖など）やサイドケインを使用します。身体がぐらついたり、健側の手に震えがある患者さん（失調症など）にも適応できます。

❼ 歩行器

　杖に比べ安定が得られますが、室内で使用する場合、スペースが必要になります（図8）、車輪のついているタイプは片手でも操作可能ですが、ついていないタイプは両手で操作する必要があります（図8、9、10）。

❽ 車いす

　自走型、介助型、リクライニング型、電動型があります（図11〜13）。自走型は後輪が大きく、自力で操作しやすくなっています。
　介助型は自分でこぐことは不可能ですが、車いすに座っていられる患者さんに適用されます。
　リクライニング型は座位のバランスを崩しやすく、自力で座っていることが困難な患者さんに使用します。

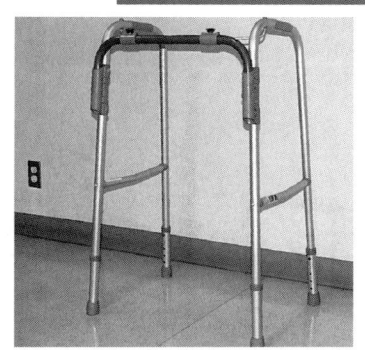

4-3．在宅における生活環境整備　a．家庭生活を便利にする道具①福祉用具

図8．歩行器
全体を持ち上げて移動し、歩行します。アルミ製で軽量です。高さ調節も可能です。

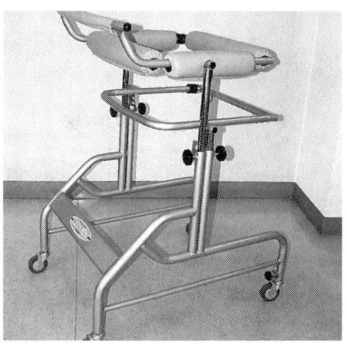

図9．歩行器
少し大きめですが、前方の持ち手と背部の枠が特徴です。握りやすいためより身体の安定感が得られ、本人の安心感も得られます。サドルつきのタイプもあります。

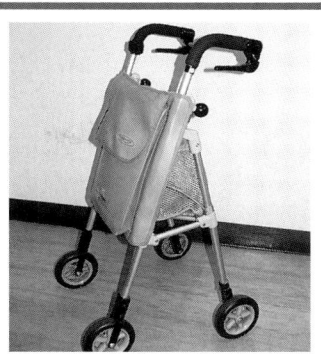

図10．歩行器
通称"シルバーカー"です。いろいろなタイプがありますが、これは物入れ袋と手元ブレーキのみついていて、お休み用いすはついていないタイプです。軽量で操作はしやすくなっています。

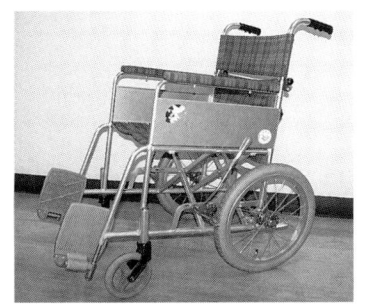

図11．介助型車いす
後輪の径が小さい介助用車いすです。写真のものは背もたれが途中から折り曲げることのできるタイプです。アルミ製・軽量型。

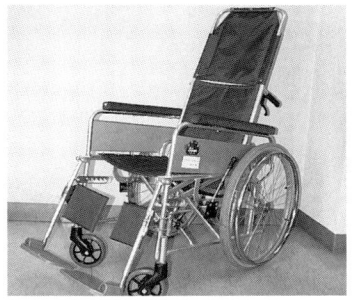

図12．リクライニング車いす
背もたれと足乗せ（フットレスト）が可動します。車輪が後方についているため自走はやや困難です。背もたれは取りはずせます。

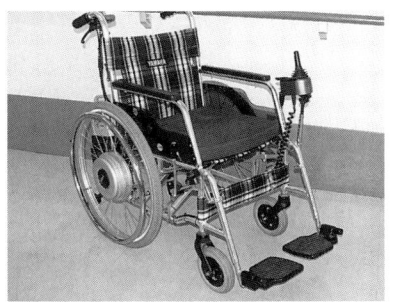

図13．電動自走型車いす
充電式バッテリーで動きます。手もとのバーでコントロールします。介助走行の時も電動は使えます（介助者が電動として使える）モーターがついている分、重くなります。

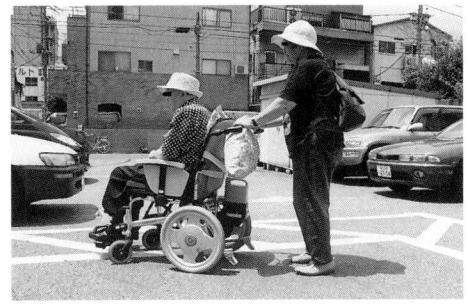

図14．電動アシスト介助型車いす
スイッチを入れ、介助者が押すとモーターが作動し楽に押せます。少し坂になっている屋外で使用している写真です。体重のある患者さんでも大丈夫です。

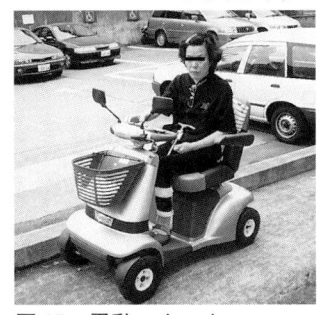

図15．電動スクーター
外来通院に使用しています。

　材質も、スチール、アルミ、チタンなどがあります。スチール製は安価ですが、重いため自走・介助ともに力を要します。アルミやチタン製は高価ですが、軽量なため自走・介助ともに楽に行えます。
　電動アシスト型（図14）は介助者が押すとモーターが始動し、楽に押すことができます。体重のある患者さんの介助や、坂道での使用時に威力を発揮します。

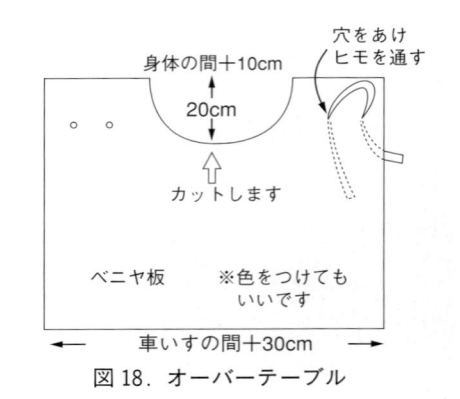

図16. 車いすの選び方

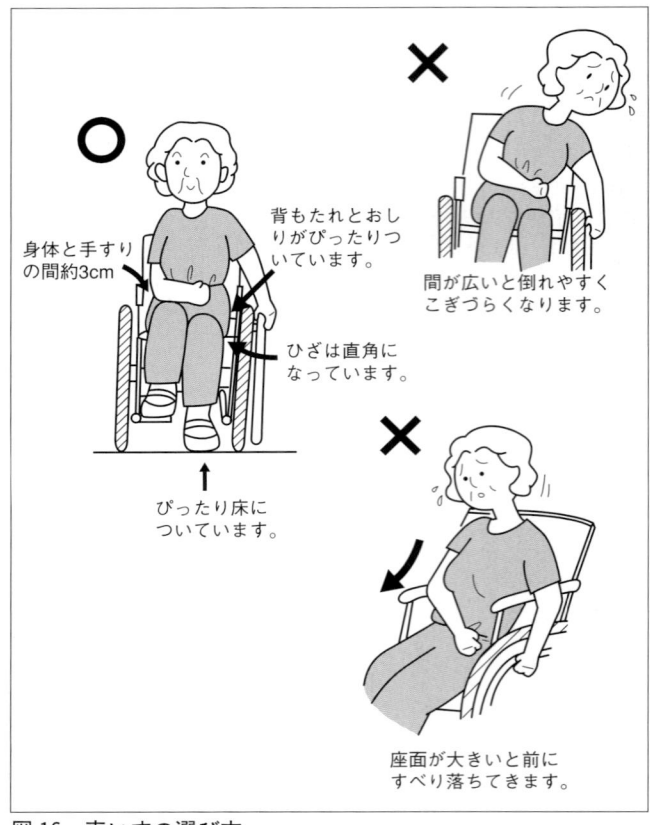

図17. オーバーテーブル使用例
車いす座位時、オーバーテーブルを併用し、よい姿勢を保ちます。

図18. オーバーテーブル

　操作が可能な患者さんは、屋外の移動に電動スクーター（図15）も便利です。
　車いすは身体にあったサイズのものを使用して下さい。サイズが合わない場合、自分でこぐことが困難になったり、よい姿勢が保てなくなることがあります。また、滑り落ちやすい時には、滑り止めマットのシートタイプをカットして敷くと滑り防止になります（図16）。

❾ 車いす用クッション

　褥瘡予防や姿勢の保持のための専用クッションです。特に、座っている時間が長い患者さんは使用をお勧めします。

❿ オーバーテーブル

　車いすに合わせて使用することで、よい姿勢をとりやすくなり、肩の痛みや浮腫の予防・軽減などにも効果的です。また、食事や作業などを行うこともできます（図17）。ベニヤ板をカットして自分で作ることもできます（図18）。

⓫ ポータブルトイレ

　自宅のトイレまで移動が困難な時、ベッドサイドに置いて使用します。いろいろなタイプがありますが、肘かけが可動するもの、便座の高さが調節可能なもの、安定性の高いものを選びましょう。
　使用する時は、ベッドとトイレの高さを合わせると、楽に乗り移りができます（図19）。
　乗り移りの時は足が床にしっかりついているか確認しましょう。ついていない場合、バラン

4-3．在宅における生活環境整備　a．家庭生活を便利にする道具①福祉用具

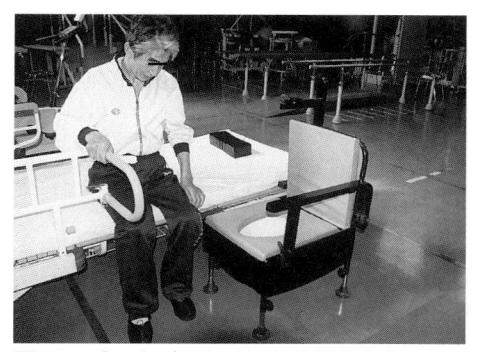

図19．ポータブルトイレと適切な高さ
ベッドサイドにポータブルトイレをおく時、ベッドをトイレの高さを合わせるようにします。また、足がしっかりしているか確認します。

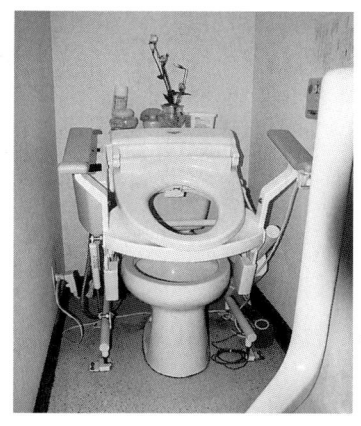

図20．立ち上がり補助便座
立ち上がりが困難な時に使用します。ボタンで便座が上がったり下がったりします。ウォシュレット付きです。

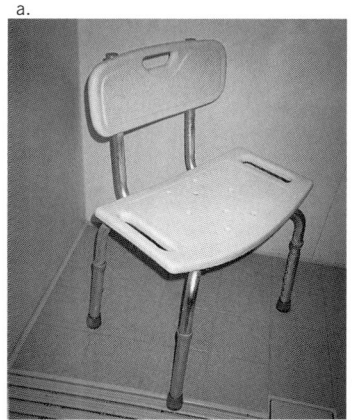

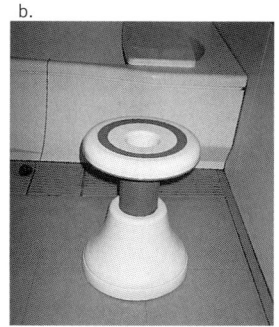

a.　b.

図21．シャワーチェア
背もたれのあるタイプ(a)とないタイプ(b)です。

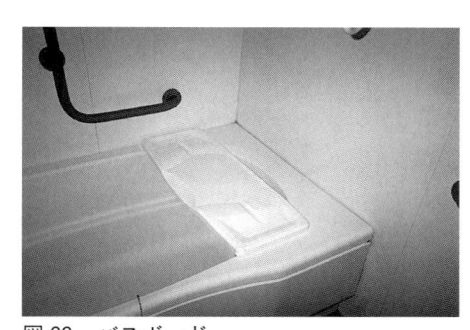

図22．バスボード
浴槽の端において使用します。裏につっぱり用の足がついており、プラスチック製で軽量です。

スを崩したり、足に痙性が起こり転倒する危険性があります。
　立ち上がりが困難な場合は、立ち上がり補助便座の使用も便利です（図20）。
　　⓬ **集尿器**
　ポータブルトイレに乗り移りができない時や、ベッド上で排尿する時に使用します。自動採尿型もあります。
　　⓭ **滑り止めマット**
　入浴時、洗い場や浴槽内での転倒防止に使用します。
　　⓮ **シャワーチェアー**
　立ち上がりを行いやすくしたり座位の安定性を得るために使用します（図21）。比較的座位が安定している患者さんは、背もたれのないタイプでもよいでしょう。これも高さを合わせるようにします。
　　⓯ **バスボード**
　浴槽に入りやすくするための用具です。浴槽の端に置いて使用します（図22）。
　洗い場から浴槽までが高すぎる時は、洗い場にすのこなどを敷き、高さを調節します。
　　⓰ **手すり**
　屋内の移動を安全で楽に行うために使用します。おおむね柱に取り付けますが、ユニットバ

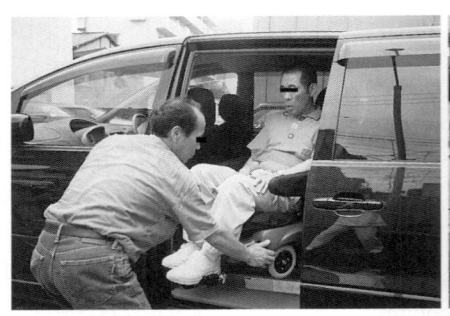

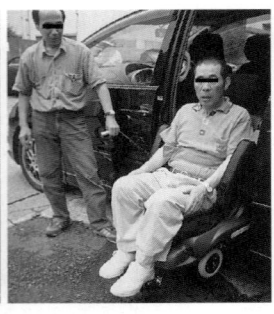

図23. 後部座席が可動タイプの車
リモコン操作で後部座席が可動します。座席は着脱可能で車いすにもなります。

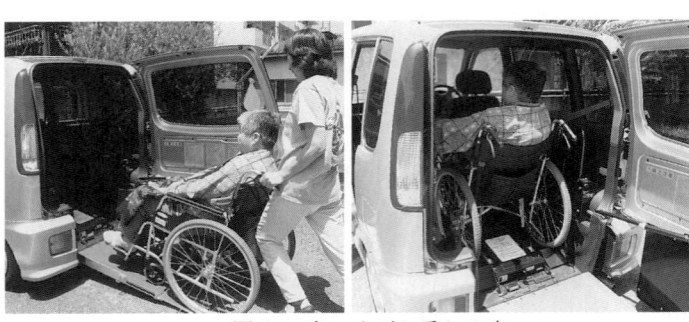

図24. 車いすごと乗れる車
車いすを乗せて固定できます。

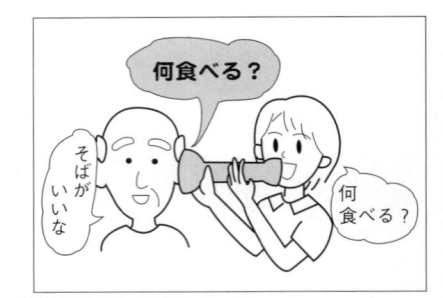

図25. もしもしフォン
耳にぴったりあてて話すと声が増幅されます。小さい声で話しても大丈夫です。プラスチック製です。

スの壁など、柱のない物にも取り付け可能な製品もあります。また、工事の必要のない吸盤式の物もあります。

⓱ 通院・外出に便利な車（介護保険対象外）

　車で通院・外出する方のために、いろいろな福祉車両が販売されています（図23、24）。車いすの昇降装置や固定装置などを取り付けた車について、一定の条件（身体障害者手帳の等級や誰が使用するのかなど）を満たせば、自動車税、軽自動車税、自動車取得税などが減免される場合があります。

⓲ コミュニケーション用品

◆i もしもしフォン：難聴がある場合に使用します。片方を患者さんの耳に当て、もう片方から話しかけます。普通に話しても、かなり声が増幅されます（図25）。

◆ii トーキングエイド（介護保険対象外）：患者さんが文字の認識は可能で、会話が困難な場合に使用します。文字盤を押して、文章を作成します。プリンターに接続すれば印刷も可能です（第4章4-a.「言語障害のリハビリテーション」参照）。介護保険では対象外の機器ですが、身体障害者手帳の給付対象になります。

●●● おわりに

　福祉用具はいろいろなものが開発、販売されています。お店やデパートの介護用品コーナーをちょっと覗いて、患者さんの生活や身体の機能にあった福祉用具をみつけて下さい！　また、購入の際には何度か使用してみること、適切なアドバイスを受けられることをお勧めします。

（岩崎真由美）

3. 在宅における生活環境整備
a. 家庭生活を便利にする道具 ② 自助具（介護保険対処外）

●●●● **はじめに**

生活の自立度を向上させる道具として、自助具があります。

片麻痺や高齢のため力が弱くなった場合、今まで簡単に行っていた動作ができなくなる、あるいは行いにくくなることが多々あります。しかし、ちょっとした工夫で行えるようになることもあります。自分でできることが増えると、介助者の負担が軽減するだけでなく、患者さんの自信や喜び、身体の機能維持にもつながっていきます。こんな時活用するのが自助具なのです。

自助具にもいろいろなものがありますので、日常生活動作別に進めていきます。

[1] 食事

❶ 箸&スプーン

楽しみの1つである食事は、できるだけ自分で食べたいものです。

利き手に大きな障害が残った場合、箸の使用が困難になります。箸の操作に必要な指先の細かい動作が困難な場合でも、握ることが可能で口まで持っていける機能が残っていれば、スプーンやフォークを使うことができます。また、握ることができても、力が弱い時や非利き手で行う場合は、握り手を少し太くすると持ちやすくなり、きれいな形で握ることができます（図1、2）。握り手を太くするための補助具もあります。補助具は穴に3サイズあり、いろいろな太さの柄に対応できます（図3）。もし、この補助具がない場合は包帯を柄に巻いて代用できます。

スプーンやフォークを使用する場合、操作が困難な時は首の部分を曲げて、角度を変えると食べやすい場合もあります（図4）。首が柔らかく曲げやすいスプーンも市販されています。

指先での細かい操作がやや困難な場合や、非利き手で箸を使用する時には、指かけサポートつきの箸が便利です。これは握り手の部分に指かけがついていて、より自然な形で箸を握ることができるため、小さい物もつまみやすくなります。かなり力が弱くても使用可能です（図5）。

但し、指先の感覚が純い場合や、筋肉の緊張が強い場合、手指関節の拘縮が著明な場合は使えない時もあります。

❷ 皿&滑り止めマット

スプーンやフォークを使用して食事をする場合、平らな皿はすくい難い時があります。このような時には、片方に角度がついている皿が便利です（図6）。特に専用のものでなくても、少し深さのある器で代用できます。深すぎるとお茶碗や丼はバランスも悪く、使用しにくい場合もあります（図7）。また、食器が滑ってすくい難い時は滑り止めマットの使用をお勧めし

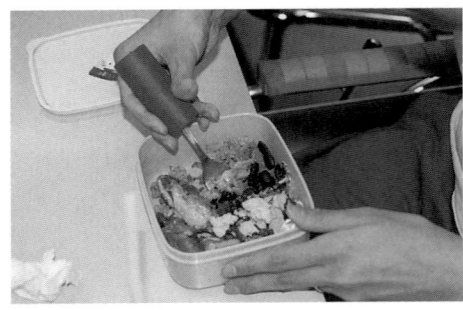

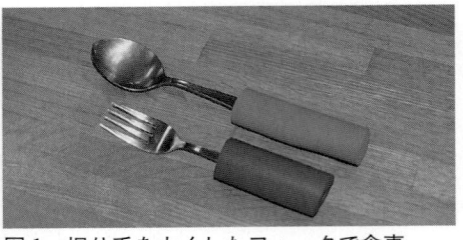

図1. 握り手を太くしたフォークで食事
細いフォークの握り手をフォームラバーを使って太くしています。失調のある患者さんですが上手にすくえています。

図2. ラバーなしとラバーありの握り方の違い
ラバーがないと使用しているうちにスプーンの握り方が変わって不安定になります。ラバーをつけていると比較的長く、よい形が保てます。疲労感も軽減するようです。

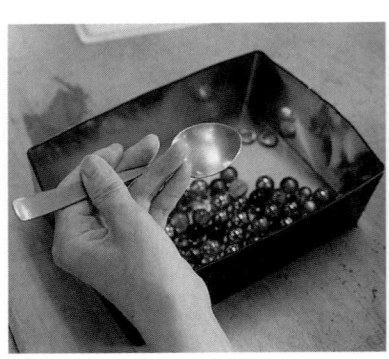

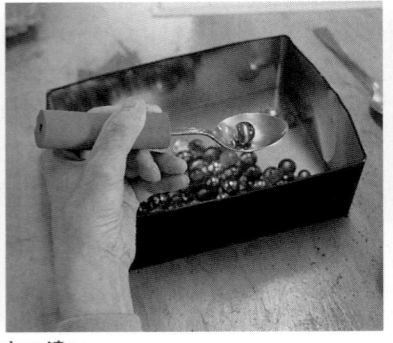

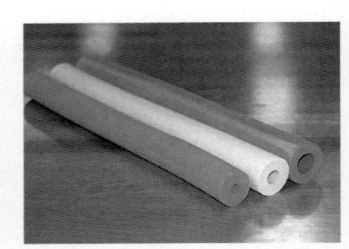

図3. 握りを太くするための補助具
穴は3サイズあります。ハサミで簡単に切れます。

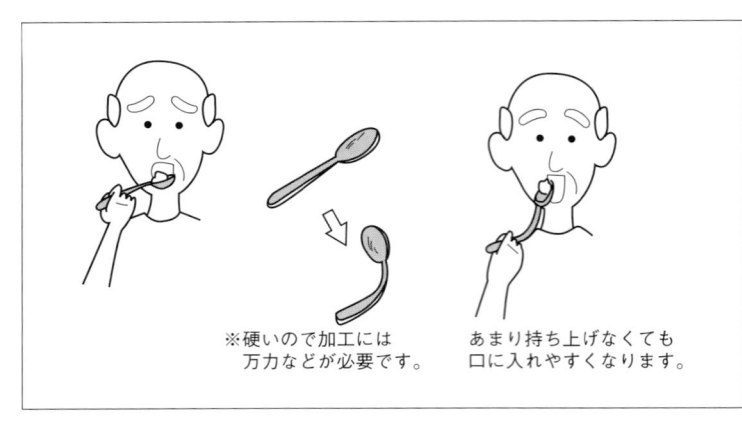

※硬いので加工には万力などが必要です。

あまり持ち上げなくても口に入れやすくなります。

図4. スプーンの工夫
スプーンの操作が困難で横から食べてしまう患者さん向きです。スプーンの先が口に向くので食物を入れやすくなります。形が慣れないため数回の練習が必要な患者さんもいます。

ます。食器が安定することで、余計な力を入れずに食事をすることができます。滑り止めマットもいくつかの種類があります（図8）。

［2］整容

❶ 歯ブラシ

歯ブラシの柄が細く握りにくい時も、スプーンなどと同じく柄を太くすると握りやすく、滑りにくくなります。弱い力でも固定が得られるため上手に磨けます。よりしっかり握れるよう

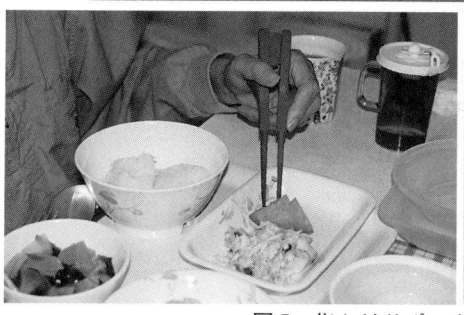

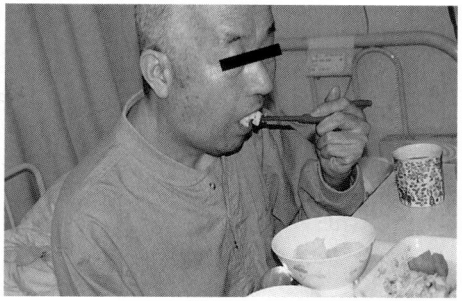

4-3. 在宅における生活環境整備　a　家庭生活を便利にする道具②自助具

図5．指かけサポート付き箸での食事場面
非利き手でおかずやごはんをはさめます。1〜2回練習したのみで実用的になりました。

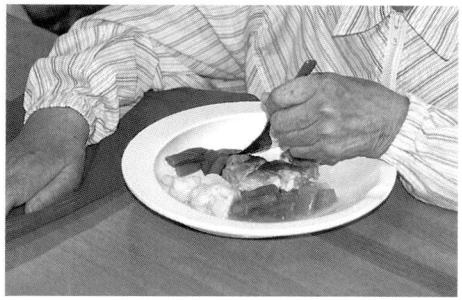

図6．すくいやすい皿
片方が壁のようになっていて、食品を突きさすのに便利です。裏にすべり止めシールつき。プラスチック製です。

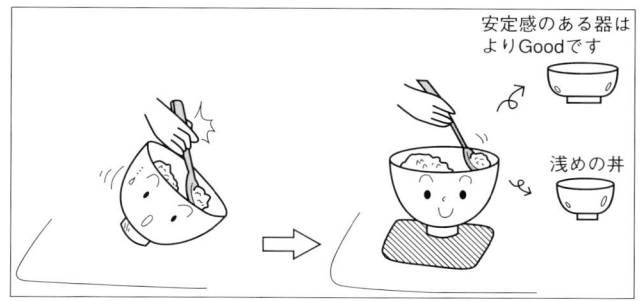

図7．不安定な時はすべり止めマットがおすすめ
マットを使用すると器にスプーンを押しつけても倒れません。

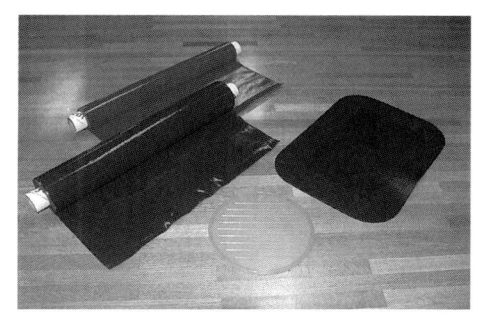

図8．滑り止めマット各種
左＝シートタイプ（好きな長さにカットできる、薄手）で洗えます。右＝マットタイプ（形が決まっています。やや厚手）。

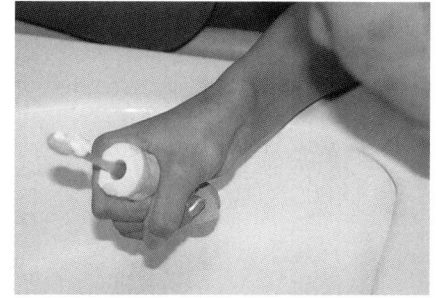

図9．柄を太くした歯ブラシ
表面をデコボコにカットして握りやすくしてあります。歯ブラシがクルクル回ることなく握れます。

に、表面を患者さんに合わせてカットしてもよいでしょう（図9）。

❷ 爪切り

健側の爪切りもなかなか片手で行うことは困難です。爪切りに一工夫して片手で行えるようにしています（図10）。そのほか、工夫された爪切りもいろいろと市販されています。自分で作ることもできます（図11）。

［3］更衣

❶ 服

更衣動作においては、道具の使用というよりも衣服に一工夫します。更衣の場合、片手で困

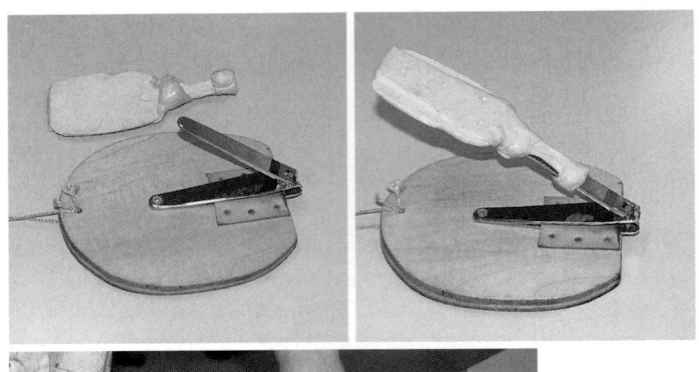

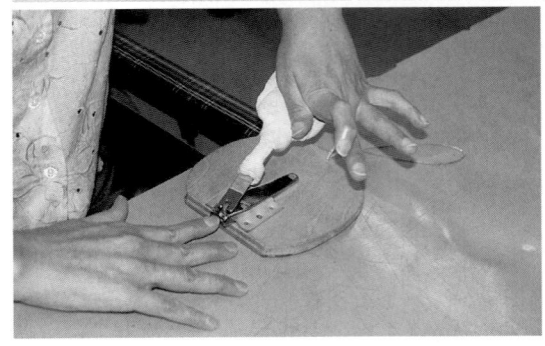

図10．工夫した爪切りと使用例
爪切りを板に固定し、スプリント材で作ったハネをつけています。左片麻痺の患者さんが使っているところです。慣れるまでに、練習が必要です。

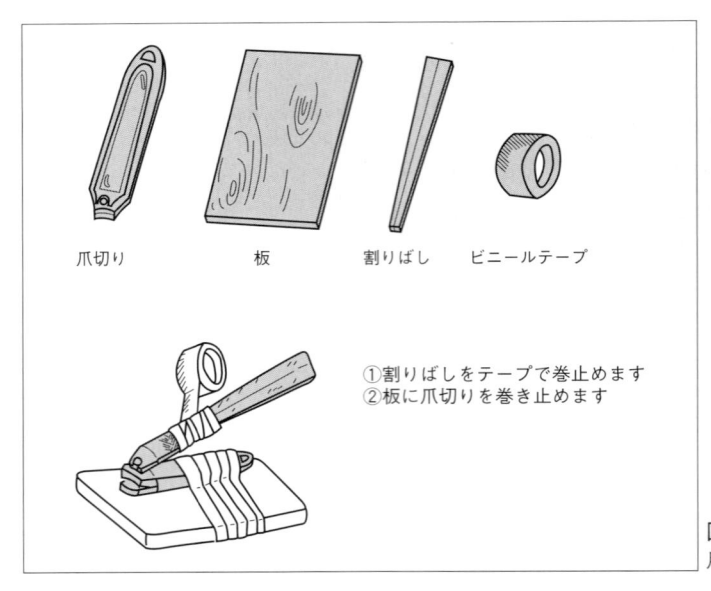

爪切り　板　割りばし　ビニールテープ

①割りばしをテープで巻止めます
②板に爪切りを巻き止めます

図11．爪切りの作り方
片麻痺用の爪切りの工夫です。

難なものとして、ボタン・ファスナーかけ、ネクタイ・紐結びなどが挙げられます。これらの困難を解消するための工夫として、マジックテープを使うという方法があります。前開きの下着などでは、マジックテープ付きのものが市販されています（図12）。ズボンでもボタンがかけにくい場合は、マジックテープに替えたり、ゴムを取り付けると留めやすくなります（図13）。

4-3．在宅における生活環境整備　a 家庭生活を便利にする道具②自助具

a．片手で簡単に止められるようにボタンではなくマジックテープが付いています。市販品です（左片麻痺の患者さん）。

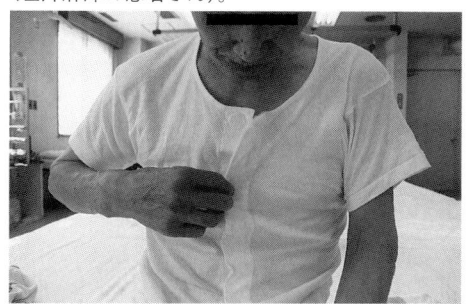

b．マジックテープに付けかえた上着

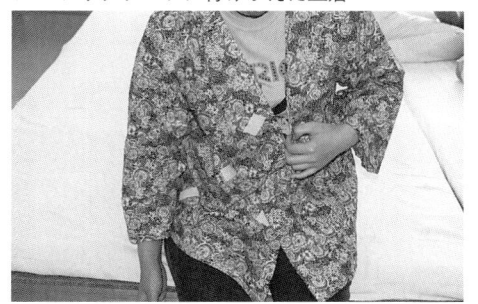

図12．マジックテープ付き衣服

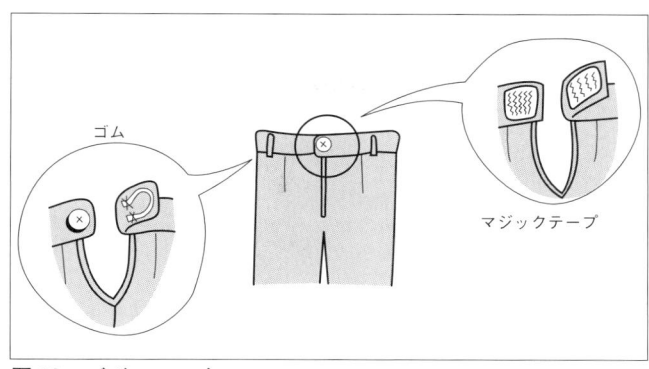

図13．ズボンの工夫
ボタンがかけられない患者さんのために、マジックテープやゴムに付けかえます。

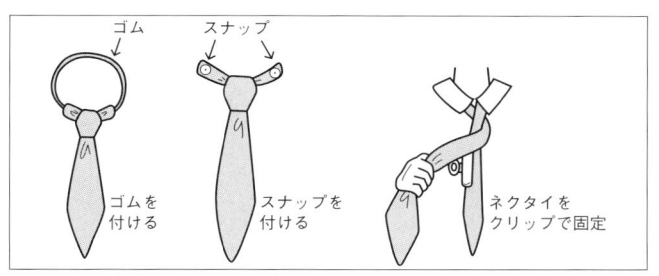

図14．ネクタイの工夫・各種
簡単にネクタイを付ける方法です。

❷ ネクタイ

あらかじめ形を作っておき、首にかける部分をゴムに替えたりスナップ止めにすると簡単に行えます。片手で結ぶ場合は、おもりなどを付けたクリップで引っ張りながら行うとよいでしょう（図14）。

[4] 入浴

❶ 柄付きブラシ＆タオル

入浴において一番困難なことは、"身体を洗う"ことでしょう。麻痺側の手や足は、健側の手で洗うことができますが、背中や健側の手はなかなか困難です。背中を洗いやすくするために柄付きのブラシが便利です（図15）。

タオルに工夫することもできます。タオルの端に引っかけループを付け、患側の手を引っかけて使用します。ナイロンタオルの端を縫いとめて輪状にして使うこともできます（図16）。

ワンポイント　日常生活関連活動

身の回り動作のほかに、調理、掃除、洗濯、買い物といった生活に必要な活動のことをいいます。これらも日常生活動作と同様に、道具の利用や工夫でできるようになることが数多くあります。

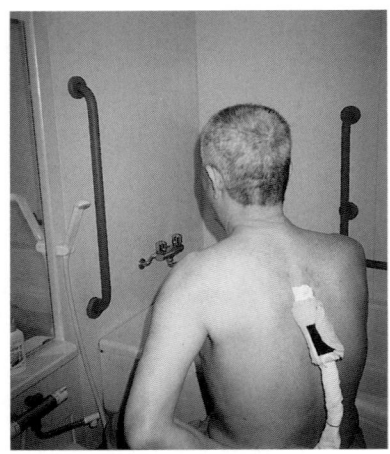

図15. 柄付きタオルで背中洗い
手づくりの柄付きタオルで背中を洗っています。タオルは取りはずせます。

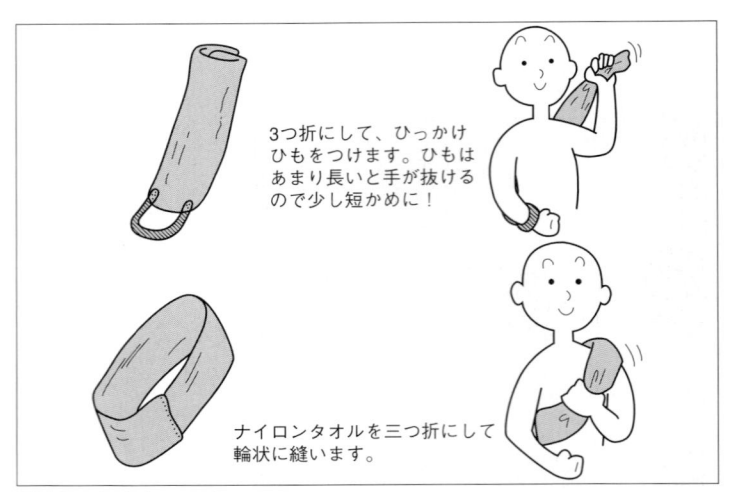

図16. タオルの工夫

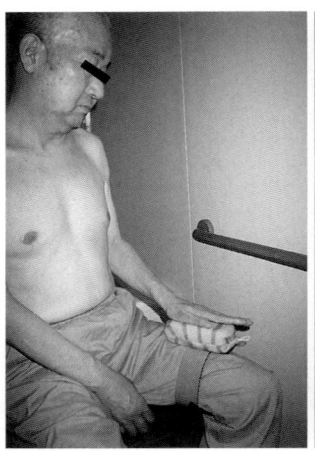

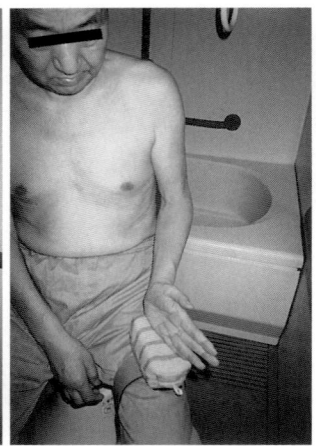

図17. スポンジに一工夫
足に巻いているベルトはマジックテープタイプのものを使用しています。そのためスポンジを縫いつける必要がありません。位置も自由に変えることができます。

図18. リーチャー
両側に違うタイプのひっかけが付いています。ひっかけは動かせません。

スポンジも利用できます。スポンジに幅広のゴムを付けて足に止め、健側の手を洗います（図17）。

❷ リーチャー

手が届かないところの物を、引っかけて取る時に使用します（図18）。靴の脱ぎ履きに使用することもできます。マジックハンドタイプの物もあります。

［5］調理＆台所動作

❶ いろいろなものを洗う

食品や食器など洗う時、片手だけで困難なことは固定することです。そのような時、滑り止めマットや固定用吸盤を利用します（図19）。

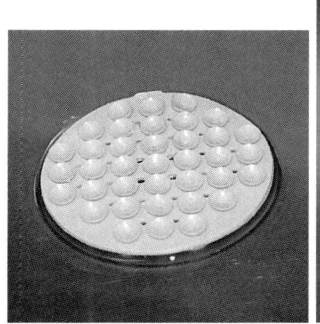

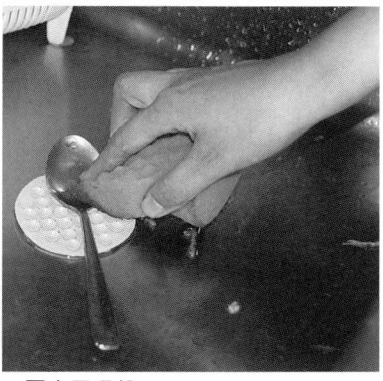

4-3. 在宅における生活環境整備　a　家庭生活を便利にする道具②自助具

図19. 固定用吸盤
両面とも写真のような吸盤になっています。お皿や鍋などに使えます。スプーンなど小さいものも比較的安定させることができます。

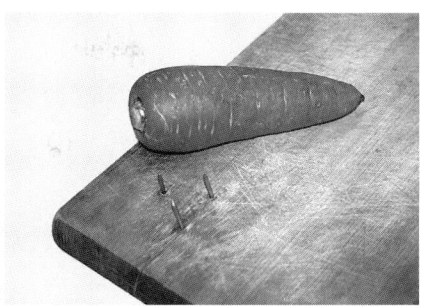

図20. まな板に釘
まな板のすみに3本釘を打ちます。食品固定用です。

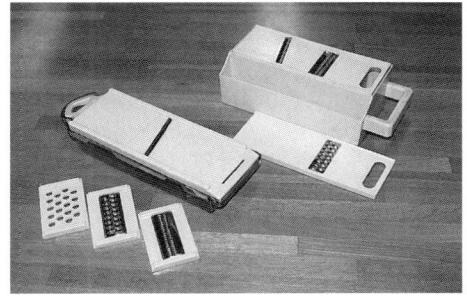

図21. スライサー
刃を付けかえていろいろな形状に切ります。

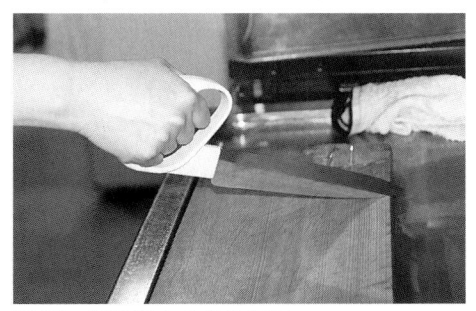

図22. 柄に工夫のある包丁

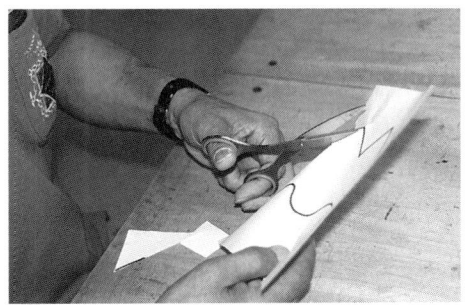

図23. 左手用はさみ
右手用のものと刃の付き方が逆になっています。左で切る練習をしているところです（右片麻痺の患者さんで左手は非利き手）。

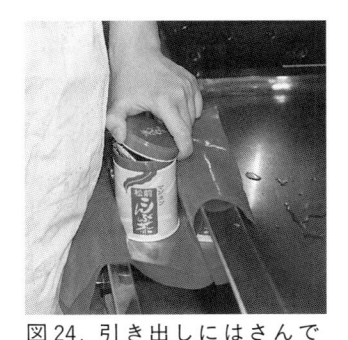

図24. 引き出しにはさんで缶をあける
滑り止めシートを利用し、引き出しに缶をはさんであけています。固いフタも可能です。

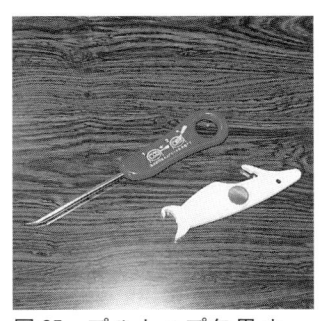

図25. プルトップ缶用オープナー
缶を開ける際、プルトップにひっかけて使います。

❷ まな板

　調理の際、"切る"という動作は必ず必要になります。しかし硬い食物や、ジャガイモやニンジンのようにコロコロ転がるものもあり、片手で切るということは一筋縄ではいきません。包丁を使用しますので、滑り止めマットを敷くわけにもいきません。このような時には、まな板の隅に釘を3本打ちます（錆びないようにステンレス製の釘を使用して下さい）（図20）。これに食品を刺して固定し、使用します。ちょっとしたことですが、これで大低のものは転がさずに切ることができます。また、まな板が滑るようなら、まな板の下に滑り止めマットを敷くと滑り防止になります。

図 26．洗濯バサミの工夫
いろいろ干せます。

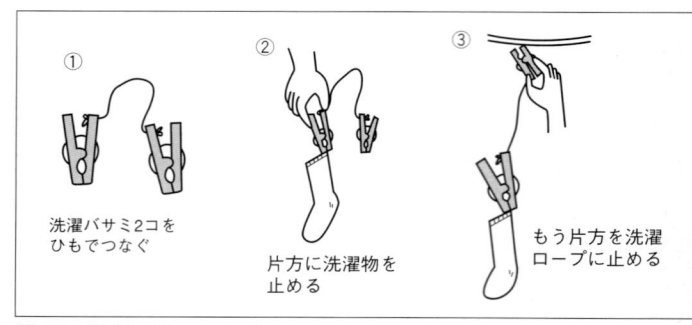

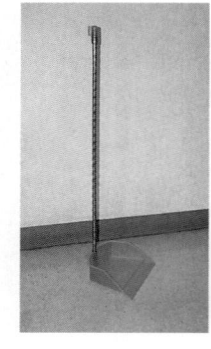

① 洗濯バサミ2コをひもでつなぐ
② 片方に洗濯物を止める
③ もう片方を洗濯ロープに止める

図 27．柄の長いちりとり
立ったままでもゴミを取れます。

❸ スライサー
皮をむく時や野菜を切る時、一般にも使用されている皮むき器やスライサー（いろいろなタイプの刃が付いているもの）を利用するとより簡単に行えます（図 21）。

❹ 包丁 & はさみ
包丁も普通のタイプが使用しにくい場合は柄に工夫があるものもあります（図 22）。柄の角度が、ねじ止めにより変えられる製品もあります。袋などを切る時に使用するはさみも、左手用の物が市販されています（図 23）。

❺ 鍋固定具
コンロの上で鍋やフライパンを固定させ、片手でも炒め物を可能にする道具もあります。

❻ 滑り止めマット（瓶の開閉）&オープナー
瓶の開閉も片手では行い難い動作の1つです。そのような時には、シートタイプの滑り止めを2枚用意します。1枚を瓶の下に敷き、もう1枚で蓋をひねると簡単に開けることができます。引き出しにはさんで開けることもできます（図 24）。プルトップ缶用のオープナーも市販されています（図 25）。

［6］洗濯

❶ 洗濯バサミ
洗濯において、片手動作で一番困難なことは"干す"ことです。こんな時は洗濯バサミを2個つないだものを作り、図 26 のようにして干します。

❷ 掃除
患側でものを握ることができれば、図のようなちりとりも便利です（図 27）。柄が長くなっており、立ったままでも使用できます。

●●● おわりに
ここに挙げたもののほかに、まだまだたくさんの自助具があります。特別の道具でなくても、日常のちょっとした便利品も利用できるものが結構あります。皆さんのアイデアを生かして、よりよい便利ならくちん生活をめざして下さい！

（岩崎真由美）

3. 在宅における生活環境整備
b. 家　屋

●●● はじめに

　病院や施設で「していた」ことが、次第に家では「できなくなってしまう」ということを私たちは、しばしば耳にします。もちろん、疾患による身体機能の変化や精神的な要素もADL低下の一因として考えられますが、病院・施設と自宅との構造のギャップが大きいように思われます。当院では、リハビリ科対象の自宅退院が可能な患者さんには、できるだけ試験外泊を行って頂き、必要なケースに対してはリハビリスタッフが退院前訪問指導を行っています。家庭においても病院と同じく、「できるADL」ではなく、「しているADL」の継続を目標に多角的な視点からのアプローチを行っており、その内容の一端が家屋指導です。昨今、この分野は、医療・福祉分野のみならず、建築分野からの情報発信は目覚ましい限りです。最新また新鮮なテクニカルな部分については、成書をごらん頂くこととし、この項では基本的な事項を中心に述べてみたいと思います。

1. 家屋改造の基本的な流れ・考え方

　家屋改造というと、誰もがすぐに「段差の解消」「手すりの取り付け」を思い浮かべることと思います。確かに最も基本的な事項には違いないのですが、まず、改造後の家族を含めた患者さんの生活のイメージや目標をグローバルな視点で捉えることが重要です。そして、そのイメージ・目標を念頭に実際の改造についての検討を行っていきます。

　図1に基本的な流れを示しています。当院においては、患者さん・家族をはじめとして可能な限り地域のスタッフに対して、家屋改造などの情報提供および初期段階でのプランニングアドバイスを行っております。ここで図1にしたがって、その流れを簡単に説明してみます。

❶ **基本動作（起居・移動）能力・ADL動作の実施場所および自立度の把握**

　入院中の移動動作をはじめとしたADL能力をもとに試験外泊・外出と組み合わせた退院前訪問指導により評価します（図2、表1）。これにより、患者さんの主な生活圏の範囲と自立度を把握します。また、大きく屋外自立レベル・室内自立レベル・車いすレベル・ベット上生活レベルなどに分類し、住環境整備の大枠を考えます。

❷ **生活動線の確認・確保**

　上記の評価をもとに、具体的な生活圏の見取り図を使用して、生活動線の確認・確保を検討します（図3）。

❸ **家屋改造などの情報提供**

　患者さんの生活圏を中心とした中で、住環境整備プランの作成をします。その際、本人・家

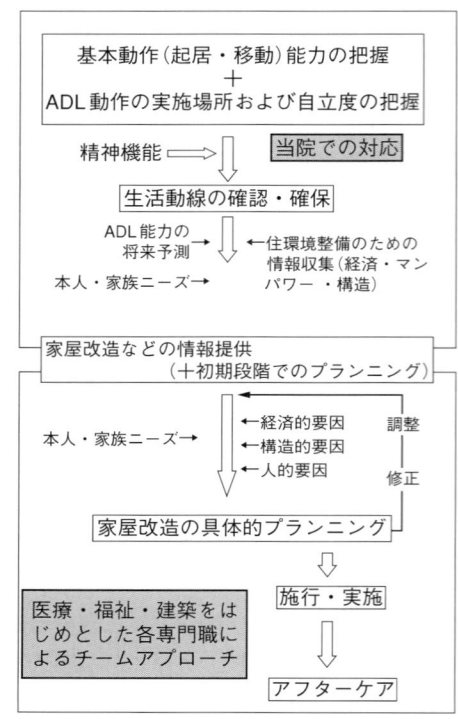

図1．家屋改造の基本的な流れ・考え方

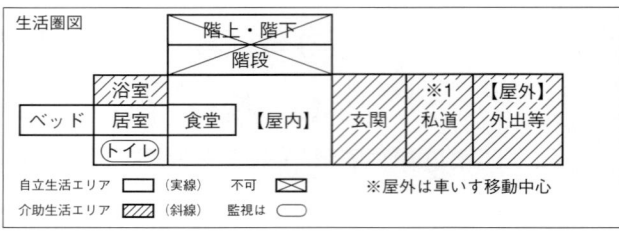

図2．生活圏の例

表1．日常生活活動例

	食事	排泄	整容	更衣	入浴
ベッド上（臥位）					
ベッド上（座位）					
居室内		自立ポータブル（夜間）	自立	部分介助	
居室外	自立	監視（日中）			介助
その他					

＊欄内に自立・監視・介助および頻度・内容等記載
＊キャッチアップ座位は臥位で

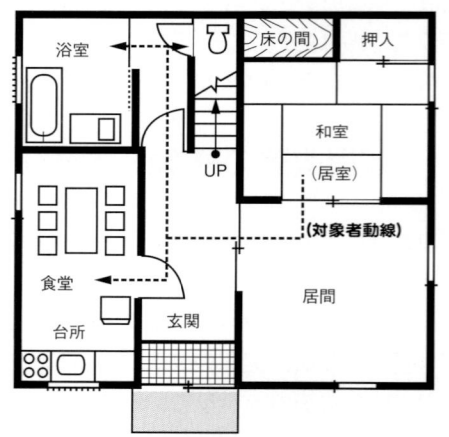

図3．生活圏の見取図の例

族のニーズはもとより、身体機能面以外の情報収集もできる限り行い、福祉用具との組み合わせなど総合的に検討し情報提供します。

❹ 各専門職によるチームアプローチ

情報提供は、医療・福祉・建築をはじめとした各専門職によるチームアプローチにより、調整・修正を加えながら家族を含めた患者さんに最善な対応を行います。

以上、大まかな流れを説明しましたが、家屋改造は構造的な要因だけでなく、関連する要因を多角的かつ適切に対応することにより、身体能力と住環境との間に生じたギャップを可能な限り解決していく1つの手段として有効なものとなります。そして、家屋改造の目的である

・ADLの維持（拡大）
・介助量の軽減

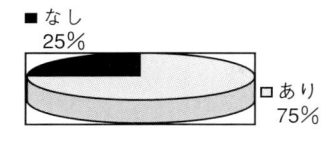

図4. 改造された住宅での看護・介助・介護経験の有無（在宅にかかわっている64名中）

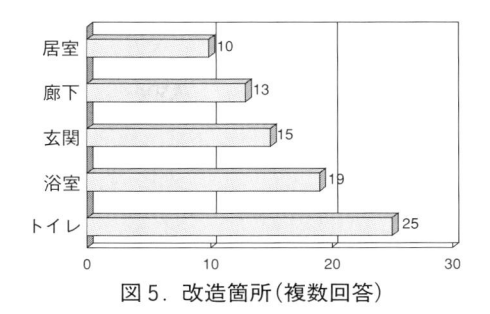

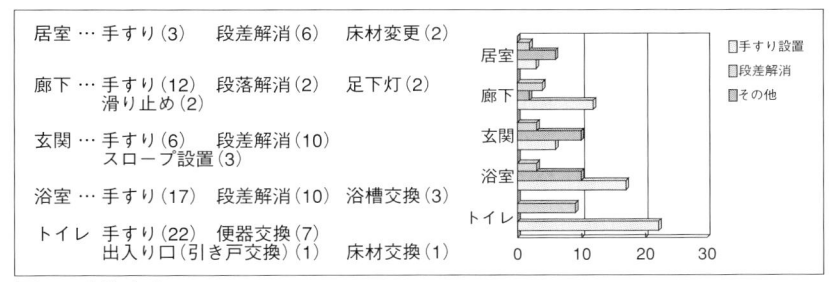

図5. 改造箇所（複数回答）

居室 … 手すり(3)　段差解消(6)　床材変更(2)
廊下 … 手すり(12)　段落解消(2)　足下灯(2)
　　　　滑り止め(2)
玄関 … 手すり(6)　段差解消(10)
　　　　スロープ設置(3)
浴室 … 手すり(17)　段差解消(10)　浴槽交換(3)
トイレ　手すり(22)　便器交換(7)
　　　　出入り口(引き戸交換)(1)　床材交換(1)

図6. 改造内容

表2. 問題点（アンケートの結果より抜粋）

・手すりの高さが、有効でない。
・実際に、使用してない手すりがある。
・床（フローリング）のスロープは、滑りやすく危険なことがある。
・廊下のじゅうたんは、逆に危険である。
・機能の変化により、手すりが邪魔になってしまう（車いすでのスペース確保が困難）。
・壁の耐久性の問題で、手すりが取り付けられない。
　もし取り付けるとすれば、大がかりな工事が必要となる。

・生活意欲の高揚

の達成をより確実なものに近づけます。

2. 家屋改造の実際

[1] アンケートの結果より

　本稿執筆に先立ち、地域で活躍されている医療・福祉分野の方々を対象にアンケートを実施しました。その中で、在宅に携わっている方々の家屋改造に関する結果を図4～6に示します。改造箇所は、トイレ・浴室・玄関の順に多く、改造の内容は、手すりの設置・段差解消が中心でした。

　一方、改造に関する問題点を自由記載してもらった結果、表2のような問題点が浮かび上がりました。これらの問題点は、図1に示した住宅改造に関する要因に分類することができますが、改造完了までのフィードバック（調整・修正）や完了後の定期的なアフターケアの必要性

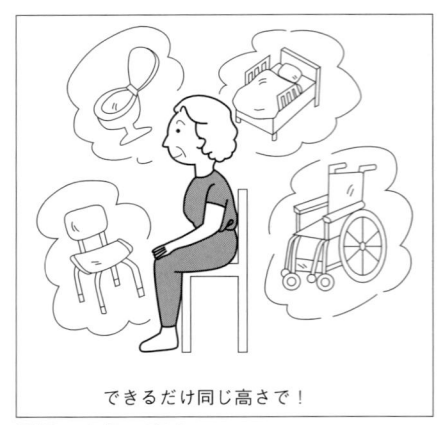

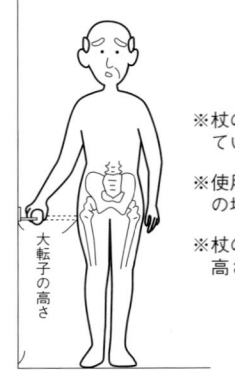

図7．座位の高さ　　　　　　図8．横手すりの高さ

を示すものといえます。

［2］共通事項

各場所別のポイントを説明する前に、できる限り考慮してほしい点を何点か挙げてみます。

◆ⅰ 座位の高さの統一（移乗移動動作のために）：座位保持のため、あるいは立ち上がるための標準的な高さは、下腿長（おおかたの目安として、いすにすわって足の裏が全体がつき、なおかつ膝が直角の時の高さ）を基準とします。日常生活の中で座位の姿勢で使用するものをできるだけ同じ高さにします（図7）。

　　注　標準的な高さは40cm±αですが、立ち上がりが困難な場合はやや高めに設定します。この場合、設定の高さでの座位のバランス能力を確認する必要があります。

◆ⅱ 横手すりの高さの統一（移動動作のために）：移動のための横手すりの高さは、杖の高さとできるだけ同じにします（図8）。

　　注　トイレ・浴室などでの座位保持目的の横手すりは、移動用より10cm程度低くします（また前記の座位の高さにより調整します）。

◆ⅲ 無理な段差の解消より縦手すり±α：急勾配での段差解消・フローリングはかえって危険でもあり、スロープ検討において十分なアプローチ・距離の確保が困難な場合は、縦手すりと式台の使用またはいすを使用し、座位での移動アプローチを行うようにします。

［3］各部屋別ポイント

基本は、やはり段差解消・手すりの設置・足元灯の設置・引き戸または開き戸への変更です。

◆ⅰ トイレ（図9、10）

・できる限り引き戸または、開き戸に変更します。
・便器の高さは、前記統一の高さに合わせます。
・手すりは、目的に応じて横手すり、縦手すり、可動式（折り上げ式）手すりを組み合わせて設置します。

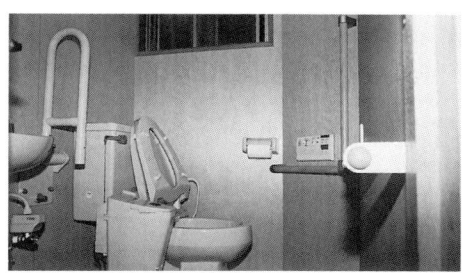

図9．トイレ
用途に応じた各手すりの取り付け施工。可動（折り上げ式）手すりも設置します。

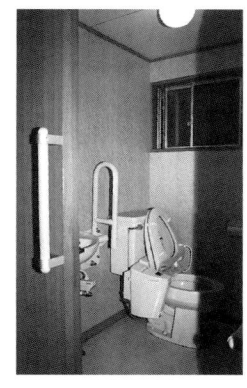

図10．トイレ
ドアを引き戸に改造します。

◆ ii 浴室（一番ADL自立の難しい場所です）（図11、12）
・浴室と出入口（脱衣所も含め）の段差解消をします（浴室の方にすのこ利用）
・上記により、据え置き式浴槽が半埋め込み式浴槽のようにもなる利点もあります。
・一方で、もともと半埋め込み式の場合でさらに浴槽が低くなってしまう場合は、浴槽やシャワーチェアー（統一の高さで）の高さを優先し、出入口部分は縦手すりの取りつけと、いす

すぐに住環境整備ができない・改造ができない場所へのワンポイント

住宅改造での一番の問題はおそらく「手すりの取り付け」の問題かと思われます。現在では、接着式の手すりもありますが、耐久性など課題も残っています。ここでは、在宅生活を現実のものに近づける生活の知恵をいくつか挙げてみます。

＜居室＞
　ベッド⇒ビールケース（6～8個）＋ ベニア板（高さに問題あれば、角材かブロックで調節）

＜トイレ＞
　手すり取り付け困難⇒歩行補助具の適宜利用（セーフティーアームなど）
　ドア⇒アコーデオンカーテン（突っ張り棒式）

＜風呂＞
　シャワーチェアー⇒ビールケース ＋ バスマット（適当にカット）
　シャワーボード⇒風呂釜の蓋
　浴槽内の高さ調節⇒つけもの石（最近は、大きさもいろいろあるので、高さ調節ができます）

＜廊下など動線部分＞
　移動⇒ノンスリップ靴下（イボイボ付きの靴下）
　手すり取り付け困難⇒歩行補助具の適宜利用

上記のものはほんの一例であり、応急的なものから継続的に利用できるものまであります。あくまでも、安全を確認・確保したうえでの使用が前提です。逆に、このような物を利用しながら、改造のイメージが具体化することもあります。

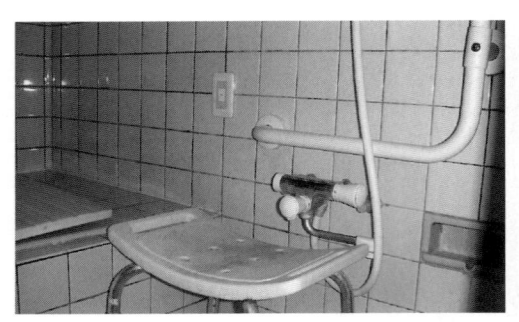

図 11. 浴室
シャワーチェアと浴槽をほぼ同じ高さに設置し、浴槽の向こう側にも横手すりを設置します（省略）。

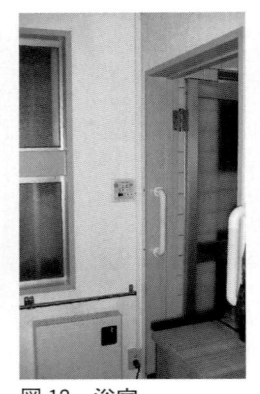

図 12. 浴室
浴槽が半埋め込み式のため、出入口は縦手すりを設置します（いす利用によるアプローチ）。

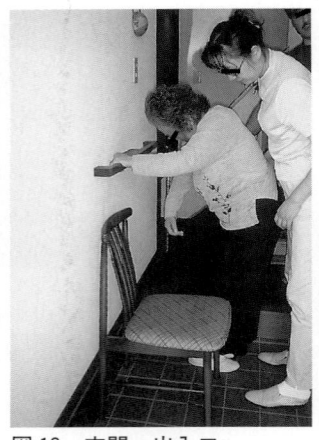

図 13. 玄関・出入口
いすと横手すりを設置します。

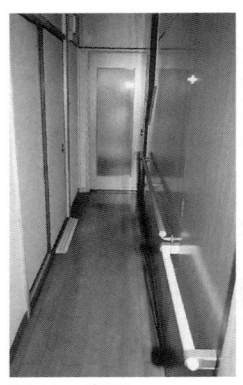

図 14. 廊下
手すり設置、および居間への出入りの段差を解消します。

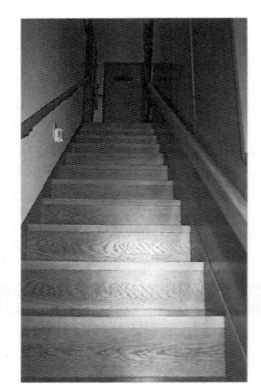

図 15. 階段
両側に手すりを設置、足下灯を設置します。

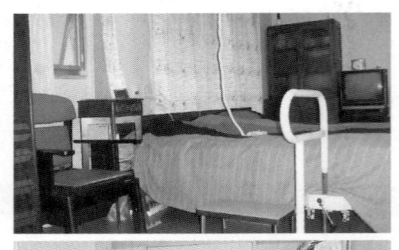

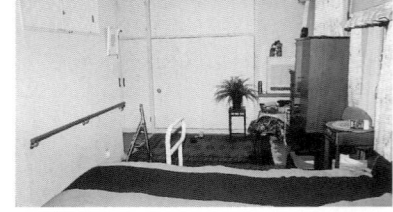

図 16. 居室
一般ベッドを応用し利用（足台・サイドレール・起き上がり補助のひもなど設置）します。夜間対応のためのポータブルトイレや、移動のための横手すりを設置します。

　　利用による腰かけ出入りの対応をします。
・洗い場と浴槽内にすべり止めマットを敷くようにします。

◆ iii 玄関・出入口（図13）
・スロープの設置が理想ですが、現実には困難な場合が多いようです（特に一戸建ての純和風建築では、みた目の問題もあるため）。
・現実的には、上がりかまちの段差に応じて踏み台などを利用して段差を小さくします。
・腰かけいすや縦手すりを設置して履物の脱ぎ履き時の対応をします。

◆ iv 廊下（図14）
・居室・トイレ、居室・居間など、動線の部分でフローリングと横手すりの設置が基本です。
・各部屋の境目は段差解消、夜間足元灯があればさらに理想的です。

◆ v 階段（図15）
・できれば手すりは両側に設置します。
・夜間足元灯は複数個設置をするようにします（1個では影の部分ができるため）。

表3. 移動能力別ワンポイント

移動レベル	屋外歩行レベル	室内歩行レベル（監視・軽介助）	車いすレベル	ベッド上生活レベル
目的	安全性・効率性の確保	（環境整備による）自立の維持・拡大	介助量軽減 生活圏の拡大（閉じこもり防止）	介助量軽減 車いす乗車などによる活動性改善
居室		同左 浴室・トイレなどへの効率的なアプローチ動線の確保（居室場所の検討）	車いす駆動での摩擦解消	ベッドの位置・高さ
トイレ	必要に応じて手すり 段差の解消（転倒防止第一）	同左 生活動線・本人の能力など考慮にて、夜間ポータブルトイレの場合あり	同左 夜間ポータブル対応での環境整備	オムツの使用は最終手段 ベッド上および周囲の環境整備
浴室		同左 出入り口 いすを使っての移動が効果的	同左 介助入浴 脱衣所は車いす対応または入浴サービス	入浴サービス or 天井式・走行式リフトの利用
廊下		同左	車いす移動のスペース確保（床はフローリング）	
階段	手すり	必要なケースは階段昇降機、ホームエレベーター導入		
玄関	上がりかまちの段差の軽減（たて手すり＋踏み台）or いす	同左 車いすでの移動を考慮 いすの利用も（出入り口は必ずしも玄関とは限らない）		
公道へのアプローチ	段差の軽減・解消 路面の整備	同左 屋外は車いす対応で	同左	同左

◆ vi 居室（図16）
・ベッドの向き、高さ、ポータブルトイレ設置の有無など能力に応じて、福祉用具との兼ねあいを考慮に入れた住環境整備の意味合いが強いです。
・屋内自立レベル以上であれば、トイレ・居間など動線を考慮に入れた居室設定が必要です。
・必要に応じて、家具の配置の変更、手すりの設置、フローリング対応を検討します。

［4］移動能力別ワンポイント（表3）

基本は変わりませんが、ポイントを表3に表しています。

●●●○ おわりに

実際には、理想と現実の落差に悩みながらの家屋指導が多数を占めます。しかし、限られた条件の中で、知恵を絞り、患者さんはもとより、同居される家族の方々を含め、生活しやすい「空間」をめざすことが、在宅復帰のための条件であることには違いないのです。今回のアドバイスがそんな一助になれば幸いです。

（片塩信哉）

3. 在宅における生活環境整備
c. 介助方法と介護者の健康管理

●●● はじめに

　身体が不自由な方の行為を手伝う時、"力づく"になったり、"転びそうになった"という経験はありませんか？　腰を痛めてはいませんか？　病院と家との環境は大きく異なり、実際に家で行う介助に戸惑うことも多いのではないでしょうか。

　介助する時は、なるべく安全で負担の少ない介助方法を選び、転倒や腰痛などを回避したいものです。

　大切なことは、介助者が患者さんの身体能力に合わせて介助量を加減するということです。「援助のし過ぎ」は寝たきりをつくり出してしまう可能性があり、「援助し過ぎない」ことが、患者さんの身の回り動作の自立心を高めることにつながると考えます。

　日々の生活向上に役立つよう、少しでも楽に行える『介助のコツ』として参考にしていただけたらと思います。

1. 基本動作の介助方法

　寝返りや起き上がりなどの基本動作では、患者さんが動作の「どの部分」でつまづいているのかを明確にします。決して介助量を与えすぎずに、自立のための介助を心がけて、「できない部分」を手伝うようにします。すなわち、患者さんは残された機能を最大限に使って介助者に協力し、一方、介助者は患者さんの能力を利用しつつ、最小限の援助を与えながら、両者が一緒になって動作中の力加減を習得していく必要があります。

　動作を介助するうえでのポイントとしては、これから何をしようとしているのか、どんな動作をしてもらいたいのかを動作の各段階に言葉で示して、患者さんに注意を惹起させることです。動作の開始時や動作中に患者さんの目や首の位置・動きを利用することは、介助量を軽減するためにはとても重要なポイントです。

[1] 寝返り

❶ 仰向け→横向き*（図1）

①頭を寝返る方に向けます。患側上肢は胸の上におきます。

②介助者は患側の膝を曲げ、患側の肩甲骨と骨盤部に手をあてがい、自分の膝を曲げて体重を後方に持っていきながら手前に引くように寝返りを介助します（腕力ではなく自分の体重移動を利用します）。

横向き*：患側が上になる横向き

4-3．在宅における生活環境整備　c 介助方法と介護者の健康管理

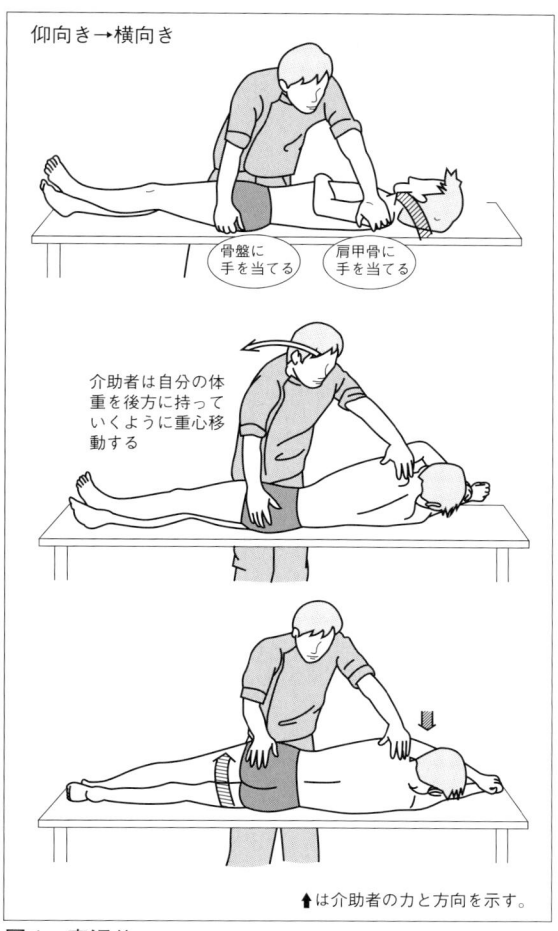

図1．寝返り

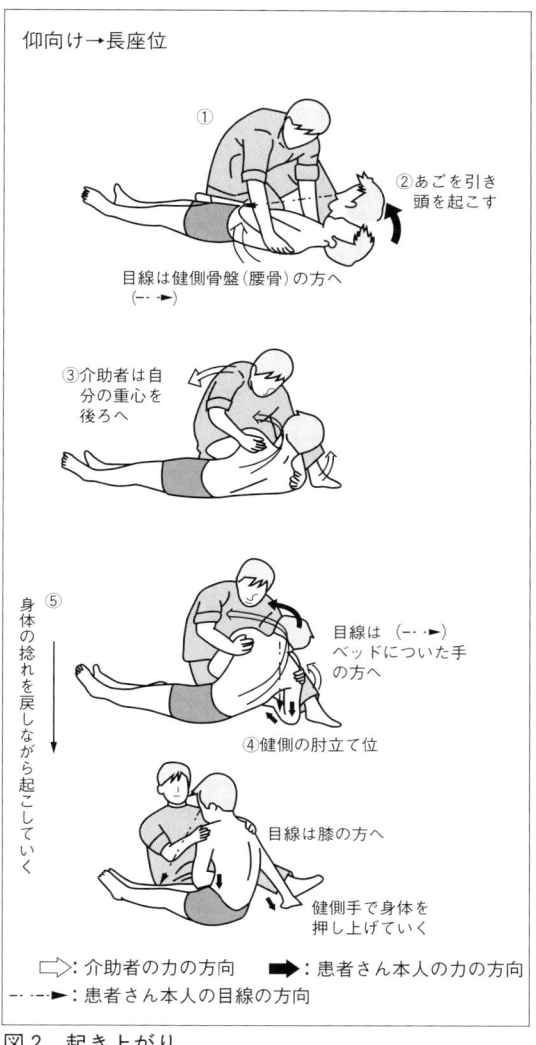

図2．起き上がり

［2］起き上がり

❶ 横向き→長座位（ベッド上に足を投げ出した座位）（図2）

①介助者は健側体側に片膝をついて接近します。

②患者さんには目線を健側骨盤に向けるように顎を引き、頭を起こしてもらいます。

③介助者は患側の肩甲骨〜頸部を後方から抱え込むようにして斜め前方（自分の臍方向）に引き起こします。この時、介助者は自分の体重を利用して身体を後方に倒しながら腰を降ろします。

④いったん健側の肘立て位になります。この時、目線はベッドについている健側手のあたりに向けます。目線を上げてしまうと頭の重さで後方に倒れてしまいます。

⑤介助者は健側肩甲帯を後方から抱えつつ前方に引き出し、身体の捻れを戻しながら起こしていきます。この時患者さんは目線をベッドについた手から徐々に膝の方へ移していきます。

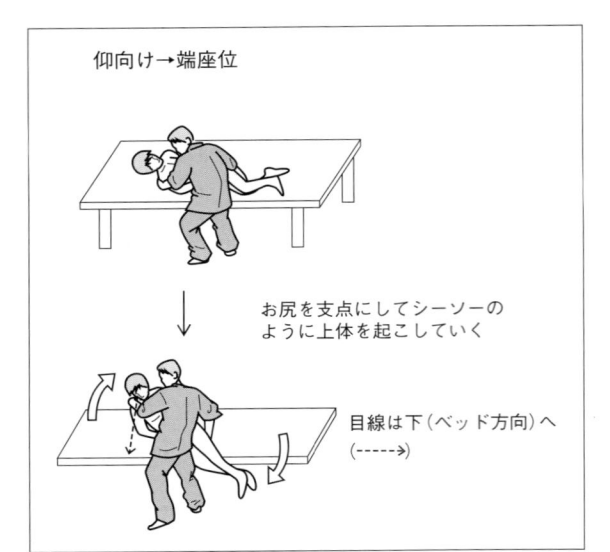

図3. 起き上がり

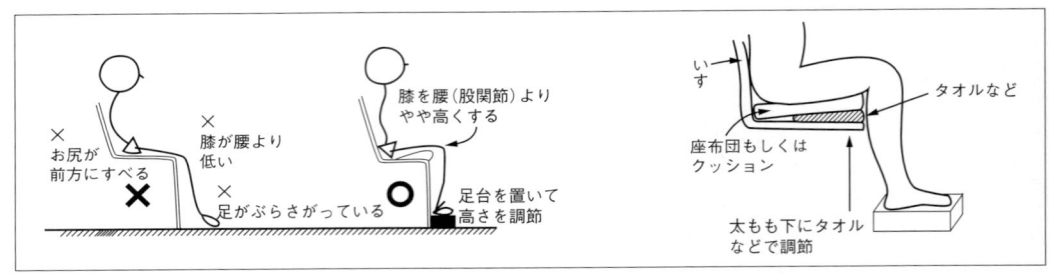

図4. 起き上がり

図5. 座位保持

❷ 仰向け→端座位（ベッドから足を下ろした座位）（図3）
①仰向けから寝返る要領で患側上の横向きになります。
②介助者は首下に手を差し込み、患側膝を外側から抱え込み、両足をベッド端から下ろしながらお尻を支点にしてシーソーのように上体を起こしていきます。
③起き上がったところで両手をベッド、もしくはベッド柵についてもらい、座位姿勢を整えます。

❸ 端座位→仰向け（図4）
①介助者は首を健側横から支えます。患者さんは患側下肢を健側下肢で下から交叉し抱えておきます。
②お尻を支点にして頭側をベッドに倒しながら両膝をベッド上に引き上げます。この時、患者さんは倒れる方向とは反対方向に頭を倒しておくようにします。

［3］座位保持

❶ 座位姿勢を安定させる条件（図5）
①股・膝・足それぞれの関節角度が直角よりもやや鋭角になるようにします。

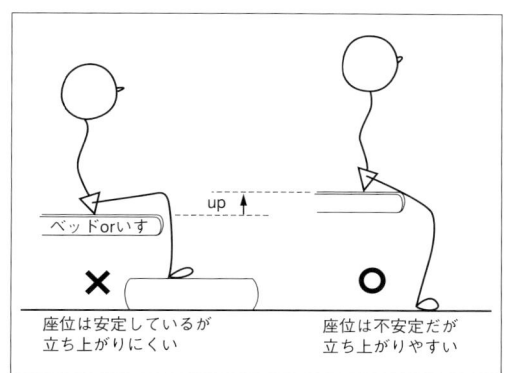

4-3. 在宅における生活環境整備　c．介助方法と介護者の健康管理

図6．いすからの立ち上がり

②座面が高くて股関節よりも膝が低くなる場合、膝近くの太股下にタオルなど折りたたんだ物を敷いて膝の方を少し高めにします。この時、床面から浮いた足下には足台を置きます。足台の高さは、踵がしっかりつく高さとします。

③クッションは、お尻が沈み込むようなものだと立ち上がり動作の阻害因子となります。表面が平らなクッション・座布団が望ましいタイプです。なお、褥瘡予防用に圧力分散に優れた種々のクッションが市販されています。

④座っているうちに姿勢が崩れてお尻が前方に滑り出すような場合、座面（クッション下）に滑り止めシートなどを敷くと改善されることもあります。

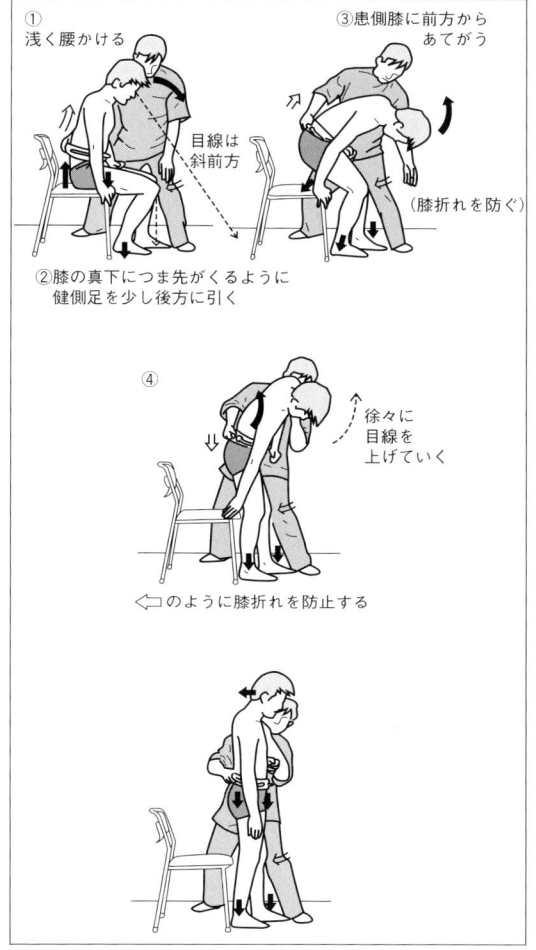

図7．いすからの立ち上がり

⑤どちらか一方に傾いてしまう場合、傾いている側の脇下などに枕やクッションなどを挟み込み、なるべく姿勢を左右対称に修正し、体重が左右のお尻に均等にかかるようにします。

⑥テーブル（作業台・食卓）の高さも座面に合わせると座位姿勢がより安定します。望ましい高さは、楽に腕をテーブル上に下ろした時、肘が直角に曲がるくらいの高さです。

［4］立ち上がり

❶ いすからの立ち上がり（図6）

立ち上がりに有利な座位は、股・膝の角度が鈍角になる時です。すなわち、少し高めのいすの方が立ち上がりやすいことになります。ハイ・ローベッド（高さ調節式ベッド）であれば、立ち上がる前にベッド高を少し高めにセットします。

> **ワンポイント**
>
> ［立ち上がり］（図7）
> ①まず深く腰かけた姿勢から、お尻を前方にずらして浅く腰かけます。
> ②健側下肢を後方に引いて（患側も後方に引くことができれば同様に）、膝のま下につま先がくるようにセットします。
> ③立ち上がる途中の膝折れを防止するために、介助者は患側膝に自分の膝を前方からあてがいます。但し、動作時の膝の動きを妨げないようにします。
> ④介助者は患者さんの腰（腰紐）に手を回し、自分の腰（重心）を下ろしながら患者さんを手前に引き出します。お尻が浮いたところで、上方に立ち上がるよう介助します。一方、患者さんは、目線を斜前方床面に向けながらおじぎをし、お尻が浮き上がったら徐々に上を仰ぎ見るように目線を上げていきます（最初から上を見ていたり、急に目線を上にあげてしまうと、後方にバランスを崩して座り込んでしまいます）。

❷ いすへの腰下ろし

①立ち上がる場合と同様に介助者は患側膝に自分の膝をあてがい、腰かける際の膝折れを防止します。
②健側下肢を少し後方に引きます。
③患者さんは目線をゆっくりと床面に落としながらおじぎをし、両膝を曲げて腰を下ろしていきます。介助者は患者さんの腰に手を回し、腰を下ろす速さを調節しながら自分の重心も同時に下げていきます。

❸ 床（畳）からの立ち上がり（図8）

①30～40cmの台（もしくは、いす）を用意します。患側膝を立てたあぐら座位をとります。
②患者さんは床についた健側手と健側下肢の力で片膝立ちになります。この時の目線は健側下肢の膝あたりを見ておきます。介助者は患側から腰に手を回して、片膝立ちになるまで腰の持ち上げを介助するとともに、患側膝が倒れないように外側から支えてあげます。
③次いで、健側手を床から台に移し、目線は上げず、頭を下げたまま健側上下肢の力で身体を支えてゆっくりと立ち上がります。ここで目線（頭）を早くから上げてしまうと、後に倒れる危険があります。介助者は引き続き、腰と患側膝に手を当てて介助します。
④そのまま直接、立ち上がってもよいのですが、立ち上がる途中に健側上下肢を軸にお尻を回転して、台にいったん腰かけたあと、この台から立ち上がる方がより安全です（台からの立ち上がりは「いすからの立ち上がり」287頁を参照）。

❹ 床（畳）への腰下ろし（図9）

①いったん台に腰かけます（「いすへの腰下ろし」を参照）。
②次いで、浅く腰かけて健側下肢を患側下肢の下に滑り込ませるように倒していきます。
③健側上肢と健側下肢の足部で支えながらゆっくりと健側膝を床に下ろしていき、次いでお尻を下ろします。目線は終始、台上の健側手に向けておきます。
④介助者は立ち上がり時と同様に腰と患側膝を支えます。

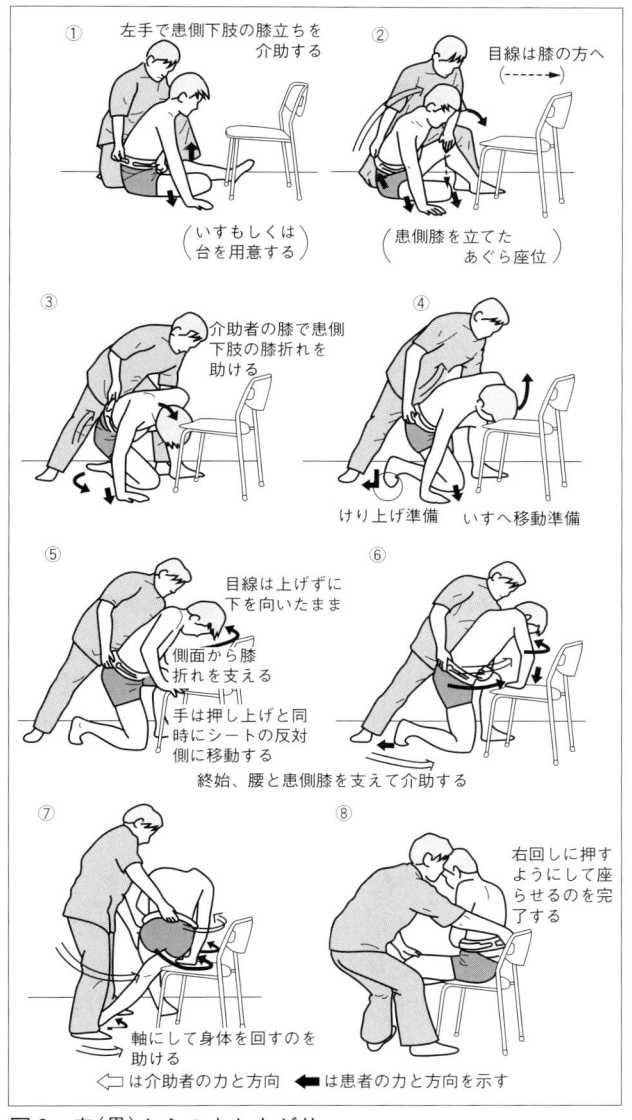

4-3. 在宅における生活環境整備　c 介助方法と介護者の健康管理

図8. 床(畳)からの立ち上がり

図9. 床(畳)への腰下ろし

[5] 立位保持

①両足を10cm程度離して立つと立位を保ちやすくなります（狭過ぎず、広過ぎず）。

②前傾姿勢になって腰が引けている場合、胸部を前方から・骨盤部を後方から同時に押し上げるように姿勢を矯正してあげます。

③つかまり立ちをする際は、つかまる物の高さを調節します（低過ぎず、高過ぎず）。

[6] トランスファー（移乗）

[トランスファー時の留意点]

①患者さんの身体が自分から離れるほど大きな力が必要になります。できるだけ患者さんに

接近します。

②"高いところから低いところへ移る"のが原則です。

③介助者は、患者さんが動く方向の空間に位置せず、動きやすいようにその空間は空けておきます。

④移動距離が最短になるように対象物をセットします。

⑤足下や周囲に妨げとなる物品があれば整理し、介助に必要な空間を確保します。

⑥目線の方向・頭の動きは身体を動かす時に重要な役割を果たしてくれます。

❶ 車いす→ベッド（図10）

①対象物に接近する：車いすの健側をベッドに30度の角度で斜めに接近させて、ブレーキをかけます。

②立ち上がり準備：フットレスを引き上げ、足部を接床します。ベッドへの移動距離をさらに近づけるためにお尻を車いす座面前方に片方ずつ引き出します。踵を後ろに引いて膝のま下につま先がくるようにセットします。

③立ち上がる：患者さんの患側膝前面に介助者の膝をあてがい（もしくは患側膝を介助者の両膝で挟み込み）、腰に手を回します（その後の立ち上がり動作は「いすから立ち上がり」を参照）。

④回転する：立位になったら、健側下肢を軸にしてお尻をベッドの方へ90度回転させます。

⑤腰かける：ゆっくりとベッドに腰を下ろします（「いすへの腰下ろし」286頁を参照）。

❷ ベッド→車いす（図11）

①対象物に接近する：健側ベッドに車いすを30度の角度で斜めに接近させて、ブレーキをかけます。

②立ち上がり準備：ベッドへの移動距離をさらに近づけるためにお尻を前方に片方ずつ引き出し、ベッドに浅く腰かけます。ハイ・ローベッドであればベッド高を少し上げます。踵を後ろに引いて膝のま下につま先がくるようにセットします。

③立ち上がる：患者さんの患側膝前面に介助者の膝をあてがい（もしくは患側膝を介助者の両膝で挟み込み）、腰に手を回します（その後の立ち上がり動作は「いすからの立ち上がり」287頁を参照）。

④回転する：立位になったら、健側下肢を軸にしてお尻を車いすの方へ90度回転させます。

⑤腰かける：ゆっくりと車いすに腰を下ろします（「いすへの腰下ろし」288頁を参照）。

[7] 車いすでの介助

❶ 進む・止まる

①押す：ゆっくりと押し始めます。勢いをつけて押し始めると、患者さんは反動で後ろにのけぞってしまい、車いす座位姿勢が崩れてしまいます。また、心理的にもゆっくり操作の方が安心できます。

②方向転換：ゆっくり回ります。回るスピードが速く、特に小回りだと患者さんの身体が大きく振られてしまいます。

③止まる：ゆっくりと速度を落として止まります。いきなりブレーキをかけて止まると、患

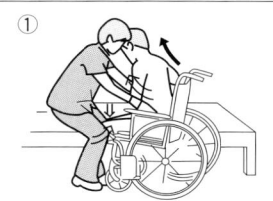

4-3. 在宅における生活環境整備　c 介助方法と介護者の健康管理

① 立ち上がる前にお尻をいすの前の方に出しておく

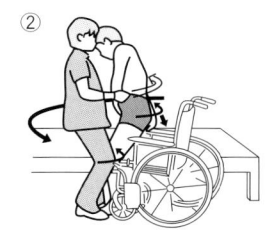

② 患側膝に介助者の膝をあてがい、膝折れを防ぐ

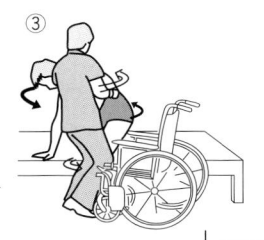

③ 健側を軸にして腰を回す

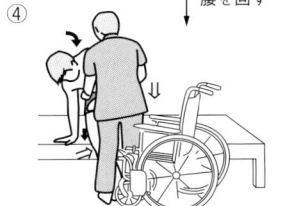

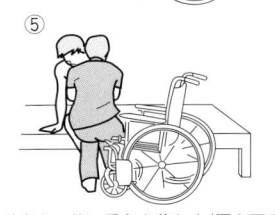

④

⑤ 介助者も一緒に重心を落とす（腰を下ろす）

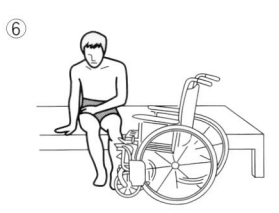

⑥

⇐ は介助者の力と方向　← は患者の力と方向を示す

図10. トランスファー　車いす→ベッド

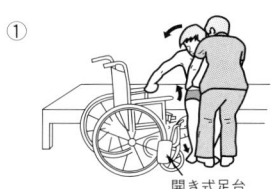

① 開き式足台
立ち上がる前にお尻をベッド端の方に出しておく

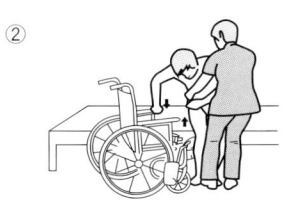

② 患側膝に介助者の膝をあてがい（もしくは挟みこみ）膝折れを防ぐ

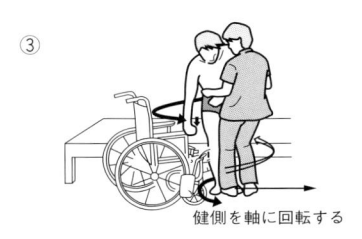

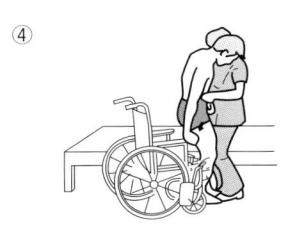

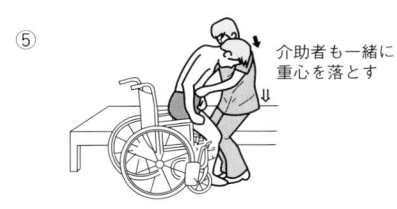

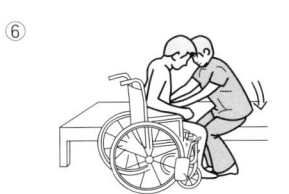

③ 健側を軸に回転する

④

⑤ 介助者も一緒に重心を落とす

⑥

⇐ は介助者の力と方向　← は患者の力と方向を示す

図11. トランスファー　ベッド→車いす

者さんは反動で前方に転び落ちる危険があります。

> **注** 操作する時、「動きます」「右に回ります」などのように事前に言葉で伝えてあげることによって、車いすの動きに患者さんの注意を向けることも大切です。

❷ 不整地の走行（図12）
砂利道などの不整地では、そのまま走行するとキャスターが邪魔して操作しづらいために、キャスターを持ち上げた状態のまま操作すると楽に走行できます。

❸ 段差（階段）の昇降
a）段差を昇る
①前進で昇る（図14-a）：まず、ティッピングレバーを踏んでキャスターを上段に上げます。次いで、足をティッピングレバーから離し、駆動輪を上段へ持ち上げます。

> **注** ティッピングレバーの使用方法（図13）
> ティッピングレバーに脚をかけ体重を乗せて握りを後下方に引きます。

②後進で昇る（図14-b）：まず、握りを後方に引き上げ、駆動輪を上段に持ち上げます。ゆっくり後方に引いたあと、ティッピングレバーを踏んでキャスターを上段に持ち上げます。

b）段を降りる
③前進で降りる（図14-c）：そのまま降りるとキャスターが先に落ちてしまい、患者さんが前方に放り出されてしまうことがあります。そこで、まず握りを後下方に引き、ティッピングレバーでキャスターを上げ、全体のバランスを取りながら段差ラインまでゆっくり進みます。続いて、車いすがドスンと落ちてしまわないように車いすを引き気味にしながらゆっくりと駆動輪を降ろします。その後、キャスターをゆっくりと下ろします。

④後進で降りる（図14-d）：まず、駆動輪を少し持ち上げたあと、ゆっくりと下段に下ろします。次いで、ティッピングレバーを踏んでキャスターを浮かせたまま、ゆっくりと後方に引いたあと、キャスターを下段に下ろします。

> **注** 一般に、「前進での降り」や「後進での乗り越え（昇り）」は、介助者の負担が大きく危険も高くなります。したがって、段差乗り越えは前進で、降りは後進で操作する方がより簡単で安全です。

❹ 坂道（スロープ）
①キャスターを上げない場合（図15-a）：登坂は前進、降坂は後進で操作します。つまり、患者さんは常に（登坂時も、降坂時も）坂上を向いていることになります。

②キャスターを上げる場合（図15-b）：登坂は後進、降坂は前進で操作します。つまり、患者さんは常に（登坂時も、降坂時も）坂下を向いていることになります。

> **注** 一般に、方法②は介助者の負担や危険が高いので、方法①をお勧めします。

❺ 車いすの手入れ
より安全な車いす操作をするために、また、車いすをより長持ちさせるために、車いすの点検や清掃などを定期的に行いましょう。

①まず、清掃！：中性洗剤を染み込ませたボロ布で、シート・フレームパイプなどの汚れを拭き取ります。

②給油：ジョイント部分・支点へ給油します。

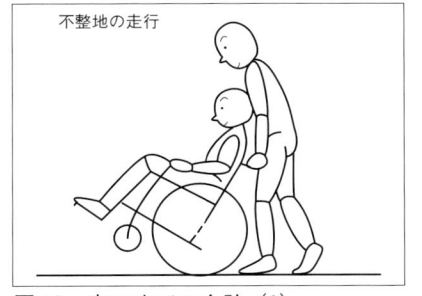

図12. 車いすでの介助（1）

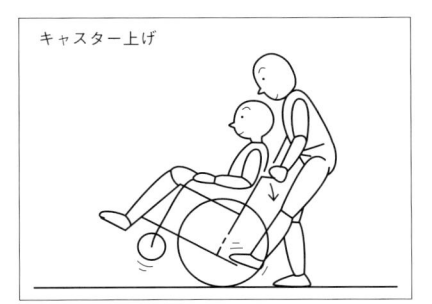

図13. 車いすでの介助（2）

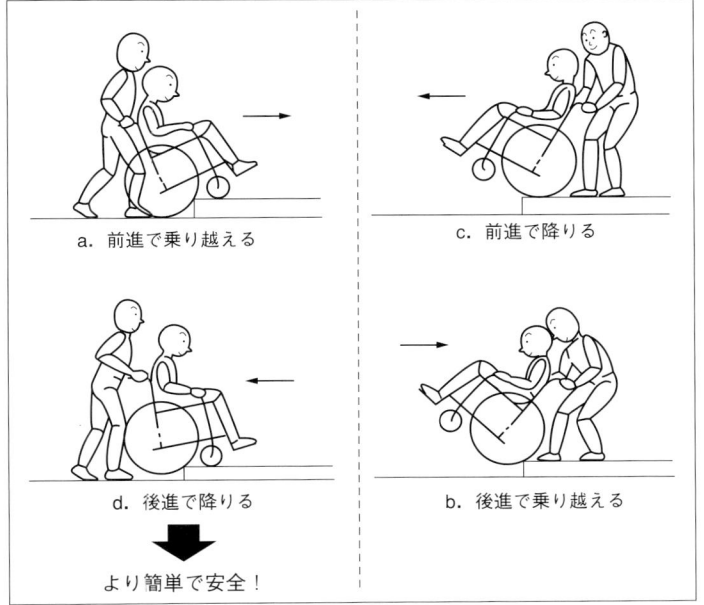

a. 前進で乗り越える
c. 前進で降りる
d. 後進で降りる
b. 後進で乗り越える
より簡単で安全！

図14. 車いすでの介助（3）

a. 自在輪を上げない場合
登坂は前進、降坂は後進で操作する。

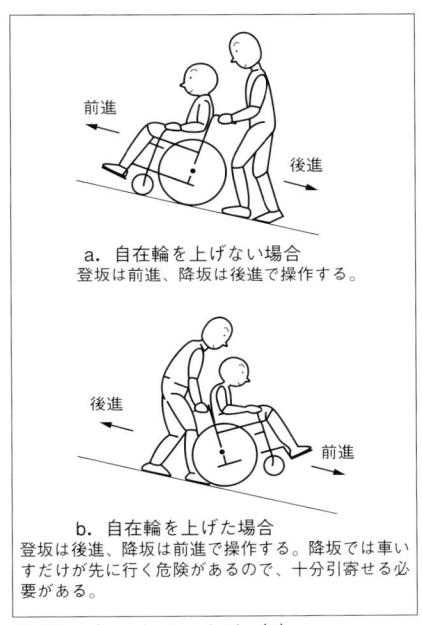

b. 自在輪を上げた場合
登坂は後進、降坂は前進で操作する。降坂では車いすだけが先に行く危険があるので、十分引寄せる必要がある。

図15. 車いすでの介助（4）

　③ガタ・破損：ボルト・ナットの緩みや欠損、フレームのガタ・破損などを点検します。問題があれば車いすメーカーに連絡し、修理してもらいましょう。
　④ブレーキの効き具合のチェック：駆動輪のブレーキ・ハンドブレーキ
　⑤車輪の空気圧のチェック：駆動輪の空気圧が低かったりパンクしていたりすると、操作効率が悪くなり、介助が重くなります。
　⑥車軸周囲のゴミ・ほこりの手入れ：駆動輪・前輪（キャスター）の軸にほこりやゴミが絡まっていると、車輪の回転効率が悪くなり、操作に影響します。
　⑦駆動輪の溝（トレッド）のチェック：駆動輪の溝がすり減っていたり、ひび割れたりしていると、ブレーキの効きが悪くなったり、パンクの原因にもなりますので、早めに交換しましょう。
　⑧シートのたわみ：座面シートや背もたれシートがたわんでしまうと、お尻や背中の一点に圧が集中しやすくなり、褥瘡発生の原因になります。また前方に滑り落ちたり、横に傾いたりして座位姿勢も崩れやすくなりますので、交換しましょう。

⑨フットプレートの高さ：フットプレートが高過ぎるとお尻に圧が集中し、低過ぎると大腿遠位部に圧が集中し、いずれも褥瘡や座位姿勢の崩れる原因となります。シート端の膝下に少し隙間ができる程度（指1～2本分）に高さを調節しましょう。

2. 在宅での介助運動（家族が手伝うホームエクササイズ）

各運動、7～10回を1セットとし、患者さんの能力・体力に合わせて、1日に1～3セット行うよう習慣にしましょう。

注　自分1人で行える場合は「ホームエクササイズの具体例」202頁を参照。

［1］下肢

❶ 下肢の屈伸運動（図16）

仰向けになって、下肢を片方ずつ屈伸させます。介助者は足の重みを下から支えて、運動の方向を少し誘導してあげます。運動開始から最終域まで少しでも自分で出せる力を発揮してもらいます。

❷ お尻上げ運動（図17）

仰向けになって両膝を立てます。両手はお腹の上に置きます。介助者は患者さんに向き合って座り、両足部が動かないように押さえてあげます。息を吐きながらお尻を持ち上げます。介助者は左右のお尻の下に手を当てて支え、お尻上げを介助します。

❸ つま先上げ運動（図18）

仰向けになって両膝を立てます。介助者は患者さんに向き合って座り、両足部を上から押さえます。患者さんは押さえられているつま先を両側一緒に持ち上げます。

❹ 下肢のストレッチ（股・膝・足首）（図19-a、b、c）

①仰向けになり両下肢を曲げ、胸の方に丸めていきます。数秒丸めたあと、ゆっくり両下肢を伸ばします。これを数回繰り返します。

②両下肢を伸ばしてV字型に広げ、股関節・太股内側をストレッチします。介助者は患者さんの両下肢の間に座り、膝が曲がってこないように上から押さえます。1～2分程度、ストレッチします。

③足首（ふくらはぎ・アキレス腱）をストレッチします。数秒ストレッチ後ゆっくり戻します。

注　ストレッチははずみをつけてはいけません、筋肉や腱を傷める危険があります。

［2］体幹

❶ 膝倒し運動（図20）

仰向けになって両膝を立て、両手は身体の横に置きます。介助者は患者さんに向き合って座り、患者さんの身体を捻るように両膝を一側に倒します。患者さんは膝の倒れる向きとは反対方向に顔を向けて上半身を捻るよう意識します。両側への膝倒しを交互に行います。上半身が膝と一緒に寝返ってくるようであれば介助者は膝を倒す向きとは反対側の肩を上から押さえて

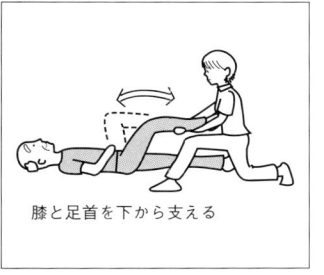

図16. 下肢の屈伸運動 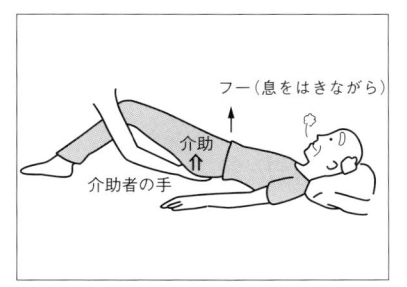　　図17. お尻上げ運動 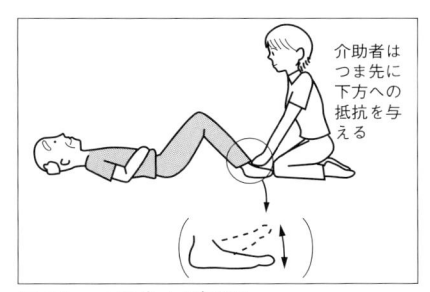　　図18. つま先上げ運動

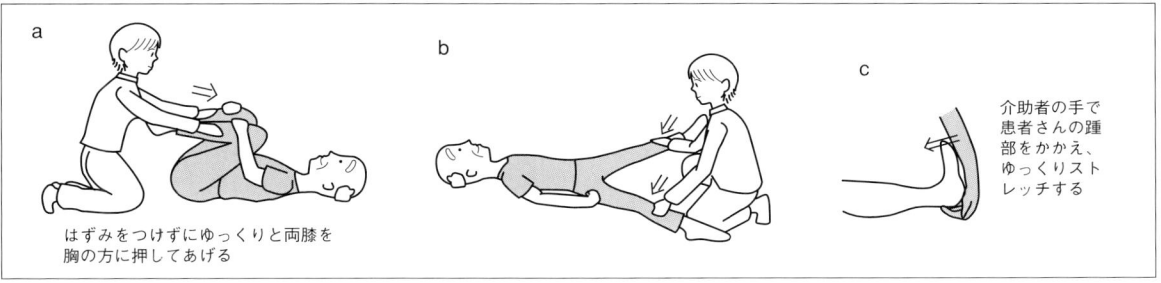

図19. 下肢のストレッチ

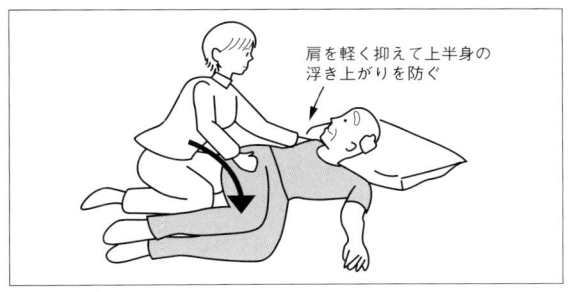

図20. 膝倒し 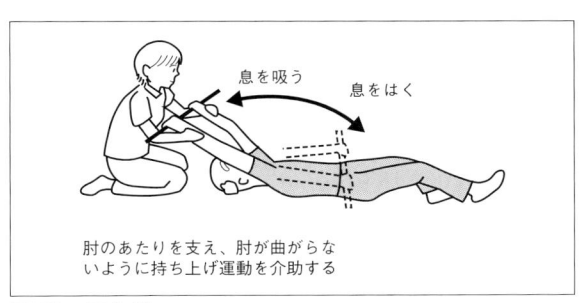　　図21. 棒体操

上半身の浮き上がりを防ぎます。

❷ **棒体操（仰向けもしくは座位）**（図21）

仰向けになり、肩幅くらいの棒（長さ50〜70 cmくらい）を上から握ります。まず、肘を伸ばして棒を太股の上に置きます。そこからゆっくりと息を吸いながら肘を伸ばして万歳するように棒を頭上に持ち上げます。腕に力がない場合、介助者が患者さんの頭の方から持ち上げ運動を介助します。この時、患者さんには胸郭や体幹の前面・側面の筋肉がストレッチされているのを意識してもらいます。次いで、息を吐きながら肘を伸ばしたままゆっくりと棒を太股まで戻します。

いすに腰かけても同様にできますが、運動を繰り返すうちに（特に腕を持ち上げる時に）お尻が前にずり滑っていき、運動姿勢が崩れてしまうのが難点です。

❸ **腹臥位（うつ伏せ）**

患者さんが自分で、あるいは介助でうつ伏せになれるならば、たまにはうつ伏せになること

を勧めます。顔は呼吸しやすいように横に向けます。丸まった胸郭・曲がった股関節や膝関節の矯正に効果が得られることもあります。

3. 介護者の健康管理方法

　　介護に一生懸命で、ご自分の身体を傷めてはいませんか？　"介護者の介護疲れ"に陥らないよう、介護者本人が自分の健康管理に気をつけるのはとても大切なことです。

1. 片足ずつ行う時、伸ばしている脚が浮き上がらないようにピンと伸ばすように意識します。その後、両足を抱えて行います。

2. 両脚を揃えて膝を倒し腰を捻ります。肩が浮き上がらないように顔はま上もしくは膝とは反対方向に向けます。

3. 片膝を立て、反対側の脚を上下します。この時、膝が曲がらないようにピンと膝を伸ばしておきます。

4. 両膝を曲げ、太股に置いた両手をゆっくりとすべり上がらせるように身体を起こします。この時、臍をのぞき込むようにあごを引き、息を吐きながら行います。肩甲骨が床から持ち上がるくらいで十分です。

5. 両膝を曲げ、息を吐きながらお尻を持ち上げます。胸と臍と膝が一直線上に並ぶくらいまでお尻を持ち上げるようにします。

6. うつ伏せで片足ずつ持ち上げます。床から5～10cm脚が持ち上がる程度で十分です。

7. うつ伏せから肘立て位・腕立て位になったら軽くフッと息を吐き肩から背中の力を抜きます。痛みが起きるような場合はやめて下さい。

8. 両手両脚を肩幅に広げます。一方の腕と反対側の脚を水平に挙げて保持します。この時、臍が下に落ち込まないように背中を水平に保つよう努力します。

9. 背中を丸めてアーチを作る時、腹筋に力を入れます。背中を反らせる時、腹筋を弛め、背筋に力を入れます。

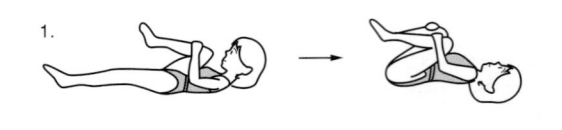

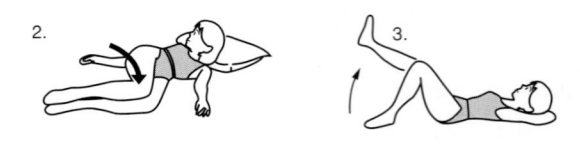

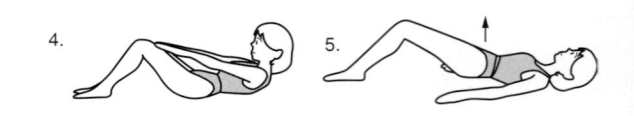

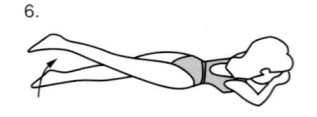

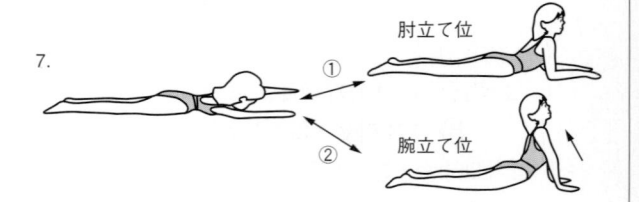

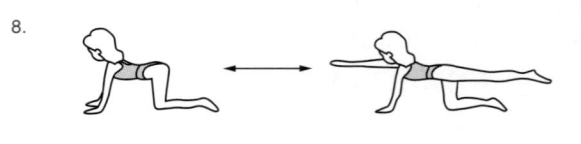

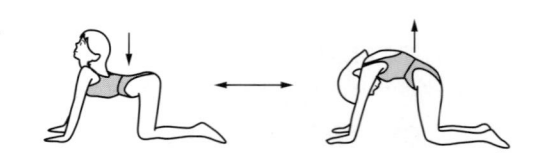

図22．腰痛体操

ここでは、介護にあたることによって比較的多くみられる症状の1つである腰痛に対して、その軽減および再発予防を目的とした体操を紹介します。

[腰痛体操]（図22）
 1. ストレッチ（片足ずつ→両足）
 2. 膝倒し（腰捻り）
 3. 片脚挙げ
 4. 腹筋
 5. ブリッジ運動
 6. 足挙げ運動（うつ伏せ）
 7. 背中反らし運動
　　①肘立てまで　②腕立てまで
 8. 四つ這い運動
　　右手左脚⇄四つ這い⇄左手右脚
 9. cat（キャット）運動
10. その他
　　①ウォーキング　②サイクリング　③水泳・水中ウォーキング

●●●● おわりに

　この項では、介助方法や介護者自身の健康管理について、簡単ではありますがふれてきました。しかしながら、ここで"介助のコツ"を得たとはいっても"介護の疲れ具合"によっては社会福祉資源を利用し、その間に介護者の休養を確保して心身疲弊を少しでも軽減させることが急務となる場合もあります。また、住環境が患者さんの能力を十分に発揮しうるものか、あるいは、介護しやすい状況（配置）になっているかなど、住環境整備にも力を入れる必要があります。というのも、住宅改造によって介助量の軽減や行為遂行の自立度向上に近づくことができるからです。

　障害は、行為（動作）の自由度を奪ってしまいます。介護者にとって「無理のない支援」、そして患者さんにとって「適切な介助量」が、患者さんの制限された生活範囲（空間）を広げ、より快適で長続きする介護生活へとつながることでしょう。

（上総広美）

【参考文献】
 1) 斉藤　宏，松村　俊，矢谷令子：姿勢と動作；ADLにおける扱いと手順．メヂカルフレンド社，東京，0000．
 2) 井口恭一：トランスファーに関する基礎知識．理学療法 17(3)：277-282, 2000．
 3) 橋崎仁司：脳卒中片麻痺患者の移動動作の誘導．理学療法 17(3)：295-299, 2000．
 4) 土屋弘吉，今田　拓：日常生活活動（動作）；評価と訓練の実際．第3版，医歯薬出版，東京，1996．
 5) 飯島　浩：シーティングのバイオメカニクス的アプローチ．理学療法 16(5)：355-362, 1999．
 6) 今関早苗：長期外来患者のQOLとその中心介護者のQOL；介護者のQOLを中心に．東京労災病院リハビリテーション科，1997．

4. 言語聴覚士のアプローチ
a. 言語障害のリハビリテーション

1. 失語症へのアプローチ

　ここでは失語症に対する評価を踏まえて、具体的な訓練や援助方法を概説します。失語症へのアプローチはリハビリテーションの各段階に対応して以下のように整理されます。

[1] 言語機能そのものの回復を目指す

　言語機能検査の結果に基づいて言語聴覚士（ST）が立てたプログラムに従って行う訓練です。その原則は、患者さんに最適な刺激を与え、よい反応を引き出し強化するというものです。訓練内容の一部をコラムに示してあります。

[2] 実用的なコミュニケーション能力を高める

　今持っている言語能力を用いて、人間関係を深めたり、生活の範囲を広げたりできるよう援助します。会話をスムーズにするためには、ジェスチャーや描画のほか、わからない時には聞き返す、相手の質問をよく聞いて「はい、いいえ」をはっきり答えるなど、自分にとって有効なコミュニケーションの方法を身につけることも大切です。また、模擬場面での買物や電話の練習なども行い、実生活でできることを増やしていきます。

[3] 家族や関係者への働きかけ

　失語症の患者さんの周囲の方々にも失語症状を理解してもらい、適切な接し方ができるよう指導を行います（「失語症の方とのコミュニケーションの取り方」306頁参照）。また職場復帰のために、職場との話し合いを持ち、言語症状や配慮事項を説明します。新たな技能を身につけるための訓練所への紹介なども行います。

[4] 心理面への働きかけ

　失語症の患者さんがいくつもの壁を乗り越えて自己の障害と折り合いをつけながら生活していけるようになる過程は、ほかの障害と同様です。しかし、失語症の場合、怒りや悲しみを表現することも、障害についての知識を得ることも困難なうえ、身体の障害と違って物理的な代償手段もないため、その受容には長い道のりが必要です。まずはSTがよき伴走者となり、患者さんが自己の障害を正しく受け止められるよう援助します。また、同じ障害を持つ仲間とのふれあいも、障害を受容していく過程に欠かせないものです。心理面への働きかけは、急性

期から地域でのケアまで、患者さんが、障害を持ちながらもいきいきとした生活を送るために、その時々に必要な形で提供し続ける必要があります。

　これらのアプローチを、個々の患者さんの必要性に合わせた重みづけをしながら、並行して行っていきます。以下、当院での症例を通して具体的に紹介します。

言語訓練の実際〈聴く〉

① 身近な単語の理解
・『猫』はどれですか？と質問して、指してもらう。
・カードの枚数を増やす。
・意味の近いものを混ぜる(犬・ウサギ…)
・2枚続けて指してもらう。

② 動作絵の理解
・「『手を洗う』はどれですか？」と質問して、指してもらう。
・カードの枚数を増やす。
・意味の近いものを混ぜる(茶碗を洗う、手を拭く)

③ 短文を聴いて答える
・答えを選ぶ「バットを使うのは野球、それともサッカー？」
・正誤を判断する「雨の日に布団を干しますか？」

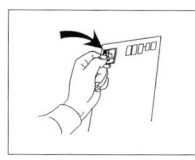

④ 文章を聴いて、質問に答える(短い文章から200字程度の文章まで)
（例）終戦後、初めての大相撲秋場所は、昭和20年11月16日、焼け残った両国国技館で行われました。おかしかったのは力士のほとんどがイガグリ頭だったことです。復員してきたばかりの力士が多くて、まげを結えるほど髪の毛が長くなっていなかったのです。
　　問い　・力士はどんな髪型でしたか？
　　　　　・なぜ、まげを結っていなかったのですか？

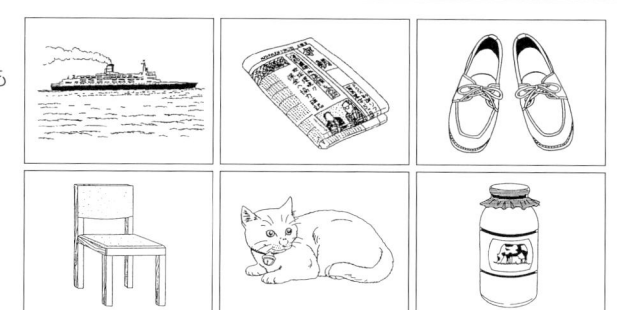

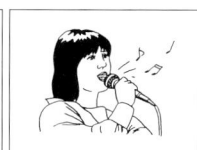

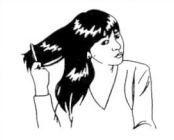

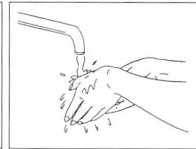

（「絵カード2001」エスコアールより引用）

＊同様の教材で読解練習も＊
　問題文や質問を文字で提示します。仮名より漢字のほうがわかりやすいので、初めは身近な漢字単語中心に行います。音声と文字を併用すると、よりわかりやすくなります。
＊家庭で訓練意義＊
　機能面重視の訓練よりも、毎日の生活を豊かにする目的で行うことが大切です。
・教材は興味に合わせて野球の勝敗記録（次は球場まで応援にでかけましょう）
・人間関係を深める　友人に葉書を書く（簡単な絵に名前をそえるだけでもOK）
・日常に役立てる　たまっている写真の整理（できたアルバムは友人に見せましょう）
（訓練のアイディアは「家庭でできる言語訓練」（全国失語症友の会連合会発行）が参考になります）

2. 失語症の症例〜病院でのアプローチ例〜

> ▶**症例1** 中〜軽度 Broca 失語 言語機能の改善は順調であったが、右片麻痺を伴い復職がかなわず、心理面での継続的な支援が必要であった。
> 発症時：47歳、男性。自動車部品工場長、右利き、中学卒。
> 現病歴：1995.11.5 ハワイ旅行から帰宅した翌日、失語症と右片麻痺発症。左中大脳領域の脳出血と診断され、E病院入院。当初は全失語状態であったが、約3ヵ月のリハビリ後の当院転院時は、中等度の運動性失語にまで改善。訓練開始時の言語評価は表1・図1参照。

● **第1期**（発症3ヵ月〜5ヵ月退院まで、個人週4回・グループ週1回）
[訓練目標と訓練の実際]
　①喚語力の改善：絵カードの呼称および書字
　②発語失行の改善：構音訓練（構音しやすい子音中心に、単音節→単語）
　③実用的コミュニケーション能力の向上：グループへの参加、PACEなどの課題。
　④障害に対する理解を深める：同上のグループにて体験を話し合う。

PACE(Promoting Aphasics' Communicative Effectiveness)

　PACE（失語症者のためのコミュニケーション能力促進法）はコミュニケーションの実用性を改善させることを目的とした訓練法です。例えばSTが提示した絵カードの名前を言う訓練に対し、PACEでは、患者さんとSTが発信者と受信者という**対等な立場**になり、**発信者は受診者が知らない内容を、**指差し・描画・ジェスチャーなども含めた**自由なコミュニケーション手段**で伝えます。そして例えば「鉛筆」という課題に対して、机の上の鉛筆を指しただけでも、あるいは「えんつぴ」と誤って言っても、伝われば「鉛筆ですね、わかりましたよ」と**伝達が成功したことを伝えます。役割を適宜交代**し、STが発信者となった時は、患者さんのモデルになるような伝達方法を示します。

　【症例】重度ブローカで口頭および書字での伝達は不可。日常会話はある程度理解し、「はい、いいえ」の応答は概ね正確。当初、伝達はその単語の絵を書く、動きのあるものはジェスチャーをするなどの方法に限られており、それ以上はSTからの質問や推測が必要であった。PACEを続けるうち、右の絵のように、課題語の機能や関連する状況などに関しても自ら説明を加えられるようになった。日常でも駅名を伝えるのに、駅前の交差点を描き、一角に病院のマークを書くなど、より効率的な情報伝達が可能になった。

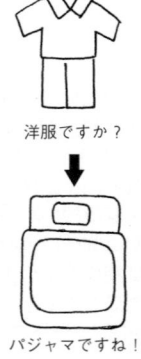

洋服ですか？

パジャマですね！

[結果]

喚語力に改善がみられ、発語失行による誤りは依然多いものの、簡単な受け答えが可能になった。また、仮名の書字力に改善がみられた。グループではほかの患者と良好な関係が持てたが、社会復帰に対する焦りがみられるようになった。

表1. 症例1の訓練開始時の評価

- 聴く …日常会話の理解は良好だが、助詞の理解など文法処理が必要なものは正しく理解できない。
- 読む …聴理解と同様に、文中の単語の理解はできるが、文法処理に問題がある。
- 話す …断片的な語句が言える程度。喚語力は改善傾向だが、発語失行による音の誤りが著しい。
- 書く …ごく簡単な漢字が書ける程度。仮名は誤りが多い。
- 復唱・音読 …発語失行による音の誤りが多く、文になるとほとんど伝わらない。
- 計算 …簡単な加減算のみ。
- IQ …Kohs 立方体組合せテストによる動作性 IQ は 81.3。

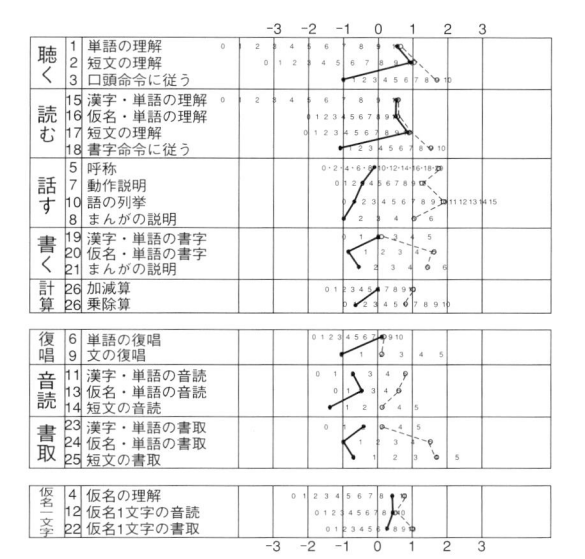

図1. 症例1の SLTA プロフィール
訓練開始時（実線）と終了時（破線）

言語訓練の実際〈話す〉

① 身近な単語を思い出す
「電車」　「傘」

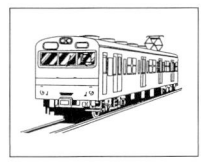

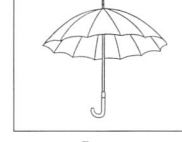

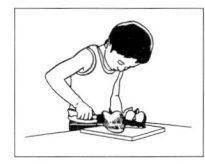

② 動作を説明する
「リンゴを切る」
（「絵カード2001」エスコアールより引用）

ヒント　「で」がつきます。雨の日にさす…　　ヒント　包丁でりんごを…

③ 簡単な質問に答える。
　「冷蔵庫に入っているものは？」　牛乳・肉・野菜…
　「お金を拾ったらどうしますか？」　交番に届けます。

④ 情景画や4こま漫画の説明→301頁クリちゃん参照

＊話すことが非常に難しい場合＊
　無理に話させようとするのは禁物です。挨拶をしたり、一緒に歌を歌う、「今日は月・火…」と系列語を斉唱して「水曜」と導く、「りんごは好きですか？」「好きです」と復唱的に答えてもらうなど、本人の力をうまく引き出して、話せたという満足感を持ってもらいましょう。

● 第2期 (5ヵ月～1年、外来開始、個人週3回・グループ週1回)
[訓練目標と訓練の実際]
　①文法処理力の向上：動作絵を適切な助詞を用いて表現する。またその理解。
　②発語失行の改善：子音の訓練を継続（単語→短文）
　③仮名書字力の改善：系統だった仮名書字訓練
　④障害受容の促進：グループの参加者同士で交流を深め、日頃の悩みを話し合う。
[結果]
　仮名1文字の書字および単音節の構音は安定。文レベルの発話も増えたが、構音の誤りがまだ目立った。心理面では発症後1年経ち、復職が望めないことが現実的となり、落ち込みがちであった。

● 第3期 (13ヵ月から～17ヵ月、個人週2回・グループ週1回)
[訓練目標と訓練の実際]
　①文章レベルの口頭表出および簡単な作文：4コマ漫画の口頭説明および作文。
　②家庭学習の拡大：息子さんの協力を得て、パソコンで手紙文などの作成。
　③障害受容の促進：グループ場面で同年代の男性患者と復職についての思いを語り合う。必要に応じ、心理部門へのカウンセリングの依頼。
[結果]
　構音の誤りも減り、表現力もついてきたことで、実用的な会話が成立しやすくなってきた。また、パソコンも1人で操作可能となり、課題以外にも使うようになってきた。心理面では少しずつ、仕事以外に目標をみつけようとする意欲がみられてきた。

● 第4期 (18ヵ月～2年半、個人週2回・グループ週1回)
[訓練目標と訓練の実際]
　①高度な文章理解・表現力を養う：長文の読解練習および旅行記・闘病記の執筆
　②心理的サポートを続ける：グループの継続
[結果]
　発症直前に行ったハワイへ、今度は車いすで行ったことを旅行記にまとめた。闘病記はパソコンで46ページにも及ぶものを書き上げた。言語機能は非流暢性を除き、ごく軽度になった。さらに身障用の車で趣味のドライブを復活するなど、行動半径が広がるにつれ、仕事への執着も薄らいできた。

● 第5期 (2年7ヵ月～3年、グループ週1回)
　グループ訓練のみ参加。心理面での落ち着きを確認して終了。訓練終了後も、他のメンバーと手紙やメールの交換をして、交流を続けている。

▶症例2　重度 Wernicke 失語　重度の発話障害は改善しなかったが、理解力の伸びとコミュニケーションノートの使用により、日常場面での意思疎通がしやすくなった。失行もみられ、家族指導が家庭復帰のキーポイントであった。
発症時：59歳、男性。同族で工場経営、右利き、中学卒。妻は入院中で息子と2人暮らし。
現病歴：1997.5.6　就寝中くも膜下出血発症。当日、当院にてクリッピング術施行。CT

では左側頭葉～頭頂葉にかけて低吸収域を認めた。右麻痺はほぼ消失、右視野狭窄あり。訓練開始時、日常物品名の聴理解・読解とも不確かで、簡単な質問に対する返答もあいまい、発話はほとんどがジャーゴンのため、コミュニケーションは聞き手の推測に頼る部分が大であった。構成失書があり、名前の模写も形にならない。数概念も不確実であった。また観念運動失行、観念失行により、指に歯磨き粉をつける、OTの革細工で工具が使えないなど道具の使用にも問題があった。見当識はよく、礼節も保たれており、病識もあった。

● **第1期**（発症2週間～3ヵ月、個人週4回）
[訓練目標と訓練の実際]
　①高頻度語の聴理解・読解力の向上：絵カードを用いた聴理解・読解訓練
　②数概念の安定化：数字と絵・おはじきの対応
　③模写：簡単な図形・数字や名前をなぞったり模写したりする

言語訓練の実際〈書く〉

① 名前や住所、日付などを書く
② 身近な単語や動作絵カードを見て書く
③ 情景画や4コマ漫画の説明を書く
④ 日記や手紙、闘病記などを書く

＜症例1の漫画説明文＞

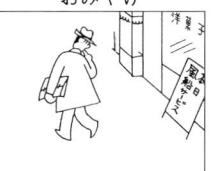

おみやげは何がいいかな
本日風船サービス
こりゃいいね

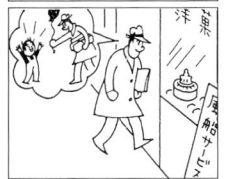

クリちゃんも
風船なんか喜ぶだろう

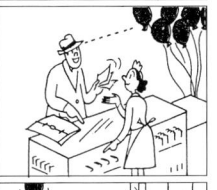

いらっしゃいませ
何にしましょうか
これとこれください
毎度ありがとうございます

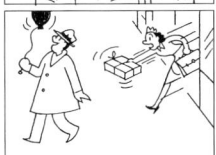

店員さんはあわてて
忘れ物ですよ…
クリちゃんのお父さんは
それをみて、まいったなあ
まいったなあといいました

（根本　進：くりちゃん．さ．え．ら書房より引用）

洗濯物も自動洗濯機に入れて、干すのが片手で大変かな！Y子も「えらい助かるわ！」と言ってくれる。そんな事しか出来ない。
　8月に湯田中温泉に泊まって、歩いて白根山に登って来たし、10月30日、車椅子でハワイにも行って来たし、僕と同じ病気の人でも、楽しい事もある。みんな頑張って生きていこう。
　3月19日鮫州の試験所で運転免許が取れた。嬉しくて嬉しくて。早速、車屋さんに出向いて、右半分麻痺でも乗れる車を頼んだ。病気してから2年半弱、自分で乗れる。長い時間が過ぎた！　本当に嬉しい。今度は自分で運転をして、長野に行く。

（症例1の闘病記より抜粋）

＊模写だけでも＊
　自分では単語や文が書けなくても、新聞の見出しや、見たテレビ番組名を模写するなどの方法で、毎日の生活の中に書くことを取り入れている方がたくさんいます。社会に対する興味も広がり、また同時に読解力の向上にもつながります。

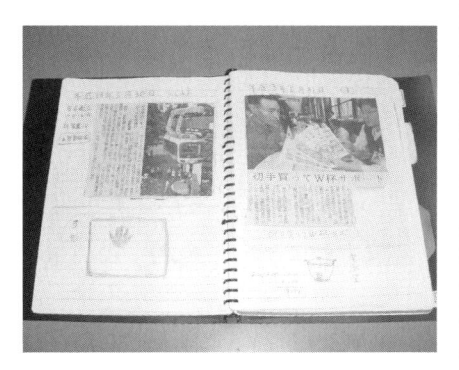

[結果]

　課題場面での単語の聴理解・読解が安定してくるにつれ、簡単な質問に対してのyes/noの返答が確実になってきた。ジャーゴンは変わらないが、正しい慣用句が時に聞かれた。1〜10までの概念が安定し、数字・名前の書字が可能となってきた。

● 第2期 （発症3ヵ月〜9ヵ月退院まで、個人週4回）

[訓練目標と訓練の実際]
　①短文の理解力の向上：簡単な文の聴理解・読解訓練
　②日常場面での数的操作：模擬場面での買い物練習、プッシュホン操作の練習
　③家族指導：退院に向けて、症状の理解、日常での問題解決などについて話し合い

[結果]

　理解力がさらに向上したため、本人の言いたいことを聞き手からの質問で絞っていけるようになってきた。退院前には主治医・作業療法士（OT）・家族とともに、日中1人になる時間帯の過ごし方についての約束事を本人と確認した。すなわち、昼食はコンビニなどで買い、火や包丁を使わない、工場の工具を触らない（失行のため危険）、通院に自転車は使わない（右視野狭窄で危険）、緊急時は短縮ダイヤルで実家に連絡をするなど。また、言語症状やコミュニケーションの取り方についても訓練場面の見学などを通して、家族の理解を促した。

● 第3期 （発症9ヵ月外来開始〜13ヵ月デイサービスへの移行、個人週2回）

[訓練目標と訓練の実際]
　①コミュニケーションノートの活用：身近な単語を記入したノートを作成。会話場面でうまく伝わらない時には、ノートの単語を指差して伝達する方法を繰り返し練習。毎日の出来事を話し合いながら、その内容や必要な単語をSTが随時追加していった（図2）。

[結果]

　発話は依然ジャーゴンだが、コミュニケーションノートの単語の指差しにより、本人からもわずかながら情報提供ができるようになった。デイサービスへの通所開始にあたり、担当者に症状説明とノートの紹介を行い、病院での訓練を終了した。

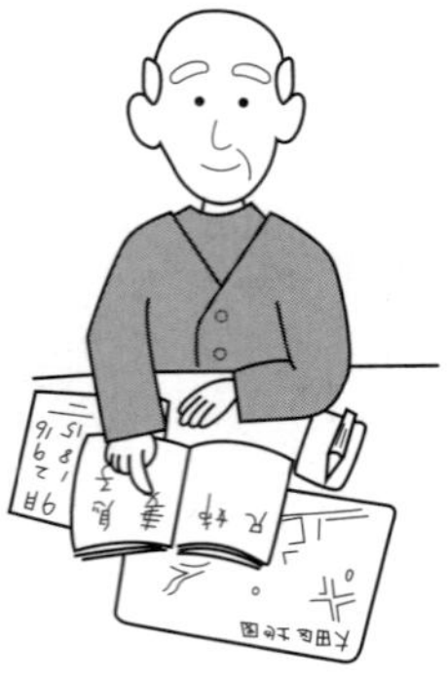

ST　：週末は誰か来ましたか？
症例(Pt)：うん、ちょっとたいさか、おさみよ。（ノートの家族のページで「妻」を指す）
ST　：あー、奥さんが病院から外泊してきたんですね。何泊しましたか？
Pt　：ふたり（指を2本出す）。それで、あすこよ・・
ST　：2泊して、どこかへ行ったんですか？（場所が書いてあるページを開く）この中にありますか？
Pt　：んーー、じゃなくて・・おしみのこーいよ。
ST　：（地図を出す）大田区の中？
Pt　：（地図である駅を指して）もすて・・もひ・・なんてかなあ・・ほら・・
ST　：この駅の近くなら、ひょっとしてお彼岸で、ここのお寺にお墓参り？
Pt　：そーそー。
ST　：「週末は外泊中の妻とお墓参りに行きました。」と書いておきましょうね。（ノートに記入）

図2．コミュニケーションノートを用いた症例2との会話

> **▶症例3** 重度失語症者に対するグループ訓練　仲間との交流を通して、重度のコミュニケーション障害による孤立化・意欲の低下を防ぎ、実用的なコミュニケーション能力を伸ばし、日常生活の範囲を広げる援助を行っている。
> 　当院では随時、目的別の小グループによる訓練を取り入れているが、ここでは単語の呼称がほとんどできないレベルの重度失語症者による週1回45分の外来訓練を紹介する。

[主な訓練内容]（図3）
　①挨拶、名前・住所・日付の書字
　②近況報告：家から持参した種々の作品、順番に持ち帰ったカメラで本人が撮影した写真、家族からの情報などをもとに、会話を行う。
　③ニュースの紹介：興味ある新聞記事を持ち寄り、STがその内容をわかりやすく説明。「宇宙まで観光旅行に行きたいですか？」など、時の話題を理解し、興味を広げる。
　④言語性課題：単語の理解（例：絵カードカルタ取り、絵と文字を合わせる）、短文の理解（例：単語の説明を聴いて絵カードを取る、yes/noで答える）、漢字の書字・模写。
　⑤ドミノなどのゲーム：簡単なルールを理解し、メンバーとのやり取りを楽しむうちに、自然に「ないよ！」「まいったな」など状況に合った言葉が出たり、駆け引きも生まれる。誰にでも勝つチャンスがあり、失語症の重症度にかかわらず楽しめる。

[結果]
　メンバー間に仲間意識が生まれ、挨拶を交わす、手助けする、ほめるなどの交流が生まれている。STによってコントロールされた場面ではあるが、コミュニケーション成功の体験を重ねることによって、新たな対人関係をつくることに対する抵抗を減らすことができ、ほかの地域サービスや友の会への参加も進んだ。

3. 失語症のケア～病院から地域へ～

　失語症が、職場復帰可能と思われるレベルにまで改善したケースについては、仕事内容や職場での配慮事項などについて雇用者側との話し合いを持ちます。しかし、現在の情報化社会においては要求される言語水準が高いことに加え、多くの失語症者が身体にも障害を伴っているため、自営業や名誉職的な復帰を除き、一般には失語症・身体症状ともにごく軽度でないと復職は困難なのが現状です。障害により、職業的役割はもとより、家庭・地域での役割を喪失した場合、たとえ失語症状自体は軽くても、機能訓練への固執、家族への依存・攻撃、家庭へのひきこもり、うつ状態に陥るなどの不適応を起こす場合もあります。障害を持ちながらも、その人らしい生活を再構築するための仲間づくり、生きがいや趣味の開発、失語症に適した良質な知的刺激の提供などが地域での失語症のケアとなります。病院での訓練終了後は、地域の福祉センターや失語症友の会（図4）などがその役割を担うことになります。また介護保険の中で、言語障害のケアが適切に位置づけられることも早急に望まれます。

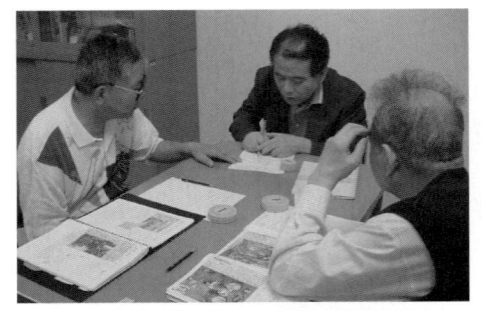

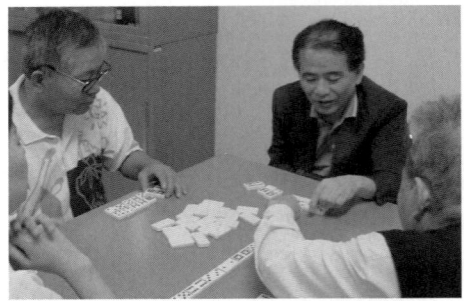

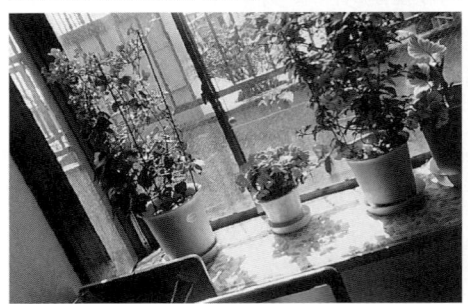

図3. グループ訓練
上　名前や日付を書いてから、持ち寄った新聞の切抜きを見せ合います。
中　ドミノゲーム　手札は開けているので、「それ大丈夫」と教えあう場面も。
下　窓辺の花　左手で自由に撮ったスナップ写真をもとに会話を進めます。

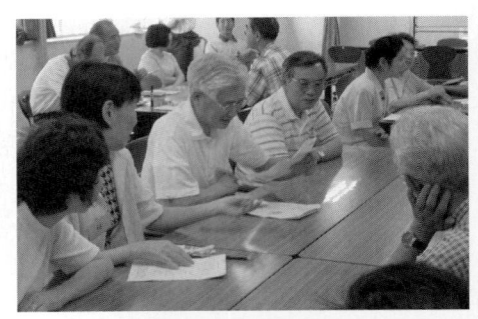

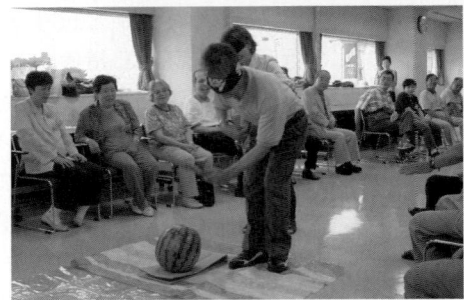

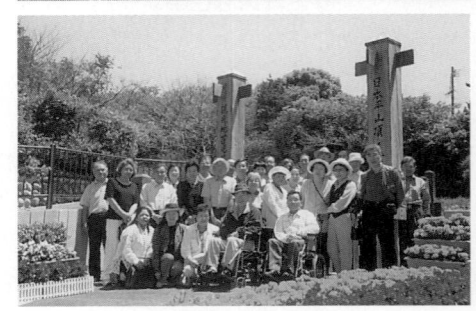

図4. 友の会活動（大田区失語症友の会「ひまわり会」より）
上　テーマを決めた「一言スピーチ」の発表のあとも、みんなで話が続きます。
中　西瓜割り　季節に合わせた行事も行います。
下　年1回の旅行のスナップ。

4. 失語症の方とのコミュニケーションの取り方

　自分の意思が十分に伝えきれず苛立つ失語症の方と、その意思を十分に汲み取れず困惑する家族。お互いにストレスが溜まりがちです。大事なことは「話す意欲を失わせず、伝えたい気持ちにさせること」です。それには、聞く側の接し方が何より重要となります。次のような点に注意しながら、言語症状に合わせた適切な働きかけをしていきましょう。

[1] よりよいコミュニケーションのための注意点

❶ 短く、簡単な言葉でゆっくりと話す
・大きな声を出すのではなく、ゆっくりとはっきり伝えます。
・短い文で簡潔に話すようにします。
・理解されない時は、言い方を変えてみることも必要です。

❷ 視線を合わせて話す
・相手の注意をしっかり引きつけてから話すようにします。
・表情や身振りも理解を助ける大事な手段です。

❸ 具体的な内容を話す
・抽象的なことは理解されにくいということに気をつけます。

❹ 必要なら文字・実物・写真などを使う
・理解しやすくなり、理解が深まります。
・特に大切なことや数字などは、メモを渡すようにします。
・キーワードは漢字で示した方が理解しやすい方が多いです。

❺ 会話にはゆとりを持つ
・言葉を理解することも探すことも時間がかかることに配慮します。
・答えをせかしたりすることは絶対に禁物です。待つことが大切。

❻ 話題を急に変えない
・一度にたくさんのことを話すと混乱の原因となります。
・今の話が理解されたことを確認してから次の話に移ります。

❼ 尊厳を守る
・自尊心を傷つけることのないような配慮が必要です。
・決して子ども扱いすることなく、病前と同じ態度で接します。

❽ 共感的態度で接する
・推察することも必要で、誤りがわかる場合は訂正しません。
・何より相手のことを理解しようとする気持ちが大切です。

ワンポイント　老人性難聴者とのコミュニケーションの工夫

　高齢者になると聞こえに問題をもつ人が少なくありません。老人性難聴とは、加齢とともに耳から大脳の聞こえを司る部分までの各過程の働きが弱くなった状態であり、
・小さい音が聞こえなくなる。
・高い周波数の音が聞き取りにくくなる(高い音や電話の着信音など)。
・複雑な内容や早口な言葉を素早く理解できなくなる。
・雑音と同じ大きさの音は聴き取れなくなる。
などの問題が生じ、コミュニケーションに支障が出てきます。
　このような場合、補聴器の適応になりますが、補聴器を買う場合は、きちんと耳鼻科医の診断を受け、聴力に合った補聴器を選ぶことが大切です。また、補聴器はあくまで音を大きくするだけの機器であり、それですべてが解決できるわけではないことを理解しておきましょう。長い文は避け、ゆっくり、はっきり話すことや、重要なことは文字に書いて示したり、雑音下は避けるなど、失語症の方とのコミュニケーション同様の配慮が必要です。

失語症の方とのコミュニケーションの取り方

静かなところで
〜ですね
メモを活用する

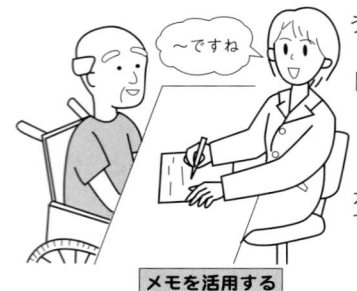

うなずきや相槌は頻繁に！

「ゆっくり話し、ゆっくり待つ」が基本です！

カンを働かせ、推察することは必要。でも先走りは禁物！

◎失語症は外見からはその障害がわかりにくく、誤解を受ける場合もあります。失語症の方は、決して「バカになった」わけでも「ボケてしまった」わけでもありません。頭の中にはしっかり言葉は残っています。それがスムーズに取り出せなくなった状態なのだと理解しましょう。

◎失語症が重度の方でも状況判断能力は保たれていることが普通です。言ってもわからないだろうと勝手に決めつけてはいけません。表情や身振り、指差しなどできるだけ手掛かりを多くして話しましょう。

◎失語症の方はとかく孤独に陥りがちです。
会話の工夫をして積極的に会話をしてみましょう。

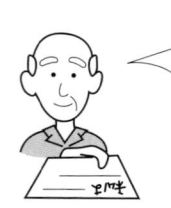

私は脳梗塞の後遺症で失語症があります。ゆっくり話して頂ければ理解できます。また、文字で示して頂くと一層理解しやすくなります。よろしくお願いします。

周囲の方にも理解を求めましょう

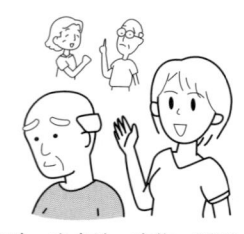

趣味・出身地・家族・近況etc
日常生活に即した内容でその方の興味、関心のありそうな内容について話しかけてみます。

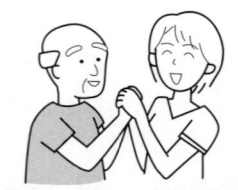

→

伝えられたことが喜びとなりコミュニケーション意欲が高まります。失語症改善への一歩です。

ワンポイント　会話時にあると便利なもの

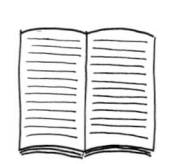

筆記用具はいつも身近なところに！

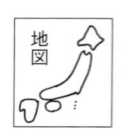

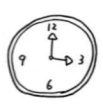

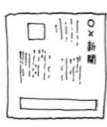

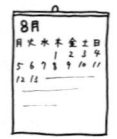

具体的な手がかりとなるもの

言語症状別接し方と注意点

【発語が困難な方】

表情、視線、動作などから訴えを推察する。

Yes-no で確認する。

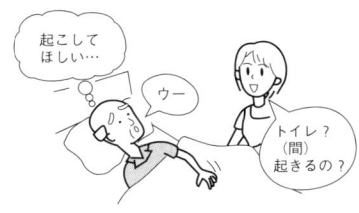

yes ばかりの場合は、逆に no が出る質問で確認してみる。

話しかける機会を多く持つ。

🈲 矢継ぎ早に質問する。

【喚語困難のある方】

焦らずゆっくり聞く。

質問を工夫して的を絞っていく。「はい」「いいえ」で答えられるような質問をする。

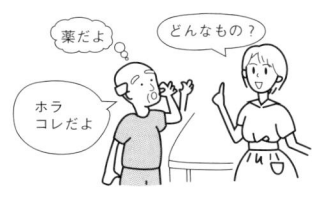

身振り・絵・書字・数を指で示すなど可能な表現法法を促したり、漢字の選択肢から選んでもらう。

🈲 50音表の使用
（仮名の操作は難しい）

【錯語がある方】

明らかに誤りとわかる場合は「○○ですね」とさりげなく正しい言葉を返して確認する。

ジャーゴンの場合も感情的にならず、見当のつく部分から少しずつ確認する。

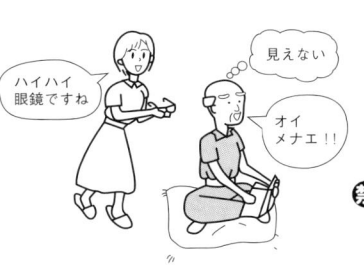

🈲 笑ったり、バカにする。
言い直しをさせる。

【聴覚的理解が困難な方】

同時に文字、身振り、実物などを用いて理解を促すことが必要です。

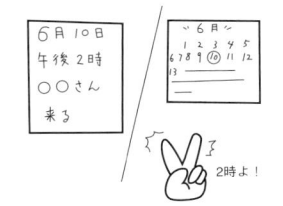

重要な事項は再度確認する（了解した態度を取っていても実はまったくわかっていない場合や、自分なりの解釈をしていることがある）

数字の理解は特に苦手です。大事な時間・日時・金額などはメモして渡す。

🈲 早口で話す。大声で話す。

ワンポイント　日常生活上の工夫

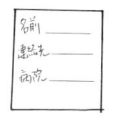

▶ IDカード
外出時などには必携です。

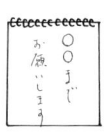

▶ 伝言メモ
タクシー利用時や病院受診の際など、伝える内容をあらかじめメモした物を用意します。

緊張を伴う場面では特に言葉が出にくくなります。

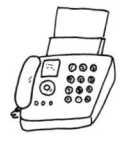

▶ 電話はFAXを利用
特に重要な事項の連絡には確実性が増します。

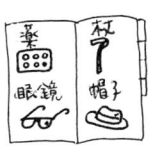

▶ コミュニケーションノート
言えない場合も単語や絵を指差して表現することができます。

必要に応じた内容でいつでも使えるよう側においておきます。

5. 運動性構音障害へのアプローチ

　運動性構音障害に対しても、失語症同様に各側面に対するアプローチを行いますが、障害が発話面に限局されていることから、アプローチの方法は失語症ほど複雑ではありません。ここでは機能訓練および代替コミュニケーション手段について概説します。

［1］機能面への働きかけ

❶ 発声発語器官の運動訓練
a）運動訓練の原則
　アプローチの基本は、運動障害のタイプに応じて、正しい運動パターンを引き出すための運動訓練です。障害の種類に応じた働きかけの原則を概説します（129頁、表4参照）。

◆ⅰ　痙性麻痺：体幹や頸部に強い筋緊張があると、発声発語器官は異常な緊張パターンに支配され、各器官の分離運動ができなくなります。したがって理学療法部門との協力のもと、安定した座位や呼吸パターンを獲得させ、リラックスした状態で口腔器官の運動ができる土台をつくります。構音訓練においても、よい姿勢をとらせ、力まずに声を出すよう注意を促します。

◆ⅱ　弛緩性麻痺：発声発語器官の筋力低下に対しては、筋力強化の原則に則り、自力での運動ができない場合には介助運動を、ある程度動く場合には自動運動を、自力での運動が可能な場合には負荷を加えた抵抗運動を行います。

◆ⅲ　失調性：発声発語器官の協調性の障害により、細かな構音動作が不正確なことに加え、呼吸や喉頭の調節が困難となり、プロソディーの障害が顕著に現れます。訓練では安定した呼気持続・自然な抑揚・声の高さや強さの調節などに重きを置きます。

◆ⅳ　運動低下性：訓練では早口にならない、大きな声を出すなど、話し方への注意を促します。全体に反応が不活発は場合には、和やかな雰囲気の小グループなどで、話す意欲を出してもらうよう配慮します。

b）発声発語器官の運動訓練の実際
　発声発語器官の運動訓練の概略は図5の通りです。上記のように疾患別に注意すべき点は異なりますが、訓練は少量頻回を原則に、図5の内容を1セットとして自習も含めて1日数セット行うようにします。評価でも述べましたが、発声発語器官は、摂食・嚥下器官でもあります。食事の前に行えば、嚥下体操として、一石二鳥の効果が期待されます。

❷ 発声・構音訓練（表2）
◆ⅰ　発声：呼吸と発声が協調して行えるよう、STが腹部を圧迫してタイミングを教えながら10秒以上の持続をめざします。喉を詰めたように声を出す場合には、頸部をストレッチさせたり舌骨周囲を他動的に動かして、頸部の過緊張を取ります。

◆ⅱ　声の断続：声帯振動を随意的にコントロールできるように、「ア、ア、ア」と声を断続的に出させます。同様に「パ」「タ」「カ」「ラ」など、ほかの音でも行います。

◆ⅲ　声量の増大：筋緊張が弱く、十分な呼気圧・声帯の閉鎖が得られず、声が小さい場合に

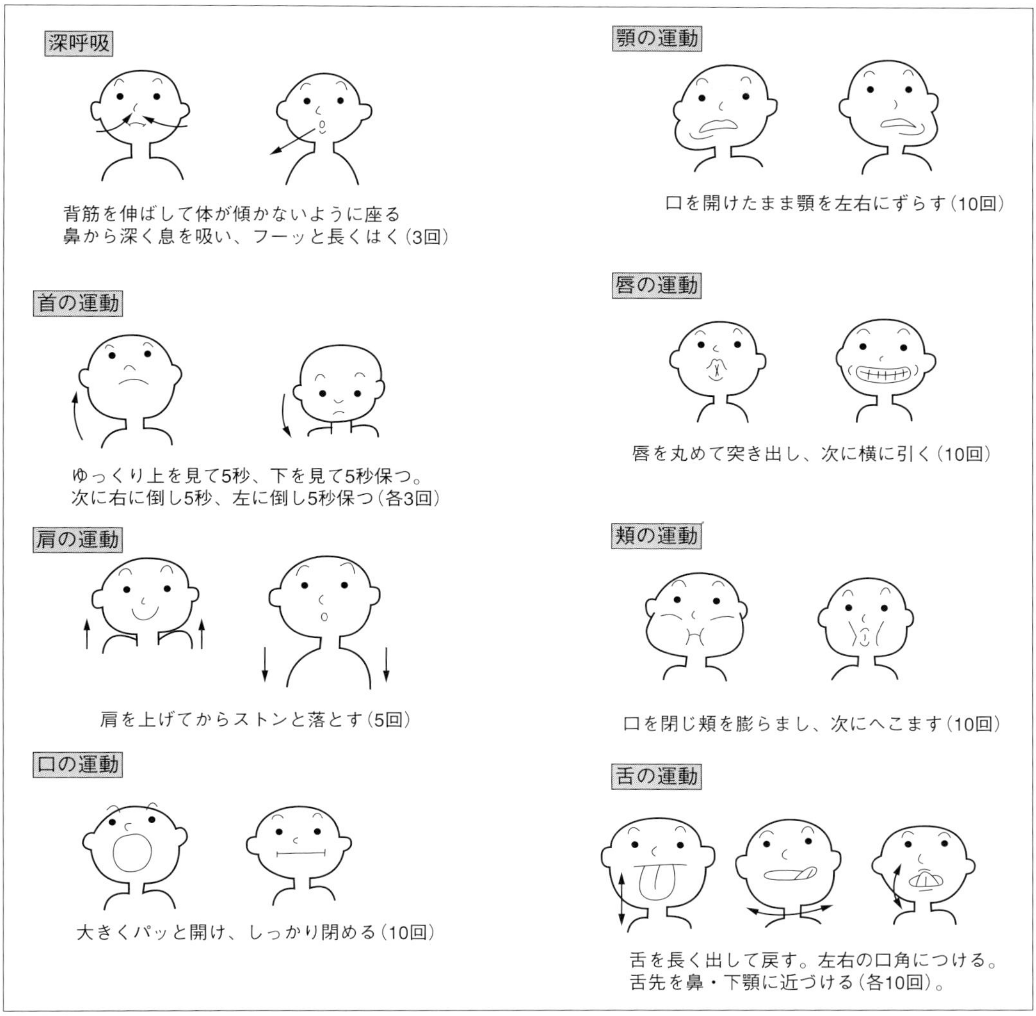

図 5. 発声発語器官の運動訓練
構音障害だけでなく、嚥下障害に対する嚥下体操としても有用です。

深呼吸	背筋を伸ばして体が傾かないように座る 鼻から深く息を吸い、フーッと長くはく（3回）
首の運動	ゆっくり上を見て5秒、下を見て5秒保つ。 次に右に倒し5秒、左に倒し5秒保つ（各3回）
肩の運動	肩を上げてからストンと落とす（5回）
口の運動	大きくパッと開け、しっかり閉める（10回）
顎の運動	口を開けたまま顎を左右にずらす（10回）
唇の運動	唇を丸めて突き出し、次に横に引く（10回）
頬の運動	口を閉じ頬を膨らまし、次にへこます（10回）
舌の運動	舌を長く出して戻す。左右の口角につける。 舌先を鼻・下顎に近づける（各10回）。

は、相手の手や壁を押して緊張を強めながら発声する押し運動を行います。

◆ iv 開鼻声の改善：[a] 発声時に軟口蓋がまったく挙上せず、開鼻声がある場合には、発声のタイミングに合わせて舌圧子で他動運動を行います。また、ストローや紙片を「フーー」と長く吹かせたり、「フッ、フッ、フッ」と短く吹かせ、口から息が出る感覚をつかませます。

◆ v 単音節から単語へ：より正しい構音動作を導くために、わかりやすい手がかりを与えながら（図による説明、構音動作の介助、目標音と他の音の対比、よい音と悪い音の弁別など）単音節、無意味音節、単語の構音訓練を行います。

表 2. 発声・構音訓練

- 姿勢を正してお腹からアーと長く声を出す
- ア、ア、ア、と声を切る
- 同様にパ・タ・カ・ラなどで行う
- 50音表を音読する
- 単語や文を音読する
- 会話を行う

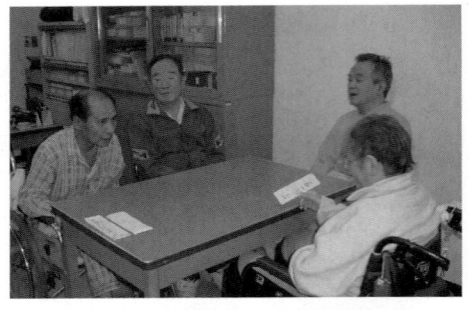

図6. グループ訓練
話す時は「ゆっくり、はっきり」と。相手の顔をよく見て話すと、自分の口元が相手にはっきり見えます。発声発語器官の運動訓練や発声訓練を一緒に行ったあと、短文の伝達ゲーム、言葉あて、トピックを決めての会話などを行います。

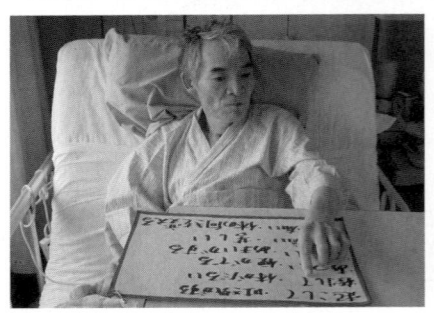

図7. コミュニケーションボード
よく使う言葉をボードに書いておき、必要な時指差して相手に示します。写真は病棟で工夫して作ったもので、50音表との2枚組になっています。

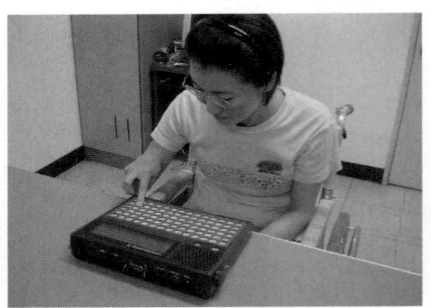

図8. 携帯用意志伝達装置
50音配列のキーで入力した文章を画面および音声で出力します。プリンタにつなげば印刷も可能です。自治体によっては身体障害者手帳による給付対象になっています（トーキングエイドα (株)ナムコ）。

◆ⅵ 文レベル：速度が速くなりがちな時は指を折りながら発話する、呼気持続が短い場合には息継ぎを多くとる、アクセントやイントネーションにも注意を払うなど、文全体の明瞭度を上げ、自然なプロソディーとなるように指導します。

❸ グループ訓練

構音訓練の成果を日常に凡化させるには、自分の話し方に対して自覚を持ってもらうことが最も重要です。「ゆっくりはっきり話す」ことは、会話明瞭度を上げるのに最大の効果を持ちますが、その実行はたいへん難しいものです。

グループ訓練は、患者さん同士の会話を通して自分の発話がどの程度伝わっているのかを知り、また、ほかのメンバーの話し方を聞いて自分の症状を客観的にみることができるので、発話に対する自覚を高めるのに有効です（図6）。

［2］代替コミュニケーション手段

会話明瞭度が3（予め内容が予測できればわかる）以下の場合には、日常場面での話し言葉の実用性は低いので、積極的に代替コミュニケーション手段も用いることを考えます。筆談ができれば一番効率的ですが、書字が困難な場合には50音表や、必要な語句を書いたコミュニケーションボードの指差し（図7）、携帯用意思伝達装置（図8）などの機器の導入を検討します。

（萱原裕子、安保直子）

4. 言語聴覚士のアプローチ
b. 摂食・嚥下障害のリハビリテーション

1. 摂食・嚥下障害へのアプローチ

[1] 摂食・嚥下障害に対するチームアプローチ

　摂食・嚥下障害に対するリハビリテーションは、第3章2「言語聴覚士の行う評価」で述べたような評価をもとにして行います。実際のアプローチには表1のように、多くのスタッフがかかわり、情報を共有しながら安全に進めていくことがたいへん重要となります。

　摂食・嚥下の機能障害に対する治療的アプローチとしては、食物を用いない間接訓練と食物を用いる直接訓練があります。

[2] 間接訓練（基礎的嚥下訓練）

　間接訓練は、食物を用いないため、嚥下障害が重度の場合でも比較的安全に行うことができます。評価で大量の誤嚥がみられ、直接訓練は危険と判断された場合には、基礎訓練を行いながら機能の改善を図り、再評価を行うことになります。

　また、食事が取れるようになったあとも、食事前のウォーミングアップとして基礎的訓練を継続的に行う習慣をつけると、機能の低下を防ぎ、誤嚥を防止することに役立ちます。

❶ 先行期障害に対して

◆ⅰ 環境整備：不安定な姿勢、人の出入り、にぎやかなおしゃべりやテレビの音は、食事への集中を妨げます。クッションなどを用いて姿勢を安定させる、ベッドサイドではカーテンを引く、テレビを消して静かなBGMをかけるなど、環境に配慮します。

◆ⅱ ペーシング：食べるペースが速いなどの場合には注意を促しますが、注意が守れない場合には、介助者が適切なペースをつくります。「もう一度飲み込んで」などの指示は、短くはっきり伝えます。

表1. 嚥下障害に対するチームアプローチ

医師	リスク管理（誤嚥・脱水・低栄養など）、ゴールの設定（訓練プログラム・代替栄養の選択など）、本人・家庭へのオリエンテーション
看護婦	口腔ケア、食事介助、摂食情況やバイタルサインの把握、家族指導
言語聴覚士（ST）	間接的訓練、直接的訓練、家族指導
理学療法士（PT）	呼吸訓練、頸部体幹の訓練
作業療法士（OT）	食事動作（姿勢・上肢の訓練・自助具など）
栄養士	嚥下食の供給、家族指導

❷ 準備期・口腔期障害に対して

◆ i 口腔器官の運動訓練：口腔期の取り込み、咀嚼、移送が安定すると嚥下反射が起きやすくなります。首や肩のリラクゼーションも嚥下運動をスムーズにします。

◆ ii 発声・構音訓練：上記の運動訓練の応用です。口腔器官の動きの状態を、自分の発音として再認識することにもなります（以上は 309 頁、図 5・表 2 参照）。

❸ 咽頭期障害に対して

◆ i のどのアイスマッサージと空嚥下：図 1 のような嚥下反射の誘発部位に寒冷刺激を与えてからつばを飲み込んでもらうと嚥下反射が起きやすく、また強力になります。

◆ ii 押し運動：向かい合った訓練者の手や机などを押しながら、「ア！」など声を出します。上半身に力を入れることで声帯の閉鎖や軟口蓋の挙上を促します。嚥下時の喉頭の防御や強い咳による食物の喀出ができるようにします。

◆ iii 呼吸訓練：嚥下時には一瞬呼吸を止めますが、呼吸のコントロールが不良だと、嚥下中に息を吸い込んで誤嚥してしまう場合もあります。安定した呼吸ができるよう訓練を行います。また、強い咳のためにも胸郭の緊張を落とし、深い吸気を得ます。

◆ iv 輪状咽頭筋弛緩法：主に球麻痺の症例において、食道入口部の輪状咽頭筋が弛緩しにくく、食塊の流入が困難な時には、メンデルゾーン手技（つばを飲んで喉仏が一番上がった時に手でその状態を数秒保つ）や、バルーンカテーテルを用いて入口部を弛緩させる方法があります。

［3］直接訓練（段階的摂食訓練）

評価において、嚥下反射が確実に起こり、誤嚥の危険が少ない条件が整えられると判断された場合には、基礎訓練と併行して、実際の食物を用いた段階的な摂食訓練を行います。摂取量は改善に従い段階的に増やしていくので、十分なカロリーや水分が摂取できるようになるまでは、経管栄養や IVH などを併用することになります。

ワンポイント　嚥下食

家庭でも図 2 右側のような調理方法で嚥下食をつくることができます。安全に嚥下できることが第一ですが、食欲を出してもらうためにも、おいしそうな彩りや盛りつけ、好みの味や食材に気を配ることも大切です。

加熱してとろみをつける時には片栗粉や葛が使えますが、冷たいものや卓上でのとろみづけには以下のような増粘剤が便利です。

［エンガード（協和発酵）、シック&イージー（インチケープジャパン）、トロメリン（三和化学研究所）ほか］

冷やし固める場合は、噛んだ時に細かく砕ける寒天よりも、ゼラチンの方が適しています。また、卵で固めたり煮こごりにしても、喉越しのよい嚥下食になります。

既製の嚥下食品も、以下のようなものをはじめ、宅配や大手スーパーで入手可能です。

［ブレンダー食（三和化学研究所）、カットグルメ（旭松）、やさしい献立（キユーピー）］

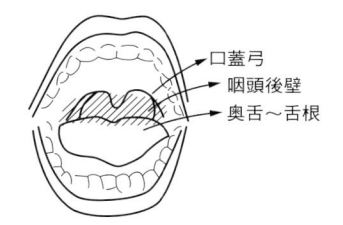

4-4. 言語聴覚士のアプローチ　b 摂食・嚥下障害のリハビリテーション

　　口蓋弓
　　咽頭後壁
　　奥舌〜舌根

大きめの綿棒（直径1cm程度）を凍らせる、または氷水につけ水気を切り、斜線のような嚥下反射誘発部位を軽くなでてからつばを飲み込んで（空嚥下）もらいます。嚥下運動の再獲得のため、また食事前の準備として、繰り返し行うと効果があります（綿棒の代わりに割箸に脱脂綿を巻いたものでもよい）。

図1. のどのアイスマッサージ

嚥下Ⅰ（練習食）　丸呑み可能で、喉越しのよい、均質なもの
ゼリー・プリンなどを毎食1品

嚥下Ⅱ：Ⅰの量と種類を増やす。ややざらつきもある

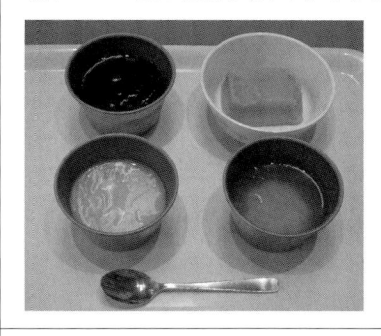

おもゆゼリー：ゼリーで固める
味噌汁/お茶/果汁などのゼリー：同上
ペーストゼリー菜：調理した主菜をミキサーにかけ、ゼリーで固める

嚥下Ⅲ：柔らかくてばらけない固形物と高濃度の液体

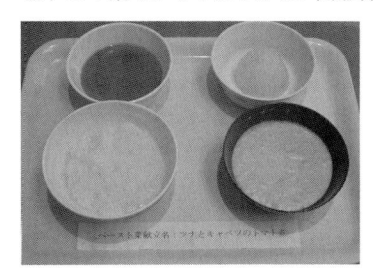

全粥：ぼったりとした固さ（余分な水分はカットする）
ペースト菜：調理した主菜をミキサーにかける。固さは片栗粉や増粘剤で調節
マッシュ/裏ごし野菜：柔らかく煮てつぶす/裏ごしする
とろみ付き味噌汁/ポタージュ：ポタージュはスープで煮た野菜をミキサーにかけ、スープや牛乳で固さを調節

嚥下Ⅳ（移行食）：咀嚼しやすい固形物とやや濃度の低い液体

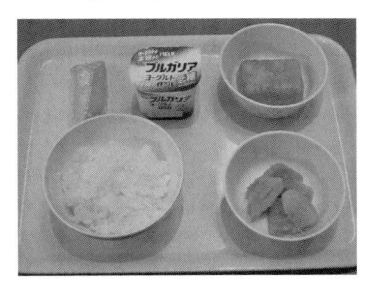

軟飯：水分を多めにして普通に炊く
ゼリー寄せ：柔らかく煮てつぶした野菜やほぐした魚などをゼリーで固める他、とろみをつける、マヨネーズや山芋などであえる
一口大野菜煮物：煮汁を多くし、舌でもつぶれる程度に柔らかく煮含める
柔らかい果物：柔らかいものはそのまま一口大に、固いものは砂糖で煮てコンポートに
とろみ付き味噌汁/ポタージュ/ヨーグルト
汁物はⅢよりやや薄くする

図2. 嚥下訓練食

❶ 食物形態

嚥下食として適切な形態は、柔らかく、口の中でばらけずにまとまりがあり、口腔から咽頭へと滑らかに通過するものです。当院では栄養科の協力の下、訓練の進み具合によって、図2のような嚥下Ⅰ（練習食）から嚥下Ⅳ（普通食への移行）まで段階を追った食物形態の食事を準備しています。

❷ 体位

座位での嚥下造影（VF）で誤嚥がなく、安定して座れる場合には、テーブルの高さを調節して、頸部が前屈し、上肢が動かしやすい姿勢をとります。

VF などにより、リクライニング位の方が誤嚥を起こしにくいと判断された場合には、ベッドを適切な角度に調節します。頸部は枕などで前屈位を保ち、全身がリラックスできるよう配慮します（図3）。30～45度ぐらい起こした姿勢では介助が必要になりますが、食事動作の自立よりも、誤嚥なく食べられる量を増やすことを第一目標とします。

❸ 咽頭残留の除去法

喉頭蓋谷や梨状窩は食塊が残りやすい場所です（134頁、図8-d 参照）。残留したまま食事を続けると、そこから溢れて容易に喉頭に流入してしまいます。以下のような方法で、咽頭の残留をなくしながら食事を進めます。

- ◆ ⅰ 複数回嚥下：一口食べたあと、口の中は空でも、もう一回「ゴクン」をします。
- ◆ ⅱ 交互嚥下：空嚥下がうまくできない時には、少量の冷水やゼリーなどを飲んでもらっても、残った食塊が除去されます。
- ◆ ⅲ 横向き嚥下・うなづき嚥下：右下・左下を向いて飲み込むことによって、反対側の梨状窩に残った食塊が除去されます。上を向いた直後にうなづくように顎を引いて飲み込むと、喉頭蓋谷の食塊が除去できます（正確な効果は VF で確認できます）。

［4］代償的栄養法

代償的栄養の目的には、経口摂取がまったくできない場合や経口摂取の不足分を補う長期的なものと、急性期や摂食訓練中に行う短期的なものがあります。目的に合わせて主治医が最適な方法を選択します。代表的な栄養法には以下のようなものがあり、各々の特徴は表2の通りです。

ワンポイント　口腔ケア

食事をしている場合は、食後に口腔内に食べかすが残っていないか、特に麻痺側の頬の内側に注意します。歯や歯茎のブラッシングはもちろんのこと、義歯も毎日ブラシで洗い、就寝時に洗浄剤を浸します。うがいは少量の水で繰り返し行うか、ガーゼでぬぐうなど、誤嚥に気をつけて行います。麻痺側の口唇から漏れる場合には、唇をつまんで行います。

食事をしていない場合は口腔内の自浄作用が低下しますので、口腔ケアはさらに重要な意味を持ちます。ケアが不十分だと口腔内、特に口蓋や舌には肺炎の起因菌が繁殖し、それに汚染された唾液を誤嚥すれば、容易に肺炎が引き起こされます。イソジンなどの含嗽剤をスポンジブラシや柔らかい歯ブラシにつけ、口の奥から前に向かって汚れをぬぐいます。

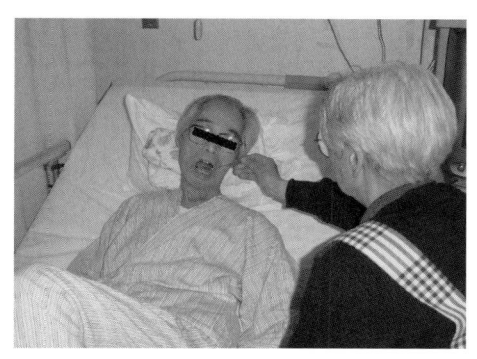

4-4. 言語聴覚士のアプローチ　b 摂食・嚥下障害のリハビリテーション

図3. リクライニング位が有効であった症例
症例は多発性脳梗塞の既往があり、自宅で誤嚥性肺炎を起こし入院。VFにて座位では誤嚥があり、喉頭蓋谷への貯留もみられた。
45度仰臥位頸部前屈姿勢で介助にてゼリーから開始。当初、座位での自力摂取にこだわったが、VFをみせたり、実際にリクライニング位ではむせないことから納得が得られた。その後、座位で軟菜が自力摂取できるまで改善し、発熱もみられていない。

表2. 代償的栄養法

	特徴
中心静脈栄養	×感染の危険・長期使用に不適 ○嚥下訓練を妨げない・急性期の一時的手段としては有用
経鼻的経管栄養	×不快感・嚥下訓練の妨げ・下痢しやすい・注入に時間がかかる ○急性期の一時的手段としては有用
間欠的口腔─食道経管栄養	×咽頭反射が強いとチューブが挿入しにくい ○注入時以外はチューブがなく、重症感や不快感がない・下痢が少ない・注入に時間がかからない
胃瘻	×小手術を要する・注入に時間がかかる ○長期的に確実に栄養管理ができる・家族でも管理しやすい

ワンポイント　家庭での対処法

誤嚥　誤嚥してむせた時は一時食事を中断し、背中を軽く叩くなどして、落ち着くのを待ちます。むせ自体は正常な防御機構ですので、慌てる必要はありませんが、ゼーゼー苦しがったり、咳が止まらないような時には、病院に連絡をとります。

窒息　家族とともに食卓を囲む場合でも、本人にとって窒息の危険性があるものは、手の届くところに置かないように注意します。万が一、食べ物を喉に詰まらせた場合には、前かがみにして背中を叩いたり、手で掻き出します。吸引器（市町村によっては貸出している所もあり）の使い方や、ハイムリッヒ法（患者の後ろから手を回して組み、みぞおち辺りを一気に押し上げる）の指導もあらかじめ、受けておく必要があります。家族で対処できない場合には、救急車を呼びます。

- ◆ i 中心静脈栄養（IVH）：中心静脈にカテーテルを刺して栄養を補給。
- ◆ ii 経鼻的経管栄養（NG法）：鼻から胃まで、チューブを挿入して流動食を補給。
- ◆ iii 間欠的経口―食道経管栄養（OE法）：食事のたびに、口から食道までチューブを挿入して流動食を補給。補給が終わればチューブは抜き去る。
- ◆ iv 胃瘻：胃に開けた穴にチューブを直接挿入して流動食を補給。

[5] 手術療法

　主に咽頭期の障害に対して、喉頭を防御したり、食道への流れをよくするための手術が行われることがありますが、手術の適応については十分な検討が必要です。

[6] 嚥下障害者の家庭での食事方法のポイント（図4）

❶ 姿勢・環境を整える

- ・顎が引ける姿勢で、余分な力が入らないようにします。
- ・身体が滑らないようにクッションなどを入れ、姿勢を安定させます。
- ・気が散らないようにテレビなどは消し、食事に集中させます。

❷ しっかり目が覚めていること
❸ 手や口の中が清潔であること

- ・口の中が汚れていると、誤嚥した場合に肺炎などの危険が高くなります。
- ・食事前には、おしぼりで手を拭いたり、うがいをします。

❹ 準備運動をする

- ・嚥下体操（311頁参照）をして、まずはリラックスします。
- ・アイスマッサージや少量の冷水を飲み、嚥下反射を出やすくします。

❺ 一口量は少なめにする

- ・あまり少量でも嚥下反射は起きにくく、反対に多過ぎると誤嚥の原因となります。
- ・スプーンの大きさなどで対処します。茶さじ1杯（3～4ml）が最適とされています。

❻ ゆっくり味わって食べる

- ・急がすことは禁物です。
- ・むせた時や疲れを訴えた時には少し休憩を入れます。
- ・疲労を考えて40分前後を目安に食べ終わるようにします。

❼「ゴックン」を確認してから次を入れる

- ・のどの動きがわかりにくい場合は指を当てて確認します。
- ・2口目、3口目でむせる場合は、喉に残っていることが考えられるので食べ方の工夫（319頁参照）をします。

❽ 食後はすぐに身体を倒さないようにする

- ・胃食道の逆流を防ぐため、1～2時間は上体を起こしておきます。

❾ 口腔ケアをしっかりする

- ・食後は必ず歯磨きやうがいをして、口の中は常に清潔に保ちます。

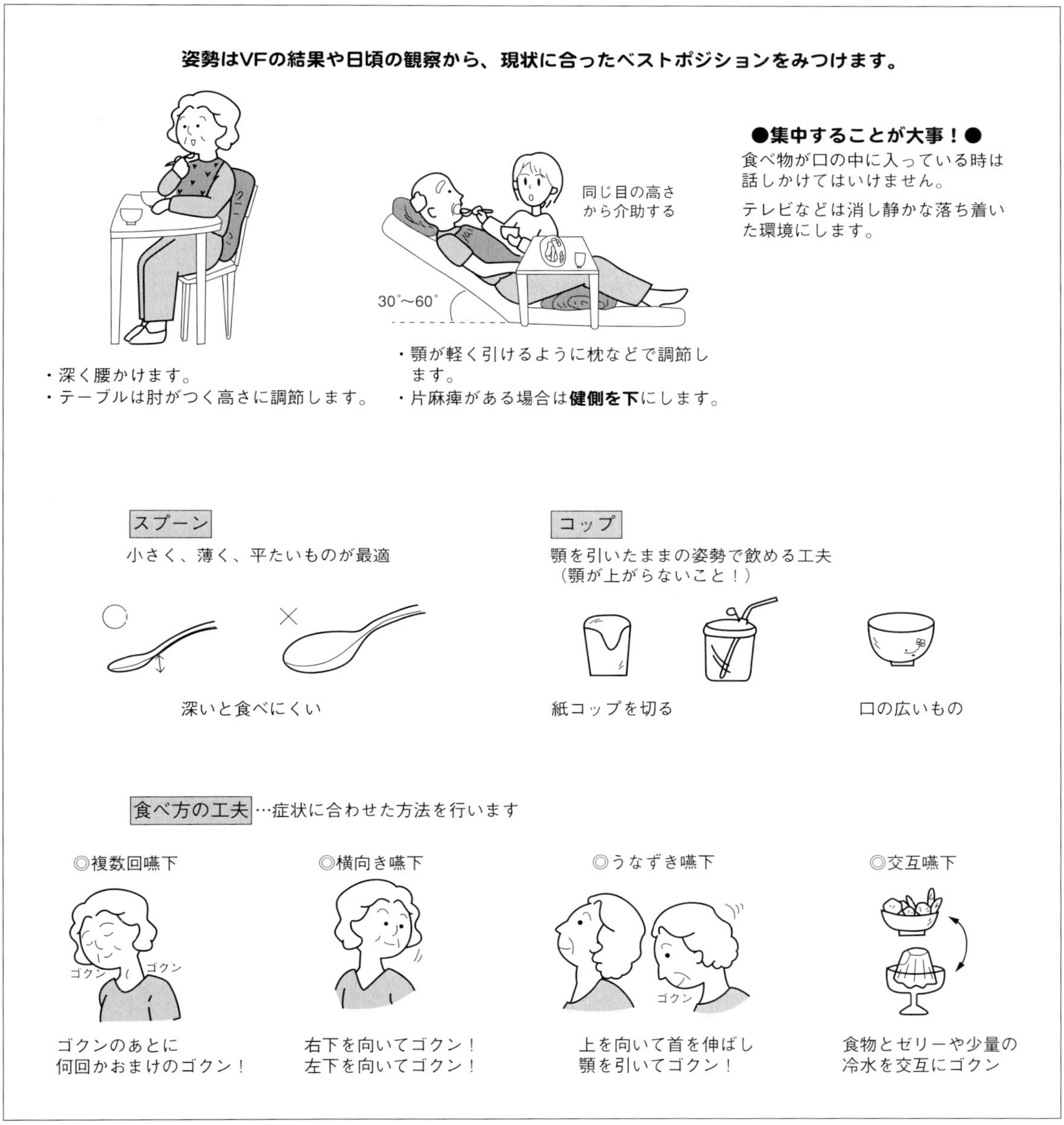

4-4. 言語聴覚士のアプローチ　b 摂食・嚥下障害のリハビリテーション

姿勢はVFの結果や日頃の観察から、現状に合ったベストポジションをみつけます。

同じ目の高さから介助する

30°〜60°

●集中することが大事！●
食べ物が口の中に入っている時は話しかけてはいけません。
テレビなどは消し静かな落ち着いた環境にします。

・深く腰かけます。
・テーブルは肘がつく高さに調節します。
・顎が軽く引けるように枕などで調節します。
・片麻痺がある場合は**健側を下**にします。

スプーン
小さく、薄く、平たいものが最適

○　深いと食べにくい　×

コップ
顎を引いたままの姿勢で飲める工夫
（顎が上がらないこと！）

紙コップを切る　　口の広いもの

食べ方の工夫　…症状に合わせた方法を行います

◎複数回嚥下
ゴクン　ゴクン
ゴクンのあとに
何回かおまけのゴクン！

◎横向き嚥下
右下を向いてゴクン！
左下を向いてゴクン！

◎うなずき嚥下
ゴクン
上を向いて首を伸ばし
顎を引いてゴクン！

◎交互嚥下
食物とゼリーや少量の
冷水を交互にゴクン

図4．家庭での食事方法のポイント

❿ 食事の記録をつけておく

・時間、量、食べ方の様子などの記録を書くことで変化に気づきやすくなり、誤嚥や脱水症状などの早期発見にも役立ちます。
・食事時にはむせがなくても誤嚥している場合があります。食後の様子にも気をつけておきます。

（萱原裕子、安保直子）

5. 看護師のアプローチ

●●● はじめに

　東京労災病院の中で、リハビリテーション診療科の入院病棟は整形外科と泌尿器科との混合病棟です。

　整形外科の対象となる疾病の範囲は広く、骨・関節・筋など多種多様であり、事故や転倒などで突然受傷し、安静を余儀なくされる患者さんも多いです。ベッド上安静が必要でもそのまま寝たきりにしておくわけにはいきません。早期から筋力保持や機能回復訓練が必要であり、リハビリテーション科と深いかかわりを持っています。

　リハビリテーション科で入院する患者さんは、脳卒中（脳出血や脳梗塞）を発症し、急性期の治療（手術療法または保存的療法、血圧コントロールなど）を終えて、家庭復帰や社会復帰を目指し、転棟や転院をしてくる方がほとんどです。そのほか、交通事故や転落事故による頭部や身体外傷の後遺症や脊髄損傷もリハビリテーション科に入院されます。看護師はまずはじめに、入院時の日常生活動作を確認し、その患者さんのゴールを医師に確認し、看護目標を設定します。

　脳や脊髄に障害を受けると、排泄をつかさどる神経が影響を受けて、膀胱や直腸に障害が出てくることも少なくありません。この場合、排尿の自立に向けて泌尿器科からのアプローチが必要となります。泌尿器科で検査を行いながら段階を踏まえて、バルン管理・間欠導尿・自己導尿などを行ううえで、泌尿器科と混合である当病棟が有効に機能しているのが特徴的です。

　リハビリテーションの対象となる患者さんは、医師をはじめ多くの専門職や関係者とかかわり、またその連携を必要とします。その中で看護師は、病棟において長い時間患者さんと接します。今回、看護師のアプローチとして、介助が必要な患者さんの病棟における日常生活動作を中心に看護師のかかわり方について紹介します。

1. 病棟における日常生活動作へのかかわり

［1］体位変換

　麻痺や筋力の低下から、寝ている時に自分で身体の向きを変えられない患者さんには体位変換の介助が必要となります。最低でも2時間ごとには左の横向き（図1）→仰向け（図2）→右の横向き（図3）というように、体位変換を行うのが基本です。脊椎の弯曲、関節の拘縮、めまい、腕や肩の痛みなどの理由で、基本的な体位変換が困難な場合は特殊なベッド（マットレス）を使ったり、枕やスポンジ（図4、5）などの道具の工夫をします。

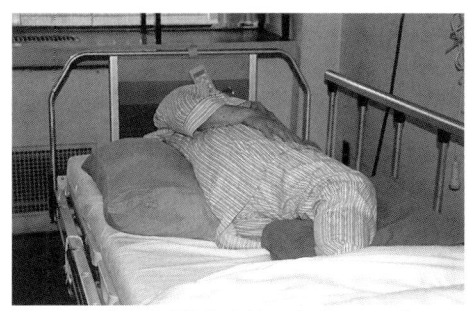

図1. 左横向き（背中を枕で支えている）　　図2. 仰向け

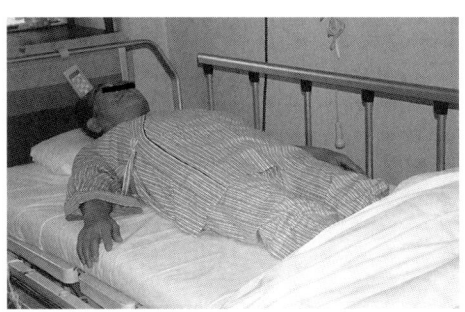

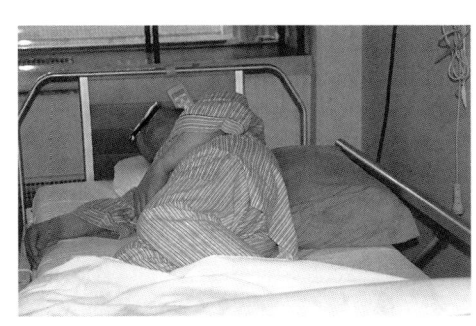

図3. 右横向き（背中に枕を使い支えている）

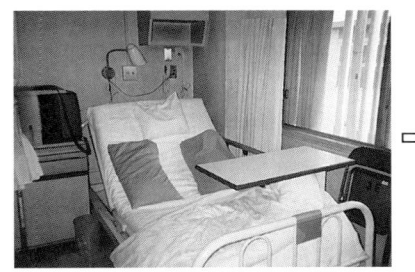

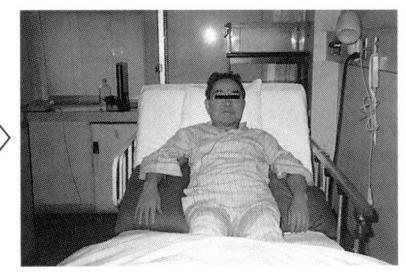

図4. ギャッジアップをして身体を枕で支えている

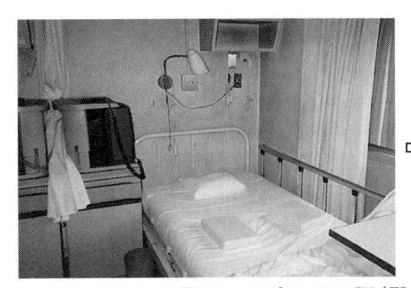

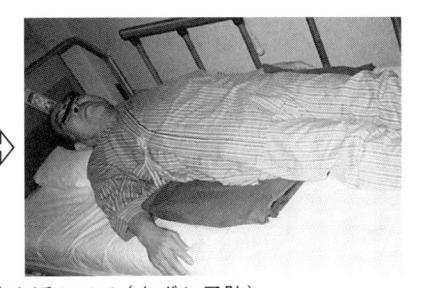

図5. スポンジで腰（殿部）を浮かせる（床ずれ予防）

［2］排泄

　脊髄損傷や脳卒中などで何らかの障害を受けた患者さんは、初期段階のほとんどの場合、排泄行為は全介助を必要とします。

❶ 排尿
a) 自然排尿が困難な時期と対処

　急性期では、身体の安静と1日の尿量を測定する目的で、膀胱留置カテーテルを使用することがあります。この時期は特に尿路感染に注意します。病状が安定してくるとこのカテーテルは抜去されますが、膀胱や尿道括約筋に障害がある場合には、排尿困難（主に尿閉）に陥ることがあります（尿閉の状態が続くと、排泄されない尿が膀胱内から腎臓にまで貯まり、水腎症から腎盂腎炎という病気を引き起こし危険です）。この場合、泌尿器科の診察を受け患者さんの排尿困難のタイプにあった対処をします。泌尿器科から処方された尿が出やすくなる薬などを内服して改善される場合もあります。尿閉や残尿（排尿後に膀胱内に残っている量：正常は50 cc 以下）が多い状態が改善されない場合には、間欠的導尿（自己導尿も含まれる）や膀胱瘻造設などの泌尿器科の専門的な対処が必要となります。

b) 自然排尿が可能になったら・・・

◆ⅰ　失禁への対応：排尿困難のない場合や泌尿器科の薬を飲んで排尿困難が改善された場合でも、患者さんに尿意がなかったり曖昧であれば失禁の状態になります。この場合はたいていオムツを使用します。まったく尿意がないのか、眠ってしまうとわからなくなるのかなどの状況によって、使用するオムツの種類や使い方が変わってきます。

《例》・時々尿漏れする程度→尿とりパットのみ使用
　　　・自分でパンツを上げ下げできる→リハビリパンツ型（尿とりパットを併用することもあり）
　　　・尿意がなく全介助→スタンダードのオムツ（図6）、オムツ交換の実例（図7）。

　　注　男性の場合は採尿袋や採尿用具（図8）を使用することもできます。この方法は、床ずれや陰部のただれがある場合有効ですが、嫌がる患者さんや無意識に外してしまう患者さんには適しません。

◆ⅱ　ベッド上での排尿行動：尿意がある場合は尿器（図8）などの使用が可能です。男性で自分で尿器を当てることができる場合は、尿器架（図9）をベッドサイドに設置します。ベッドサイドの尿器架から尿器を取ったり戻したりすることが困難な患者さんには、尿器を箱に入れて（図10）ベッドの上に設置します。夜中に尿回数や尿量が多い場合は、安楽尿器（図11）を使用することもあります。この尿器は接続された管を通って下のタンクに尿を貯めれるようになっているので、排尿ごとに尿を捨てる手間が省け介護者にも便利です。

　女性の場合は女性用の尿器（図8）もありますが、当て方にコツがあるので漏れてしまうことが少なくありません。そのため、排尿時にも便器（図12）を使用しています。片麻痺の患者さんが自分で便器を挿入することは困難なため全介助になります。

❷ 排便

　急性期では便意も訴えられないことが少なくありません。便失禁に対してはスタンダードのオムツを使用します。

　排便困難や便秘に対しては医師の指示のもとに浣腸や排便を促す坐薬を使用します。内服が可能な場合には、下剤でも対応できるようになります。患者さんの体質や排便パターンに合わせて（下剤を飲んだ次の日に浣腸や坐薬を使用するとすっきり出るなど）、個別的に計画を立

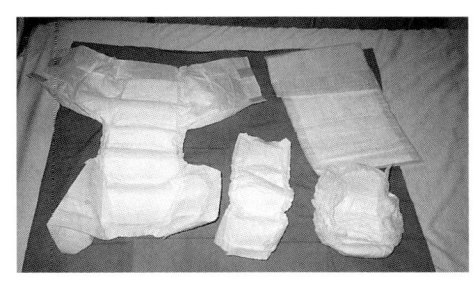

4-5. 看護師のアプローチ

図6. オムツの種類
(左からスタンダード、尿とりパッド、右上＝長方形のオムツ、右下＝リハビリパンツ)

①片側のテープの部分をお尻の下に押し込む

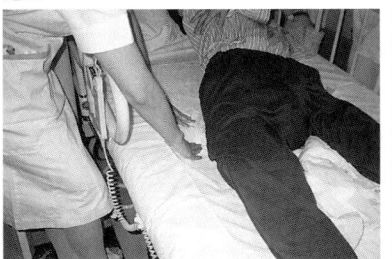

②①を押し込んだ側(右)に患者さんを横向きにしオムツを敷きお尻を拭く

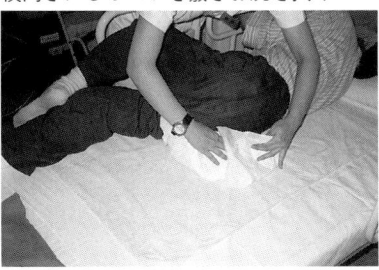

③排泄された便や尿を包み込んでオムツを丸めて引き抜く

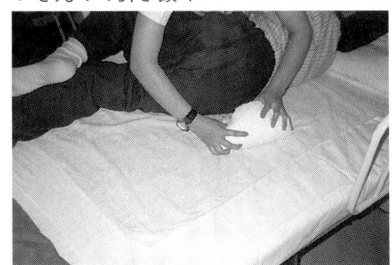

④新しいオムツを当てる(敷く)

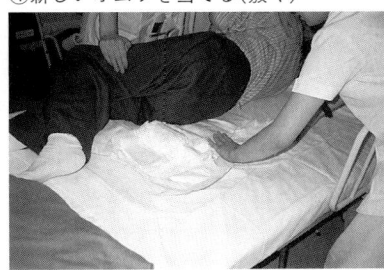

⑤患者さんに反対側を向いてもらいオムツがお尻にちゃんと当たるように整える

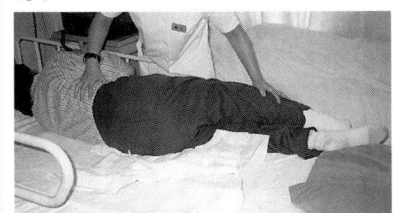

⑥患者さんを仰向けにする

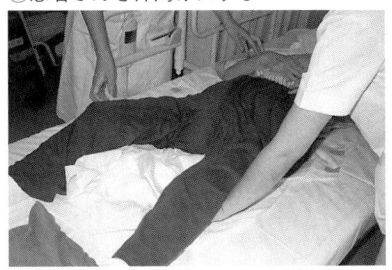

⑦オムツのテープを止めて終わる

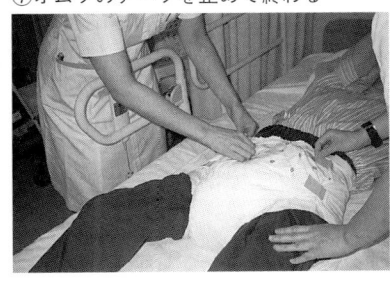

図7. オムツ交換の実例(腰の上がらない場合)

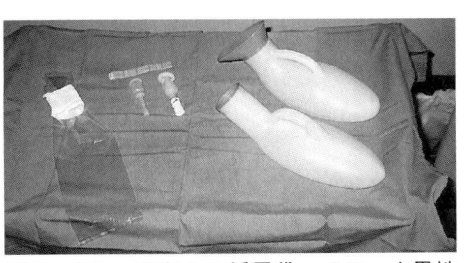

図8. 向かって左から採尿袋、ペニック男性用尿器、女性用尿器

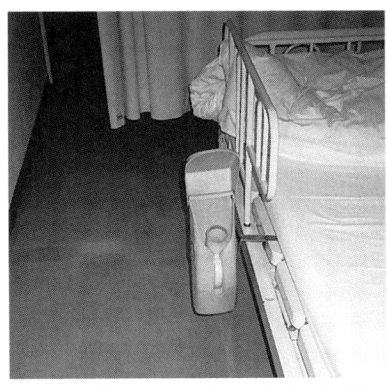

図9. 尿器架をベッドサイドに設置

てて対応していきます。

便意がわかり訴えられるようになれば、便器の使用も可能になります。また、移動動作ができるようになれば、ベッドサイドでのポータブルトイレ（図13）の使用や車いすトイレ（図14）での排便も可能です。ベッドで寝ている時には薬などを使わなければ排便のなかった患者さんが、トイレに座れるようになったら自然に排便できるようになることもあります。

❸ 排泄行為の自立に向けて

患者さんの多くは、排泄は自分でやりたいという欲求が強く介助されることに羞恥心を抱いています。そのため、便や尿を失禁していても言えずに我慢していることもあります。そして汚れたオムツの不快感から自分でオムツを外してしまい、ベッドの周りや着ているものまで汚してしまうこともあります。また、障害を認識できていない患者さんでは、尿意や便意がある時や失禁したあとにソワソワして落ち着きがなくなったり、1人ではまだ動けないのに、トイレに行こうとして危険な場合もあります。定期的にオムツを確認したり排尿を促したり可能であればトイレに連れて行くなどして、その人にあった排泄行動を把握し、また排泄の自立を目指して取り組んでいます。

［3］口腔ケア

身だしなみを整えることも、自立に向けての第一歩です。車いすに乗れるようになれば、洗面所での洗顔や歯みがきも可能です。身の回りのことが1人でできない患者さんこそ、口臭や感染防止の意味からも口腔ケアは大切です。

寝たままの状態で口腔ケアを行う場合、仰向けの状態では誤嚥の可能性があるため、できるだけ横向き（片麻痺のある場合は健側を下に）を取り、うがいをさせます（図15）。できない場合はガーゼに水を含ませ口腔内をぬぐいます。また、水歯みがきや歯みがきガムなどもあり、患者さんに合わせて使ってみてもよいでしょう。

ベッドアップが可能であれば、患者さんに安定した姿勢（図4）を取らせ、必要な物品（図16）を準備し行います。

［4］食事

食事をとることは人間の生理的欲求の1つでもあり、生命維持のためにも重要です。栄養は口からとるのが最も吸収がよく、また、咀嚼や嚥下は脳を刺激するためできる限り積極的に食事への介助を行います。ただ注意しなければならないことは、咀嚼や嚥下が脳の刺激になると同時に、脳からの障害を受けやすいということです。咀嚼だけの機能障害であれば、食事の工夫（柔らかい食事や刻んだ食事など：図17）で対応できますが、嚥下障害がある場合は、誤嚥性肺炎を引き起こすため医師や言語聴覚士などの専門的な検査や判断なしに介助を行うわけにはいきません。嚥下障害のある患者さんには、その患者さんにあった体位や食事の種類、食べ方（食べさせ方）の指示を医師などから受けて介助していきます。

咀嚼や嚥下には障害がなく、片麻痺などで身体機能に障害がある場合には、ベッドアップ機能（図18）や自助具などを利用します。まず自力で姿勢を保持できない患者さんには、ベッドアップと枕（図4）などで姿勢を支えます。この時できるだけ座位に近づける角度までベッ

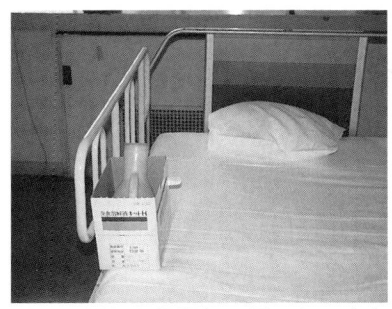

図10. 尿器を尿器架に戻せない患者さんが自分でベッド上で尿器を使う時このように箱を使ってセットする

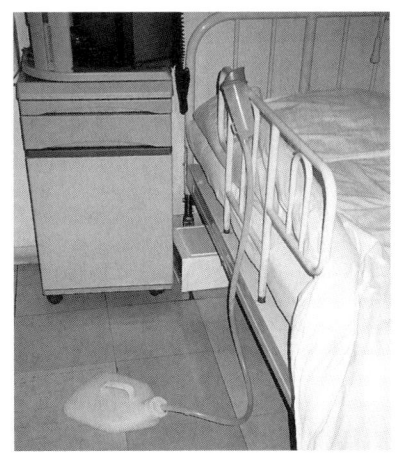

図11. 安楽尿器

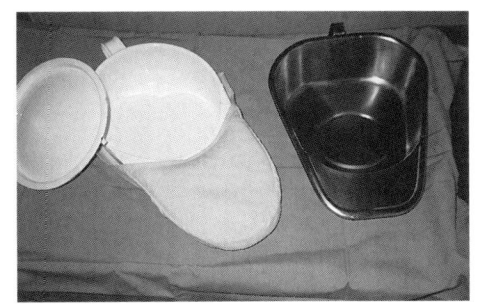

図12. 便器（和式）

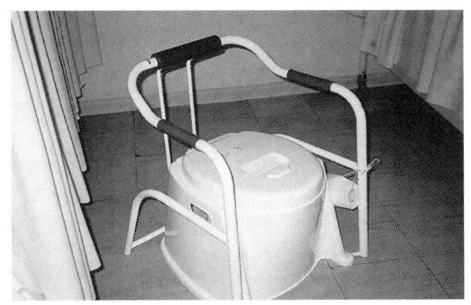

図13. ポータブルトイレ

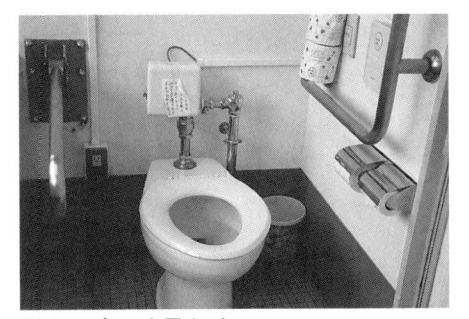

図14. 車いす用トイレ

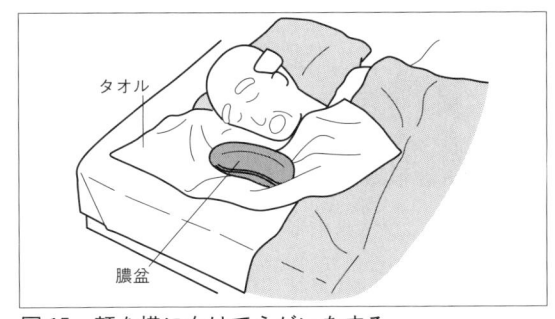

図15. 顔を横に向けてうがいをする

ドを起こします。寝たままや中途半端な角度では、誤嚥する可能性もあります。車いすに乗ることが可能な患者さんは、食事も積極的に車いすに乗って（図19）食べてもらいます。

　食べ物を箸先で切ったりつまんだりする細かい動作はできませんが、スプーンやフォークを使えば口に食べ物を運ぶことができる患者さんのために、当院の栄養管理室（給食）で用意している臥床食（主食＝おにぎり／副食＝一口サイズ／汁物＝ボトル入り）という食事（図20）を利用することもあります。

　普通のスプーンやフォークを持つことが難しい患者さんには特殊な道具（図21）を使用したり、片手で食べるため食器をおさえることができず滑ってしまう場合には、滑り止めマット

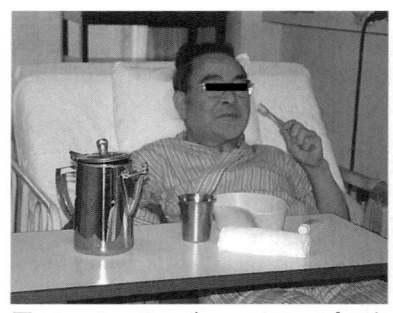

図16. ベッドのギャッジアップで安定した体位をとり歯みがきをする

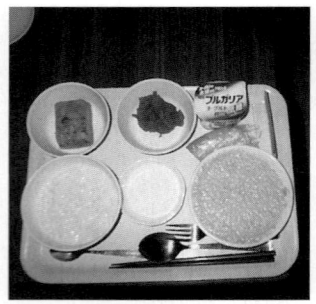

図17. とろみをつけたやわらかい食事

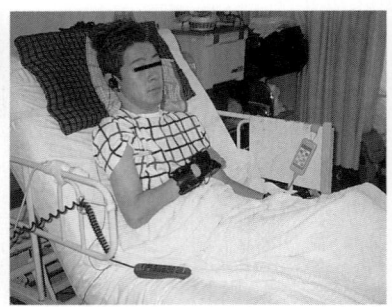

図18. 電動ベッドでギャッジアップ

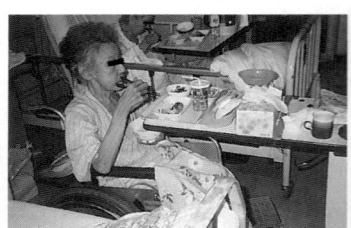

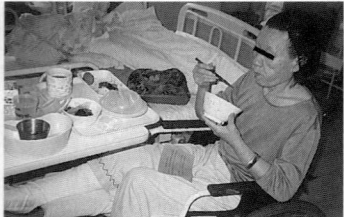

図19. 車いす乗車や端座位での食事

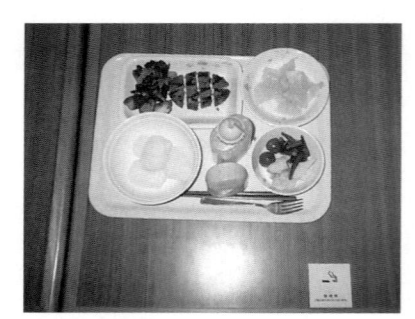

図20. 臥床食

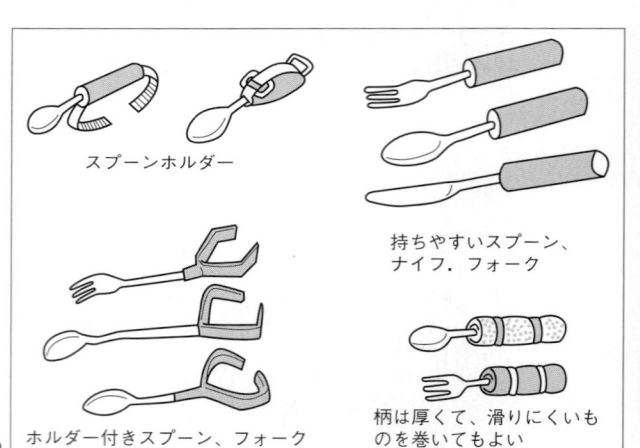

図21. フォークやスプーンを工夫したもの

スプーンホルダー

持ちやすいスプーン、ナイフ、フォーク

ホルダー付きスプーン、フォーク

柄は厚くて、滑りにくいものを巻いてもよい

ワンポイント　水分摂取の重要性

　リハビリ期の患者さんは、排泄の介助を受けることへの抵抗や不自由な中での排泄行動の煩わしさから、水分を取ることを控えてしまうことがあります。しかし、水分摂取量が不足すると、脱水状態に陥り脳卒中（脳梗塞）を再発することにもなりかねません。また、尿量が少ないと尿路感染を起こす危険性もあります。このようなことを患者さんにも説明し、1日1,000〜1,500 ml の水分摂取を目標に促します。患者さんがいつでも水分摂取できるように、手の届く位置においたり、持ちやすさや飲みやすさ、こぼれないなどの容器（図22）を利用して水分摂取を促しています。

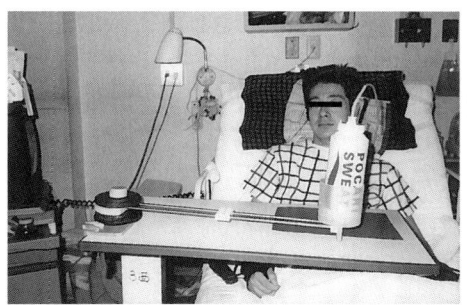

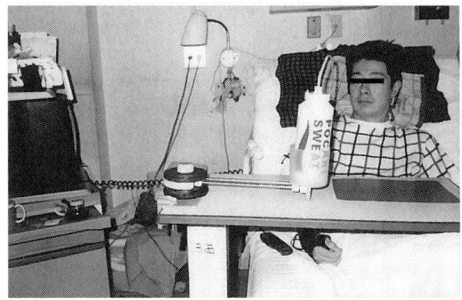

図22. いろいろな容器の工夫
患者さんが1人で飲めるように伸び縮みできる道具を家族が工夫して作ったものです。

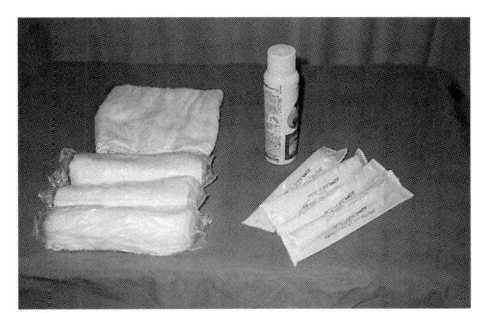

図23. 清拭用むしタオル・拭きとり用ムース石けん・お尻拭き用ウェットタオル（ディスポ）

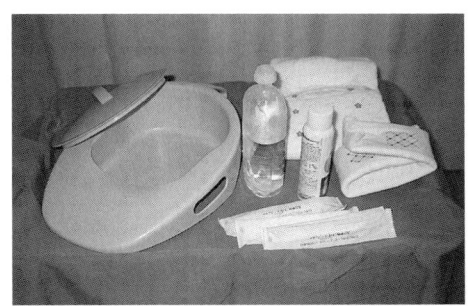

図24. 陰部洗浄用物品
お湯で洗い流すため、オムツか便器を使用します。

やプレートを活用します。

[5] 清潔

リハビリテーションの初期段階で入浴できない場合、身体を拭いたり部分的に洗うことで清潔をはかります。清拭は皮膚に刺激を与えることにより、血行促進や筋肉や関節をやわらげたり感染予防につながります。また、患者さんとのコミュニケーションの場としても有効です。さらに身体だけでなくシーツや寝間着の交換を行うことで爽快感が増します。

❶ 身体の清潔
a）清拭
タオルなどの必要なもの（図23）を準備し拭く部分だけを露出させ患者さんの羞恥心を考慮しバスタオルなどで覆います。患者さんの状態に合わせて、負担を最小限にするため看護師2人で行うこともあります。

b）陰部洗浄
車いすに乗車できトイレにいける場合は、ウォシュレットを使用することもできますが、失禁などでオムツを使用している場合は、一番清潔をはかりたい部分です。ベッド上で行う場合はおしり拭きなど（図24）を準備し行います。

c）足浴
必要なもの（図25）を準備し、ベッド上で行う場合は（図26）のような姿勢で行います。

座位保持や車いす乗車が可能であれば（図27）で行うこともできます。

d）洗髪

ベッド上で行う場合は、洗髪車などを使うこともありますが、今はドライシャンプーなどの便利なものもあります。また、ストレッチャーや車いす乗車が可能であれば洗髪台（図28）で行います。

> **注** 病状が安定したり、リハビリが進み車いす乗車が可能になれば寝たまま入れるお風呂（特殊浴室／図29）を利用したり、シャワー浴で身体の清潔をはかることができます。

❷ シーツ交換

当院では定期的（1回／週）に行っていますが、汚れた場合はその都度交換します。

車いす乗車できる場合は車いすに移して交換しますが、できない場合は患者さんに横向きをしてもらい交換します。この場合、時間短縮や患者さんの負担を最小限にするため看護師2人で行います。また、シーツやバスタオルなどのしわは、患者さんの不快感や褥瘡の原因にもなるためしっかり伸ばします。

❸ 寝衣交換

座位保持や腰上げができる場合は、患者さんに協力してもらい交換します。このこと自体が重要な運動療法です。自分で着がえられるように着がえやすいもの（前あきやマジックテープなど）を選び訓練していきます。片麻痺のある場合は健側から脱がせ、患側から着せます。

［6］内服管理

脳卒中後などでリハビリテーションを行っている患者さんの多くは、抗けいれん剤や降圧剤・抗血栓剤など大切な薬を飲んでいます。看護師は入院時に患者さんが薬をきちんと管理し内服できているかを確認します。脳に障害を受けた患者さんや疾患によっては、薬の数が多かったり飲み方が複雑で自己管理できない場合もあります。入院中にそれぞれの患者さんに合った内服管理ができるように段階を経て援助します。

①まずはじめは、毎回内服の時間ごとに薬を渡します。必要に応じて、薬を口の中に入れてあげます。いずれにしても飲む時むせたりしないか、口の中に残っていないかチェックし、必ず内服したことを確認します。むせるような場合は、ヨーグルトに混ぜるなど工夫します。

②「食後に薬を飲む」という認識ができた方（すでにできている方）は薬を渡すだけで、しっかり内服できるようになります。片麻痺や手指の巧ち動作が困難な患者さんには、必ず薬の袋を開け、ひとまとめにして渡すか、専用のカップに入れて渡します。

③リハビリが進みハサミなどで自分で開けられるようになれば、自己管理に向けて一歩前進です。

④1回ごとに薬を飲む行為が確立されたら、次は1日にいつ・何回薬を飲むかを認識します。1日分の薬をセットできる「薬ポケット」（図30）に看護師が準備して毎朝患者さんに渡します。朝・昼・夕それぞれのポケットに薬が残っていないかを見ることで、患者さん自身も飲み忘れはないか確認できます。

⑤内服薬の袋には"1日○回○個、いつに内服"など表示（図31）されています。これを理解

4-5. 看護師のアプローチ

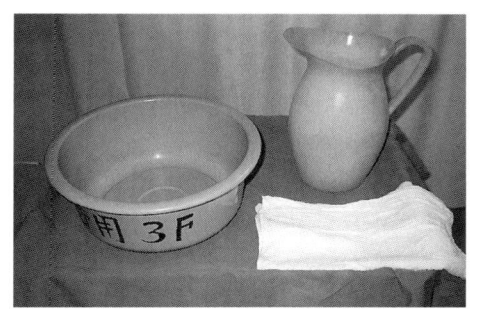

図25. 足浴用物品（たらい、かけ湯、タオル）

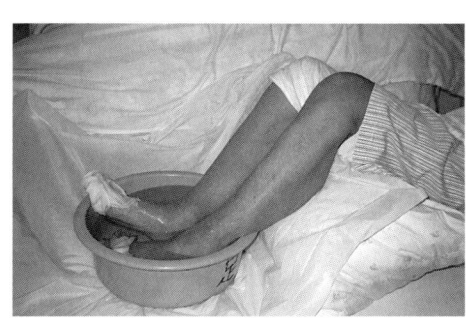

図26. ベッド上での足浴

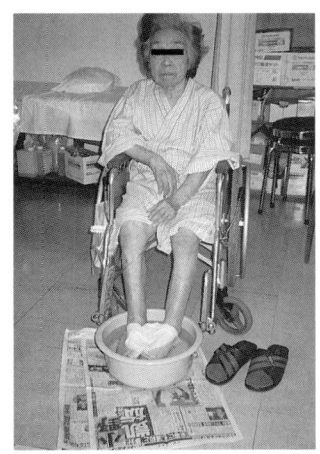

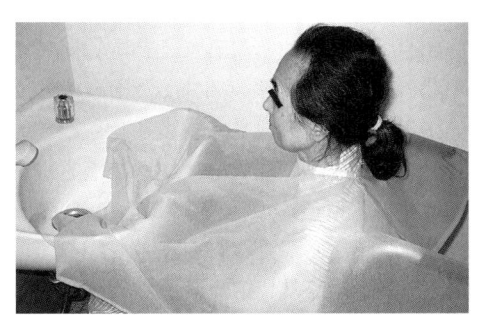

図28. 車いすでの洗髪

図27. 車いすでの足浴

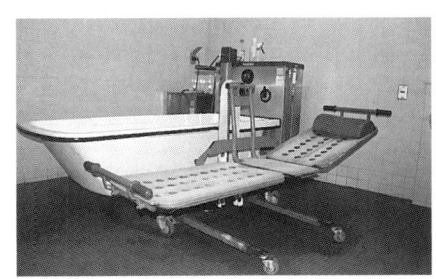

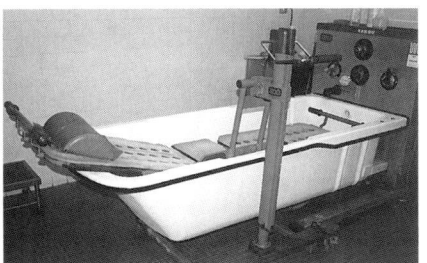

図29. 特殊浴室（エレベーターバス）

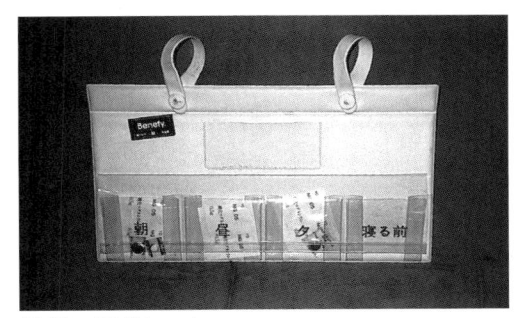

図30. 薬ポケット

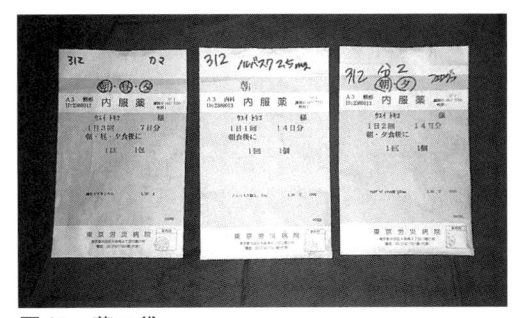

図31. 薬の袋

できれば、患者さん自身にポケットへ薬をセットしてもらいます。はじめは看護師と一緒に行います。患者さん自身でセットできるようになれば"自己管理できる"といってよいでしょう。飲み忘れ予防のため、ポケットの使用は続けるとよいと思います。

　入院中は自己管理まで到達することが理想ですが、患者さんの理解力や機能的な問題で達成できない場合は、家族の協力が必要不可欠です。そのため、患者さんのみならず家族への内服薬の説明・指導が重要です。

［7］昼夜逆転の対応

　脳卒中直後から、一定期間（急性期）安静を強いられたり（麻痺や筋力低下など）、廃用症候のため自力で動く範囲が限られてくると昼間もベッド上にいることが多く、眠ってしまうことがあります。この場合、夜眠れなかったり夜中に目覚めてしまって、また昼間寝てしまうという悪循環を起こします。それを"昼夜逆転"といいます。

　このような1日のリズムの乱れは、いろいろな問題を引き起こします。昼間眠くなりリハビリが進まなかったり、真夜中に目覚めてしまうことから"ねぼけ"のような状態（夜間せん妄）になり、歩けないことや動けないことを忘れて、1人で動いてベッドから落ちたり転んでしまう危険もあります。また、大声を出して周りの人に迷惑をかけることもあります。

　このような状況に陥ることを防ぐため医師からの許可がでた範囲で、日中に起きていることを促し刺激を与えます。ベッド上安静の期間には、ラジオを聞かせたり、ベッドアップをしてテレビを見せたり可能な限り話しかけたりします。車いす乗車の許可があればナースステーションにお連れして、入れかわりたちかわり看護師が話しかけます。同じような患者さんが2～3人いる場合、患者さん同士で会話をしていることもあります。一時的に痴呆になりかけた患者さんが、このことで普段の状態に戻ったケースも多くあります。

　大切なのは反応が鈍い時期にも話しかけ、刺激を与え続けることです。必ず患者さんは応じてくれます。

　　　　　　　　　　　　　　　　　　　　　　　　　　　　　　（副島明美、柳田香織）

6. 心理技術者のアプローチ

1. 病気や受傷をめぐる患者の心理

　人は、病気にかかったり、大きな傷を受けたりすると、多様な心理的反応を起こします。この「心理的反応」は、その後の治療意欲や医療そのものに対する態度なども含めて、治療過程に影響を及ぼします。

　この心理的反応を理解し、それに働きかけることは、治療を継続していくうえでは重要なことです。

　急性期病院ではある日突然、脳血管障害や交通事故・労働災害による受傷など、さまざまな患者さんが緊急入院し、急性期治療が始まります。患者さんは思いもかけぬ自身の身体状況と直面しなくてはなりません。身体的苦痛と機能の変化・心理的ショックによって、情緒的に不安定な状態におかれます（図1）。入院当初は、「信じられない」「悪い夢をみているのでは」などの状況感覚を訴えたりすることがあります。心の準備もないまま入院し、慣れない病室で日常生活の大半を他者に依存せざるを得ないことへの動揺・とまどいなど身体的苦痛と重なることによって多様な感情が交錯しま

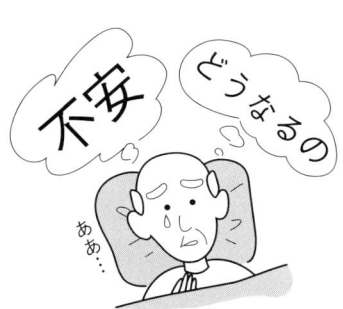

図1．情緒不安定な状態

す。感情のコントロールがうまくできなくなって、周囲との日常会話でさえ涙ぐんでしまう、あるいは泣き出してしまったり（感情失禁）、依存するばかりの生活の中で退行（子どもかえり）を起こしたりする人もみられます。時には、一見したところ多弁で快活そうに振る舞ったり、無理をしないようにと注意されているにもかかわらず、排泄や移動などの場面で勝手に行動してしまう人などもいます。また、自閉的になったりする一方、不安を自分1人の心の中に抱えきれなくて、ひっきりなしに他者に訴えて、「大丈夫」と保証を求める人、言葉では表出しないものの不機嫌な人、なげやりな言動や態度を続ける人もいます。これらのさまざまな気持ちが入り乱れて生じ、時間の経過に伴って変化していきます。

　ほとんどの患者さんがはじめはショックを受けて驚きます。病気や障害についてはまったく知らなかったわけではなく、周囲にもいるし、テレビや雑誌でもみて知っています。しかし、現実に自分にこの災難が起こったことはどうしても受け入れ難い、認めたくはない、何かの間違いではないのか、と否認しようとします。主治医から説明をされても、自分の場合は他の患者とは違うかもしれないという期待があったり、誤診であることを願ったり、奇跡を信じよう

としたりするので、病気や受傷を理解し、認めるには、それなりの時間が必要とされます。

しかし、時間の経過とともにどうしても認めざるを得なくなると、「通院していたのになぜ」とか、「不健康な生活をしている人はほかにも大勢いるのになぜ自分が」あるいは「何も悪いことはしていないのになぜ自分が」など納得できない気持ちや不条理に対して怒りを感じるようになります。交通事故の被害者という立場のような怒りをぶつける対象がある場合と、一方では誰の責任でもない、やり場のない、持っていき場のない怒りがあります。この怒りは時として最も身近な家族に向けられることもあります。家族も患者さんと同様にショックを受け、心配し、不安に陥りながらも看病しているのに、些細なことで不機嫌になって怒られるのでたまらない心境でしょう。この時期には、献身的な家族や身近な人物に対してさえ「怒り」が向けられることがあることを知っておくことが大切です。

また、医者や看護師・理学療法士（PT）・作業療法士（OT）・言語聴覚士（ST）など医療スタッフに向けられることもあります。「診断に間違いはないのか」、「本当に最善の治療法なのか」、「冷たくされている」、「苦しさをわかっていないのではないか」など、過敏さも加わって非難や攻撃が噴出することもあります。これらの非難や攻撃の中には、医療現場の現実としてもっともな指摘も含まれているので、その部分に対しては謙虚に受けとめ自戒せねばなりません。

こうした患者さんの「怒り」に対して、怒り返したり、遠ざかったりせずに怒りの存在を認め、表出を受容しながら、過ぎ去る時期を待つ気持ちが必要でしょう。

怒りの対極にあるのは「うつ状態」です。

［１］うつ状態（depressive state）

「抑うつ気分、興味と喜びの喪失および活力の減退による易疲労感の増大や活動性の減少に悩まされる状態である。一般的には集中力と注意力の減退、自己評価と自信の低下、罪悪感と無価値感、将来に対する希望のない悲観的な見方、自傷あるいは自死の観念や行為、睡眠障害、食欲不振、全身倦怠感、易疲労感などの身体症状を伴う。ストレスフルな生活上の出来事の直後に続発するうつ状態を抑うつ反応という」［心身医学用語事典（日本心身医学会編）より］。

うつ状態は、脳卒中のリハビリテーションの際にみられやすい症状だとされています。意欲低下が目立ち、憂うつな気分も伴うが深刻みにかける、思考はまとまりなく、記憶障害もみられ、リハビリテーションの妨げになる「症候性うつ病」（通過症候群）、憂うつな気分や気力がわかずに、動く気になれない、本人の深刻な悩みが目立ち、悲観的な思考内容と自殺念慮を持ち、決行しようとする傾向が強いことなどを特徴とする「内因性うつ病」、ある程度障害が改善し、運動障害などのハンディキャップを持ちながら、社会復帰などへの道を模索しなければならないことに直面した状況で生じる傾向がある「反応性うつ病」もあります。憂うつな気分、不安・焦燥感も強く、状況により気分が変わりやすく、悩みの訴えは多いものの解決に向けては依存的であることが特徴として挙げられます。

その他としては、脳卒中のリハビリテーションの際に出現しうる重要な精神症状の１つとして「せん妄」があります。興奮したり、精神面や行動面での落ち着きを失う、不安、幻覚、妄想などがみられますが、本質は意識障害です。リハビリテーション中に興奮が続いたり、気分

が変化しやすいために、怒りっぽくなっているので突発的な暴力行為が生じることもあります。薬物投与や看護面での工夫が主体ですが、環境面や心理的要因に着目することによって改善の可能性もあるので無視できません。

　身体症状が安定し、リハビリテーションに真剣に取り組みはじめ、希望を抱く反面、期待するほどには改善がみられないと絶望感を抱くなど対立した感情の間を右往左往しながらやがて障害を受容するきざしがみられるようになります（図2、3）、が、その道のりは平坦ではありません。当初のショックは、徐々に緩和されていくものの、消失するまでには時間を必要とします。混乱を脱却できたかのようにみえて逆戻りすることや、長い期間停滞した状況が続くこともあります。これらは、障害の受容過程において通過しなければならない関所のようなものであり、本人の性格、障害の程度、社会的な条件などさまざまな要因によって混乱の度合いや不安定の高低、持続期間の長短に個人差が生じてくるといえます。

　医療スタッフが、個々の患者さんの障害受容の程度を把握することは重要なことです。なぜ意欲がないのか、根底には何があるのかを、それぞれのスタッフが探りながら、共通理解し対応することが求められます。「障害の受容とはあきらめでも居直りでもなく、障害に対する価値観（感）の転換であり、障害を持つことが自己の全体としての人間的価値を低下させるものでないことの認識と体得を通じて、恥の意識や劣等感を克服し積極的な生活態度に転ずることである」と上田（1983）は定義しています（図4）。受容しているか否かではなく、過程の進行程度を推測しうることが大切です。

　心理技術者は、医療スタッフと連携を持ちながら、患者さんの機能低下、機能喪失に対する心理的反応の様相について把握します。また、障害状況の理解の程度や、医師からの説明など、予後についてはどのように受けとめているのかなどを面接を通じて把握することも必要です。身体リハビリを主体とするスタッフの教示と、それを受けとめる患者さんとの間に生じるズレを埋めることによってより効果的にリハプログラムを進めることが可能であるといえます。

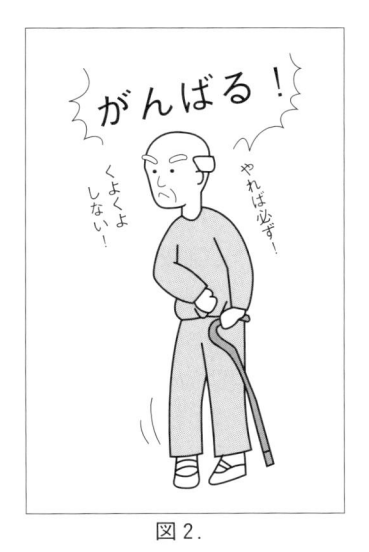

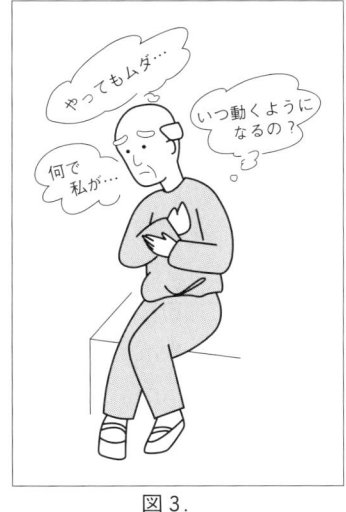

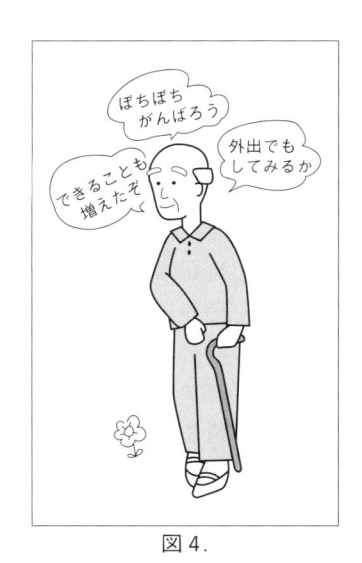

図2.　　　　　図3.　　　　　図4.

▶症例

　Aさんは63歳、男性。10代の頃に地方から上京し、住み込みで働きながら建築関係の技術を習得しました。熟練した、職人さんです。30代半ばに、職場の先輩の勧めもあり4歳年下の妻と結婚しました。長男・長女・次男と3人の子どもに恵まれ、現在はみんなそれぞれ社会人になっています。子どもたちが幼い頃から仕事はとても忙しく、生真面目な性格のAさんは仕事一筋に、特に大病を患うことも、大きなケガをすることもなく働き続けてきました。1日の仕事が終わって緊張から解かれながらの飲酒が唯一の楽しみでした。無口で、自分の感情をさりげなく自然に表現することは苦手です。反面、普段は押し込んでいる気持ちも時には爆発することがあります。子どもたちが幼くて無邪気だった頃は、休日に一緒に遊ぶこともありましたが、思春期～青年期へと成長するにしたがって、ほとんど向かい合って過ごす時間がなくなりました（図5）。時々妻から子どもたちの様子を聞いても、心配事でなければうなずくだけのAさんに、妻も必要なことは伝えても余計なことは話さなくなっていたようです。数年前から妻もパートで働いています。Aさんは仕事の技術面では自信があるのですが、職場の若い人に、体力面ではかなわなくなってきていることを自覚していました。力仕事の場面で、若い人に補佐してもらうことも多くなりました。心のうちでは感謝しているのですが、素直な気持ちで感謝の言葉が出てこないのです。まだ負けたくないという気持ちと助かった、ありがとうという気持ちが混在しています。こんな複雑な気持ちを味わった日の夜は、つい飲酒の量が増えてしまったようです。近所の医者から血圧が高めなことも指摘されていました。妻からもきちんと受診することや、飲酒や喫煙の量について注意され続けていました。

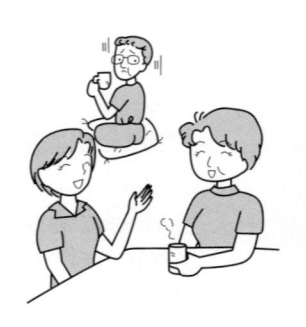

図5．

　ある朝、いつものように仕事に出かける身じたくをしようとした時、身体に異変を感じました。自分の身体が自分のものでないような感じがして思い通りに動かないのです。何だかわからないままに妻に声をかけました。普段と違うAさんの表情と手足の様子から、妻は救急車を依頼しました。入院して検査をした結果「脳梗塞」と診断されました。左片麻痺があります。

　今まで老化現象はしぶしぶ認めていたものの、健康を自負していたAさんにとって初めての入院生活です。治療と並行してベッドサイドでのリハビリが始まりました。Aさんは利き手が右なので食事の際にも不自由というほどではないのですが、左片麻痺になって改めて片腕片足が使えないことのたいへんさを実感しました。ベッドを離れて訓練棟でのリハビリが始まりました。大勢の入院患者さんがそれぞれのプログラムに従って頑張っています。Aさんより高齢な人もたくさんいます。交通事故などの外傷を負った若い人もいます。家族からもお見舞いにきてくれた職場の人たちからも、「とにかくリハビリを頑張れ」といわれました。作業療法士（OT）や理学療法士（PT）の指示に従って続けているのですが、なかなか思っていたほどには動けません。大勢の患者さんの中には、訓練の場の雰囲気にすっかり慣れて冗談をいって笑ったり、訓練をしながら世間話を楽しんでいる人もいます。元来無口なAさんは話しかけられれば返事はしますが、積極的に話す気にはとてもなれませんでした。ベッドへ戻る

とウトウトする時以外は、本当に治るのだろうか、仕事ができるのだろうかと不安になります。それ以前に、衣服の着脱や排泄を1人で完璧にこなせずに、ナースの手を借りなければならないことへのくやしさや情けない気持ちでいっぱいになっていました。毎日見舞ってくれる妻にも素直な気持ちになれず、リハビリを頑張れと再三いわれると、とてもイライラしてきます。でも妻が帰ったあとでは、仕事のあとに見舞ってくれた妻に対して、ブスッとした表情しかできない自分をダメな人間だと感じていたようです。短時間で大きな変化は期待できないことが何となくわかってきた頃から、夜になかなか寝つけなくなりました。病院内の音や廊下の足音などに敏感になり、夜中に何回も目が覚めてしまいます。食事をしても味わう余裕がなく、食欲も徐々に低下してきました。リハビリは「頑張らなければ」、とわかっているのですが、おっくうな気持ちになることもあり、自分でもどうしてよいかわからなくなって、とても沈んだ気分でした。

　この頃、Aさんを担当しているOTから、リハビリを拒否はしないが、意欲がみられず時々ぼんやりしていて指示が入りにくくなっており、プログラムの展開が遅れているとの相談がありました。訓練中になるべく声をかけて様子をみているが、心理的な側面からの配慮が必要ではないかと推測されるので面接をしてほしいと、主治医を通じて依頼がありました。担当のPTからもAさんの様子を聞いたところ、同様の見解でした。

　訓練のない時間帯に、Aさんの了承を得たうえで面接を行いました。

　自己紹介のあと、初めての入院生活の中で感じていることを話してもらいました。同室に、とてもよくしゃべる人がいて少々わずらわしいこと、多忙なナースに声をかけるのをためらってしまうことなどが語られました。Aさんの仕事のことに話題が移ると、少し声が大きくなり、言葉にメリハリが感じられます。自信を持って多くの仕事をこなしてきたことが、ひしひしと伝わってきます。両手を机の上に乗せてみせて下さい、とお願いしました。麻痺のある左手はややむくみがありますが、大きくて頑丈な印象の手でした。

　家族のことに触れると、言葉が少なくなりました。みんなに心配をかけたこと、妻に感謝していること、子どもたちが顔をみせてくれるととてもうれしいけれど、数年前から会話らしい会話をしていないので、何を話せばよいのか…と思案してしまうことなどが、間をおきながらゆっくり語られました。「Aさんの気持ちを自然に言葉にできるとよいですね」というと、恥ずかしそうな笑顔がみられました。

　リハビリを、自分では頑張るつもりでいるが、見通しが立たないので不安であること、歩行は可能なのか、左手は以前のように動くのか、早く知りたいというあせりはあるものの、一方では聞くことが怖くてできないでいること、Aさんにかかわるスタッフはみな忙しそうできっかけがつかめないと遠慮がちに語りました。

　面接終了後、不眠や食欲の低下などの身体症状（図6）と、気力の低下や不安感・イライラ感など、うつ状態が推察されること、Aさんの性格傾向、家族間のコミュニケーションの様子などを、主治医や、担当のPT・OTに報告しました。主治医か

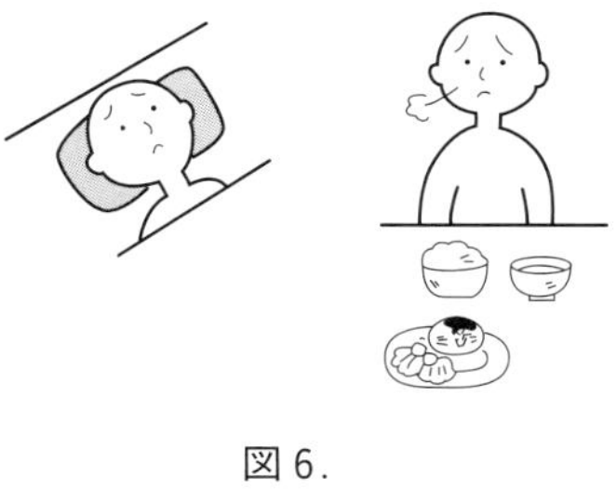

図6．

らは睡眠導入剤などの薬の処方がなされました。訓練場面では、プログラムの段階についての説明を多くしながらAさんが不安を言葉にできる余裕を持てるよう配慮しながら様子をみていくことになりました。また、並行して妻と顔を合わせることの多い担当のOTから、リハビリの過程ではAさんのように、ある時期「うつ状態」に陥ることはよくあることなので、心配はいらないが「頑張れ」と励ますことは、かえってうつ状態を長引かせることになる可能性が大きい（図7）ので、「あせらないで」と見守ってほしいことなどを話してもらうことにしました。妻自身も突然の夫の発症にショックを受け、予後に不安を持っている時に、毎日のように夫に触れている担当のOTから、現在の状態や今後の見通し（機能回復の期待できること、時間のかかること、あまり期待できないこと）などを知るよい機会になったようでした。Aさんの子どもたちへの気持ちにふれると、長年連れ添った妻には、Aさんの性格や気持ちが十分に理解できたようで、苦笑していたと報告がありました。

　主治医より第1回目の外泊訓練の許可が出て、実施されました。病棟に戻ったAさんを訪ねると、久しぶりの自宅では、妻以外に長女に介護をしてもらいとてもうれしかったと話し始めました。長女と会話をしていると、息子たちとも話すきっかけが多くなり、改めて子どもたちが大人になっていることが実感できたことに満足した様子でした。仕事への復帰はむずかしそうだが、身の回りのことは自分でできるようになりたいとの心況に落ち着きつつあるAさんは、当初よりだいぶ表情も明るくなりました。Aさんにとっては、家族の絆を再確認するきっかけにもなりました（図8）。

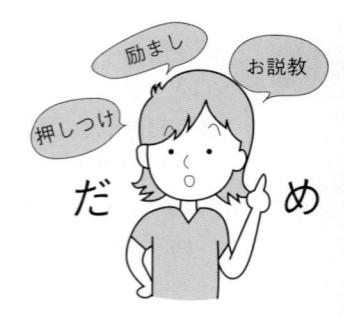

図7.

　この事例のAさんは、記銘力（第3章3「心理技術者の行う評価」）に多少の低下が認められたものの、失語・失行・失認（第3章1「理学療法士・作業療法士の行う評価」）などの機能・形態障害は認められず、片麻痺が主体でした。現役の職人であったAさんにとって「老い」を意識し始めていたところへ、突然の脳梗塞発症は大きなショックであったことは十分に共感できます。発症によって日常当たりまえにできていたことができなくなった時、身体機能がどこまで回復するのかという、ほとんどの患者さんが抱く不安と、家族とのかかわり方を悔いる気持ち、今後の生活への不安が重なりました。また、自己評価の低下はAさんの気持ちを混乱させました。

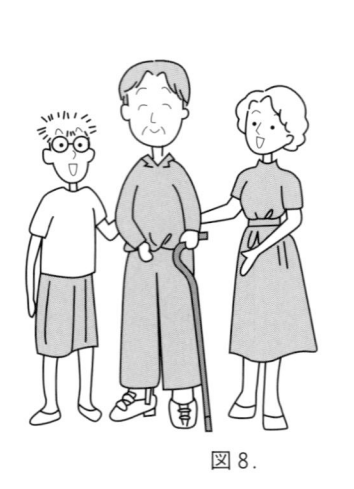

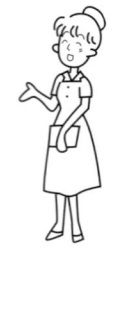

　心理技術者は、リラックスできる雰囲気を心がけ、あせらずにAさんの感情表出を待ち傾聴しました。時々、涙ぐみながらも語り終えたAさんには、少しホッとした表情がみられたことから、徐々にうつ状態の緩和が期待できるのではないかと考えられました。さらに、ほかのスタッフとの連携により、Aさんと家族と

図8.

の間でしばらく途絶えていた情緒的交流が可能になったことによって安心感が得られ、家族間の気持ちの「行き違い」も、修復できたようでした。不安感や焦燥感が軽減するに伴い、Aさんはリハビリにも意欲的に取り組めるようになりました。職場復帰を目標とせずにADLの拡大を頑張りたいと欲求水準を下げ、現実検討できたことも喜ばしいことでした。

2. リハビリテーション科におけるカウンセリングの留意点

心理療法（psychotherapy）は、言語などの人間関係を用いた手段によって治療者が患者さんに働きかける治療法で、専門家によって行われるものですが、広義には、医療・臨床心理・ケースワークなどの領域における患者・クライアントとのかかわりはすべて心理療法とみなすことができます。多種多様な技法が存在します。

リハビリテーション科では、精神科・神経科・心療内科などと異なり、患者さん自身からカウンセリングを希望することは極めて稀であることが特徴です。したがって、カウンセリング場面での「動機づけ」が希薄なことを前提として配慮が必要とされます。くつろいだ気分で自然な態度で話せるような雰囲気づくりと、秘密のもれることを心配しなくてもよいこと、指示されるのではなく、一緒に考える場であることなどを患者さんに感じ取ってもらえるよう、誠実な態度をとることは基本です。事前にほかのスタッフから得られる情報、例えば多弁である、ほかの患者さんとのトラブルが多い、とても神経質などと、社会的な背景、例えば職業や

ワンポイント　聞きわけることと聴くこと

執拗な聞き方や、まわりくどい聞き方をさけ、問題の本質的な部分に注意を向けて、聞き分けていきます。患者さんの言葉に対してわかりやすい言葉で、例えばBさんは「〇〇だと感じているのですね」「〇〇についてわからないことが不安なのですね」というように、こちらが理解した内容を、患者さんの立場を考慮しながら伝えるようにします。患者さんは、自分の話が十分に理解されていることによって、安心感を抱き、より本質的な問題へと立ち向かう姿勢が期待できます。また、話を途中で中断すると欲求不満が生じ、聞き手中心の展開になるので、配慮が必要です。

聴くこと（傾聴）は、患者さんが、訴える症状や問題を、患者さんの価値観や人生観を尊重する立場に立って理解しようとする気持ちで、治療者の意見や先入観を交えずに純粋に聴くことです。あるがままに理解しようとし、それに対する意見はできるだけ控えます。積極的に傾聴することにより訴えている症状や問題の背後にあるより深いレベルの心理的社会的実存因子の評価や、分析が可能となります。

この保護された空間で、自由な感情の表出を容認・受容される関係は、患者さんが自らの不安や恐怖、葛藤、問題などと向きあい、問題解決への努力を促すことの出発点になります。

急性期病院のリハビリテーション科における機能回復への道程で必要とされる心理的なサポートは、今後もさらに幅広いものになると考えられます。

地位・家族構成・経済的な側面など整理しておくと、以後の展開がスムーズになります。個々の患者さんの自尊感情に対しては、十分に考慮することがとても重要です。

（鈴木恵美子）

【参考文献】
1) 成田善弘：心身症．講談社現代新書，講談社，東京，1993．
2) 田中恒孝（編）：脳卒中とうつ病．金剛出版，東京，1989．

7. メディカルソーシャルワーカー（MSW）

1. MSWとは

　メディカルソーシャルワーカー（MSW）、は、患者さんおよびその家族が持つ心理的、経済的、社会的問題についての不安、悩み、苦痛を解決または調整し、医療の効果的な進展を図るとともに、患者さんの社会復帰の促進を図ることを目標としています。

2. MSWの設置目的

　「医療ソーシャルワーカー全体の業務の範囲、方法などについて指針を定め、資質の向上を図るとともに、医療ソーシャルワーカーが専門性を十分に発揮し業務を適切に執行することができるように、関係者の理解と促進に資すること」を目的とし厚生省（現厚生労働省）内に医療ソーシャルワーカー業務指針検討委員会が設置されました。そして1989年2月、「医療ソーシャルワーカー業務指針」が出されました。労働福祉事業団は、労災病院の性格にふさわしい患者さんの援助体制を確立するために、1983年11月に「MSW業務基準」を制定しました。

3. MSW業務内容・方法

　1989年2月に出された「医療ソーシャルワーカー業務指針」には、
1. 経済的問題の解決、調整援助
2. 療養中の心理的、社会的問題の解決、調整援助
3. 受診受療援助
4. 退院（社会復帰）援助
5. 地域活動援助

以上の5つの業務内容が挙げられています。
　また、業務方法は
1. 患者の主体性の尊重
2. プライバシーの尊重
3. ほかの保健医療スタッフとの連携
4. 受診、受療援助と医師の指示
5. 問題の予測と当面の対応

6．記録の作成

の6つが挙げられています。

　しかし、業務内容や方法は各所属機関の特性や実情により異なります。

　東京労災病院では、MSW業務基準により、以下の6つに業務内容が分けられています。

1．経済的、社会的問題の解決調整
2．診療関係の援助
3．人間関係の調整
4．心理情緒的問題援助
5．社会復帰、退院援助
6．関係（者）機関との連携、協力

　当院の特性や地域性により、MSWの業務の中心となる事項は、

①経済的、社会的問題の解決調整援助（表1）：生活費、医療費、在宅療養上の経済費など確保のため、福祉、保険制度を利用して援助を行います。医療の継続上、障害となる経済的問題を法令・保険、福祉制度の活用で解決を図り、患者さんの経済的負担を軽減し、安心して療養できるようにします。また、必要に応じて手続きの代行も行います。

②診療関係の援助：患者さんが円滑に診療を受けられるように援助しています。医師の指示または患者、家族の希望に基づく、転医のための医療機関の選定の援助を行います（表2）。ほかの医療機関を受診するための連絡・手続きの代行・主治医への診療情報提供書作成依頼などを行います。

表1．経済的問題の解決・調整援助について

| 1．医療費（入院費・外来治療費）が高額のため支払いが困難 |
| 2．入院中のため仕事ができず収入がない |
| 3．病状、心身的状態により就労困難なため収入がなく生活・治療の継続が困難 |
| 4．その他 |
| |
| などの理由で相談にきた患者さんや家族の方たちに対して、 |
| ①　生活保護を申請 |
| ②　高額療養委任払い・高額療養貸し付け制度の申請 |
| ③　国民健康保険減額免除制度の申請 |
| ④　治療費の分割払いの相談 |
| ⑤　その他 |

表2．当院での転院援助の流れ

| 1．医師より依頼 |
| 　　ご家族、ご本人より相談 |
| 2．ご家族、患者さんと面接―転院の目的（リハビリ・療養など） |
| 　　希望の地域、1カ月間負担（10～25万円/月）可能な入院費、希望入院期間、在宅受け入れの意志があるか、キーパーソン、患者さんや家族の社会的背景、介護保険申請、設定結果確認・保険確認。 |
| 3．ご家族が希望する条件にかなった病院、施設へ連絡（転院依頼先病院の窓口＝ソーシャルワーカー・師長・院長） |
| 　　ADL、簡単な病状説明、家族背景、キーパーソン、経済状況、ご本人の性格、入院中の態度。 |
| 4．医師へ紹介依頼 |
| 5．転院依頼病院へFAX（ご家族が直接病院へ持って行く） |
| 6．転院依頼病院より判定結果の連絡（1日～1週ほど） |
| 7．ご家族が転院依頼病院へ面接に行く |
| 8．入院予約完了（2週間～3カ月待ち） |
| 9．転院依頼病院よりベット空きの連絡（ご家族・MSW） |
| 10．主治医・病棟・ご家族・ご本人へ連絡 |
| 11．（移送車の手配） |
| 12．転院 |

③社会復帰、退院援助：当院での治療が終了後退院となりますが、その際患者さん本人の身体的機能、精神的機能の状態が重度であるため、家族の経済的事情や介助力、その他の理由により在宅生活が困難な場合転院・施設入所の援助を行います。在宅生活が可能な場合は、本人・家族の希望に基づき、在宅サービスを利用し家庭内の生活環境の改善・調整を援助します。また、仕事に就くことを希望している患者さんの援助なども行います。

4. 転院・施設入所について

　病院の機能分化により急性期的な治療が完了し、慢性期的な治療に移行した患者さんは在宅・転院・施設のどこで療養、治療を続けていくかを選択しなければいけません。
　❶ 高齢者専門病院（表3、4、図1）
　① 療養型病床群：療養型病床群は、65歳以上の高齢者の入院比率が60％以下の1群と65歳以上の高齢者の入院率が60％以上の2群の2タイプあります。2群が高齢者専門の医療を提供してくれる病院です。介護保険実施後は、介護保険の適用申請をして認定された「介護療養型医療施設（高齢者対象）」と介護保険の認定を受けずに、医療保険適用の療養型病床群（年齢制限なし）の2種類があります。

表3．介護保険施設名称と施設基準

●介護保険実施後の名称変更

療養型病床群	老人保健施設	特別養護老人ホーム
↓	↓	↓
介護療養型医療施設	介護老人保健施設	介護老人福祉施設

●施設基準

	介護老人保健施設 （老人保健施設）	介護老人福祉施設 （特別養護老人ホーム）
法的根拠	介護保健法による許可	老人福祉法により認可された特別養護老人ホームを指定
介護保険施設の指定期準	療養室（1人あたり8 m²以上） 診療室 機能訓練室（1人あたり1 m²以上） 談話室 食堂（1人あたり2 m²以上） 浴室など 廊下幅　片廊下 1.8 m以上 　　　　両廊下 2.7 m以上	居室（1人あたり10.65 m²以上） 医務室 機能回復訓練室 食堂 浴室など 廊下幅　片廊下 1.8 m以上 　　　　両廊下 2.7 m以上
100人あたりの人員基準	医師（常勤）　　　　　　1人 看護師　　　　　　　　10人 介護職員　　　　　　　24人 理学療法士 または作業療法士　　　1人 介護支援専門員　　　　1人 その他 相談指導員など	医師（非常勤）　　　　1人 看護師　　　　　　　　3人 介護職員　　　　　　31人 介護支援専門員　　　　1人 その他 生活相談員など

（厚生省資料より）

表4. 高齢者専門病院のスタッフ数と病室床面積

	療養型病床群	介護力強化病院	特例許可老人病院	一般病院
医師	3人	3人	3人	6人
看護師準看護師	17人	17人	17人	25人
看護介護補助者	17～34人	17～34人	13人	7人
床面積	6.4 m² 以上	4.3 m² 以上	4.3 m² 以上	4.3 m² 以上

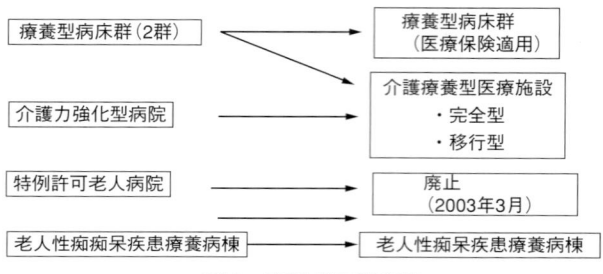

図1. 高齢者専門病院

② 介護力強化病院
③ 特例許可老人病院
④ 老人性痴呆疾患療養病棟を持つ病院

　介護力強化病院・特別許可病院は2003年3月に廃止されます。しかし、介護力強化病院は療養型病床群へと移行します。はじめから療養型病床群の施設基準を満たしてつくられたものを「完全型」と呼びます。介護力強化病院などから移行したものを「移行型」と呼びます。

❷ リハビリテーション専門病院

　リハビリテーション病院は法律で定められているわけではありませんが、診療報酬でリハビリテーションに関する医療施設としての施設基準が決められています。急性期の治療が終わった患者さんに対して残された機能を最大限に発揮し、在宅生活または社会復帰できるように援助しています。

❸ 介護老人保健施設

　介護保険の認定を受け、要介護1～5と認定された人のみ入所が可能です。病状が安定し、治療より看護や介助に重点を置いたケアが必要な人が入所します。看護、医学的管理下における介護および機能訓練、日常生活の介助を行うことを目的とする施設であり、病院と在宅の中間施設で基本的入所可能期間は3カ月で、機能訓練により在宅を目標とします。

❹ 介護老人福祉施設

　介護保険の認定を受け、要介護1～5と認定された人のみ入所が可能です。食事、入浴、排泄などの介護その他の日常生活の介護が必要で自宅で介護困難な人が入所します。日常生活の介助、機能訓練、健康管理などが受けられ、終身的利用が可能です。

❺ 養護老人ホーム

　原則として65歳以上の人の入所で、経済状況・生活や住宅環境に問題がある人のみ利用可能です。食事などの提供、その他日常生活に必要なサービスが受けられます。

❻ 軽費老人ホーム

　家庭環境、住宅事情などの理由により、居宅において生活するのが困難な60歳以上の人が入所可能です。給食、その他日常生活上必要なサービスの提供をしてくれるタイプの施設と通常は入所者が自炊して生活し必要に応じて相談を受け、病気の時に給食などのサービスを提供してくれるタイプの2種類あります。

❼ 有料老人ホーム

民間業者が経営する施設。入所時（200万円～1,000万円くらい）入所一時金を支払い、各施設の決めた月々の利用料を支払います。サービス内容・その他のサービスは施設により異なりますが、基本的には食事、排泄などの日常生活の介助を行ってくれます。「特定施設」として指定を受けるために申請を出し、認可されれば、介護保険適用施設となり、介護保険の中でサービスを受けられるようになります。

❽ 在宅

療養、治療の継続に関しては主にこの8つの中から選択します。

5. 身体障害者手帳の申請の仕方 （表5、6）

[1] 申請場所

市区町村の窓口

表5．身体障害者障害程度等級表 　　　　　　　　　　　　　　　（身体障害者福祉法施行規則第5条第3項別表第5号）

級別	視覚障害	聴覚または平衡機能の障害		音声機能言語機能または咀嚼機能の障害	肢　体　不　自　由			
^	^	聴覚障害	平衡機能障害	^	上肢	下肢	体幹	乳幼児期以前の非進行性の脳病変による運動機能障害	
^	^	^	^	^	^	^	^	上肢機能	移動機能
1級	両眼の視力（万国式試視力表によって測ったものをいい、屈折異常のある者についてはきょう正視力について測ったものをいう。以下同じ）の和が0.01以下のもの。				1　両上肢に機能を全廃したもの 2　両上肢に手関節以上で欠くもの	1　両下肢の機能を全廃したもの 2　両下肢を大腿の2分の1以上で欠くもの	体幹の機能障害により座っていることができないもの	不随意運動・失調などにより上肢を使用する日常生活動作がほとんど不可能なもの	不随意運動・失調などにより歩行が不可能なもの
2級	1　両眼の視力の和が0.02以上0.04以下のもの 2　両眼の視野がそれぞれ10度以内でかつ両眼による視野について視能率による損失率が95パーセント以上のもの	両耳の聴力レベルがそれぞれ100デシベル以上のもの（両耳全聾）			1　両上肢に機能の著しい障害 2　両上肢のすべての指を欠くもの 3　1上肢を上腕の2分の1以上で欠くもの 4　1上肢の機能を全廃したもの	1　両下肢に機能の著しい障害 2　両下肢を下腿の2分1以上で欠くもの	1　体幹の機能障害により座位、または起立位を保つことが困難なもの 2　体幹の機能障害により立ち上がることが困難なもの	不随意運動・失調などにより上肢を使用する日常生活動作が極度に制限されるもの	不随意運動・失調などにより歩行が極度に制限されるもの

表5．続き

3級	1 両眼の視力の和が0.05以上0.08以下のもの 2 両眼の視野がそれぞれ10度以内で、かつ両眼による視野について視能率による損失率が90パーセント以上のもの	両耳の聴力レベルが90デシベル以上のもの（耳介に接しなければ大声語を理解し得ないもの）	平衡機能の極めて著しい障害	音声機能、言語機能または咀嚼機能の喪失	1 両上肢の親指および人さし指を欠くもの 2 両上肢の親指および人さし指の機能を全廃したもの 3 1上肢の機能の著しい障害 4 1上肢のすべての指を欠くもの 5 1上肢のすべての指の機能を全廃したもの	1 両下肢をショパー関節以上で欠くもの 2 1下肢を下腿の2分の1以上で欠くもの 3 1下肢の機能を全廃したもの	体幹の機能障害により歩行が困難なもの	不随意運動・失調などにより上肢を使用する日常生活動作が著しく制限されるもの	不随意運動・失調などにより歩行が家庭内での日常生活活動に制限されるもの
4級	1 両眼の視力の和が0.09以上0.12以下のもの 2 両眼の視野がそれぞれ10度以内のもの	1 両耳の聴力レベルが80デシベル以上のもの耳介に接しなければ話声を理解し得ないもの 2 両耳による普通話声の最良の話音明瞭度が50パーセント以下のもの		音声機能、言語機能、または咀嚼機能の著しい障害	1 両上肢の親指を欠くもの 2 両上肢の親指の機能を全廃したもの 3 1上肢の肩関節、肘関節、または手関節のうち、いずれか1関節の機能を全廃したもの 4 1上肢の親指および人さし指を欠くもの 5 1上肢の親指および人さし指の機能を全廃したもの 6 親指、または人さし指を含めて1上肢の3指の機能を欠くもの 7 親指、または人さし指を含めて1上肢の3指の機能を全廃したもの 8 親指、または人さし指を含めて1上肢の4指の機能の著しい障害	1 両下肢のすべての指を欠くもの 2 両下肢のすべての指の機能を全廃したもの 3 1下肢を下腿の2分の1以上で欠くもの 4 1下肢の機能の著しい障害 5 1下肢の股関節または膝関節の機能を全廃したもの 6 1下肢の健側に比して10センチメートル以上または健側の長さの10分の1以上短いもの		不随意運動・失調などによる上肢の機能障害により社会での日常生活活動が著しく制限されるもの	不随意運動・失調などにより社会での日常生活活動が著しく制限されるもの

表5．続き

5級	1 両眼の視力の和が0.13以上0.2以下のもの 2 両眼による視野の2分の1以上欠けているもの		平衡機能の極めて著しい障害		1 両上肢の親指の機能の著しい障害 2 1上肢の肩関節、肘関節または手関節のうち、いずれか1関節の機能の著しい障害 3 1上肢の親指を欠くもの 4 1上肢の親指の機能を全廃したもの 5 1上肢の親指および人さし指の機能の著しい障害 6 親指または人さし指を含めて1上肢の三指の機能の著しい障害	1 1上肢の股関節または膝関節の機能の著しい障害 2 1下肢の足関節の機能を全廃したもの 3 1下肢の健側に比して5センチメートルまたは健側の長さの15分の1以上短いもの	体幹の機能の著しい障害	不随意運動・失調などによる上肢の機能障害により社会での日常生活活動に支障のあるもの	不随意運動・失調などにより社会での日常生活活動に支障のあるもの
6級	1眼の視力が0.02以下、他眼の視力が0.6以下のもので、両眼の視力の和が0.2を超えるもの	1 両耳の聴力レベルが70デシベル以上のもの(40センチメートル以上の距離で発声された会話語を理解し得ないもの) 2 1側耳の聴力が90デシベル以上、他側耳の聴力レベルが50デシベル以上のもの)			1 1上肢の親指の機能の著しい障害 2 人さし指を含めて1上肢の2指を欠くもの 3 人さし指を含めて1上肢の2指の機能を全廃したもの	1 1下肢をリスフラン関節以上で欠くもの 2 1下肢の足関節の機能の著しい障害		不随意運動・失調などにより上肢の機能の劣るもの	不随意運動・失調などにより移動機能の劣るもの
7級					1 1上肢の機能の軽度の障害 2 1上肢の肩関節、上肢関節または手関節のうち、いずれか1関節の機能の軽度の障害 3 1上肢の手指の機能の軽度の障害	1 両下肢のすべての指の機能の著しい障害 2 1下肢の機能の軽度の障害 3 1下肢の股関節、膝関節のうち、いずれか1関節の機能の軽度の障害		上肢に不随意運動・失調などを有するもの	下肢に不随意運動・失調などを有するもの

表5．続き

					4 人さし指を含めて1上肢の2指の機能の著しい障害 5 1上肢のなか指、くすり指および小指を欠くもの 6 1上肢のなか指、くすり指および小指の機能を全廃したもの	4 1下肢のすべての指を欠くもの 5 1下肢のすべての指の機能を全廃したもの 6 1下肢の健側に比して3センチメートル以上または健側の長さの20分の1以上短いもの		上肢に不随意運動・失調などを有するもの	下肢に不随意運動・失調などを有するもの
7級									
備考	1 同一の等級について二つの重複する障害がある場合は、1級上の級とする。但し、二つの重複する障害が特に本表中に指定せられているものは、該当等級とする。 2 肢体不自由においては、7級に該当する障害が2以上重複する場合は、6級とする。 3 異なる等級について2以上の重複する障害がある場合については、障害の程度を勘案して当該等級より上の級とすることができる。 4 「指を欠くもの」とは、おや指については指骨間関節、その他の指については第1指骨間関節以上を欠くものをいう。 5 「指の機能障害」とは、中手指関節以下の障害をいい、おや指については、対抗運動障害をも含むものとする。 6 上肢または下肢欠損の断端の長さは、実用長（上腕においては腋窩より、大腿においては座骨結節の高さより計測したもの）をもって計測したものをいう。 7 下肢の長さは、前腸骨棘よりくるぶし下端までを計測したものをいう。									

表6．身体障害者障害程度等級表　内部障害

級数	心臓機能障害	腎臓機能障害	呼吸器機能障害	膀胱または直腸の機能障害	小腸機能障害	ヒト免疫ウィルスによる免疫機能障害
1級	心臓の機能の障害により自己の身辺の日常生活活動が極度に制限されるもの	腎臓の機能の障害により自己の身辺の日常生活活動が極度に制限されるもの	呼吸器の機能の障害により自己の身辺の日常生活活動が極度に制限されるもの	膀胱または直腸の機能の障害により自己の身辺の日常生活活動が極度に制限されるもの	小腸の機能の障害により自己の身辺の日常生活活動が極度に制限されるもの	ヒト免疫不全ウイルスによる免疫の機能の障害により日常生活がほとんど不可能なもの
2級						ヒト免疫不全ウイルスによる免疫の機能の障害により日常生活が極度に制限されるもの
3級	心臓の機能の障害により家庭内での日常生活活動が著しく制限されるもの	腎臓の機能の障害により家庭内での日常生活活動が著しく制限されるもの	呼吸器の機能の障害により家庭内での日常生活活動が著しく制限されるもの	膀胱または直腸の機能の障害により家庭内での日常生活活動が著しく制限されるもの	小腸の機能の障害により家庭内での日常生活活動が著しく制限されるもの	ヒト免疫不全ウイルスによる免疫の機能の障害により日常生活が著しく制限されるもの（社会での日常生活活動が著しく制限されるものを除く）
4級	心臓の機能の障害により社会での日常生活活動が著しく制限されるもの	腎臓の機能の障害により社会での日常生活活動が著しく制限されるもの	呼吸器の機能の障害により社会での日常生活活動が著しく制限されるもの	膀胱または直腸の機能の障害により社会での日常生活活動が著しく制限されるもの	小腸の機能の障害により社会での日常生活活動が著しく制限されるもの	ヒト免疫不全ウイルスによる免疫の機能の障害により社会での日常生活活動が著しく制限されるもの

※詳しくは臨床検査の結果によります。

[2] 申請必要書類

・身体障害者診断書（指定医の診断を受けたもの）
・写真（無帽、上半身、真正面をタテ4cm3cm、カラーでも白黒でも可）
・印鑑

[3] 手順

1. 市区町村の役所の窓口へ身体障害者診断書を取りに行く
2. 指定医の診断を受け身体障害者診断書を記入してもらう
3. 指定医が記入した身体障害者診断書と印鑑、写真を持ち市区町村の役所の窓口へ行く
4. 申請書をもらい写真を貼り、押印して身体障害者診断書とともに提出する
5. 申請後1～2カ月後に身体障害者手帳が交付される

6. 身体障害者福祉法による補装具の交付・修理制度

[対象者] 身体障害者手帳の交付を受けてる人
[費用] 所得に応じて負担あり（表7）
[申請場所] 市区町村の福祉事務所
[申請書類] 補装具交付、修理申請書類
[補装具]
　視覚障害者（児）：盲人安全杖、義眼、眼鏡、点字器
　聴覚障害者（児）：補聴器
　音声・言語機能障害者（児）：人口喉頭
　肢体不自由者（児）：義手、義足、下肢装具、体幹装具、上肢装具、電動車いす、車いす、歩行補助杖、歩行器、座位保持装置、収尿器、頭部保護帽
　肢体不自由者児用（18歳未満）：座位保持いす、起立保持具、頭部保持具、排便補助具
　内部障害者：車いす、ストーマ用装具

7. 重度心身障害者（児）日常生活用具給付 （表8）

[対象者] 身体障害者手帳の交付を受けてる人
[申請場所] 市区町村の役所の窓口
[給付] 現物給付
[費用] 所得に応じて一部負担金あり
[福祉用具] 特殊寝台、特殊マット、体位変換器、入浴補助用具、便器、特殊尿器、歩行支援用具、与移動用リフト
※介護保険法の対象者で要支援、要介護の認定を受けた人は、介護保険法からの貸支給になります。

表7. 所得に応じた自己負担金

世帯階層区分			徴収基準月額	加算基準月額（18歳以上）	加算基準月額（18歳未満）
A		生活保護法による被保護世帯	0円	0円	0円
B		市町村民税非課税世帯	0円	0円	0円
C 1	所得税非課税世帯	市町村民税所得割非課税世帯（均等割のみ課税）	2,250円	450円	230円
C 2		市町村民税所得割課税世帯	2,900円	580円	290円
D 1	所得税課税世帯	前年分所得税　　　　4,800円以下	3,450円	690円	350円
D 2		〃　　　　4,801円〜　9,600円	3,800円	760円	380円
D 3		〃　　　　9,601円〜　16,800円	4,250円	850円	430円
D 4		〃　　　　16,801円〜　24,000円	4,700円	940円	470円
D 5		〃　　　　24,001円〜　32,400円	5,500円	1,100円	550円
D 6		〃　　　　32,401円〜　42,000円	6,250円	1,250円	630円
D 7		〃　　　　42,001円〜　92,400円	8,100円	1,620円	810円
D 8		〃　　　　92,401円〜　120,000円	9,350円	1,870円	940円
D 9		〃　　　　120,001円〜　156,000円	11,550円	2,310円	1,160円
D 10		〃　　　　156,001円〜　198,000円	13,750円	2,750円	1,380円
D 11		〃　　　　198,001円〜　287,500円	17,850円	3,570円	1,790円
D 12		〃　　　　287,501円〜　397,000円	22,000円	4,400円	2,200円
D 13		〃　　　　397,001円〜　929,400円	26,150円	5,230円	2,620円
D 14		〃　　　　929,401円〜1,500,000円	40,350円	8,070円	4,040円
D 15		〃　　　　1,500,001円〜1,650,000円	42,500円	8,500円	4,250円
D 16		〃　　　　1,650,000円〜2,260,000円	51,450円	10,290円	5,150円
D 17		〃　　　　2,260,001円〜3,000,000円	61,250円	12,250円	6,130円
D 18		〃　　　　3,000,001円〜3,960,000円	71,900円	14,380円	7,190円
D 19		〃　　　　3,960,001円〜	全　額	左の徴収基準月額の10%	
備考		① D 18階層までは、身体障害者が世帯主または世帯の最多収入者の場合は表の2分の1。 ② 同一月内に同一世帯の2人以上の身体障害者について補装具の交付が行われる場合は、最初の方は表および①により算出した額、2人目以降の方は加算基準月額による。 ③ ①、②により算出した額に10円未満の端数を生じたときは、これを切り捨てる。 ④ ストマ用装具については、上記徴収基準月額は、2カ月分を1月とする。			

表8. 重度心身障害者（児）日常生活用具給付

項目（給付限度額）		対象者	年齢
浴　　　　槽 （91,670円）		①下肢または体幹1級・2級 ②視覚1級・2級	原則として学齢児以上
湯　沸　器 （109,180円）		①下肢または体幹1級・2級 ②視覚1級・2級	原則として学齢児以上
入浴担架 （133,900円）	和式　　洋式	下肢または体幹1級・2級	3歳以上

項目（給付限度額）		対象者	年齢
テープレコーダー （25,600円）		視覚1級・2級	原則として学齢児以上
時　計 （15,500円）		視覚1級・2級	18歳以上
タイムスイッチ （5,150円）		視覚1級・2級	18歳以上
カナタイプライター （44,290円）		視覚1級・2級	原則として学齢児以上
点字タイプライター （63,100円）		視覚1級・2級	原則として学齢児以上
電　卓 （52,000円）		視覚1級・2級	
音声式体温計 （10,100円）		視覚1級・2級	原則として学齢児以上
電磁調理器 （45,400円）		①視覚1級・2級 ②下肢・体幹1級、上肢1級・2級 ③知的障害者1度・2度	18歳以上
秤 （5,150円）		視覚1級・2級	原則として学齢児以上
屋内信号装置 （87,400円）		聴覚1級・2級	18歳以上
文字放送デコーダー （102,000円）		聴覚障害者でテレビの視聴に必要と認められる方	原則として学齢児以上
会議用拡聴器 （38,200円）		聴覚4級以上	原則として学齢児以上
特殊便器 （179,000円）		①知的障害者1度・2度 ②上肢1級・2級 「但し、設置または取り替えにあたり住宅改造を伴うものを除く」	原則として学齢児以上

項目（給付限度額）		対象者	年齢
訓練いす （82,400円）		下肢または体幹1級・2級	3歳以上18歳未満
ワードプロセッサー （118,500円）		上肢または言語および上肢の重複障害1級・2級（文字を書くことが困難な方）	原則として学齢児以上
火災警報機 （31,000円）		①1級・2級 ②知的障害者1度・2度	
自動消火装置 （30,900円）		①1級・2級 ②知的障害者1度・2度	
携帯用会話補助装置 （285,000円）		音声・言語機能障害者または肢体不自由者で音声・言語の著しい障害を有する方	原則として学齢児以上
盲人用体重計 （26,000円）		視覚1級・2級	18歳以上
音響案内装置 （送受信機51,000円） （送信機のみ7,000円）		①視覚1級・2級 但し2級は送信機のみ	原則として学齢児以上
拡大読書器 （198,000円）		拡大文字で読書が可能となる視覚障害者	原則として学齢児以上
点字ディスプレイ （440,000円）		視覚障害2級以上かつ聴覚障害2級以上の重度重複障害者	18歳以上
ワープロ用音声発生装置 （300,000円）		視覚1級	18歳以上
携帯用信号装置 （20,200円）		聴覚または音声・言語機能3級以上	原則として学齢児以上
フラッシュベル （16,686円）		聴覚または音声言語3級以上	原則として学齢児以上
頭部保護帽 （16,300円）		知的障害者(児)で、てんかん発作を繰り返す方	

項目（給付限度額）		対象者	年齢
意思伝達装置 （500,000円） （環境制御装置含む）		両上下肢機能全廃および言語喪失の重複障害者	原則として学齢児以上
ネブライザー （40,000円）		①呼吸器1級・3級 ②①と同程度の身体障害者で必要と認められる方	原則として学齢児以上
電気式たん吸引器 （67,000円）		①呼吸器1級・3級 ②①と同程度の身体障害者で必要と認められる方	原則として学齢児以上
ガス安全システム （42,200円）		①喉頭摘出などによる嗅覚機能喪失者 ②下肢または体幹1級	18歳以上
酸素吸入装置 （46,400円）		呼吸器1級・3級（医師により酸素吸入装置の使用を認められた方）	18歳以上
酸素ボンベ運搬車 （25,800円）		呼吸器1級・3級（在宅酸素療法を受けている方および酸素吸入装置の給付を受けた方）	18歳以上
空気清浄機 （33,800円）		呼吸器1級・3級	18歳以上
ルームクーラー （172,100円）		頸髄損傷等による体温調節機能喪失者	18歳以上
透析液加温器 （72,100円）		人工透析を必要とする方	3歳以上
聴覚障害者用通信装置 （ファクス） （128,000円）		聴覚または音声・言語機能障害者で、著しい障害によりコミュニケーションなどの手段として必要と認められた方	原則として学齢児以上

8. 介護サービス利用のための手続きの仕方

❶ 手続きの仕方（図2）
❷ 介護度による1カ月のサービス費用の限度額

要支援　　 61,500円（6,150単位）
要介護1　165,800円（16,580単位）
要介護2　194,800円（19,480単位）
要介護3　267,500円（26,750単位）

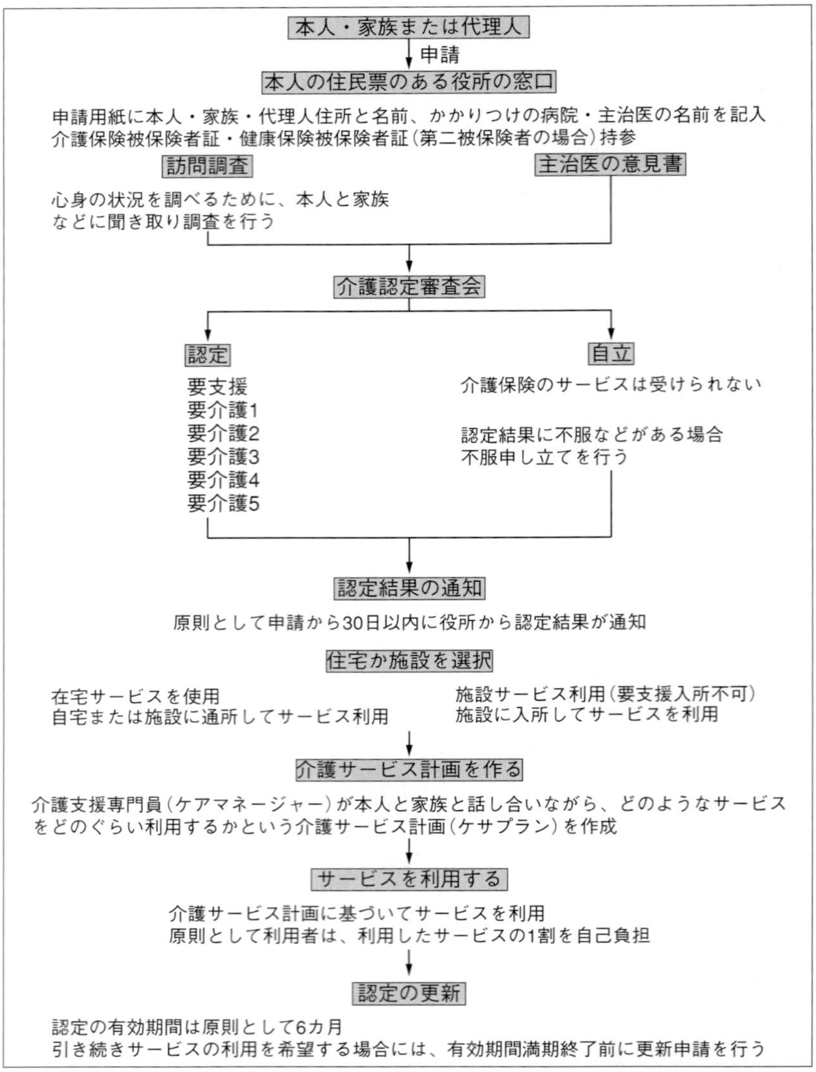

```
┌─────────────────────────────────────────────────┐
│              本人・家族または代理人              │
│                      ↓申請                       │
│          本人の住民票のある役所の窓口            │
│  申請用紙に本人・家族・代理人住所と名前、かかりつけの病院・主治医の名前を記入  │
│  介護保険被保険者証・健康保険被保険者証（第二被保険者の場合）持参             │
│         訪問調査              主治医の意見書    │
│  心身の状況を調べるために、本人と家族           │
│  などに聞き取り調査を行う                       │
│                      ↓                           │
│              介護認定審査会                     │
│            ┌─────┴─────┐                        │
│         認定              自立                   │
│        要支援       介護保険のサービスは受けられない │
│        要介護1                                   │
│        要介護2     認定結果に不服などがある場合  │
│        要介護3     不服申し立てを行う            │
│        要介護4                                   │
│        要介護5                                   │
│                      ↓                           │
│              認定結果の通知                     │
│  原則として申請から30日以内に役所から認定結果が通知 │
│              住宅か施設を選択                   │
│   在宅サービスを使用         施設サービス利用（要支援入所不可） │
│   自宅または施設に通所してサービス利用   施設に入所してサービスを利用 │
│              介護サービス計画を作る             │
│  介護支援専門員（ケアマネージャー）が本人と家族と話し合いながら、どのようなサービス │
│  をどのぐらい利用するかという介護サービス計画（ケサプラン）を作成 │
│              サービスを利用する                 │
│  介護サービス計画に基づいてサービスを利用       │
│  原則として利用者は、利用したサービスの1割を自己負担 │
│              認定の更新                         │
│  認定の有効期間は原則として6カ月                │
│  引き続きサービスの利用を希望する場合には、有効期間満期終了前に更新申請を行う │
└─────────────────────────────────────────────────┘
```

図2. 介護サービス利用のための手続きの仕方

要介護4　306,000円（30,600単位）
要介護5　358,300円（35,830単位）

❸ 在宅介護の人が受けられる施設サービス

・通所介護（デイサービス）
・通所リハビリテーション（デイケア）
・短期入所生活介護（福祉施設の短期入所）
・短期入所療養介護（医療施設の短期入所）

❹ 在宅で受けられるサービス

・訪問介護
・訪問看護

- 訪問リハビリテーション
- 訪問入浴
- 居宅療養管理指導

9. 介護保険による福祉用具購入費支給

［対象者］要介護、要支援の認定を受けた人
［費用］1年間につき上限額10万円（9割が保険から支給）
［福祉用具］（第4章3-a.「家庭生活を便利にする道具」参照）

10. 介護保険による福祉用具の貸与

［対象者］要介護、要支援の認定を受けた人
［費用］貸与に要する1割相当額を支払う
［福祉用具］（第4章3-a.「家庭生活を便利にする道具」参照）

11. 身体障害者手帳の申請の仕方

［申請場所］市区町村の窓口
［申請必要書類］
- 身体障害者診断書（指定医の診断を受けたもの）
- 写真（無帽、上半身、真正面をタテ4cm ヨコ3cm、カラーでも白黒でも可）
- 印鑑

［手順］
1. 市区町村の役所の窓口へ身体障害者診断書を取りに行く
2. 指定医の診断を受け身体障害者診断書を記入してもらう
3. 指定医が記入した身体障害者診断書と印鑑、写真を持ち市区町村の役所の窓口へ行く
4. 申請書をもらい写真を貼り、押印して身体障害者診断書とともに提出する
5. 申請後1～2ヵ月後に身体障害者手帳が交付される

12. 住宅改造をしたい場合

［1］介護保険を利用する場合

［申請場所］市区町村の窓口
［申請に必要な書類］
　①介護保険居宅介護（支援）住宅改修費申請書
　②添付書類

表 9. 2001 年度心身障害者福祉のあらまし（大田区保健福祉部福祉事業課発行）

種　　　目	助成限度額	障害程度	年齢
浴　場　改　造	213,000 円	①下肢、体幹または視覚 1・2 級 ②内部障害 1～4 級で補装具として車いすを受給している方	6 歳以上
便　所　改　造	106,000 円	下肢または体幹 1・2 級	
玄　関　改　造	307,000 円	②（同上）	
台　所　改　造	177,000 円	（但し、台所改造は主に家事に従事する方）	18 歳以上
居　室　改　造	490,000 円	①下肢または体幹 1・2 級　②（同上）	
屋内移動設備	1,332,000 円	①歩行不能で上肢、下肢または体幹 1 級　②（同上）	6 歳以上
階段昇降機	1,332,000 円	①歩行不能で上肢、下肢または体幹 1・2 級　②（同上）	
*小規模住宅改修	200,000 円	①下肢または体幹 3 級 （但し、特殊便器への取替えについては上肢 2 級以上）	

*小規模住宅改修とは、（1）手すりの取付け、（2）床段差の解消、（3）滑り防止および移動の円滑化などのための床材の変更、（4）引き戸などへの扉の取替え、（5）洋式便器等への便器の取替え、（6）その他上記の（1）～（5）の改修に付帯して必要となる改修

・住宅改修に要した費用にかかる領収書
・住宅改修が必要な理由書
・完成後の状態が確認できる書類
・（住宅の所有者が被保険者本人以外にいる場合）所有者の承諾書

［住宅改修費の支給］

　上限額は 20 万円（9 割が保険から支給）。原則は 1 回の支給（引っ越しや要介護度が 3 段階以上重度になった場合は、再度支給）。住宅改修費については、一般的には一時的全額自己負担した後、9 割分の給付を申請することになります。

［2］身体障害者手帳を利用する場合

　介護保険の住宅改修のサービスを受けられる人は介護保険での住宅改修が優先され、不足する部分のみが身体障害者手帳を利用して給付を受けることができます。

［申請場所］　市区町村の窓口
［申請に必要なもの］　印鑑・身体障害者手帳
［費用］　補装具の交付に順じ所得に応じて一部負担があります（表 9）。
［改修できる対象工事範囲］
1．玄関・トイレ・浴室等手すりの取り付け
2．消式便器などへの便器の取り替え
3．床の段差解消
4．移動の円滑や滑り防止などのための床材の変更
5．引き戸扉などへの扉の取り替え
6．その他これらの工事に付帯して必要な工事
（浴槽、流し、洗面台、給油設備などの取り替えは給付対象となります）

［３］東京都の制度

・65歳以上の介護保険に該当しない高齢者（自立）
・要支援〜要介護設定の住宅改修の場合

［申請場所］　市区町村の窓口
［申請書類］　工事計画書・工事見積書・改修箇所の写真・図面など
［住宅改修費の支給］
　①住宅改修の予防給付
　　対象：65歳以上の高齢者であって要介護認定の結果が非該当の人
　　助成限定額：20万円（自己負担1割）
　②住宅設備改修給付
　　対象：65歳以上の高齢者
　　浴槽：助成限度額37万9,000円
　　流し、洗面台：助成限度額15万6,000円
　　便器の様式化：助成限度額10万6,000円
［改修できる対象工事範囲］
　①住宅改修の予防給付（介護保険と同じ）
　②住宅設備改修の給付
　・浴槽の取り替えおよびこれに付帯して必要な給湯設備などの工事
　・流し、洗面台の取り替えおよびこれに付帯して必要な給湯設備などの工事
　・便器の様式化およびこれに付帯して必要な工事

（田中志保）

索 引

和文索引

い

医学的リハビリテーション……………………2
医療ソーシャルワーカー…………………339
意識障害………………………………………85
異所性骨化…………………………23, 37, 148
痛み……………………………………………101
一次的合併症…………………………………9

う

うつ状態……………………………………332
うつ熱…………………………………………36
運動性（ブローカー）失語……………126, 300
運動療法…………………………………43, 48

え

嚥下障害……………………14, 59, 130, 313
嚥下食………………………………………314

お

起き上がり……………………162, 222, 285
屋外歩行…………………………………184, 191
温熱療法……………………………43, 48, 190

か

カウンセリング……………………………337
加齢……………………………………………73
仮性球麻痺……………………………………14
家屋改造……………………………………277
介護者………………………………………296
介護保険………………………261, 341, 353
階段昇降……………………………………182
外泊訓練………………………………196, 242

外泊時 ADL チェックリスト ………………83
外来リハビリテーション…………………200
片麻痺機能テスト……………………………88
肩手症候群……………………………103, 148
活動……………………………………………4
活動量………………………………………26
感覚性（ウエルニッケ）失語…………126, 302
感覚障害………………………………………93
関節運動学……………………………………22
関節可動域（訓練）………95, 98, 146, 245
関節拘縮………………………………………54
環境音…………………………………………15
観念運動失行……………………17, 110, 226
観念失行…………………………………18, 110

き

記銘力検査…………………………………137
基本動作………………………………154, 284
起立性低血圧…………………………………36
機能的自立度評価法…………………………32
機能障害……………………………3, 31, 41
球麻痺…………………………………………14
共同運動…………………………………9, 10
教育的リハビリテーション…………………2
筋萎縮…………………………………………24
筋緊張…………………………………91, 204
筋固縮…………………………………………50
筋力低下………………………………………95
勤労者予防医療センター……………………27

く

くも膜下出血…………………………………8
グループ訓練………………………………312
車いす…………………………………264, 290

け

痙縮（性） …………………………………37, 92, 147
頸肩腕痛 …………………………………………42
言語野 …………………………………………121
牽引療法 ………………………………………43, 45

こ

呼吸機能障害 ……………………………………33
誤嚥 ……………………………………………132
口腔ケア ……………………………220, 316, 324
交叉性失語症 ……………………………………18
更衣（動作）……………………………79, 233, 271
拘縮 ……………………………………98, 147, 218
構音障害 ………………………13, 122, 127, 310
構成運動 …………………………………………22

さ

作業療法 …………………………………………41
座位（訓練・バランス）……90, 151, 164, 222, 286
参加 ………………………………………………4

し

四肢麻痺上肢機能分類 …………………………32
自助具 ……………………………………………41
自律神経過反射 ………………………………35, 36
視床出血 …………………………………………20
視床痛 …………………………………………105
姿勢反射障害 ……………………………………54
失行 …………………………………………16, 108
失語症 ……………………………………11, 120, 298
失調症 ……………………………………………13
失名詞失語 ……………………………………126
社会的不利 ………………………………………3
社会的リハビリテーション ……………………3
住宅改造 ………………………………………353
症候性パーキンソニズム ………………………52
障害 ………………………………………………3
障害受容 ………………………………………333
上腕骨近位端骨折 ………………………………63
食事（動作）………………78, 222, 231, 269, 324
職業性腰痛 ……………………………………255

職業的リハビリテーション ……………………2
褥瘡 ………………………………………38, 145
心身機能 …………………………………………4
心理（評価）…………………………………136, 331
身体障害者手帳 ………………………………343
身体障害者福祉法 ……………………………347
神経ブロック ……………………………………19
振戦 ………………………………………………49

せ

生活の質 ………………………………………227
成人知能検査 …………………………………136
整容（動作）……………………………………227
脊髄損傷 …………………………………………28
脊椎圧迫骨折 ……………………………………60
摂食訓練 ………………………………………314
全失語 …………………………………………126
前頭葉症状 ………………………………………18

そ

装具 ……………………………19, 41, 182, 205
足部変形 …………………………………………19

た

立ち上がり …………………………………172, 287
体位変換 ……………………………………144, 300
大腿骨頸部骨折 …………………………………61
短下肢装具 ……………………………………210

ち

地域 ……………………………………5, 252, 705
痴呆 ……………………………………………105
着衣失行 ………………………………………226
長下肢装具 ……………………………………210
聴覚失認 …………………………………………14
聴覚中枢 …………………………………………15
聴覚無視 …………………………………………16

つ

杖 …………………………………………183, 214

て

伝導失語……………………………………126

と

トイレ動作 ……………………………………79
トランスファー……………………………289
橈骨遠位端骨折 ……………………………64
友の会………………………………………305

な

内半尖足 ………………………………19,178,207

に

二次的合併症 ……………………………9,23
日常生活関連動作………………………239,273
日常生活動作（障害）……………28,59,76,320
日常生活用具………………………………347
入浴（動作）……………………80,234,273
尿路感染症 …………………………………34

ね

寝返り ………………………………74,158,222,284

の

能力障害 ……………………………………4,31
脳幹 …………………………………………14
脳梗塞…………………………………………8
脳出血…………………………………………8
脳塞栓 ………………………………………11
脳卒中………………………………………8,320

は

パーキンソン病 ……………………………48
バランス……………………………………103
排泄…………………………………………231,321
排尿（管理）……………………………34,322
排便（管理）……………………………35,322
廃用症候群………………………2,23,40,144

発語失行

発語失行……………………………………301
半側（視空間）無視…………9,18,78,105,225
半張膝…………………………………………181

ひ

被殻出血………………………………………9
標準失語症検査……………………………122

ふ

ブルンストローム ………………………10,87,88
副運動 ………………………………………22
復職……………………………………254,258
福祉用具……………………………………252,261
物理療法 ……………………………………41
分回し歩行…………………………………180

へ

ベッド………………………………………261
変形性股関節症 ……………………………65
変形性膝関節症 ………………………67,115,180

ほ

ホームエクササイズ……………………202,294
ポジショニング……………………………144
歩行 ……………………………………74,115,178
歩行器………………………………………264
補装具………………………………………347

ま

マッサージ…………………………………188
慢性関節リウマチ …………………………39

む

無動 …………………………………………50

よ

予防医学（医療）……………………………3,27
腰痛（体操）………………………………44,297

り

リハビリテーション……………………2,3
リハビリテーション医学……………………3
リフター……………………264
リンパ浮腫……………………187
理学療法……………………41
立位……………………176

れ

連合反応……………………10

ろ

労災保険……………………27
老人 ADL 評価……………………77, 112

欧文索引

B

Broca 失語……………………300
Bronstrom……………………10, 87, 88

W

Wernicke 失語……………………302

よくわかって役に立つ
リハビリテーション医療の実際

ISBN4-8159-1639-X C3047

平成14年6月20日	第1版発　行
平成17年3月1日	第1版第2刷
平成18年4月1日	第1版第3刷

編　著 ——— 田　中　宏　太　佳
発行者 ——— 松　浦　三　男
印刷所 ——— 株式会社　真　興　社
発行所 ——— 株式会社　永　井　書　店

〒553-0003 大阪市福島区福島8丁目21番15号
電話(06)6452-1881(代表)/Fax(06)6452-1882
東京店
〒101-0062 東京都千代田区神田駿河台2-10-6(7F)
電話(03)3291-9717(代表)/Fax(03)3291-9710

Printed in Japan　　　　　　　　　　© TANAKA Hirotaka, 2002

- 本書の複製権・翻訳権・上映権・譲渡権・公衆送信権（送信可能化権を含む）は株式会社永井書店が保有します．
- **JCLS** <㈳日本著作出版権管理システム委託出版物>
  本書の無断複写は著作権法上での例外を除き禁じられています．複写される場合には，その都度事前に㈳日本著作出版権管理システム(電話03-3817-5670, FAX 03-3815-8199)の許諾を得て下さい．